U0591702

全国高等学校医学研究生改革试验创新教材

供专业学位研究生及专科医师用

结直肠肛门外科学

COLORECTAL AND ANAL SURGERY

主　审　陈孝平

主　编　李春雨

副主编　肖　毅　童卫东

人民卫生出版社

·北　京·

图书在版编目（CIP）数据

结直肠肛门外科学 / 李春雨主编. -- 北京 ：人民
卫生出版社，2024. 12. -- ISBN 978-7-117-37629-7

Ⅰ. R656. 9；R657. 1

中国国家版本馆 CIP 数据核字第 2025K33A36 号

人卫智网	www.ipmph.com	医学教育、学术、考试、健康， 购书智慧智能综合服务平台
人卫官网	www.pmph.com	人卫官方资讯发布平台

结直肠肛门外科学
Jiezhichang Gangmen Waikexue

主　　编：李春雨
出版发行：人民卫生出版社（中继线 010-59780011）
地　　址：北京市朝阳区潘家园南里 19 号
邮　　编：100021
E - mail：pmph @ pmph.com
购书热线：010-59787592　010-59787584　010-65264830
印　　刷：三河市君旺印务有限公司
经　　销：新华书店
开　　本：850×1168　1/16　印张：21　插页：8
字　　数：593 千字
版　　次：2024 年 12 月第 1 版
印　　次：2025 年 2 月第 1 次印刷
标准书号：ISBN 978-7-117-37629-7
定　　价：115.00 元

打击盗版举报电话：010-59787491　E-mail：WQ @ pmph.com
质量问题联系电话：010-59787234　E-mail：zhiliang @ pmph.com
数字融合服务电话：4001118166　E-mail：zengzhi @ pmph.com

编者名单

主　审　陈孝平
主　编　李春雨
副主编　肖　毅　童卫东

编　者（按姓氏笔画排序）

丁　康（南京中医药大学附属南京中医院）

王　琛（上海中医药大学附属龙华医院）

王天宝（深圳大学附属华南医院）

王自强（四川大学华西医院）

韦　烨（复旦大学附属中山医院）

朱安龙（哈尔滨医科大学附属第一医院）

汤坚强（中国医学科学院肿瘤医院）

孙学军（西安交通大学第一附属医院）

杜　鹏（上海交通大学医学院附属新华医院）

李　明（北京大学肿瘤医院）

李小荣（中南大学湘雅三医院）

李春雨（中国医科大学附属第四医院）

李胜龙（南方医科大学南方医院）

肖　毅（中国医学科学院北京协和医院）

宋章法（浙江大学医学院附属邵逸夫医院）

张　卫（海军军医大学第一附属医院）

张书信（北京中医药大学东直门医院）

张光永（山东第一医科大学第一附属医院）

张伟华（天津大学海河医院）

陈创奇（中山大学附属第一医院）

邰建东（吉林大学第一医院）

闻　浩（南京医科大学第四附属医院）

贾小强（中国中医科学院西苑医院）

钱　群（武汉大学中南医院）

黄美近（中山大学附属第六医院）

覃吉超（浙江大学医学院附属第一医院）

童卫东（陆军军医大学陆军特色医学中心）

戴　勇（山东大学齐鲁医院）

魏正强（重庆医科大学附属第一医院）

编写秘书

袁　鹏（中国医科大学附属第四医院）

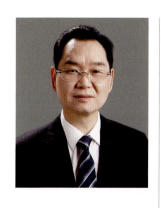

陈孝平　中国科学院院士，肝胆胰外科领域专家。华中科技大学同济医学院名誉院长，华中科技大学同济医学院附属同济医院外科学系主任、肝胆胰外科研究所所长。器官移植教育部重点实验室主任、国家卫生健康委员会器官移植重点实验室主任、中国医学科学院器官移植重点实验室主任。

在肝胆胰外科领域做出了较系统的创新性成果：提出新的肝癌分类和大肝癌可安全切除的理论；开创控制肝切除出血技术 3 项和肝移植术 1 项；提出小范围肝切除治疗肝门部胆管癌的理念，开创不缝合胆管前壁的胆肠吻合术和插入式胆肠吻合术；改进了胰十二指肠切除术操作步骤；创建陈氏胰肠缝合技术等。这些理论和技术被应用到临床，效果显著。

荣获国家科学技术进步奖二等奖、国家级教学成果奖二等奖、教育部提名国家科技进步奖一等奖、中华医学科技奖一等奖、何梁何利基金科学与技术进步奖、中国抗癌协会科技奖一等奖、湖北省科技成果推广奖一等奖、湖北省科技进步奖一等奖各 1 项，并获得中国肝胆胰外科领域杰出成就金质奖章、湖北省科学技术突出贡献奖。先后被评为全国教学名师、全国卫生单位先进个人、卫生部有突出贡献的中青年专家、全国五一劳动奖章获得者和全国医德标兵。2017 年获得亚太肝胆胰协会颁发的突出贡献金质奖章，2019 年获得"最美科技工作者"称号，2020 年获得全国创新争先奖章。英国爱丁堡皇家外科学院荣誉院士。University of Insubria Medical School 前任校长 Renzo 教授在 *Nature* 发表署名文章，称陈孝平为"国际肝胆胰外科技术改进与创新的领导者"。

现任亚太腹腔镜肝切除推广与发展专家委员会主席、中国腹腔镜肝切除推广与发展专家委员会主任委员、国际肝胆胰协会中国分会主席、亚太肝癌协会常务委员、美国外科医师学会 Honorary Fellowship、美国外科学院 Fellowship、国际外科专家组（International Surgical Group，ISG）成员（中国大陆仅 1 名）、中华医学会外科学分会常务委员兼肝脏学组组长、中国医师协会外科医师分会副会长和器官移植医师分会副会长、中国抗癌协会腔镜与机器人外科分会主任委员及武汉医学会会长。

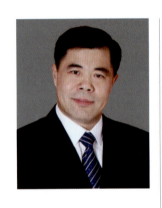

李春雨　教授、主任医师、硕士生导师。中国医科大学附属第四医院肛肠外科主任。国家健康科普专家库第一批、第二批成员。任《肛肠病学》《盆底医学》《肛肠外科学》等9部普通高等教育及全国高等学校"十二五""十三五""十四五"本科、研究生规划教材主编。

从事结直肠肛门外科医疗、教学、科研工作30余年，具有丰富的临床经验。先后师承著名肛肠外科专家萧俊教授、喻德洪教授和陈春生教授。在国内外核心期刊发表学术论文100余篇，并发表医学科普文章150余篇。参与国家自然科学基金科研课题2项，承担省、部级科研课题10项。荣获辽宁省及沈阳市科技进步奖二等奖3项、三等奖9项。获得国家实用型专利5项。编写教材、专著及科普图书46部。其中，主编教材9部，参编教材10部；主编专著14部，副主编专著8部；主编科普图书15部。

现任中国医师协会肛肠医师分会第三届和第四届副会长、中国医师协会医学科学普及分会副会长、中国医师协会肛肠医师分会科普专业委员会主任委员、中国医师协会医学科学普及分会肛肠专业委员会主任委员、国际盆底疾病协会常务理事、中国临床肿瘤学会肿瘤微创外科专家委员会委员、中国医师协会外科医师分会肛肠医师专业委员会副主任委员、中国医师协会结直肠肿瘤专业委员会早诊早治专业委员会副主任委员、中国医药教育协会肛肠疾病专业委员会副主任委员、辽宁省免疫学会肛肠免疫分会主任委员及沈阳市医师协会肛肠科医师分会主任委员。

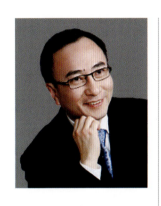

肖毅 教授、主任医师、博士生导师。中国医学科学院北京协和医院基本外科副主任。本科毕业于华西医科大学医学系，在北京协和医学院获得博士学位；先后于瑞士伯尔尼大学医学院腹部与移植外科及德国海德堡大学临床外科医院从事博士后研究工作。

致力于结直肠肿瘤临床与基础研究近30年，主编、参编专著7部，发表论文100余篇，其中SCI期刊论文30篇，获得国家自然科学基金、北京市科委重点项目基金等多项目资助。

现任中华医学会外科学分会结直肠外科学组委员、北京医学会外科学分会结直肠外科学组副组长、中国医师协会外科医师分会结直肠外科医师协会委员、中国医师协会结直肠肿瘤专业委员会委员、中国医师协会结直肠肿瘤专业委员会亚微外科专业委员会副主任委员，担任《中华外科杂志》《中华胃肠外科杂志》等杂志常务编委、编委。

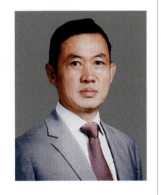

童卫东 教授、主任医师、博士生导师。陆军军医大学陆军特色医学中心（大坪医院）普通外科主任。美国Wisconsin医学院外科学博士后，曾在Mayo Clinic深造。为重庆市学术带头人，重庆市医学领军人才。

主编、参编专著16部，发表论文169篇，其中SCI期刊论文69篇。获得国家自然科学基金资助5项。荣获重庆市科技进步奖一等奖、军队与省部级医疗成果奖二等奖等5项。受中华医学会外科学分会结直肠外科学组委托，统筹组织制订了《中国成人慢性便秘评估与外科处理临床实践指南（2022版）》。

现任国家卫生健康委能力建设和继续教育外科学专家委员会委员、中华医学会外科学分会结直肠外科学组委员、中国医师协会肛肠医师分会常务委员。担任 *World Journal of Gastroenterology*、*Techniques in Coloproctology*、《中华消化外科杂志》《中华胃肠外科杂志》等编委。

序

　　研究生教育的目的是培养高层次、高素质的临床和科研人才。随着临床医学专业越分越细，结直肠肛门外科学的发展日新月异，新的研究成果不断涌现，编撰、出版符合当前我国医学研究生教学需求的《结直肠肛门外科学》教材，正是时代的需要。

　　本教材读者主要为结直肠肛门外科学临床型和科研型研究生，编写目的是帮助研究生在学习结直肠肛门外科临床技能、建立临床创新思维的过程中拓展知识、启迪思维，注重培养学生提出问题、分析问题、解决问题的能力。

　　本教材由李春雨教授领衔，汇聚国内 29 位知名结直肠肛门外科学者、专家，在繁忙的临床、科研和教学工作之余，群策群力，同心同德，贡献精湛的专业知识与丰富的临床经验编写而成。在编写过程中，以评述的方式，对每种疾病的认识过程、诊疗现状进行了回顾，对目前诊疗中的困惑与不足进行了分析，对本领域的研究热点及发展趋势进行了展望。

　　正所谓"吾生有涯而知无涯"，这一学科还有很多未知领域等待老师和同学们去共同探索。"千里之行，始于足下"。本教材内容新颖、特色鲜明、贴近临床、贴近学生，基础理论与临床实践相结合，先进性和经典性并举，具有较高的学术价值。借此机会，我本人欣然向所有参与本书编写的编委们严谨求实、创新进取的治学精神表达诚挚的敬意。本书不仅可作为包括肛肠外科在内的所有普通外科学专业的硕士、博士研究生的教材，亦可作为本专业临床规范化培训住院医师的高级教科书和参考书。

中国科学院　院士

陈孝平

2024 年 10 月

前　言

　　随着我国医学事业的飞速发展，研究生教育已经成为医学教育的一个重要组成部分。医学专业化和市场需求加速了结直肠肛门外科的发展进程。与本科教材不同，该教材在结构设计上，以解决研究生科研和临床中实际遇到的问题为立足点，以培养和启发研究生创新思维为创新点。在编写内容上，紧扣研究生培养目标，着眼于研究生临床理论学习和实践创新能力培养。主要通过介绍结直肠肛门外科代表性疾病的认识过程和诊治进展，加深研究生对结直肠肛门外科疾病本质的认识，培养其临床创新思维能力，对本专业临床常见的问题以及当前临床研究的热点、难点问题进行阐述。在编写形式上，立足于回顾过去、剖析现状、展望未来，更多地使用评述的方式，重点阐述疾病诊治的现状、存在的问题和展望。力求做到有发展、有创新，同时融入新理念、新进展，具有极高的权威性和实用性。

　　本教材汇聚国内 29 位工作在临床、教学和科研一线的结直肠肛门外科学著名专家、学者，阵容强大、权威云集，从而保证了教材的质量。本教材力求内容新颖、特色鲜明、贴近临床、贴近学生，是一部面向结直肠肛门外科研究生的高级教科书和参考书。本教材适用于医学院校博士研究生、硕士研究生与专科医师、住培医师、进修医师等各级临床医师的学习或参考。

　　本教材承蒙中国科学院院士陈孝平教授在百忙之中给予关怀、指导并担任主审、作序。感谢各位编委严谨求实、精益求精的治学精神，才使得编写任务顺利完成。在此一并致谢！

　　全书虽经多次讨论、修改与审校，但由于编者水平有限，书中存在缺点和疏漏在所难免，热忱欢迎广大读者和同仁不吝赐教。

2024 年 10 月

目 录

11

第一章　总　论

第一节　结直肠肛门外科的历史与发展

一、结直肠肛门外科的研究对象

结直肠肛门外科学（colorectal and anal surgery）是指研究结肠、直肠和肛门疾病的科学，包括肿瘤性疾病、肛门直肠良性疾病、功能性疾病、炎症性肠病、先天性疾病及损伤性疾病等。我国的结直肠肛门外科是在我国传统的肛肠外科的基础上与国外结直肠外科相结合形成而来，主要治疗疾病包括上起自盲肠、下止于肛门及肛门周围需要外科治疗的疾病。祖国医学治疗痔、瘘等肛门疾病，具有悠久的历史和丰富的经验，并在发展的过程中逐步形成了不同的理论体系和医疗技术。近年来，随着临床需求的增加以及新理论、新技术的不断涌现，本领域不仅在临床研究方面，而且在基础研究方面也取得了丰硕的成果，结直肠肛门外科学已成为外科领域的一个独立分支，现已成为发展最快的临床学科之一。

二、结直肠肛门外科的历史回顾

回顾历史，对于结直肠肛门疾病的治疗，中、西医都有悠久的历史和丰富的经验。中、西医的理论体系和诊疗技术在各自发展的过程中逐步形成并发挥作用，中西结合，取长补短，互相交流，发展迅速，在我国形成了具有中国特色的结直肠肛门外科学。

痔、瘘的病名早在《山海经》中就被首先提出，后为医学界所采用，并沿用至今。对肛肠疾病最早的论述见于战国时期的《黄帝内经》，该书描述了肛肠的解剖和生理。

《庄子·列御寇》有"秦王有病召医，破痈溃痤

者，得车一乘，舐痔者，得车五乘"。1973年，马王堆汉墓出土的《五十二病方》载有"牡痔""牝痔""脉痔""胸痒（肛门痒）""血痔""巢者（肛门瘘管）""人州出（脱肛）"等多种肛肠疾病及相应的治疗方法，如治"牡痔"时"絮以小绳，剖以刀"的结扎切除法，这是世界上最早的关于痔结扎疗法的记载；治痔瘘时"巢塞直者，杀狗，取其脬，以穿答龠，入直（直肠）中，炊（吹）之，引出，徐以刀去其巢"的牵引切除法；治牝痔时"牝痔之有数窍，蛲白徒道出者方：先道（导）以滑夏挺，令血出。穿地深尺半……布周盖，坐以熏下窍"的肛门探查术及熏治法；治"牡痔"时"燔小隋（椭）石，淬醯中，以熨"的敷布法和热熨法，这些治疗方法是世界上最早有记载的肛肠疾病的手术疗法及保守疗法。

唐代的《备急千金要方》最早阐述了肛周脓肿破溃成瘘的机制。明代徐春甫所著的《古今医统大全》对肛瘘的挂线疗法作了精辟的论述"……药线日下，肠肌随长，僻处既补，水逐线流，未穿疮孔，鹅管自消"。祖国医学中，对于肛肠解剖结构、生理、病理的认知和对肛肠疾病的辨证及治疗有着系统的论述，为后期肛肠外科学的发展奠定了理论基础。

《黄帝内经》中对肠道解剖结构、生理、病理均有详细论述。《灵枢·肠胃》中对回肠、广肠（结直肠）的生理形态有详细描述；《素问·生气通天论》记载："筋脉横解，肠澼为痔"，认为痔是血管扩张、血液瘀滞壅积而成；《灵枢·水胀》中最早提出了"肠道息肉"的病名："寒气客于肠外，与卫气相搏，气不得荣，因有所系，癖而内著，恶气乃起，息肉乃生"；《灵枢·刺节真邪》中最早描述了肠道肿瘤的症状和发病过程；《灵枢·四时气》和《灵枢·胀论》中亦有肠梗阻症状和治疗的相关描述。

20世纪50年代，丁泽民研制改进我国的传

统枯痔药物,将含砒霜的枯痔散改为无砒霜枯痔液治疗内痔。20 世纪 60 年代,张庆荣提出通过股薄肌移植代替肛门括约肌的手术来治疗肛门失禁。1964 年,黄乃健研制出牵拉式内痔套扎器,可用于治疗内痔、直肠黏膜脱垂。1970 年,张有生在总结怀特黑德手术(痔环切术)和外剥内扎术的基础上,提出环痔分段结扎术。1977 年,史兆歧研制成消痔灵,并提出四步注射疗法。1980 年,喻德洪在国内首创外科治疗慢性难治性便秘及肠造口康复治疗。2010 年,我国学者王业皇在吻合器痔上黏膜环切术(procedure for prolapse and hemorrhoid, PPH)的基础上进行改良,提出选择性痔上黏膜切除术(tissue selection therapy, TST)治疗重度痔,此术式为选择性切除痔上黏膜组织,既不损伤肛门括约肌,又保护了肛垫,能有效预防术后大出血和吻合口狭窄。综上所述,我国学者对结直肠肛门疾病的认识与治疗具有独特贡献,并曾居于世界领先地位。

在国外,结直肠肛门外科随着医疗技术的进步得到了飞速发展。公元前 460～375 年,古希腊医圣希波克拉底(Hippocrates)首先提出 Hemorrhoid(痔),古希腊语中为流血或出血之意,但他认为这不是病,而是脾血和胆液积聚废物的排泄产物。这一观点一直影响到 17 世纪。其间,1307 年,Sohn Arderne 又提出 Piler,它来源于拉丁文,有"突出"和"球状"之意,这些都是痔的症状。直到 18 世纪,随着解剖学、生理学和细胞病理学的发展,以及 X 射线和显微镜的临床应用,可以微观方式用显微镜观察病理改变,才确认痔是肛门的一种疾病。在 7 世纪的拜占庭帝国,御医妇产科医师伊提厄斯认为血液下流引起痔,很像动脉瘤,应该彻底切除。17 世纪,法国医师克里斯在无麻醉条件下用圆头探针镰形刀迅速切开瘘管,治愈了法国国王路易十四的肛瘘。18 世纪,普鲁士宫廷医师 Stahl 提出肛门静脉回流受阻导致痔静脉曲张的病因学说。人们对于大肠肿瘤的认识始于 18 世纪初,直到 19 世纪才得到迅猛发展。由于 Lembert 发现将肠断端浆膜层仔细对拢可使肠道愈合良好,推动了肠道吻合技术的发展,进而为大肠肿瘤切除奠定了基础。1895 年,伟大的外科医师 Halsted 提出肿瘤初期阶段沿淋巴结扩散,彻底清除引流区域淋巴结能治愈肿瘤的

理论,为现代肛肠外科的发展奠定了基础。1908 年,Miles 在总结前人成果的基础上报道了腹会阴联合切除术治疗低位直肠癌,这一经典术式一直沿用至今。1932 年,Dukes 提出了大肠癌的临床病理分期,为其外科治疗和预后评价提供了重要依据。1939 年,由 Dixon 首次报道了直肠低位前切除术,这一术式成为了目前应用最多的保留肛门的直肠癌根治术。1956 年,日本松水藤雄研制的纤维结肠镜大大提高了大肠疾病的诊断率,逐渐发展的流式细胞术也成为了判断肿瘤恶性程度的新手段。1975 年,美国医师 Thomson 提出内痔的"肛垫下移学说",1998 年,意大利医师 Longo 根据"肛垫下移学说"提出吻合器痔上黏膜环切术(produce for prolapse and hemorrhoids, PPH)治疗重度痔,为痔的治疗开创了新纪元。

三、结直肠肛门外科的发展现状

(一)结直肠肛门外科队伍不断壮大

公元前 2500 年的埃及壁画中就描绘了宫廷内的腹部内科和肛门科医师的画面,被认为是肛门专科医师的始祖。200 多年前外科学与解剖学分离,外科又逐渐地被细分为普通外科与外科专科(如骨科、泌尿外科、胸心外科、神经外科等),普通外科又分为肝胆外科、胃肠外科、结直肠肛门外科、内分泌外科、血管外科等,均具有专科性质。研究表明,对于结直肠癌患者,接受结直肠肛门外科专科治疗比接受普通外科治疗更具有生存优势。我国结直肠肛门外科队伍由中医、西医和中西医结合三支力量共同组成,团结合作,继承祖国传统医学,汲取国外先进经验,古为今用,洋为中用,使我国结直肠肛门外科的发展进入了一个崭新的阶段。我国许多高等医药院校开设了肛肠专业并设有硕士或博士研究生培养点,培养出一代又一代的硕士研究生、博士研究生,涌现出一大批中青年肛肠专家和技术骨干。

(二)微创技术是结直肠肛门外科手术发展的主流趋势

随着对疾病病因、病理认识的逐渐深入,治疗方法的不断进步,微创理念的不断深入,结直肠肛门外科疾病的治疗亦趋于微创化。

1. 痔的微创技术一直是肛肠科医师不断努力的方向　国内外学者对于痔的治疗始终保持着

微创理念，通过手术将脱垂的肛垫复位，并在手术的过程中尽可能保留肛垫的结构，以达到术后不影响或尽可能少影响精细控便能力的目的。为了最大限度地减轻患者术后疼痛，尽可能彻底解决患者的难言之隐，发展痔的注射疗法、套扎疗法、吻合器痔上黏膜环切术（PPH）和选择性痔上黏膜切除术（TST）等微创技术，一直是肛肠科医师不断努力的方向。与传统手术相比，微创手术具有损伤小、手术时间短、术后疼痛轻、术后住院时间短、并发症少等优点。

2. 吻合器的出现大大提升了手术效率和保肛率 20 世纪前，外科手术中所有的缝合工作都靠手工缝线完成。1908 年，匈牙利的 Humer Hultl 从订书机上获得灵感，成功发明出一种新的止血缝合工具——吻合器。如今，很多手术通过机械化的操作方式让手术缝合更加高效，让许多困难复杂的手术变得简便，且大幅降低了手术并发症发生率。1921 年，匈牙利的 Aladar Von Petz 研制出直线型缝合器，简化了吻合器的设计，用镍银合金代替金属丝，并且可以重复填装缝钉，使得吻合器变得更加轻便。1934 年，德国的 H. Friederich 和 Neuffer 对直线型缝合器做了改进，加装了可更换钉仓；1951 年，苏联的实验外科器械研究所对缝合器进行了系统的研究，并在此领域处于领先水平。1980 年，Knight 和 Criffen 首创双吻合器，用于直肠癌低位前切除术，并取得良好的治疗效果，使原来无法完成的直肠癌低位前切除术得以顺利完成，提高了保肛率。此后，双吻合器在低位、超低位直肠癌手术治疗中广泛应用，成为保留自然肛门不可缺少的手术器械，扩大了直肠癌低位前切除术的适用范围。

3. 腹腔镜的诞生给外科领域带来了一场意义重大的革命 腹腔镜在结直肠肛门外科中的应用范围逐渐从局限于良性疾病扩展至结直肠恶性肿瘤的治疗，并逐渐得到了国际上的广泛认可。自 1910 年瑞典内科医师 Hans Christian Jacobaeus 首次在人体应用腹腔镜技术以来，至今已有 100 多年的历史。1987 年，Phillipe Mouret 进行了首例腹腔镜胆囊切除术，取得了满意效果。接着，腹腔镜技术被逐渐应用于腹部外科手术，并在结直肠肿瘤的微创治疗中发挥了重要作用。Jacobs 等于 1990 年在美国完成了首例腹腔镜右半结肠切除术，并于 1991 年首次报道了腹腔镜直肠癌切除术，腹腔镜技术的应用随之在世界范围内被广泛开展。从开腹手术到手助腹腔镜、全腹腔镜、单孔腹腔镜，微创技术加快了肛肠外科术后恢复，降低了切口相关并发症的发生率。

4. 机器人手术系统的出现对结直肠肛门外科具有深远的影响 近年来，达芬奇机器人手术系统的出现引起了国际上的关注。自 2001 年开始，达芬奇机器人手术系统被应用于结直肠肛门外科疾病的微创治疗。杜晓辉于 2009 年成功完成了国内首例应用了达芬奇机器人手术系统的低位直肠癌前切除术，达芬奇机器人手术系统较腹腔镜手术机器人系统具有更加微创、视野更加清晰、操作更加灵活的优势。从自动化水平上看，现阶段的手术机器人仍处于以辅助医师进行手术为主要功能的半自动化阶段，仍需多中心地对达芬奇机器人手术系统在结直肠肛门外科中的应用进行探索与研究。

5. 内镜技术的应用大大地提高了肠道肿瘤的早期诊治率 内镜技术是一项集检查、诊断、治疗为一体的诊疗技术，是现代微创外科的重要组成部分，被誉为"人类的第三只眼睛"，具有重要的意义。内镜技术从最初的纤维结肠镜发展至电子结肠镜、放大肠镜、染色肠镜、窄带成像技术（narrow-band imaging，NBI）肠镜、激光共聚焦显微肠镜，使早期结直肠癌的检出率大幅增加，而内镜下治疗技术也从早期单纯较小肠息肉的活检术、钳除及圈套技术发展至对较大肠息肉及早期结直肠癌的内镜下黏膜切除术（endoscopic mucosal resection，EMR）和内镜黏膜下剥离术（endoscopic submucosal dissection，ESD），使早期结直肠癌得到微创治疗，避免了传统切除肠段手术。

（三）结直肠肛门外科发展迅速且成果显著

1889 年，大肠肛门学会于美国首先成立。1897 年，美国肛肠疾病协会成立。1916 年，明尼苏达大学的 Fansler 医师首先建立了美国第一个肛肠外科专科，并在随后的一年内发起了肛肠外科医师的专业培训。

1980 年，我国成立了中华中医药学会肛肠分会；1992 年，中华医学会外科学分会结直肠肛门外科学组成立；1992 年，中国中西结合学会大肠肛门病专业委员会成立；2006 年，中国医师协会肛肠医师分会成立。此外，还有中国抗癌协会大肠癌专业委员会、中国医师协会结直肠肿瘤专业委员会等 26 个学术团体，这些学术团体为中国结直肠肛门领域的发展与专科医师制度的推进开创了新的局面。

《中国肛肠病杂志》（主编黄乃健）创刊于1981 年，是由中华中医药学会主管，山东中医药学会、中华中医药学会肛肠分会共同主办的学术期刊，也是我国肛肠疾病研究领域的专业期刊。《结直肠肛门外科》（主编高枫）创刊于 1995 年，是由广西壮族自治区卫生健康委员会主管，广西医科大学主办的学术期刊。《中华胃肠外科杂志》（主编汪建平）创刊于 1998 年，是由中国科学技术协会主管，中华医学会、中山大学共同主办的学术期刊。《中华消化外科杂志》（主编董家鸿）创刊于 2002 年，是由中国科学技术协会主管，中华医学会主办的学术期刊，也是消化外科领域专业期刊。《中华结直肠疾病电子杂志》（主编王锡山）创刊于 2012 年，是由中华人民共和国国家卫生健康委员会主管，中华医学会主办，中国国家癌症中心 / 中国医学科学院肿瘤医院承办的学术期刊。《中华炎性肠病杂志（中英文）》（主编兰平）创刊于 2017 年，是由中国科学技术协会主管，中华医学会主办的学术期刊，也是炎性肠病研究领域的专业期刊。上述期刊均已成为我国结直肠肛门外科进行学术交流、提高学术水平的重要平台。

近年来，有多部肛肠专业教材、专著出版，为我国结直肠肛门外科的发展奠定了坚实的理论基础。

四、结直肠肛门外科的发展前景

纵观结直肠肛门外科的发展历程，我们深刻地认识到，其临床诊疗发展是以在去除病变的基础上保留重要功能、改善患者生活质量为目标的。为此应以精准医疗、循证医学与微创理念为前提，开展前瞻性、多中心的临床与基础研究，加强专科医师培养与教育，使诊疗行为专业化和规范化，进一步提高我国结直肠肛门外科医师的整体素质，做到"学有所长，术有专攻"。相信我国结直肠肛门外科必将迎来空前的发展。

（李春雨　袁鹏）

参考文献

[1] 李春雨. 肛肠外科学 [M]. 2 版. 北京：科学出版社，2022：3-5.

[2] 李春雨，徐国成. 肛肠病学 [M]. 2 版. 北京：高等教育出版社，2021：2-3.

[3] 汪建平. 中华结直肠肛门外科学 [M]. 北京：人民卫生出版社，2014：2-3.

[4] 李春雨，汪建平. 肛肠外科手术学 [M]. 北京：人民卫生出版社，2015：643-644.

[5] 李春雨. 临床肛肠外科学 [M]. 北京：人民卫生出版社，2022：1-3.

[6] BRAY F, FERLAY J, SOERJOMATARAM I, et al. Global cancer statistics 2018：GLOBOCAN estimates of incidence and mortality worldwide for 36 cancers in 185 countries[J]. CA Cancer J Clin, 2018, 68（6）：394-424.

[7] CHEN W, ZHENG R, BAADE PD, et al. Cancer statistics in China 2015[J]. CA Cancer J Clin, 2016, 66（2）：115-132.

[8] 汪建平，兰平. 结直肠外科临床与基础研究展望 [J]. 中华实验外科杂志，2006, 23（7）：776-778.

[9] 郑民华. 腹腔镜结直肠癌手术的现状与展望 [J]. 中国实用外科杂志，2011, 31（9）：841-843.

[10] 中华医学会外科学分会腹腔镜与内镜外科学组. 3D 腹腔镜手术技术专家共识（2015）[J]. 中国实用外科杂志，2015, 35（9）：967-969.

[11] 陈建思，吴留成. 微创技术在结直肠癌中的临床应用与发展前景 [J]. 微创医学，2019, 14（5）：547-552.

[12] 杜晓辉. 腹腔镜结直肠手术进展及展望（2000-2020）[J]. 中国实用外科杂志，2020, 40（2）：191-194.

[13] 张荣欣，万德森. 达芬奇机器人手术操作系统在结直肠外科领域应用的现状和展望 [J]. 中国医药指南，2012, 10（5）：61-64.

第二节　年轻医师如何规划自己的职业生涯

作为年轻医师，应该如何规划自己的职业生涯呢？要回答这个问题，首先，要知道医师职业生涯发展具有阶段性。然后，在不同的发展阶段，可以根据自己的兴趣和特长，选择不同的重点发展方向，或是做临床，或是做科研，或是做教学，或是兼而有之。只有做自己喜欢的事情才会有动力、感兴趣，工作起来就会得心应手，也会很有成就感。

一、医师的职业生涯发展阶段

（一）临床系列

1. 住院医师规范化培训 在住院医师阶段，年轻医师必须进行住院医师规范化培训，培养全科化医师的技能，包括各个临床科室的专业技术及临床决策能力两个方面，最终进行考核，前者由专家对住院医师的病史采集、体检能力、医疗基本操作技能、手术操作技能等进行面对面考核；而后者可采用面对面病例分析的考核方法，也可使用计算机辅助考试系统进行测试，使临床决策能力测试向更加科学的方向发展。为了在培训中加强和巩固住院医师的问诊和体检的临床技能，目前还引入了"标准化病人"的考核方式。这一过程大概需要 5 年时间，但对于以专业型硕士身份毕业的年轻医师可以缩短 1～2 年。

2. 主治医师培养专科化 完成住院医师规范化培训后就需要进行专科和亚专科的培训，在培专科医师应接受一定时长的总住院医师培训。如果是选择从事普通外科的话，就需要明确未来专注于结直肠肛门外科、胃肠外科、肝胆胰外科、乳腺外科、甲状腺外科或是血管外科等，这就需要制订不同的培养方案和计划。这一过程大概需要 5 年时间。

3. 副高职称以上医师培养专病化 医师进入高级职称阶段就应成为某个方面的专家，需要聚焦于某种疾病，需要专病化。如果在主治医师阶段选择了结直肠肛门外科，那么此时就应该熟练掌握各种结直肠肛门外科疾病的诊断及手术技能，但随着向专病化方向发展，不能说掌握了各种结直肠肛门手术技能就是专家，而应该要明确自己的专病方向和专业特长，具有对各种良、恶性结直肠疾病的诊治能力，才能真正成为结直肠肛门外科的专家。

（二）教学系列

1. 临床带教医师 对于非教学医院，临床医师在做好本职工作的同时，也应投入一定的时间和精力在临床带教上，对自己科室或组内的年轻医师从理论学习到临床技能掌握进行全方位的带教指导，以提高科室和临床治疗组的整体医疗水平。

2. 临床教师 对于医学院校和教学医院，临床医师在做好本职工作的同时，应具备教师的资质和讲师、副教授、教授的不同职称，具有传道、授业、解惑的能力。临床教师对医学生的理论授课、实习带教、床旁教学、教学查房、技能培训等均应得心应手。

（三）科研系列

在做好临床医师的同时，年轻医师还应该做一定的临床或者基础研究工作，撰写相关领域的文章，特别是发表影响因子较高的 SCI 期刊文章，则可以申请到助理研究员、副研究员及研究员的不同职称。科研工作做得好则可以成为临床科学家，既是非常优秀的临床医师，又是很优秀的科学家，可以发表高水平的 SCI 期刊文章，也可以申请到高水平的临床或者基础研究方面的科研基金资助。对于科研工作非常感兴趣的年轻医师可以专职从事基础或临床科学研究工作，相关的研究成果可以进行转化，以期推进临床医学的发展。

二、年轻医师职业生涯中应具备两个基本技能

（一）技术技能

首先，在年轻医师的职业规划中，要以自己的兴趣爱好和特长为选择目标，从临床、教学和科研系列中选择适合自己的职业方向。从住院医师规范化培训开始，培养良好的职业素养与专业能力，能独立、规范地承担本专业常见病、多发病的诊疗工作。其次，进入主治医师阶段，本专科的临床诊疗技能进一步得到加强，并开始对自己感兴趣的专业方向进行细化，选择适合自己发展的专业方向。同时，主治医师应该可以在临床诊疗过程中总结经验，带教部分进修医师及临床实习医师，能够在临床工作中善于发现科学问题，有解决这些科学问题的基本思路，能做一部分有关的基础实验和临床试验。到了副主任医师或主任医师等高级职称阶段，应该在本专业或专病方向上有所建树。副主任医师或主任医师应该能够担任医学生的理论课教师，可以系统地阐述本专业方向的诊疗进展，甚至在本专业方向有所突破。同时，应该形成自己的科学研究方向，并在此方向上进一步深入研究，获得国家级或省部

级科研项目基金的支持,发表高质量 SCI 期刊文章,在该研究领域有独到的见解。对于结直肠外科医师来说,以直肠癌为例,在其诊治过程中会发现一些问题:直肠癌的高危因素有哪些?其发病机制是什么?此时,结直肠肛门医师就可以对以上问题开展相应的临床和基础研究,在此研究方向做出自己的科研贡献。

随着技术技能的不断进步和发展,摆在年轻医师面前的一个问题就是如何才能做好临床科研工作?如何把握好临床与科研工作的平衡?就临床学科的发展要求而言,医师仅拥有丰富的临床经验、高超的手术技能和足够的临床理论知识并不够,还需要将这些经验和体会总结提炼,提出问题并选择合适的临床科研项目进行研究。这些科研项目应当从临床中来,转化到临床中去,以解决临床中存在的问题为导向和目的。所以经过长时间的临床实践,然后深刻思考临床实践中遇到的各种问题,是临床科研项目的重要来源。临床与科研工作应该是相辅相成的,关键是掌握两者的平衡。年轻医师如果希望在科研领域有所建树,首先要额外付出更多的精力乃至牺牲自己的业余时间,在职业生涯的起步阶段更是如此;其次,在逐渐有了自己的主攻专科疾病方向并获得科研项目支持后,应当尽早建立团队,充分发挥团队成员各自的优势并取得医院的支持,分工协作,合作共赢;再次,应适时引入更为先进的科研工具,譬如,在做临床研究时,相较原始的病例表格、电话随访等,使用先进的电子数据录入和提取系统,如小程序(app),不仅方便易行,而且能够极大幅度地提高数据统计的效率;最后,须注重跨领域的合作,尤其是临床研究与基础研究携手以取长补短,医工交叉结合以在某领域有所突破,对于基础类和转化类研究项目必不可少。

推动个人职业发展,既需要厚积薄发,也需要瞄准正确的方向。对年轻医师来说,与医院共同成长,与学科发展趋势同行或许是最适宜的途径。想要突破重围,就应在临床、教学、科研三个方向做出自己的特色,建立独特的优势,做到人无我有、人有我优,这样才能为医院及学科的发展起到有力的推动作用。

（二）非技术技能

多年来,对年轻医师的培养大多注重技术层面的能力培养,特别是随着微创技术的日益普及,国内大多学术会议都安排了手术直播、精彩纷呈的录像等重要内容,生动地展示着外科技术层面的深刻变革与创新,让人耳目一新。但是,当我们纵观国际外科学界,会发现在讨论外科技术的同时,国际外科学界专家们对非技术技能(non-technical skills,NTS)也相当重视。NTS 的概念包括了四个维度的内容,即:情境意识、决策、交流和团队合作、领导力。可以看出,这些 NTS 能力就是我们平时强调的"人文"方面的内容。对外科医师来说,最能客观评价其 NTS 能力的评估系统被称为 NOTSS(non-technical skills for surgeons)行为评价系统。在欧美的专业医师培训中,外科专业学会十分重视 NTS 能力的培养,因为外科医师的 NTS 能力直接影响外科手术后患者的病死率和并发症发生率。NOTSS 行为评价系统是相对客观地评估外科医师 NTS 能力的评价体系,在欧美国家已被广泛采用,它是通过各种评价手段,从 12 个方面对外科医师的非技术技能进行评估(表 1-1)。

表 1-1　外科医师非技术技能(NTS)四个维度的评价

类别	项目
情境意识(situation awareness)	收集信息 理解信息 计划和预测未来状态
决策(decision-making)	考虑选择方案 选择和交流选项 执行和审查决定
交流和团队合作(communication and teamwork)	交换信息 合作共享 合作团队
领导力(leadership)	制订标准 支持他人 应对压力

1. 情境意识　在 NOTSS 行为评价系统中,情境意识包含收集信息、理解信息、计划和预测未来状态。其实,这正是医师经验积累的体现,也是在临床诊疗过程中遇到特殊情况时的预判。因此,在年轻医师职业规划的过程中,应积极汲取自己和他人的经验与教训,并养成善于思考和总结的习惯。吴阶平教授曾说过:"学习、汲取、总结、进步",这是成长过程中不可忽视的。外科

医师在工作过程中或多或少地会遇到一些术中或者术后并发症,或者围手术期的不良事件,这些并发症或者不良事件发生后,如何主动地、客观地、积极地从自身查找原因并汲取教训是非常重要的。有一些人,对于自己的问题总能找出一些理由对付及敷衍,对于他人的问题却幸灾乐祸。恰恰是此类医师出差错的频率大大高于他人。而智者对于周围的此类事件,会查找资料、学习、总结思考做出预案,杜绝类似事件以后发生在自己身上,这是再聪明不过了。随着经验的积累,对于诊疗过程中的突发事件,这类人也能够处理得游刃有余。

2. **决策**　年轻医师在日常工作中,必须针对各种情况做出不同的决策。外科医师的决策直接影响临床的结果和患者的转归。决策能力体现在临床思辨能力上,在一定程度上反映了外科医师的知识储备、临床思维和外科技能的水平。随着在职业生涯中不断历练、进步和职称逐渐提升,年轻医师自然会感到正确的临床辩证思维非常重要。外科技术固然重要,但培养年轻医师对于疾病的整体理解才是重点。手术适应证把控、手术时机选择、手术规划、疗效预测等意识的养成极其重要,如何做到精准手术、神经与脏器功能保护、技术创新尤为关键,使患者最大限度获益并降低手术风险则是年轻医师培养的一贯追求目标。对于结直肠肛门外科年轻医师,针对低位直肠癌保肛手术的研究,在创新性地发展了全直肠系膜切除、环周切缘、膜解剖等概念的同时,明确了治疗目标不仅是要根治肿瘤,还要尽可能保留肛门功能以提高患者生活质量,实现真正意义上的保肛。这又涉及到对适宜病例的选择、手术前后辅助治疗、手术方案的设计、并发症的防范等一系列问题的仔细斟酌。因此,年轻医师应清醒地认识到,微创手术和快速康复的优势无法掩盖患者对肿瘤治疗后长期生存与生活质量需求的渴望,进一步降低手术并发症发生率及其次生损害发生率是外科医师一直以来努力的方向。

3. **交流和团队合作**　外科医师的沟通一般可以分成医患沟通,包括每日查房时的沟通、术前沟通、术后沟通、紧急沟通、门诊沟通等,以及与同事或同行的沟通、与上级或下级的沟通等。每一种沟通和交流都包含着重要的内容。每天的早晚查房,是最常见的沟通形式。对新入院的患者主动介绍一下自己,就是最初的沟通。我们在充分认识现代医患关系本质的同时,应该注意到,沟通能力的培养对年轻医师的成长起着至关重要的作用。良好的沟通能力是改善医患关系的润滑剂,成熟的沟通技巧可以化解医疗工作中的误解和矛盾,使医患关系更加和谐。与同事或同行的沟通有利于消除彼此的误会,确立互信的人际关系,有利于同事之间营造良好的工作氛围,增强团队的凝聚力,也有利于协调团队成员行动的步伐,确保医疗计划和目标的顺利完成,最终有利于患者的救治。

其次,在年轻医师的职业规划中,要注重多学科参与、密切合作的精神。基于临床路径的多学科协作诊疗团队(MDT)已成为肿瘤治疗的主流模式,包括胃肠外科、肿瘤内科、放疗科、病理科、内镜室、影像科、介入科和营养科等多专业、多科室参与其中,更需要年轻医师切实增强部门间的沟通能力与团队协作能力。以结直肠肛门外科医师为例,对消化内科医师、麻醉科医师、手术室的工作人员、ICU 医师等,要真诚善待和友好,这是合作的基础。应熟知或想象出他们心目中好的外科医师是什么样的,绝不是高高在上、忘乎所以和孤家寡人的样子。就结直肠癌诊治而言,根据术前分期,经过 MDT 讨论,对于不同分期的结直肠癌,重点负责的科室可能不同:早期结直肠癌可否考虑黏膜下切除?这属于消化内科的治疗范畴;晚期结直肠癌是否需要新辅助放化疗?这属于肿瘤内科和肿瘤放疗科的治疗范畴;对于术前合并症较多的高龄患者,术后可能需要 ICU 协助治疗,到病情稳定后再转回结直肠肛门外科。可见,精诚合作、密切配合非常重要。

4. **领导力**　在现代化的医疗体系中,年轻医师的目标不应该仅仅是成为单纯的临床医师,还应该是成为一个领导者,不一定是要做科主任,但是要成为一个包括医师和护士在内的医疗组的领导者。临床医师是否具有领导力并不是由其手中的权力决定的,而是在其从事的医疗活动中,在用各种方式影响他人、迎接各种挑战、改变现状、实现患者利益最大化的过程中得以体现的。具体体现在:交流沟通能力、政策解读能力、技术综合能力、监督管理能力、活动策划能力等。临床医师在职业生涯的不同阶段有着不同的领导对象，但是最基本的领导对象是患者、患者家属和单位的同事。只是随着职务的提升，领导对象中会不断增加更多的对象。领导力的最终目的是帮助其他人实现他们认为可能实现不了的东西，帮助别人看到自身的潜力。临床医师的领导力主要体现在两个方面：一是客观地修正患者的期望值或者构筑患者的新希望，前者要技巧性地打破患者不切实际的想法，后者则是根据病情不断地构筑患者阶段性的目标，并将这些阶段性目标有机地联系在一起。二是鼓舞和释放别人的潜力，这是指根据客观的期望值或者目标，形成共识，不断地激发医疗组和患者的潜力，特别是患者和家属的潜力。医务人员往往习惯于自主决策和挑战权威，因此需要具有领导力的人来统一方向，挖掘整个医疗小组的潜在能力、避免内耗并不断提高工作效率。医师的初心是一切为了患者，年轻医师的职业规划中，应该将成为一名外科学家作为毕生奋斗的目标，具备丰富的专业知识、掌握精湛的外科技术、充满着对患者关爱的人文情怀、对科学实验保持高度的兴趣和热情，这也是习近平新时代中国特色社会主义思想对年轻医师的要求。

（孙学军　郑见宝）

参考文献

[1] 陈素凤，邱永强，张新平. 执业医师卫生法律法规知识认知影响因素调查 [J]. 解放军医院管理杂志，2020，27（5）：459-462.

[2] 马辉，叶小琴. 住院医师卫生法律法规规范化培训研究 [J]. 卫生职业教育，2018，36（4）：136-138.

[3] YULE S, GUPTA A, GAZARIAN D, et al. Construct and criterion validity testing of the Non-Technical Skills for Surgeons（NOTSS）behaviour assessment tool using videos of simulated operations[J]. Br J Surg, 2018, 105（6）：719-727.

[4] 纪振华，梁才全，王天宇，等. 非技术技能在耳鼻咽喉头颈外科专科医师能力培养中的探索与思考 [J]. 中国毕业后医学教育，2021，5（3）：265-268.

[5] 顾晋. 胃肠外科医师"非技术技能"（NTS）培养与训练 [J]. 中华胃肠外科杂志，2019，22（1）：27-29.

[6] 姜洪池. 消化外科医师职业规划的首要思考 [J]. 中华消化外科杂志，2016，15（1）：16-17.

[7] 朱金明. 新时代背景下胃肠外科青年医师培养的几点思考 [J]. 中华消化病与影像杂志（电子版），2022，12（1）：52-54.

[8] 邱小原，林国乐. 腹腔镜低位直肠癌保肛手术研究进展 [J]. 中华腔镜外科杂志（电子版），2021，14（2）：65-69.

[9] 顾晋. 外科医师沟通能力的培养与训练 [J]. 中华外科杂志，2009，47（20）：1521-1522.

[10] 秦新裕，许剑民，冯青阳. 多学科团队提高结直肠外科医师综合素质 [J]. 中华胃肠外科杂志，2017，20（1）：18-20.

[11] 华长江. 论临床医师的领导力 [J]. 中国医院，2006，10（5）：58-60.

[12] 顾晋. 重温历史，不忘初心：培养合格的外科医师 [J]. 中华临床医师杂志（电子版），2020，14（1）：1-6.

第三节　微创技术在结直肠肛门外科中应用的回顾与展望

随着社会经济的不断发展，人民的生活水平也在不断提高。与此同时，人民对生活质量的要求不断提高，这也直接促进了外科医疗模式的一次次革新。外科医疗模式的革新不仅仅是术式或是技术的改进，而更多地意味着治疗理念的改变，从切除病灶缓解痛苦模式到生物 - 社会 - 心理模式，体现了医疗重点从单一的"疾病"到整体的"患者"的转变。微创是目前整个外科的主流理念，21 世纪以来，在循证医学的支持下，结直肠肛门外科微创手术在我国得到蓬勃发展，已获得社会的广泛认可。

一、微创技术

微创（minimally invasive），顾名思义，意为微小的创伤，其目的在于以较小的创伤获得最佳的外科疗效。随着基础学科的发展与进步，外科医师对解剖的理解与对疾病的认知也在不断深入，手术入路从"常规切口"向"小切口"，甚至"无切口"方向演进。但微创技术的体现不应仅局限于手术的入路，更多的则是一种外科手术理念。我国工程院院士黄志强曾指出，微创是在治愈疾病的前提下实现机体和器官正常生理功能最大程度的保留，尽量减少手术对患者造成的总创伤。这一理念应贯穿于整个手术过程中。

微创技术的发展是人民对高质量生活要求的必然结果。与传统手术相比，结直肠肛门外科微创手术的优势往往体现在：①创伤小、恢复快，以孔洞替代常规切口，对腹壁的完整性破坏小，对术区局部更清晰地刻画便于术者更精细地操作，最大化地保护了机体自主功能，术后减轻了患者痛苦；②术中探查彻底，可以从不同角度、不同视野进行术中探查，把握全局，也可对局部细节充分放大，统筹兼顾；③并发症少，术中更清晰的视野与更精细地操作，大大减少了"误伤"的概率；④术者更少与脏器的直接接触，患者术后恢复好，更早下床运动，直接减少了术后腹腔粘连的发生；⑤美容效果好，微创手术避免了较长的线性瘢痕，外观方面更具优势。当然，微创手术的缺点也是明确的：①气腹的建立可能会引起气体栓塞、皮下气肿等相关并发症；②手术空间小，操作受角度、距离远近等因素限制；③由于微创往往借助器械进行手术，常常会缺少直接的触感反馈，减少了术者术中信息的获得。故微创手术的选择是基于疾病本身、患者自身条件及患者意愿等多方面因素考量做出的综合性决定，切不可为了微创而微创。

二、常见的结直肠肛门外科微创技术

（一）内镜技术

内镜是结直肠肛门外科常见的检查方式，同时也是一项常用的治疗手段。内镜下切除技术通常包括内镜下黏膜切除术（endoscopic mucosal resection，EMR）和内镜黏膜下剥离术（endoscopic submucosal dissection，ESD）。

EMR是由内镜息肉切除术和内镜黏膜下注射术发展而来的一项内镜技术，目的是切除部分黏膜，手术深度可达黏膜下组织，因而可起到治疗黏膜病变的作用，适用于胃肠道早期癌、平坦型腺瘤及黏膜下肿瘤。经典的EMR技术包括注射法内镜下黏膜切除术（EMR）、分片内镜黏膜切除术（endoscopic piecemeal mucosal resection，EPMR）、透明帽辅助内镜黏膜切除术（Cap-EMR）及附加外套管透明帽辅助EMR术。内镜黏膜下剥离术（ESD）则是指利用各种电刀对最大径大于2cm的病变进行黏膜下剥离的内镜微创技术，可以实现较大病变的整块切除，并提供准确的病

理分期。《中国临床肿瘤学会（CSCO）结直肠癌诊疗指南》（2022年版）中指出，早期结直肠癌内镜切除后，病理符合以下全部标准代表根治性切除，术后无需补救手术：①黏膜下浸润深度小于1mm；②无淋巴、血管侵犯情况；③肿瘤分化好；④肿瘤出芽数目为0；⑤肿瘤距切缘≥1mm。

此外，内镜下放置肠道金属支架缓解肠梗阻，是内镜在结直肠肛门外科的另一大应用。晚期肠癌患者往往以急性梗阻为首发症状，如没有得到及时的评估与处理将会发生水电解质平衡紊乱、肠坏死、细菌移位甚至感染性休克、死亡。发生了肠梗阻的患者大多内环境紊乱、吻合条件差，急诊手术往往选择造瘘术，这也严重影响了患者的术后生活质量。对于此类患者，内镜下放置金属支架作为缓解症状的手段为临床医师提供了新的治疗思路。已有多项研究表明，对于不能通过手术切除治愈的结直肠癌患者，行支架置入术较急诊一期切除手术具有更高的生活质量，能更快恢复经口饮食，有更低的造瘘率及更短的术后住院天数。虽然姑息性支架置入术本身并不能使患者生存期延长，但是采用这种手术的患者可以更早地行化疗从而间接使肿瘤分期下降的可能性增加。肠道支架逐渐作为术前过渡治疗手段在临床上被应用，且其较急诊一期切除手术具有更低的病死率、并发症发生率、造瘘率以及更高的一期吻合率等优势。

（二）腹腔镜技术

腹腔镜的诞生无疑给外科领域带来了一场意义重大的革命。1990年，Jacobs教授在美国成功完成第1例腹腔镜右半结肠切除术，并于1991年报道了20例腹腔镜结直肠手术，首次证明了腹腔镜结直肠癌切除的可行性与安全性。在过去的三十余年间，腹腔镜一度成为了微创的代名词，不少人甚至认为微创技术就是腹腔镜技术。腹腔镜结直肠手术在我国得到了空前的发展，腹腔镜技术也在外科医师的推动下发展得日益成熟。腹腔镜结直肠癌手术无论是短期疗效还是长期疗效均具有成熟的证据支持，同时也被美国国立综合癌症网络和欧洲肿瘤内科协会大力推荐、支持。

与开腹手术相比，腹腔镜手术在病灶切除与周围淋巴结清扫方面可以达到非劣效的疗效；与此同时，高清探头为外科医师提供了更加清晰的

视野，使得无论是主要血管的离断，还是重要脏器功能的保护都成为了可能。然而，由于腹腔镜操作杆是笔直的，故操作时强调"操作三角"的建立，这一特点也使得腹腔镜手术的开展在狭窄的盆腔中注定会遭遇到重重困难。韩国 COREAN 研究 10 年随访数据表明，使用新辅助放化疗后中低位直肠癌开腹手术与腹腔镜手术相比，10 年总生存率差异无统计学意义（74.1% vs 76.8%，$P = 0.44$），10 年无病生存率差异无统计学意义（59.3% vs 64.3%，$P = 0.20$），而对于 10 年局部复发率这一指标，开腹手术组要显著高于腹腔镜手术组（89% vs 34%，$P = 0.05$）。经 ypT 分期、ypN 分期和肿瘤消退分级校正调整后，开腹手术与腹腔镜手术的分层风险比为总生存期 0.94，无病生存期 1.05，局部复发率 2.22。类似地，COLOR Ⅱ 研究也对比了直肠癌腹腔镜手术与开腹手术的长期疗效差异。结果提示，虽然腹腔镜手术较开腹手术的手术时间延长了 52min，但肠功能恢复却提前了 1d，住院时间因此缩短了 1d。腹腔镜手术与开腹手术在肿瘤 R_0 切除率（84% vs 88%）、中位淋巴结检出数（13 枚 vs 14 枚）以及环周切缘受累（10% vs 10%）方面无显著差异，在吻合口瘘、手术并发症发生率以及围手术期病死率方面也无差异。研究结果还表明，腹腔镜手术和开腹手术两组的 3 年局部区域复发率均为 5%（绝对差异 0%；90%CI：$-2.6 \sim 2.6$），3 年无病生存率（disease-free survival, DFS）分别为 74.8% 和 70.8%（绝对差异 4%；90%CI：$-1.9 \sim 9.9$）；3 年总生存率（overall survival, OS）分别为 86.7% 和 83.6%（绝对差异 3.1%；90%CI：$-1.6 \sim 7.8$）；3 年远处转移率分别为 19.1% 和 22.1%。以上研究提示，腹腔镜手术对直肠癌患者的长期肿瘤学安全性与开腹手术类似。

虽然腹腔镜技术已被广泛应用于结直肠手术中，但是传统腹腔镜成像为 2D 图像，缺乏立体感，对于初学者来说不易把握实际操作距离，而 3D 腹腔镜的出现很好地弥补了这一缺陷。

研究数据表明，3D 组的手术时间明显短于 2D 组［（130.5±27.6）min vs（152.2±28.9）min，$P = 0.005$］。与 2D 组相比，3D 组的失血量没有显著差异，两组均无手术死亡，切除的淋巴结数量相似，患者第一次排气时间和术后住院时间无显著差异，术后并发症发生率也较为相似（14.8% vs

9.7%），即在手术结局类似的情况下，3D 腹腔镜的使用明显缩短了手术时间。另有文章报道，当外科医师具有丰富的 2D 腹腔镜操作经验时，使用 3D 腹腔镜相对而言不会明显影响手术时间。但由于 3D 系统似乎提供了更好的深度感知，术者在术中进行解剖判断时压力更小，主观上仍然更加偏爱 3D 腹腔镜。3D 腹腔镜的纵深立体感最大程度上提供了血管本身的走行细节信息，解剖肠系膜血管及清扫根部淋巴结时能发现细小的血管，对于少量出血均可以及时、准确地止血，也可迅速进行血管的裸化与夹闭。同时，3D 腹腔镜下的解剖间隙明显增大，解剖平面也更易于辨认，对于输尿管等重要结构的保护也更加明确。然而，3D 腹腔镜的应用也存在明显局限性：①3D 腹腔镜更容易使术者产生视觉疲劳，甚至出现眩晕及头痛的症状；②平时不戴眼镜的操作者在佩戴 3D 眼镜时不适感较为明显；③现有的 3D 成像技术下成像效果与实际情况差别较大，主要是景深过长；④3D 腹腔镜对扶镜手的要求更高，镜头抖动及歪斜均会显著增加术者的不适感，但是这一点在使用机械臂后可以规避。目前对于使用 3D 腹腔镜的态度，最主要的影响因素还是术者的个人习惯，个体化差异较大；另外，3D 腹腔镜的费用较传统腹腔镜也更高，故没有必要盲目追求 3D 腹腔镜的使用。

既往有医师认为，肥胖、合并症较多或基础情况较差的、既往有腹部手术史导致潜在腹腔粘连严重的患者并不适合腹腔镜手术治疗。但事实上不能一概而论，这些情况并不是腹腔镜手术的绝对禁忌证。首先，对于肥胖、有既往手术史的患者，主要的问题是术中暴露难、视野差、操作难，针对这类患者，目前市面上已经出现了很多专用的器械，如加长型腹腔镜操作杆；其次，术者的个人经验与操作熟练程度在这类问题的判断上往往也会起到至关重要的作用。而针对基础情况较差的患者，除非是无法承受 CO_2 气腹的，其加倍的麻醉与手术风险并不会因选择开腹手术而减少，反而会因为开腹手术的大创伤、术后更长时间的恢复增加围手术期风险。腹腔镜结直肠手术虽然曾经历被质疑其根治性、Trocar 转移、无触感和部分资深医师的排斥等问题，但总体来说目前已进入了技术全面成熟并被广泛认可的时代。

（三）机器人技术

自 2000 年 6 月达芬奇机器人被美国食品药品监督管理局（Food and Drug Administration, FDA）批准以来，目前其已在泌尿外科、普通外科、妇科等领域被广泛应用。总的来说，机器人手术系统由三部分组成，即操作控制台、机械臂与高清三维成像系统。相比于传统的开腹手术，机器人微创技术具备切口小、恢复快等腹腔镜手术具备的优势；与传统腹腔镜微创技术相比，机器人特有的同步三维高清成像可使术者获得开腹手术般直观的视觉感受，且镜头一般可由术者自由调用，在减少了扶镜手压力的同时，还便于术中操作和定位；机器人仿真机械手腕可在过滤人手自然颤动的同时，最大化模拟人手的灵活、多变，较人手更加精准；外科医师可在远离手术台的相对轻松宽敞的环境中采取坐位完成手术，有利于完成复杂的长耗时手术；机器人还可以远程操作，随着当今社会 5G 技术的快速发展，相信在不久的将来就能实现跨城市乃至跨国家的远程手术会诊操作。

机器人在结直肠肛门外科领域中最常被应用于结直肠癌根治术，已经有众多研究数据证实了机器人微创技术比腹腔镜技术创伤更小、术中出血更少，故机器人手术是安全、可行的。由于盆腔空间狭窄，直肠手术中往往会出现空间小、角度直、操作难的问题，而机器人手术则克服了解剖上的难题，它的操作手臂上有具有多个自由度的活动关节，可在狭小的空间里更加精准地完成肠道吻合、血管缝扎、淋巴结清扫等操作，尤其是在肥胖、盆腔狭窄的患者的手术中，其优势更是体现得淋漓尽致。Esen 等在考虑肥胖、男性、新辅助治疗等因素的前提下，对比了完全机器人手术与腹腔镜直肠癌根治术的疗效，结果显示，采取完全机器人手术的肥胖患者平均住院时间较短 [（7 ± 2）d vs（9 ± 4）d, $P=0.01$]，平均淋巴结检出数较高 [（30 ± 19）枚 vs（23 ± 10）枚, $P=0.02$]。Bayraktar 等则对比了机器人直肠癌根治术在肥胖和非肥胖人群中的手术资料，结果显示，两组人群的总体并发症发生率（27% vs 23%, $P=0.72$）、住院时间（6d vs 7d, $P=0.10$）以及术后病理结果类似，这意味着肥胖这一因素并不显著影响机器人手术的结局。

直肠癌患者术后的泌尿功能常常受到抑制，严重者甚至会出现生殖功能的减退，这是由直肠癌根治术中大范围地清扫区域淋巴结与完整切除直肠系膜时可能损伤部分盆腔神经所致。与腹腔镜手术相比，机器人手术系统提供了 $10\sim15$ 倍的视野放大，视野更清晰，可精确定位自主神经，在骨盆狭小空间内游离组织时可以避免损伤神经，从而减少术后并发症的发生，改善患者生活质量。机器人微创技术的精细操作，可在保证肿瘤根治切除的前提下，最大程度地保护患者（尤其是低位直肠癌患者）的盆底自主神经和输尿管，大大提高了直肠癌患者的保肛率，并有效地保护了盆腔自主神经。CLASICC 研究的长期随访数据表明，与传统的开放式全直肠系膜切除术（total mesorectal excision, TME）相比，腹腔镜 TME 可能与男性性功能障碍发生率上升有关，但机器人手术会获得比腹腔镜手术更好的结果。该研究对比了 50 例接受腹腔镜 Dixon 术和 50 例接受机器人 Dixon 术的男性患者术后泌尿生殖功能，结果显示，两组患者的国际前列腺症状评分（IPSS）分值在术后 1 个月均显著增加，在术后 1 年恢复正常；同时，两组患者的勃起功能在术后 1 个月均发生显著恶化，但机器人组患者的勃起功能在术后 1 年完全恢复，而腹腔镜组则部分恢复。一项荟萃分析展示了接受机器人手术的患者对比接受腹腔镜手术的患者术后 3 个月和 12 个月的 IPSS 评分 [平均差（MD）$=-1.58$；95%CI: $-3.1\sim-0.0$, $P=0.04$]，（MD $=-0.90$；95%CI: $-1.81\sim-0.02$, $P=0.05$），以及 3 个月随访时的国际勃起功能（IIEF）评分（MD $=-2.59$, 95%CI: $-4.25\sim-0.94$, $P=0.002$）和 6 个月时的 IIEF 评分（MD $=-3.06$, 95%CI: $-4.53\sim-1.59$, $P=0.000\ 1$），上述结果均体现了机器人手术优于腹腔镜手术。此外，Li 等的研究发现，机器人手术可以降低尿潴留发生率。以上研究大多聚焦于男性患者，很少有研究评估机器人与腹腔镜直肠癌根治切除术对女性性功能障碍的影响。

接受机器人直肠癌手术患者的肿瘤学结局方面一直缺乏高质量的循证医学证据，这也直接阻碍了机器人手术在我国的应用与推广。复旦大学附属中山医院普通外科许剑民教授于第 22 届美国临床肿瘤学会胃肠道肿瘤研讨会上报道了《机器人与腹腔镜手术治疗中低位直肠癌（REAL）：一项多中心随机对照临床研究》，此次汇报的短期结果显示，对于中低位直肠癌采用机器人手术较传统腹腔镜手术能够显著减少手术创伤，增强肿瘤根治效果，促进术后恢复。具体来说，机器人手术组患者的保肛率显著高于腹腔镜手术组（83.1% *vs* 76.9%，*P* = 0.008），且有更高的大体完整切除率（95.4% *vs* 91.9%，*P* = 0.012），更低的环周切缘阳性率（4.0% *vs* 7.1%，*P* = 0.023）和更多的淋巴结清扫数（15 枚 *vs* 14 枚，*P* = 0.004）。此外，机器人手术还显著降低了中转开腹率（1.7% *vs* 3.9%，*P* = 0.021），减少了术中失血量（40.0ml *vs* 50.0ml，*P* < 0.001），降低了术中并发症发生率（5.4% *vs* 8.7%，*P* = 0.029）和术后 30d 并发症发生率（Clavien-Dindo 分级≥2 级，16.1% *vs* 22.9%，*P* = 0.003），从而改善了术后恢复，缩短了术后住院时间（7.0d *vs* 8.0d，*P* < 0.001）。随着后续随访数据的分析与发表，REAL 研究有望成为机器人直肠癌手术肿瘤学证据的开篇之作。

相对于直肠疾病而言，机器人技术在结肠疾病中的应用则仍存在争议。Petrucciani 等纳入 6 项研究的荟萃分析发现，在行右半结肠癌根治术时，机器人手术与腹腔镜手术在出血量、淋巴结清扫数、中转开腹率、吻合口瘘等多个方面无明显差别。Mirnezami 等认为，虽然结直肠肿瘤机器人手术时间更长、费用更高，但能够减少住院时间、术中失血量和中转开腹率。李乐平教授的荟萃分析中提示，在手术相关指标上，机器人手术组相比腹腔镜手术组手术时间更长[加权均数差（WMD）= 40.37，95%*CI*：28.88～51.86，*P* < 0.01]，但淋巴结清扫数更多（WMD = 2.01，95%*CI*：0.59，3.44，*P* < 0.01），中转开腹率更低（优势比 *OR* = 0.31，95%*CI*：0.11，0.86，*P* = 0.02），两组出血量无显著差异。在围手术期相关指标方面，机器人手术组住院时间更短（WMD = -0.80，95%*CI*：-1.21，-0.39，*P* < 0.01），肠道恢复更快（WMD = -0.43，95%*CI*：-0.70，-0.15，*P* < 0.01），但费用比腹腔镜手术组显著提高。两者术后病死率及并发症发生率差异无统计学意义，但机器人组伤口感染率（*OR* = 0.66，95%*CI*：0.45，0.97，*P* = 0.03）及吻合口瘘发生率（*OR* = 0.37，95%*CI*：0.19，0.71，*P* < 0.01）均低于腹腔镜手术组。文章指出，尽管机器人行右半结肠切除术手术时间较长，但术后恢复更快，淋巴结清扫更彻底，伤口感染及吻合口瘘发生率更低。关于机器人手术是否适合在结肠癌中常规应用，仍需多中心、大样本的前瞻性临床研究进一步验证。

当然，机器人微创手术也并非十全十美的，其缺点有：①术者借助机械臂操作，缺乏对脏器的直接感受，手术对第一助手的考验较大；②器械耗损比较大，费用昂贵；③更长的手术时间。

（四）单孔腹腔镜

2008 年，Bucher 等和 Remzi 等报道了单孔腹腔镜结肠切除术，距今已发展了十余年。单孔腹腔镜手术是将多个套管仅通过单孔分别置入腹腔的操作技术，是微创手术理念的进一步更新。与传统腹腔镜手术相比，单孔腹腔镜手术的切口从 4～5 个 Trocar 孔外加一个切口减少到了一个切口，虽然腹腔内的操作几乎不变，但外观上切口的减少明显减轻了患者的心理负担，也更有利于术后恢复。

既往研究已提示，单孔腹腔镜是安全、有效的，且在术后疼痛与外观美容方面具有良好优势。目前，大多数关于单孔腹腔镜结直肠癌手术的研究都对其术中、术后指标进行了报道。在术中指标方面，有研究报道单孔腹腔镜组缩短了手术时间，但更多高质量研究则提示了其在手术时间上与传统腹腔镜手术并无明显差异。据以往研究报道，单孔腹腔镜手术中患者的出血量为 50～300ml，多数研究报道其出血量 < 100ml，主要为操作引起的技术性出血，术中出血的概率约为 4%，与传统手术相似。在中转开腹率方面，行单孔腹腔镜结直肠癌手术患者的总体中转开腹率为 1.5%（19/1 221），加孔率为 5.2%，而行传统腹腔镜手术患者的中转开腹率为 3%（81/2 642）。

在术后指标方面，有随机对照试验（randomized controlled trial，RCT）研究报道单孔腹腔镜组患者术后住院天数较传统腹腔镜组缩短 1d，但更多 RCT 研究显示两组患者间住院天数差异无统计学意义。Kim 教授报道了单孔腹腔镜组患者平均住院天数为（9.6 ± 9.6）d，传统腹腔镜组患者为（15.5 ± 9.8）d，提示单孔腹腔镜组患者在术后早排气、早进食方面具有明显优势（*P* < 0.001）。另外，在并发症发生率、再次手术率以及手术相关

病死率方面，大多数研究报道两组差异无统计学意义。在切口疝方面，日本一项纳入 200 例结肠癌患者的研究比较了行单孔腹腔镜手术和传统腹腔镜手术患者切口疝的发生情况，结果发现，两组患者切口疝的发生率（9.0% vs 12.1%）差异无统计学意义（$P = 0.451$）。在另一项 RCT 研究中，比较正中切口与横向切口患者术后切口疝的发生率，结果表明，正中切口患者术后的切口疝多于横向切口患者（15% vs 2%，$P = 0.013$）。一篇 Meta 分析详细对比了单孔腹腔镜手术与传统腹腔镜手术的各项指标。两组的病死率均较低且相似，无显著差异。单孔腹腔镜组的总并发症发生率为 13.2%，传统腹腔镜组的总并发症发生率为 12.9%，两组吻合口瘘发生率相似（1.9% vs 2.0%），其他主要并发症，如腹腔脓肿、吻合口出血、肠梗阻、切口感染等的发生率在两组之间也较为相似，其他轻微并发症，包括术后肠梗阻和伤口感染也无显著差异。然而，美中不足的是，由于文章中缺少各类型并发症的严重程度这一数据，相对而言，得出的结论也不那么完整。单孔腹腔镜组共报道再手术 13 例（1.06%），略低于传统腹腔镜组（44 例，1.66%）。在疼痛评估方面，单孔腹腔镜组患者在术后第 1 天、第 2 天的疼痛评估评分明显低于传统腹腔镜组，而术后第 3 天的疼痛评估评分及术后镇痛药物整体用量上两组差异无统计学意义。

从肿瘤学根治性角度而言，一项荟萃分析纳入的所有 26 项相关研究中，所有患者肿瘤切缘均为阴性，淋巴结清扫数目均达到 12 枚的最低标准，且两组差异无统计学意义，这提示单孔腹腔镜结直肠癌手术可达到与传统腹腔镜手术相当的根治效果。然而，单孔腹腔镜结直肠癌手术目前仍处于发展初期，其远期预后的相关报道较少。Yun 等对入组患者随访发现，接受单孔腹腔镜结肠切除与接受传统腹腔镜结肠切除术的患者相比，4 年无病存活率差异无统计学意义（89.8% vs 89.9%，$P = 0.548$）。虽然以上对比均基于倾向匹配分析，但不可否认的是，单孔腹腔镜手术的远期肿瘤学结局仍需更高质量、更大规模的研究去证明。

虽然单孔腹腔镜技术已被初步证明是安全、有效的，但因其操作难度远高于传统腹腔镜，故目前并没有被广泛应用。其主要的难点在于：①缺少操作三角，术者被迫采取不符合人体工程学的交叉操作；②镜头与操作器械平行共轴，直线型视野导致术野层次感不足，镜头与操作器械在患者体内碰撞；③术野显露不佳，有限的操作器械使得组织牵引不足，无法有效显露术野；④所有器械共用相同的支点，器械之间的碰撞阻碍手术进程。另外，由于技术的独特性，对于单孔腹腔镜手术而言，无法从传统腹腔镜手术中借鉴经验。这使得外科医师学习时间大大延长。即便如此，作为向"无痕"手术的一种过渡，单孔腹腔镜手术的推广仍意义非凡。当然，相关的操作规范需被尽快建立，应用培训也要大力开展，这样才能为单孔腹腔镜的使用保驾护航。

（五）经自然腔道取标本手术

经自然腔道取标本手术（natural orifice specimen extraction surgery, NOSES）是指用腹腔镜器械、经肛门内镜显微外科或软质内镜等设备完成，经自然腔道取出标本的腹壁无辅助切口腹腔镜手术。由于腹壁无取标本的辅助切口，NOSES 实现了标本取出途径上的创新，达到了真正意义上的微创。目前，NOSES 可以应用的领域包括直肠、胃、小肠、肝胆、泌尿及妇科肿瘤等，主要的标本取出途径包括直肠、阴道和口腔。

与腹腔镜手术相比，虽然结直肠传统腹腔镜手术已经将切口长度缩短至 5cm，但这一切口仍可能会影响患者术后康复。第一，腹部切口是术后疼痛的主要原因，而 NOSES 的应用明显减轻了患者的术后疼痛。Wolthuis 等对比了接受 NOSES 与常规腹腔镜手术患者的术后疼痛反应。该研究指出，两组患者在吗啡类药物的需求方面差异有统计学意义（NOSES 组 20 例患者中有 1 例需要，而常规腹腔镜组 20 例患者中有 10 例需要；$P = 0.003$），此外，NOSES 组的患者使用自控硬膜外镇痛药物总剂量较低（116ml vs 221ml，$P < 0.001$），对乙酰氨基酚的使用量也是如此（11.0g vs 17.0g，$P < 0.001$）；NOSES 组术后疼痛评分较低［两组患者的平均最大视觉模拟评分（VAS）为 3.5 分 vs 2.1 分，$P < 0.001$］；出院 1 周后，常规腹腔镜组患者的 VAS 评分仍然较高，即常规腹腔镜组 20 例患者中有 15 例报道疼痛，而 NOSES 组 20 例患者中只有 1 例报道疼痛（$P < 0.001$）。由于术后疼

痛往往会引起连锁反应，如因疼痛不愿尽早下床走路，拒绝咳嗽、咳痰等，而 NOSES 则大大减轻了术后疼痛，实际上也间接促进了患者的术后康复。第二，传统腹腔镜辅助切口破坏了腹壁的完整性，是术后切口出血、感染及发生切口疝等最常见的部位，故 NOSES 也从源头上规避了这些并发症发生的风险。第三，部分患者群体，如年轻女性、演员等，即便是小的手术瘢痕也无法接受，故对于他们而言，NOSES 是最好的选择。

但 NOSES 也并非十全十美，手术的安全性问题始终是外科医师争论的重点。感染是 NOSES 的一大潜在风险。在进行肠管吻合术时，吻合器抵针座一般需要通过自然腔道送入腹腔，理论上可能将肠道菌群、阴道菌群带入腹腔，引起医源性感染。Costantino 等进行了前瞻性研究对比腹腔镜与 NOSES 对于腹腔细菌污染的影响。作者在手术结束时在无菌条件下收集腹膜液样本，并送去进行革兰氏染色以及厌氧菌、需氧菌和真菌培养。结果显示，NOSES 组和腹腔镜组的腹膜液污染率分别为 100% 和 88.9%（$P=0.23$）。尽管在 NOSES 组中发现了较高的腹膜污染率，但与腹腔镜组相比，两组间临床结局没有显著差异，且两组均较高的腹膜液污染率可能是送检培养过程中出现了标本污染。国际上对结直肠癌 NOSES 的共识是：手术前应预防性应用抗生素，进行充分的肠道准备，术中腹腔冲洗及碘伏棉条消毒肠管断端，大量聚维酮碘和生理盐水肛门冲洗，使用腔内伤口保护器，放置盆腔或腹腔引流管，以减少 NOSES 的细菌负荷。肿瘤的安全性问题是 NOSES 的另一大争议点。经自然腔道取出肿瘤标本时，由于腔道对肿瘤的挤压作用，使得即便肿瘤在取出前已经被套在了无菌袋内，肿瘤细胞也可能会播散在腹腔、盆腔中，形成医源性播散。Ouyang 等收集并评估了 NOSES 组与腹腔镜组患者的术前、术后腹腔灌洗液进行细胞学检查，并研究了两组人群短期和长期生存情况。结果显示，NOSES 组患者对比腹腔镜组患者，腹腔灌洗液细菌阳性率分别为 34.4% 与 32%（$P=0.80$），而肿瘤细胞阳性率分别为 7.3% 与 9.0%（$P=0.67$）。文章中单因素分析结果显示，腹腔灌洗液中肿瘤细胞阳性率与肿瘤浸润深度和淋巴结转移显著相关，与手术方式无关；且两组的局部复发率

无显著差异（$HR=0.909$，95%CI：0.291～2.840，$P=0.87$）。Temesi 等的研究也有类似结果，即随着肿瘤浸润深度的增加，灌洗液中出现恶性细胞的机会增加，与手术方式无关。故基于上述研究我们可以认为，肿瘤的复发主要与肿瘤本身浸润深度（T 分期）及是否已经发生转移相关，NOSES 本身并没有增加复发相关风险。当然，NOSES 的风险仍需更高质量的临床研究去证明。

三、微创技术的展望

随着基础学科的发展，成像平台、智能操作平台以及信息传输系统均在不断革新，这为肿瘤外科微创技术的创新提供了根本支持。微创技术领域不断推陈出新是当代社会经济发展的必然结果，未来也必将是外科手术发展的主方向。微创的理念体现了医疗重点从单一的"疾病"向整体的"患者"转变，从身体与心理给患者带来了更加良好的体验。需要强调的是，微创从来都是传统外科的一部分，并不能孤立于外科而独立存在，一切的微创技术，其前提必然是遵循了外科手术总体的原则，即手术的安全性与疾病的根治性。如何平衡减少创伤与保证手术疗效，将会是微创技术共同努力的方向。

（韦 烨）

参考文献

[1] 张朝军. 微创技术在胃肠肿瘤外科中的应用现状及进展 [J]. 转化医学杂志，2016，5（5）：257-260.

[2] JULLUMSTRØ E，WIBE A，LYDERSEN S，et al. Colon cancer incidence，presentation，treatment and outcomes over 25 years[J]. Colorectal Dis，2011，13（5）：512-518.

[3] ORMANDO VM，PALMA R，FUGAZZA A，et al. Colonic stents for malignant bowel obstruction：current status and future prospects[J]. Expert Rev Med Devices，2019，16（12）：1053-1061.

[4] FIORI E，CROCETTI D，LAMAZZA A，et al. Resection or stenting in the treatment of symptomatic advanced metastatic rectal cancer：a dilemma[J]. Anticancer Res，2019，39（12）：6781-6786.

[5] VETTORETTO N，REGGIANI L，CIROCCHI R，et al. Three-dimensional versus two-dimensional laparoscopic right colectomy：a systematic review and meta-

analysis[J]. Int J Colorectal Dis, 2018, 33（12）: 1799-1801.

[6] 张永康, 廖晓锋, 晏玮, 等. 3D 腹腔镜下直肠癌根治术20 例临床体会 [J]. 中国微创外科杂志, 2018, 18（1）: 84-85.

[7] 陈建思, 吴留成. 微创技术在结直肠癌中的临床应用与发展前景 [J]. 微创医学, 2019, 14（5）: 547-552.

[8] YANG SX, SUN ZQ, ZHOU QB, et al. Security and radical assessment in open, laparoscopic, robotic colorectal cancer surgery: a comparative study[J]. Technol Cancer Res Treat, 2018, 17: 1533033818794160.

[9] WILKIE B, SUMMERS Z, HISCOCK R, et al. Robotic colorectal surgery in Australia: a cohort study examining clinical outcomes and cost[J]. Aust Health Rev, 2019, 43（5）: 526-530.

[10] CUI Y, LI C, XU Z, et al. Robot-assisted versus conventional laparoscopic operation in anus-preserving rectal cancer: a meta-analysis[J]. Ther Clin Risk Manag, 2017, 13: 1247-1257.

[11] LEE SH, KIM DH, LIM SW. Robotic versus laparoscopic intersphincteric resection for low rectal cancer: a systematic review and meta-analysis[J]. Int J Colorectal Dis, 2018, 33（12）: 1741-1753.

[12] ESEN E, AYTAC E, AĞCAOĞLU O, et al. Totally robotic versus totally laparoscopic surgery for rectal cancer[J]. Surg Laparosc Endosc Percutan Tech, 2018, 28（4）: 245-249.

[13] BENLICE C, AYTAC E, COSTEDIO M, et al. Robotic, laparoscopic, and open colectomy: a case-matched comparison from the ACS-NSQIP[J]. Int J Med Robot, 2017, 13（3）: 10.1002/rcs.1783.

[14] 吴昊, 商亮, 方振, 等. 达芬奇机器人与腹腔镜手术行右半结肠切除术安全性及有效性的 Meta 分析 [J]. 腹部外科, 2020, 33（1）: 28-33.

[15] 宋子甲, 赵任. 单孔腹腔镜结直肠癌手术研究进展 [J]. 中国实用外科杂志, 2019, 39（4）: 388-390.

[16] FLESHMAN J, BRANDA ME, SARGENT DJ, et al. Disease-free survival and local recurrence for laparoscopic resection compared with open resection of stage II to III rectal cancer: follow-up results of the ACOSOG Z6051 randomized controlled trial[J]. Ann Surg, 2019, 269（4）: 589-595.

[17] GUAN X, LIU Z, LONGO A, et al. International consensus on natural orifice specimen extraction surgery （NOSES） for colorectal cancer[J]. Gastroenterol Rep （Oxf）, 2019, 7（1）: 24-31.

[18] OUYANG Q, PENG J, XU S, et al. Comparison of NOSES and conventional laparoscopic surgery in colorectal cancer: bacteriological and oncological concerns[J]. Front Oncol, 2020, 10: 946.

第四节 结直肠肛门外科微创技术的争议和缺陷

自 1991 年腹腔镜技术被应用于结肠手术以后, 结直肠肛门外科开启了微创化进程, 随后, 我国在郑民华、周总光等老一批结直肠外科专家的带领下拉开了腹腔镜结直肠手术的帷幕。虽然具有微创的优势, 但是腹腔镜结直肠手术因其发展过程中引发的争议和其缺陷, 在最初的十余年间发展和推广相对缓慢, 但随着外科医师认识水平的提升、科技的进步、技术的改进等, 近 10 年来, 我国的腹腔镜结直肠手术发展迅速, 并且在适应病种、人群、微创方法、术式等方面均逐渐延伸。此外, 腹腔镜手术更是使得传统的"学徒制"外科教学模式发生改变, 年轻结直肠外科医师可以通过录像及手术转播等形式, 不断向全国的专家学习, 通过反复的模仿进行学习, 极大地推动了结直肠外科手术的标准化, 深化了外科医师对手术精细解剖的理解, 应该说腹腔镜技术带来了结直肠外科手术领域的革命性发展。当然, 在其整个发展过程中, 也不断产生着新的问题、争议以及缺陷, 这些争议促使我们不断思考、总结、改进、验证, 持续推动结直肠肛门外科微创技术的改进。

一、微创技术的操作难度

在结直肠肛门外科手术中, 通常需要主刀医师完成游离肠管、清扫淋巴结、切断血管、切除肠管和重建肠道等操作, 与开腹手术相比, 手术操作难度较大。腹腔镜结直肠手术要求术者在腹腔镜环境下完成较为复杂的操作, 然而腹腔镜环境下, 术者双手的触觉反馈差于开腹手术, 对肿瘤及炎性团块边界的感知能力也相应减弱; 并且腹腔镜下对器械的操作方式为杠杆运动者更多, 与开腹手术中双手直接操作存在一定的差异; 腹腔镜环境下无法提供开腹手术中宽大的牵拉暴露环境;同时,术者对术区的观察也是通过镜头而非直视,这些都是腹腔镜手术最初的困境、缺陷。腹腔镜辅助手术的难度大,且需要术者具备大量开腹手术的经验,因而需要更长的时间进行学习,现有的研究表明腹腔镜结直肠手术的学习曲线较开腹手术更长且陡峭,但随着经验的不断积累,学习效果会越来越好,并逐渐达到稳定状态。在关于腹腔镜手术学习曲线的研究中,一部分研究分析了外科医师获取经验过程中的患者术中、术后结局,结果显示,随着手术量的增加,患者结局稳步改善,并发症发生率达到与开腹手术相当,且出血量显著减少;还有部分研究根据手术年份对患者进行分组分析,比较了较早年份和较晚年份进行手术的患者在围手术期结局方面的差异,由此反映腹腔镜手术的学习曲线特征;目前大部分研究均表明,随着经验的积累,腹腔镜手术的中转开腹率显著下降,学习曲线达到稳定状态需要的手术量为90~310例。所有研究均表明,随着经验的积累,手术时间缩短,手术时间达到相对稳定,此过程通常只需要20~50例病例。同时,这些研究也表明腹腔镜结直肠手术的学习曲线明显比其他非结直肠腹腔镜手术要长。也有研究显示,尽管手术时间缩短明显,但外科医师腹腔镜经验的不断增加,并不能带来术后不良事件发生率的持续下降。除腹腔镜手术技术的固有难度外,具体手术方式(右半结肠切除术、左半结肠切除术、全结肠切除术、超低位直肠前切除术、腹会阴联合切除术等);患者相关因素,如肥胖;疾病相关因素,如严重炎症合并炎性包块或瘘管;肿瘤较大局部浸润;复杂手术,如联合脏器切除、侧方淋巴结清扫等;或疾病的急诊状况,如穿孔、出血或大肠梗阻等均会给腹腔镜手术带来极大的挑战,而面对这些复杂问题时,术者也就会需要更长的学习曲线或更多的手术经验才能完成更加困难的手术。

综上所述,虽然达到熟练完成腹腔镜结直肠手术所需的实际手术数量可能取决于外科医师的个体经验及诸多患者相关因素,但腹腔镜结直肠手术与开腹手术相比有着更长的学习曲线,外科医师在开展腹腔镜手术的时候,必须遵循由简单到困难,先择期再急诊,先定型手术再非定型手术等原则,不能激进,确切保证治疗原则不被改变,患者的手术风险可控,不应苛求在腹腔镜下完成手术,同时必须参加相应的培训获取相应证书,同时要善于利用网络资源,博采众家之长,才能最有效地缩短学习曲线,让患者真正从微创手术中获益。

二、腹腔镜手术应用于老年患者的争议与缺陷

伴随着人口老龄化,腹腔镜手术在高龄人群中的使用也在逐渐增多。但高龄人群在身体功能,如心肺功能等方面均有明显的下降,而这也给腹腔镜结直肠手术在高龄人群中的应用带来了诸多困难与挑战。在腹腔镜手术中,二氧化碳(CO_2)是用来建立气腹的主要气体,为了维持腹腔空间,通常需要保持较高的腹内压,因此,用来建立气腹的 CO_2 被腹膜大量吸收,经肺内的呼吸交换排出。研究显示,CO_2 气腹使机体通过血液向肺输送的 CO_2 增加量多达50%,为了在气腹期间维持正常酸碱平衡,人体需要增加16%的额外静息每分钟通气量。对于患有重度慢性阻塞性肺疾病、心排血量减少或处于高代谢状态(如脓毒症)的老年患者,如果建立气腹期间没有监测呼气末二氧化碳分压和动脉血 pH,则可能会出现高碳酸血症。另外,腹腔镜手术期间腹腔充气,升高的腹内压以及截石位体位阻碍了膈肌运动,导致功能余气量(functional residual capacity,FRC)降低、肺泡无效腔增加、气道峰压升高及肺顺应性降低。有肺部基础疾病的老年患者在腹腔镜手术过程中制造的气腹更容易对其肺容量产生明显不利的影响。因此,面对这些可能导致明显肺功能障碍的因素时,需要麻醉医师在术中较为精准地控制通气,将发生低氧血症的可能性降至最低水平,减少肺泡性肺不张的发生。

除呼吸系统外,气腹对心血管的生理功能也有较大的影响,其原因既有高碳酸血症的影响,也有腹腔压力增加对胸腔的直接影响。当血液中二氧化碳分压达到55~70mmHg(1mmHg=0.133kPa)时,高碳酸血症和酸中毒可致心肌抑制和血管扩张,从而引起血流动力学改变,而这种作用被中枢介导的交感神经刺激所抵消,从而引起心动过速和血管收缩,导致心率、平均动脉压、心排血量和每搏排血量增加。在有基础肺部疾病的老年患

者中，CO_2 气腹导致的高碳酸血症难以有效解除，使得这种心脏负荷增加的效果将更加明显。同时，腹内压增高还能通过机械效应引发血流动力学改变。在右心房压力降低时，气腹压迫下腔静脉，导致静脉回流减少。而在右心房充盈、压力升高时，气腹压迫充盈的下腔静脉，从而增加了心脏的静脉回流。此外，腹内压增加导致小血管受压迫，小血管内血液回流，进一步增加静脉回流。而随着血容量增加，心排血量因循环系统平均充盈压升高和静脉回流增加而增加。在血容量正常或血容量不足时，体循环压力的增加被下腔静脉压迫和静脉回流减少所抵消，导致心排血量减少，其水平与腹内压增加的程度直接相关。同时腹腔内的高腹内压还会通过诸多途径影响肾脏，减少肾脏灌注并降低肾小球滤过率。另一方面在对老年患者进行结直肠腹腔镜手术时，常需采用一些特殊的体位用于暴露，如极端的 Trendelenburg 体位通常需要患者头极低，足极高，而极端的体位变化可能进一步加剧气腹造成的血流动力学影响。肺动脉高压或右心衰竭的患者极大可能因心脏回流的增加无法耐受 Trendelenburg 体位。因此，在对有基础心脏病的老年患者进行腹腔镜手术时，外科医师和麻醉医师可能需要加强交流，权衡利弊。心率和后负荷增加有可能增加心室壁张力并加剧随后的心肌缺血；左心室储备不足可能导致腹部充气时发生一过性心功能失代偿，降低氧供，引起肺动脉压力反射性升高。对于接受腹腔镜手术的有基础心脏病的患者，医师需要投入更多的精力，并进行更多的术中监测，如直接测量动脉压和中心静脉压等。

除了上述全身影响外，许多老年患者既往接受过开腹手术，因此在腹腔镜手术入路选择和腹腔粘连处理方面通常面临不小挑战。如果肠管与壁腹膜粘连，建立气腹时则有可能损伤肠管，在这种情况下，通常需要选择稍大的切口，在直视下建立气腹，但这一延长的切口也常导致腹腔出现气密性问题。而对于因有腹部手术史而需要进行腹腔镜下粘连松解术的患者，手术可能更为耗时，手术中会有更多挑战，且有损伤肠管或其他腹腔脏器的风险，而腹腔镜下修补损伤的肠管也在技术上具有挑战性。对于有明显合并症的老年患者，在需要广泛粘连松解的情况下，术者还必须权衡腹腔镜手术的优点和延长手术时间的缺点。

除此之外，老年患者通常更加脆弱，且合并症更多，若有凝血功能异常、药物治疗或血小板功能障碍，加上其皮肤脆弱，则可能因腹腔镜手术导致瘀伤增加。在采取头低足高的改良截石位时，骨隆突、骶骨和腿部会承受更多的重量。同时，腹腔镜手术常伴随着快速康复理念的实践，但在老年人群中，对于这些理念的实践通常需要量力而行。术后早期下床活动可能因老年患者体力较差而难以完成；早期拔除尿管，也可能因前列腺肿大或女性盆底脱垂等原因导致需要重新置入；早期肠内喂养时，也需要避免增加恶心呕吐以及相关的误吸事件的发生。

文献显示，老年患者接受腹腔镜结直肠手术依然可能预后较差。Kirchhoff 等在一项与择期腹腔镜结直肠手术相关的危险因素的多变量分析中发现，年龄 > 75 岁是术中（$OR = 1.69$，$95\%CI$：$1.09 \sim 2.62$，$P = 0.019$）和术后（$OR = 1.57$，$95\%CI$：$1.15 \sim 2.13$，$P = 0.004$）发生并发症的显著危险因素。Fisxon 等对年龄 > 75 岁（中位年龄 79.7 岁）的接受腹腔镜结直肠癌切除术的患者（老年组）按美国麻醉医师协会（American Society of Anesthesiologists，ASA）评分和手术情况与年龄 ≤ 75 岁（中位年龄 62 岁）的患者（对照组）进行匹配分析时，老年组患者的并发症发生率显著高于对照组（24% vs 8%，$P = 0.05$）。但是与开腹手术相比，腹腔镜手术依然是老年人群的优先选择。Antoniou 等进行的荟萃分析中共纳入 66 592 例患者，该研究发现接受腹腔镜结直肠手术患者的死亡风险降低（2.2% vs 5.4%，$OR = 0.55$，$95\%CI$：$0.44 \sim 0.67$）、总并发症发生率降低（19.3% vs 26.7%，$OR = 0.54$，$95\%CI$：$0.46 \sim 0.63$）、心源性并发症发生率降低（4.7% vs 7.7%，$OR = 0.60$，$95\%CI$：$0.39 \sim 0.92$）、呼吸系统并发症发生率降低（3.9% vs 6.3%，$OR = 0.67$，$95\%CI$：$0.47 \sim 0.95$）。该研究认为老年患者接受腹腔镜结直肠手术的获益更大，但对于有心、肺合并症的老年患者，两种治疗方法的效果有待进一步研究。因此，对于老年人群，虽然腹腔镜手术可能会带来一定影响，特别是对于心肺功能，但在实践工作中，腹腔镜手术依旧能让老年人群获益，但这需要手术医师、麻醉医师及护士等密切配合、全面评估。

三、腹腔镜手术在炎症性肠病治疗中的争议与缺陷

炎症性肠病（inflammatory bowel disease，IBD）也是结直肠外科医师面临的常见疾病，其中克罗恩病（Crohn disease，CD）发病机制的特殊性导致其无法治愈，超过一半的采取手术治疗的患者注定要接受进一步的手术治疗。克罗恩病的发病机制使其可以表现出多种多样的病理状态，如穿透性病变、狭窄性病变、系膜增厚、炎性肿块，且病变累及范围不定，同时还可能形成较为复杂的腹腔粘连，这些因素都在一定程度上限制了腹腔镜手术在克罗恩病中的广泛应用，Lesperance等分析了美国全国住院患者样本（Nationwide Inpatient Sample，NIS）数据库中2000—2004年的克罗恩病病例，在49 609例克罗恩病患者中，仅6%患者是通过腹腔镜手术进行治疗的。由此可见，腹腔镜手术在克罗恩病患者中通常仅能用于病变较为局限或手术不太复杂的患者，最常见的应用方式为回盲肠切除术和造口术。而美国外科医师协会国家外科质量改进计划（ACS-NSQIP）数据库的数据表明，腹腔镜手术显著降低了该部分患者30d以内的主要和次要并发症发生率，并且缩短了这类患者的住院时间。多项随机对照试验和荟萃分析研究也显示了腹腔镜手术的短期益处，但大多数试验的样本量有限，且主要关注回结肠切除术这一类简单手术的手术结局。因此在克罗恩病的手术过程中，对预判手术相对简单的患者而言，腹腔镜可能带来益处，但克罗恩病患者合并复杂病理改变通常是腹腔镜手术的禁忌证。然而，即使是这些复杂的病例，也有部分病例的治疗是借助医师的临床经验及手术技巧通过腹腔镜手术完成的。因此，对于炎症性肠病的微创手术，外科医师应该在做好充分评估与准备的情况下，尽量选择腹腔镜手术，为患者争取更好的临床效果。

四、腹腔镜手术在结直肠癌治疗中的争议与缺陷

在腹腔镜手术开展的初期，出于对肿瘤根治性下降的担忧，以及实际观察到其有较开腹手术更高的切口癌种植率，人们对腹腔镜治疗结直肠癌有很深的担忧。尤其是对于直肠癌，其时正值TME手术的推广阶段，多数医师担心进行腹腔镜手术时难以在狭窄的盆腔内保持准确的解剖平面，可能增加环周切缘阳性的风险。早期的一些数据也显示腹腔镜直肠癌手术后环周切缘阳性率高于开腹手术，但远期结局没有显著差异，使得许多外科医师对腹腔镜直肠癌手术持怀疑态度，最早证实腹腔镜优势的COST研究，就并未纳入直肠癌病例。但随着CLASSIC、COLORⅡ、COREAN、ACOSOG Z6051、ALaCaRT、LASRE等一系列大型随机对照试验的进行，以及来自全球多个国家的真实世界数据研究均提示腹腔镜手术在肿瘤环周切缘、淋巴结、远近切缘、复发率、患者的无病生存率和总生存率方面与开腹手术相当。随着腹腔镜直肠癌手术的开展，人们获得了放大倍数更多且更为高清的图像，对筋膜解剖结构的认识更加清晰，其中最大的一个改变是在很大程度上破除了既往对Denonvilliers筋膜及直肠侧韧带的错误认识，如国际解剖名词定义协会在1952年将Denonvilliers筋膜定义为单层增厚的融合筋膜，而TME手术尤其是腹腔镜直肠癌手术的开展激发了学界对Denonvilliers筋膜及其他直肠周围筋膜结构的深入研究，这些研究带来了对筋膜认识的提升以及更加复杂的争议，目前，对直肠周围筋膜的解剖学、组织学、胚胎学研究仍然是结直肠外科的研究重点。随着腹腔镜手术在结直肠癌治疗中的研究和文献数量增多，目前，关于其应用价值的争议也越来越少，各国指南也逐渐将腹腔镜手术由既往建议在临床试验中使用变为推荐为常规治疗手段。

五、机器人结直肠手术的争议与缺陷

在第一代达芬奇手术机器人出现后，机器人辅助腹腔镜结直肠切除术也引起了广大结直肠外科医师的兴趣。理论上，机器人手术系统具有视野清晰稳定，机械臂可以多角度旋转折叠，能够实现灵活精细操作，降低了对参与手术的外科医师的数量和体力要求等优势。现有数据显示机器人辅助腹腔镜结肠切除术能够达到与传统腹腔镜手术相似的短期手术效果。有医师认为，机器人手术可以更好地解剖盆腔深部组织从而具有降低直肠手术中环周切缘阳性率并减少盆腔神

经损伤的发生等优势，但在前瞻性随机对照试验 ROLARR 研究中，机器人手术的中转开腹率、环周切缘阳性率、患者的性功能及膀胱功能等方面均与传统腹腔镜手术效果相似。

达芬奇手术机器人的一个重要缺点是缺乏对组织的触觉和力度反馈。手术中的触觉反馈会给外科医师的当前及下一步操作提供参考，具有引导作用，这种反馈的缺失会造成外科医师动作及力度的误判，从而影响手术的安全性和准确性。传统腹腔镜手术缺少了外科医师手的触觉反馈，但外科医师还可以通过手持的腹腔镜器械感受组织的位置、软硬等，但在机器人手术中，术者远离患者，这一感受被进一步削弱，这种触觉的缺失只能通过外科医师经验的增加，从视觉上进行弥补。不少研究显示，因缺乏触觉反馈所造成的器官、组织误伤及缝线损伤是使用达芬奇手术机器人进行手术的一个重要风险因素。此外，关于机器人手术的最大争议在于其高昂的成本。目前，达芬奇手术机器人设备在国内的售价高达数百万美元，并且还有持续的使用及维护服务成本，需要训练有素的专门工作人员来建立和协助案件，使用和维护费用都极其昂贵。达芬奇手术机器人使用的器材多为高值耗材，每使用 10 次就要更换，最终，这些费用会转变为临床开机费，由患者买单，单纯达芬奇手术机器人的开机费，即可能足以用来完成一台标准的腹腔镜结直肠手术，这令不少医师质疑其广泛应用的合理性。同时，高昂的费用也限制了达芬奇手术机器人的教学培训。截至 2017 年底，在我国装载的 69 台达芬奇手术机器人中，仅有 1 台作为培训专用。同时，达芬奇手术机器人设备笨重、不利于移动。达芬奇手术机器人的体系相当烦琐，其机械臂体积庞大，不与手术台相连，占据了手术室较大的空间。当术中出现大出血时，无法立即中转开腹止血，可能导致出血量增大，同时，机械臂频繁的碰撞，可能会导致人员或器械的意外损伤。

虽然上文中列举了机器人手术的种种缺陷，但随着材料、工程等相关科技的不断进步，随着外科医师的不断探索，我们相信机器人手术的不足能被逐步克服，其稳定、灵活及精细操作的优势一定能在结直肠肛门疾病的治疗中得到更加广泛的应用。

六、腹腔镜辅助经肛全直肠系膜切除术的争议与缺陷

腹腔镜辅助经肛全直肠系膜切除术（transanal total mesorectal excision，TaTME）是近年来兴起、为解决低位直肠癌远端游离问题而开创的术式，手术以肛门入路，于肿瘤远端安全切缘处切断直肠进入盆腔底部，以达到降低直肠癌手术中在狭窄盆腔分离远端直肠的难度的目的，特别是对于男性、前列腺肥大、肥胖、肿瘤最大径 >4cm、直肠系膜肥厚、低位直肠前壁肿瘤、骨盆狭窄、新辅助放疗引起组织平面不清晰等存在困难骨盆的直肠癌患者，TaTME 可能更具优势。此外，对于中高位复发直肠癌或吻合口狭窄的患者，其盆腔通常存在狭窄，此时通过远端分离直肠首先进入准确平面能显著降低手术风险；同时，对于采取 TaTME 手术的患者，手术标本可以经肛拖出，腹部无需切口以取出标本，甚至在完全经肛完成的 TaTME 手术中，患者腹部可以完全无切口，微创优势更加明显。但关于 TaTME 的争议仍然较多。首先，完全经肛或经肛、经腹同时进行的 TaTME 手术中，医师会先游离肿瘤再处理根部血管，过程中可能会挤压肿瘤造成更多肿瘤细胞脱落，进入血液循环，这明显有违恶性肿瘤的治疗原则，尽管 "no touch" 的无瘤原则并无充分的循证学证据证实其可信性，但这是数十年来肿瘤外科医师出于谨慎，广为认可及接受的手术准则。其次，经肛操作时从直肠腔内判断直肠系膜的末端位置较为困难，由于直肠系膜内的脂肪组织无法如筋膜组织一样阻止肿瘤的进展，因而 TME 手术要求切除肿瘤远端 5cm 范围内的直肠系膜或切除所有直肠肠壁外系膜脂肪，对于进行非超低位保肛手术的患者，为了满足足够的系膜切除要求，TaTME 手术通常会比常规腹腔镜 TME 手术牺牲更多的直肠肠管，从而影响术后控便功能；当肿瘤位置稍高，不在距离肿瘤较远处离断肠管时，可能导致系膜切除距离不足，尽管肠壁回缩容许切除比肠管更长的系膜，但肠壁回缩的程度因人而异，这种风险的影响不容忽视，尤其是对于在放疗后肠壁纤维化较明显，而导致肠壁僵硬的患者而言更是如此。再次，从腔内突破肠壁和系膜脂肪进入盆腔筋膜间隙有一定难度，初学者不易

做到在组织回缩后的平面上垂直切断系膜,进入直肠前或直肠后疏松间隙,难以避免残留切断平面附近及尾侧的薄层系膜脂肪组织。此外,经肛手术操作时间长,肠腔与手术创面持续相通,可能增加盆腔、腹腔感染的风险。而且,完全经肛或首先经肛的手术方式,跳过了腹腔探查这一步,有可能忽视了潜在的腹腔转移,未对腹腔转移施行必要的手术治疗。通过完全经肛 TaTME 行腹腔内操作必然会受骶骨岬限制,全腹腔探查、系膜根部淋巴结的清扫、游离结肠左曲等步骤会受到较大影响。同时,TaTME 手术由于其自身难度大,故学习曲线也更长,这是其另一缺陷。

在数据上,虽然目前关于对比 TaTME 手术与传统腹腔镜 TME 手术的大型随机对照试验 COLOR Ⅲ 研究尚未完成,但现有的大部分小样本对照或队列研究、各国的登记数据库研究及荟萃分析提示,TaTME 手术在环周切缘阳性率、手术时间、局部复发率方面均优于传统腹腔镜 TME 手术。但也有部分研究得出不一样的结果,如荷兰的研究数据显示 TaTME 手术和普通腹腔镜手术无明显差别,甚至挪威的数据提示 TaTME 手术的局部复发率可能高于传统腹腔镜 TME 手术(其报道了 110 例实施 TaTME 手术的直肠癌病例,其中局部复发率高达 9.5%)。虽然 TaTME 手术的支持者认为这与荷包缝合不满意等技术问题有关,但即使初始时荷包线收紧满意,手术过程中的反复牵拉、挤压是否会导致微量渗漏不得而知。TaTME 手术中完成切除后,如何完成满意的荷包缝合会给医师带来很大挑战。大量研究显示,学习阶段的吻合口瘘发生率显著高于操作熟练后,这迫使初学者不得不对所有病例均行预防性造口。同时,在直肠癌手术后生活质量的评估方面,Choy 等进行的荟萃分析也显示 TaTME 手术和传统腹腔镜 TME 手术无明显差别。虽然对 TaTME 手术的质疑仍然很多,但不应忽视对于 TaTME 手术,一旦医师度过学习曲线,能准确找到正确平面,即可降低在狭窄骨盆中维持正常解剖平面的难度,尤其是对于再次盆腔手术患者的优势更加明显。TaTME 手术作为一条新兴的手术入路技术,值得结直肠外科医师的重视。

(王自强)

参考文献

[1] PARK I, CHOI G, LIM K, et al. Multidimensional analysis of the learning curve for laparoscopic resection in rectal cancer[J]. J Gastrointest Surg, 2009, 13(2): 275-281.

[2] TEKKIS P, SENAGORE A, DELANEY C, et al. Evaluation of the learning curve in laparoscopic colorectal surgery: comparison of rightsided and left-sided resections[J]. Ann Surg, 2005, 242(1): 83-91.

[3] LI J, LO A, HON S, et al. Institution learning curve of laparoscopic colectomy-a multi-dimensional analysis[J]. Int J Colorectal Dis, 2012, 27(4): 527-533.

[4] MISKOVIC D, NI M, WYLES S, et al. Learning curve and case selection in laparoscopic colorectal surgery: systematic review and international multicenter analysis of 4852 cases[J]. Dis Colon Rectum, 2012, 55(12): 1300-1310.

[5] MARUSH F, GASTINGER I, SCHNEIDER C, et al. Experience as a factor influencing the indications for laparoscopic colorectal surgery and the results[J]. Surg Endosc, 2001, 15(2): 116-220.

[6] PAWA N, CATHCART PL, ARULAMPALAM TH, et al. Enhanced recovery program following colorectal resection in the elderly patient[J]. World J Surg, 2012, 36(2): 415-423.

[7] KIRCHHOFF P, DINCLER S, BUCHMANN P. A multivariate analysis of potential risk factors for intra- and postoperative complications in 1316 elective laparoscopic colorectal procedures[J]. Ann Surg, 2008, 248(2): 259-265.

[8] FISCON V, PORTALE G, FRIGO F, et al. Laparoscopic resection of colorectal cancer: matched comparison in elderly and younger patients[J]. Tech Coloproctol, 2010, 14(4): 323-327.

[9] ANTONIOU SA, ANTONIOU GA, KOCH OO et al. Laparoscopic colorectal surgery confers lower mortality in the elderly: a systematic review and meta-analysis of 66,483 patients[J]. Surg Endosc, 2015, 29(2): 322-333.

[10] FLESHMAN J, BRANDA M, SARGENT DJ, et al. Effect of laparoscopic-assisted resection vs open resection of stage Ⅱ or Ⅲ rectal cancer on pathologic outcomes: the ACOSOG Z6051 randomized clinical trial[J]. JAMA, 2015, 314(13): 1346-1355.

[11] STEVENSON AR, SOLOMON MJ, LUMLEY JW, et al. Effect of laparoscopic-assisted resection vs open resection on pathological outcomes in rectal cancer: the ALaCaRT randomized clinical trial[J]. JAMA, 2015, 314(13): 1356-1363.

[12] LASRE trial investigators. Short-term outcomes of laparoscopy-assisted vs open surgery for patients with low rectal cancer: the LASRE randomized clinical trial[J]. JAMA Oncol, 2022, 8(11): 1607-1615.

[13] JAYNE D, PIGAZZI A, MARSHALL H, et al. Effect of robotic-assisted vs conventional laparoscopic surgery on risk of conversion to open laparotomy among patients undergoing resection for rectal cancer: the ROLARR randomized clinical trial[J]. JAMA, 2017, 318(16): 1569-1580.

[14] ROODBEEN SX, PENNA M, VAN DIEREN S, et al. Local recurrence and disease-free survival after transanal total mesorectal excision: results from the international TaTME registry[J]. J Natl Compr Canc Netw, 2021, 19(11): 1232-1240.

[15] DETERING R, SARASTE D, DE NEREE TOT BABBERICH MPM, et al. International evaluation of circumferential resection margins after rectal cancer resection: insights from the Swedish and Dutch audits[J]. Colorectal Dis, 2020, 22(4): 416-429.

[16] LARSEN SG, PFEFFER F, KØRNER H, et al. Norwegian moratorium on transanal total mesorectal excision[J]. Br J Surg, 2019, 106(9): 1120-1121.

[17] CHOY KT, YANG TWW, PRABHAKARAN S, et al. Comparing functional outcomes between transanal total mesorectal excision(TaTME)and laparoscopic total mesorectal excision(LaTME)for rectal cancer: a systematic review and meta-analysis[J]. Int J Colorectal Dis, 2021, 36(6): 1163-1174.

第五节　腹腔镜手术在结直肠肛门外科中的应用现状与疗效评价

1901 年,德国外科医师格奥尔格·凯林进行了世界上首次腹腔镜手术,之后的百年间,腹腔镜手术技术得到了长足的发展。腹腔镜手术顾名思义是在摄像头的辅助下,在腹部或盆腔使用小切口(通常为 0.5～1.5cm)进行的手术。腹腔镜手术属于微创手术,与传统开腹手术相比,有许多优点,包括切口较小,疼痛较轻,操作精细可以减少出血,以及拥有更短的术后恢复时间。在结直肠肛门外科疾病的诊治中,手术仍然是根治性治疗的支柱。随着时间的推移与技术的改良,腹腔镜手术得到了越来越多的应用。本章节介绍了结直肠腹腔镜手术相关的随机临床试验,并且介绍了机器人手术在低位直肠手术中的独特优势。此外,本章节还对近些年开展应用的逐渐成熟的新技术,例如单孔腹腔镜手术、经自然腔道取标本手术(NOSES)、经肛全直肠系膜切除术(TaTME)和经肛门微创手术(TAMIS)等进行了逐一介绍。

一、结直肠腹腔镜手术与开腹手术

已经有大量临床研究证明,结直肠癌腹腔镜手术与开腹手术相比有着等同的根治效果,病理学上有完整的淋巴结清扫和足够的手术切缘,并具有相似的肿瘤学预后。

早在 2002 年,一项发表在 *Lancet* 杂志上的随机对照临床研究引起了学界的广泛关注。该研究纳入了 219 例非转移性结肠癌患者,旨在比较腹腔镜和开腹结肠切除术在肿瘤复发率和生存率方面的差异,研究发现,就围手术期病死率、住院时间、肿瘤复发率和癌症相关生存率而言,腹腔镜手术在治疗结肠癌方面比开腹手术更有效。2004 年 *The New England Journal of Medicine* 杂志上发表的一项多中心随机对照临床研究中,研究者们在 48 个中心进行了一项非劣效试验,随机将 872 例结肠癌患者分组,由有资质的外科医师进行开腹或腹腔镜结肠切除术。研究结果显示,随访 3 年后,两组患者的复发率相似——腹腔镜手术组患者的复发率为 16%,开腹手术组患者的复发率为 18%(双侧检验 $P = 0.32$,复发风险比为 0.86,95%*CI*: 0.63～1.17)。两组的 3 年总生存率也非常相似(腹腔镜手术组为 86%,开腹手术组为 85%,$P = 0.51$,死亡风险比为 0.91,95%*CI*: 0.68～1.21),两组在复发时间或任何阶段的总生存率方面均没有显著差异。腹腔镜手术组的术后恢复快于开腹手术组,中位住院时间较短(5d *vs* 6d,$P < 0.001$),静脉麻醉镇痛药的应用时间较短(3d *vs* 4d,$P < 0.001$),口服镇痛药的应用时间较短(1d *vs* 2d,$P = 0.001$)。术中并发症发生率、术后 30d 病死率、出院时和出院 60d 的并发症发

生率、再次住院率和二次手术率在两组之间非常相似。2007 年，英国医学研究理事会关于结直肠癌传统开腹手术与腹腔镜辅助手术（UK MRC CLASICC）的随机对照临床研究中以随机比为 2∶1 比较了两组结直肠癌患者的长期结果，包括 3 年总生存率、无病生存率、局部复发率和生活质量（QOL）评分。该研究共纳入患者 794 例，其中腹腔镜手术组 526 例，开腹手术组 268 例。结果表明，总体而言，两组患者的长期结果没有差异。生存率相关指标差异分别为：3 年总生存率为 1.8%（95%CI：−5.2%～8.8%，$P=0.55$），无病生存率为 −1.4%（95%CI：−9.5%～6.7%，$P=0.70$），局部复发率为 −0.8%（95%CI：−5.7%～4.2%，$P=0.76$），生活质量（QOL）（$P>0.01$）。另外，研究结果显示，腹腔镜手术术后病理环周切缘阳性率较高，但这并不意味着局部复发率增加。就肿瘤学结果和生活质量而言，成功的腹腔镜结肠癌手术与开腹手术一样有效。ALCCaS 研究是一项在澳大利亚和新西兰的 31 个中心进行的多中心、前瞻性的随机临床试验，共纳入了 592 例符合条件的患者。患者被随机分配到腹腔镜手术组（$n=294$）或开腹手术组（$n=298$）进行结肠切除术。两组患者在术后并发症发生率、二次手术率和围手术期病死率方面差异无统计学意义，而在胃肠功能恢复和住院时间方面，腹腔镜手术明显优于开腹手术。在研究长期生存结果方面，比较著名的是 COLOR 研究，其主要目的是比较腹腔镜和开腹结肠癌手术后患者的 3 年无病生存率和总生存率。该研究共纳入符合条件的 1 076 例患者，其中 542 例患者被分配为开腹手术组，另外 534 例患者被分配为腹腔镜手术组。中位随访时间为 53 个月（0.03～60 个月）。两组患者的环周切缘阳性率、淋巴结清扫数目、并发症发生率和病死率均相似。腹腔镜手术组和开腹手术组患者的 3 年无病生存率分别为 74.2%（95%CI：70.4～78.0）和 76.2%（95%CI：72.6～79.8，$P=0.70$），3 年无病生存率差异为 2.0%（95%CI：−3.2～7.2），无病生存的风险比为 0.92（95%CI：0.74～1.15）。腹腔镜手术组和开腹手术组患者的 3 年总生存率分别为 81.8%（95%CI：78.4～85.1）和 84.2%（95%CI：81.1～87.3，$P=0.45$），3 年总生存率差异为 2.4%（95%CI：−2.1～7.0），无病生存的风险比

为 0.95（95%CI：0.74～1.22）。针对直肠癌手术的随机对照临床研究也有相似的结果，澳大利亚学者最近发表了一项旨在比较腹腔镜手术与开腹手术治疗直肠癌的 2 年后局部复发率和无病生存率的差异研究。这是一项随机、多中心、非劣效的Ⅲ期临床试验，研究对象为距肛缘 <15cm 的 T_1～T_3 期直肠腺癌患者 475 例，将患者随机分为两组，分别接受腹腔镜直肠切除术与开腹直肠切除术治疗，并随访至少 2 年，以评估局部复发率、无病生存率和总生存率。研究结果表明，在患者术后 2 年局部复发率、无病生存率和总生存率方面，腹腔镜手术与开腹手术没有显著差异。

COST 是一项针对腹腔镜结肠切除术后生活质量评估的研究，这是迄今为止关于这一主题的最大规模的临床试验。研究者对 COST 试验 93-46-53（INT0146）中的 449 例随机患者的生活质量相关变量进行了分析。这项研究通过 18 个月的随访证明了腹腔镜手术给患者带来了生活质量相关的临床获益。

总而言之，腹腔镜手术与开腹手术相比，在肿瘤学预后方面无明显差异，但是由于其具有创伤小、操作精细、术后恢复快等优点，显著改善了患者术后的生活质量，在减轻患者痛苦的同时其技术也因此得到了广泛普及，进而带动了微创技术的改良和发展。

二、结直肠腹腔镜手术的发展

自 1991 年 Jacobs 等开展了最早的腹腔镜辅助结肠切除术以来，结直肠微创外科的发展历程已经走过了 30 多个年头。在此期间产生了许多新的理念，许多新的技术和平台应运而生，使得微创外科的发展全面进入了快车道。

（一）结直肠腹腔镜手术的演变

新产生的结直肠腹腔镜手术主要有单孔或减孔腹腔镜手术、经自然腔道取标本手术（NOSES）、经肛全直肠系膜切除术（TaTME）、经肛门微创手术（TAMIS）等。

1. 单孔或减孔腹腔镜手术　在传统多孔腹腔镜手术的基础上改良产生的单孔或减孔腹腔镜手术是继承并发展了微创这一理念的。2008 年，Remzi 等报道了第一例单孔腹腔镜右半结肠切除术。近期，Gu 等进行了一项关于单孔腹腔镜手

术与传统多孔腹腔镜手术治疗结直肠癌的荟萃分析。该研究旨在比较单孔腹腔镜手术（SILS）和多孔腹腔镜手术（MLS）治疗结直肠癌的近期和远期疗效。文章纳入了 2012—2020 年发表的 16 项研究（包括 6 项随机对照试验和 10 项倾向分值匹配法研究），共 2 425 例患者。SILS 和 MLS 在手术时间、术中出血量、术中及术后并发症发生率、病理或生存结局等方面无明显差异。对右侧结肠癌、乙状结肠癌和直肠乙状结肠癌的亚组分析显示，SILS 的优势体现在术后疼痛较轻，这可能与总切口长度较短有关。荟萃分析结果提示，在部分结直肠癌患者中，SILS 是 MLS 的有益替代品，尤其是对右侧结肠癌、乙状结肠癌和直肠癌，具有更好的美容效果，且可以减轻术后疼痛。同时，SILS 并不影响术中和术后并发症发生率、手术质量或长期生存结果。

2. 经自然腔道取标本手术（NOSES） 是使用腹腔镜、机器人、经肛门内镜或软质内镜等设备完成盆腹腔内各种手术操作并经人体自然腔道（直肠、阴道或口腔）取标本的腹壁无辅助切口手术。2008 年，Palanivelu 报道了为患有家族性息肉病合并直肠腺癌的 7 例女性患者实施了经阴道取标本的全腹腔镜回肠储袋肛管吻合术，并将此手术方式正式规范化命名为 NOSES。到目前为止，只有 2 项 RCT 研究和一项荟萃分析研究了结直肠 NOSES。Wolthuis 等开展的针对腹腔镜结直肠 NOSES 的 RCT 研究主要聚焦在术后疼痛的问题。该研究共纳入 40 例患者，分为 NOSES 组和常规手术组，每组各 20 例（其中 15 例为憩室炎患者，5 例为结直肠癌患者）。研究结果提示，在吗啡类镇痛药物需求方面，NOSES 组 20 例患者中有 1 例，常规手术组 20 例患者中有 10 例，差异有统计学意义（$P=0.003$）。NOSES 组患者自控硬膜外镇痛泵的药物用量（平均 116ml）低于常规手术组（平均 221ml，$P<0.001$），NOSES 组患者的对乙酰氨基酚用量（平均 11.0g）低于常规手术组（平均 17.0g，$P<0.001$）。NOSES 组患者术后疼痛评分低于常规手术组（$P<0.001$）。出院后 1 周，常规手术组患者疼痛评分仍较高，20 例患者中有 15 例报道疼痛，而 NOSES 组 20 例患者中有 1 例报道疼痛（$P<0.001$）。两组患者的术后肛门直肠功能、并发症发生率及住院时间相似。由此认为，

与传统的腹腔镜结肠切除术相比，腹腔镜 NOSES 结肠切除术具有使患者有更轻微的疼痛感受和更少量的镇痛需求的优势。另外一项 RCT 研究由 Leung 等学者发起，同样也是主要关注术后疼痛及术后切口感染等短期结果，未能比较远期肿瘤学结果。Ma 等发表的关于 NOSES 的荟萃分析的主要观察指标为住院时间、手术时间、首次排气时间、疼痛评分、美容效果、术后并发症发生率和无病生存率。该分析纳入了包含 837 例患者的 9 项临床研究，NOSES 组患者的术后平均住院时间［加权平均差（WMD）$=-0.62$，95%CI：$-0.95\sim-0.28$，$P<0.01$］和首次排气时间（WMD$=-0.59$，95%CI：$-0.78\sim-0.41$，$P<0.01$）显著短于常规手术组，并且拥有术后疼痛轻（WMD$=-1.43$，95%CI：$-1.95\sim-0.90$，$P<0.01$），术后并发症发生率低（$OR=0.51$，95%CI：$0.36\sim0.74$，$P<0.01$）及美容效果好（WMD$=1.37$，95%CI：$0.59\sim2.14$，$P<0.01$）的优势。但是，NOSES 组患者的手术时间明显延长（WMD$=20.97$，95%CI：$4.33\sim37.62$，$P=0.01$）。荟萃分析结果显示，腹腔镜 NOSES 结直肠癌切除术可以显著缩短患者的住院时间，促进其术后恢复，并获得更好的美容效果；但是仍未显示其远期肿瘤学预后是否有差异。另外，在提取标本时可能发生的腹腔细菌污染和肿瘤学安全性问题也需要关注。若要正确评估 NOSES，则需要考虑以下问题：①它有意义吗？②是否有任何重大的短期利益？③有无不良并发症？④是否有任何长期的肿瘤学影响？因此，NOSES 需要更高等级的证据来证实其远期肿瘤学预后。

3. 经肛全直肠系膜切除术（transanal total meso-rectal excision，TaTME） 是借助经肛内镜平台，采取经肛与经腹路径联合，遵循全直肠系膜切除（TME）原则并采用"上下结合"的操作方式切除低位直肠肿瘤的手术方式。《直肠癌经肛全直肠系膜切除中国专家共识及临床实践指南（2019 版）》：现阶段，TaTME 主要适用于需要准确解剖和切除中下段直肠及系膜的恶性肿瘤，用于治疗直肠恶性肿瘤的适应证应限于中低位直肠癌，尤其是低位直肠癌；对于男性、前列腺肥大、肥胖、肿瘤最大径 >4cm、直肠系膜肥厚、低位直肠前壁肿瘤、骨盆狭窄、新辅助放疗引起的组织平面不清晰等存在困难骨盆的直肠癌患者，TaTME 可能更

具优势。对于超低位以及部分低位直肠癌患者，TaTME 可与经括约肌间切除术（intersphincteric resection, ISR）联合实施。相较于传统经腹 TME 手术，TaTME 的难度和风险更大且学习曲线更长，适应证更少，但其优势同样也很明显，能够为有困难骨盆的中低位直肠癌患者实施更高质量的 TME 手术，标本的远端切缘更有保证，手术创伤更小。多项研究已经证实了 TaTME 的可行性及其良好的围手术期和肿瘤学结果。Jeroen 等进行的研究中纳入了 2012 年 1 月至 2016 年 4 月在荷兰两个直肠癌医疗中心接受 TaTME 治疗的所有中低位直肠癌患者，并进行了完整且至少 3 年的随访，其关注的主要指标是局部复发率，次要指标为无瘤生存率、3 年总生存率和远处转移情况。该研究最终纳入 159 例符合条件的患者，平均年龄为 66.9 岁，66.7% 的患者是男性。病理显示直肠系膜完整的患者为 139 例（87.4%），接近完整者 16 例（10.1%），不完整者 4 例（2.5%）。1 例（0.6%）远端切缘受累（<1mm）。术后统计肿瘤分期：0 期 11 例（6.9%），Ⅰ 期 73 例（45.9%），Ⅱ 期 31 例（19.5%），Ⅲ 期 37 例（23.3%），Ⅳ 期 7 例（4.4%）。3 年局部复发率为 2.0%，5 年局部复发率为 4.0%。中位复发时间为 19.2 个月。22 例（13.8%）患者出现远处转移，中位诊断时间为 6.9 个月（范围为 1.1～50.4 个月）。3 年和 5 年的无瘤生存率分别为 92% 和 81%。3 年总生存率为 83.6%，5 年总生存率为 77.3%。该研究结果表明，长期随访证实了 TaTME 在两个直肠癌医疗中心应用的肿瘤学安全性和可行性。

然而，尽管 TaTME 手术一直在进步，但是 TaTME 手术的安全性仍然是一个重要问题。在《国际经肛全直肠系膜切除术登记报告》中，在 720 例短期和 1 594 例中长期肿瘤学结果分析中，分别有 7.8% 和 5.7% 的病例在经肛门入路中进入错误的解剖平面。此外，根据《中国经肛全直肠系膜切除手术病例登记协作研究数据库 2018 年度报告：一项全国性登记研究》，2.7% 的中国术者在 TaTME 手术中进入错误的解剖平面，这导致了尿路损伤、神经损伤和出血等主要并发症的发生。与此同时，2020 年开展的包括 17 项研究的荟萃分析中发现，TaTME 组和常规 TME 组患者的术后并发症发生率没有显著差异（34.7% vs 36.3%）。

在《中国经肛门全直肠系膜切除术注册数据库年报分析》中提到，TaTME 手术患者的尿路损伤发生率为 0.5%。丛进春的研究表明，TaTME 术中的尿路损伤主要是外科医师从会阴入路通过错误的解剖平面分离直肠尿道肌时造成的尿道膜部损伤。

最近，一项涉及 899 例患者的比较了行经腹腔镜直肠癌根治手术和 TaTME 手术的荟萃分析也表明，没有发现在术中并发症发生率、失血量、中转率、手术时间、吻合口瘘、肠梗阻或尿路并发症方面的显著差异。肿瘤的环周切缘距离、环周切缘阳性率、远端切缘距离、阳性切缘距离、直肠系膜质量、淋巴结清扫数、局部复发率等肿瘤学结果差异无统计学意义。其中的大多数研究均得出结论—TaTME 手术不会导致较高的术后并发症发生率，并证实了其短期疗效的非劣性。然而，由于手术的复杂性，它需要医师具备更多的解剖学和专业技术知识。尽管人们对 TaTME 手术的安全性感到担忧，但现有证据表明，它具有与常规 TME 手术相当的安全性。我们认为，进行 TaTME 手术时，可以通过经肛门充气在骨盆内提供更广的操作空间，从而可以更准确地进行解剖，使得术中获得更好的手术平面，有利于预防术后并发症的发生。

目前大部分研究聚焦于 TaTME 手术的短期疗效和病理结果，缺乏关于中长期结果的证据，特别是缺乏来自高质量随机对照试验的证据。第一个提供了相关高等级证据的研究结果来自挪威，涉及 4 家医院的 110 例患者，TaTME 术后患者的局部复发率为 9.5%。这明显高于 3.4% 的 TME 手术的局部复发率。然而，来自荷兰研究团队的一份报告却得出了与之相反的结论。荷兰海尔德兰谷医院（Gelderse Vallei Hospital）的 Hol 等发表文章阐述了其观察到的长期肿瘤学结果。在 159 例行 TaTME 手术的患者 36 个月中位随访中，3 年和 5 年局部复发率分别为 2% 和 4%，局部复发率与 COLOR Ⅱ 试验（开腹／腹腔镜 TME 手术）中观察到的局部复发率（5%）相当。此外，行 TaTME 手术的患者 5 年无病生存率为 81%，对于局部晚期直肠癌是可以接受的长期结果。对于这两项分别在挪威与荷兰进行的研究之间肿瘤学结果的差异，首例 TaTME 手术报道者

Sylla 及 Atallah 等学者亦做了评论：挪威当地关于 TaTME 手术失败的数据可能是准确的，因为所有局部复发案例都集中在奥斯陆的 Norwegian Radium 医院。假设 3 年间的 110 例 TaTME 案例平均分布在 4 家医院内，那么每家医院每年所做的手术约为 9 例，远未达到"高患者量"标准。此外，术者在 TaTME 术前的腹腔镜 TME 手术和经肛门内镜手术经验亦未明确，而精通这些技能是开展 TaTME 手术的重要前提。迄今为止，挪威的报告与所有关于 TaTME 手术短期肿瘤学结果的观察报告形成了鲜明对比。尽管许多案例的具体情况（包括新辅助治疗的使用、术前并发症、术后并发症）未被分析，但这一情况仍值得关注。这些早期局部复发的案例均伴有多灶性盆腔侧壁受累，对于传统 TME 术后局部复发模式而言是非典型的。Larsen 等学者假设这一现象可能是经肛门荷包缝合失败的直接后果，但理论上，脱落的肿瘤细胞会直接着床在切除区域或在 TaTME 手术过程中被雾化。尽管缺乏科学证据支持这一假设，但操作技术上的不足仍然凸显了 TaTME 技术标准化教育、培训和监督的重要性。一个线索暗示了造成差异的原因可能在于外科医师专业知识和中心数量方面的差距：与高患者量的 TaTME 中心相比，低患者量中心的患者术后局部复发率显著更高（8.9% vs 2.8%）。此外，TaTME 术中通过荷包缝合隔离病灶的技术质量可能会影响肿瘤学结果，但是这一关键变量无法通过标本质量和常用的肿瘤学指标来衡量。Larsen 等亦在他们的报告中机敏地指出：不能通过检查标本来评估会阴部解剖过程中与直肠隔断和气流相关的局部复发。

20 世纪 90 年代初，Berends 等报道了腹腔镜结肠切除术后高达 21% 的复发率，而今天，挪威学者则报道了令人难以置信的 TaTME 术后高复发率。当时，由于 Berends 等的报道，美国在国家范围内暂停执行腹腔镜结直肠切除术治疗恶性肿瘤，而其报道也引起了广泛的关注，促使学界制订了腹腔镜结直肠癌手术的学习、实施和后续使用指南。然而，经过外科医师数十年的不断研究，Berends 等报道的术后高复发率数据被证明是失真的。

在未来的 10 年里，TaTME 手术可能会被继续使用，尽管对它的选择应有更严格的标准。在不远的将来，TaTME 协作研究（包括 COLORⅢ 和北美经肛门 TME 的多中心Ⅱ期研究）有望在全球范围内阐明其肿瘤学结果的预期标准。我们相信通过严格的患者选择、结构化的手术培训以及在高水平专业团队中开展 TaTME 手术可以避免"挪威报告"的不良后果。我们相信这些可以被避免的异常结果将与 Berends 等的结果一样变成未来评论的脚注，而 TaTME 手术将经受住时间的考验。

4. 经肛门微创手术（TAMIS） 于 2010 年首次被描述为单孔腹腔镜手术和经肛门内镜显微手术（TEM）之间的交叉手术，可以进入直肠近端和中段，对良性和早期恶性直肠病变进行切除。TAMIS 技术也可用于对不适合做根治性手术切除的患者的较晚期病变进行非治愈性手术。在作出手术决定之前，应对患者进行适当的检查并对病变进行分期。除了 TAMIS port 外，仪器和设备还包括大多数手术室都有的常规设备。TAMIS 已经被证明了其在局部切除术之外的广泛用途，包括直肠尿道瘘的修复、直肠异物的清除、直肠出血的控制以及作为直肠癌全系膜切除术的辅助手段。TAMIS 是一种容易获得所需设备的、技术上可行的、具有成本效益的 TEM 替代方法。

浙江大学医学院附属邵逸夫医院对于利用 TAMIS 手术治疗直肠癌术后吻合口狭窄的病例具有丰富的经验。吻合口狭窄是发生于直肠癌手术吻合口的一种常见并发症。我们回顾了在浙江大学医学院附属邵逸夫医院接受结直肠手术后住院的直肠吻合口狭窄患者的手术结果。其中，主要结果是手术成功率，次要结果是术后并发症、造口还纳情况和狭窄复发风险。9 例年龄为 52～80 岁、有结直肠癌病史、接受了端端吻合术的患者因吻合口狭窄接受了 TAMIS 手术。这些患者的吻合口狭窄处与肛门边缘之间的距离为 5～12cm，狭窄处的平均直径为 0.3cm。其中，有 4 例患者的直肠腔完全被阻塞。9 例患者中有 8 例成功接受了 TAMIS 手术，平均手术时间为 50min。1 例患者术后出现了有症状的手术相关穿孔，但经保守治疗后恢复。没有发生围手术期的死亡。1 例患者在进行 TAMIS 手术 1 个月后接受了横结肠造口术，因为原直肠手术诱发了近端结肠缺血。在 TAMIS 术后，88% 的患者进行了造口还纳术，随访时（21～42个月）没有发生狭窄复发或梗阻。

TAMIS平台的使用范围不断扩大，主要是因为它实现了直肠和盆腔的易操作性，这使其可以用于其他应用方式。相同的TAMIS平台已被用于经肛门NOTES手术，这项技术最初是通过TEM进行的。TAMIS的应用解决了骨盆狭窄的问题，尤其是在男性患者中，这一问题更加突出；TAMIS手术还解决了远端切缘的问题，通过这一术式可以更好地解剖远端直肠系膜的环周切缘。

（二）机器人辅助腹腔镜手术

机器人辅助腹腔镜手术具有微创手术的一切优点：术后疼痛轻、切口小且美观、住院时间短、恢复时间短、重返工作岗位快。机器人辅助腹腔镜手术的特点使其能克服常规腹腔镜手术中医师遇到的困难，如通过机器人手术使得开展远程手术成为可能。此外，通过使用一个控制台，其让外科医师能够舒服地坐着进行手术，可以最大程度地减轻外科医师的疲劳感。然而，其手术成本更高，在外科医师学习阶段手术时间（包括装配和拆卸机器人的时间）通常更长。机器人辅助腹腔镜手术与常规腹腔镜手术相比主要的优势是：显像更佳、术野内器械稳定、更好地满足了外科医师的人体工程学需求。

机器人辅助腹腔镜手术临床应用的主要障碍是成本，医生、护理团队的培训以及缺乏数量足够大且高质量的远期肿瘤学预后数据。前瞻性、多中心、随机对照研究结果显示，机器人手术组和腹腔镜手术组患者不论在中转开腹率还是术后并发症发生率、病死率、术后的膀胱功能、男性性功能和女性性功能方面差异均无统计学意义。因此，两种术式在手术安全性和肿瘤学安全性方面的短期结果无明显差异，但是长期肿瘤学安全性还有待进一步比较。中山大学肿瘤防治中心潘志忠教授在2022年中国肿瘤学大会上报道了关于达芬奇机器人手术和传统腹腔镜手术的长期和短期结局对比的临床研究结果。主要关注的研究指标是3年的无病生存率和总生存率，次要研究指标是中转开腹率、出血量、并发症发生率等。短期结局对比结果显示，两组间手术时间、术后住院时间、术中输液量、尿量、出血量、输尿管损伤率、预防性造口率、排尿障碍发生率、术后远近期

并发症发生率等各方面差异均无统计学意义。但是机器人手术组患者的中转开腹率明显低于腹腔镜手术组，术中总淋巴结清扫率以及中央淋巴结清扫率高于腹腔镜手术组，术后炎症反应轻于腹腔镜手术组，上述指标差异均有统计学意义。长期结局对比结果显示，机器人手术组患者的3年无病生存率是89.3%，而腹腔镜手术组是81.9%，两者差异有统计学意义，但是两组患者的3年总生存率差异无统计学意义。

一项多中心回顾性研究显示，机器人技术已广泛应用于直肠、左半结肠、右半结肠等各部位肿瘤的手术治疗，且手术量迅速增长。此外，机器人结直肠NOSES、机器人TaTME手术也在开展。但相应的临床研究仍较缺乏，相关结果有待进一步验证。目前已有的研究未显示机器人手术在肿瘤学和术后结果方面优于腹腔镜手术，然而，与腹腔镜手术相比，机器人手术中转开腹率可能较低。尽管学术界对机器人手术的高成本和长手术时间有各种批评，但其在结直肠癌中的应用却越来越广泛。机器人结直肠手术的优势尚待进一步证明，而两种技术之间的差异也需要进一步研究才能明确。

三、结直肠肛门外科的展望

无论未来腹腔镜手术系统发展出怎样的创新技术或平台，我们都应该始终遵循肿瘤学的原则：一是患者获益原则，要把握患者的手术指征，正确选择哪些患者做手术以及最合适的手术方式；二是始终把握功能外科的原则，即最大限度地保留患者器官功能的同时最大限度地切除病灶。微创外科的发展一定是追求更加安全、有效、功能保护的技术发展。只有外科技术更安全、更创新地发展，外科医师才能更好地为患者解除痛苦。

（宋章法）

参考文献

[1] SOPER NJ, SWANSTRöM LL, EUBANKS S. Mastery of endoscopic and laparoscopic surgery[M]. Philadelphia: Lippincott Williams & Wilkins, 2008.

[2] STEVENSON ARL, SOLOMON MJ, BROWN CSB, et al. Disease-free survival and local recurrence after

laparoscopic-assisted resection or open resection for rectal cancer: the Australasian laparoscopic cancer of the rectum randomized clinical trial[J]. Ann Surg, 2019, 269(4): 596-602.

[3] GU C, WU Q, ZHANG X, et al. Single-incision versus conventional multiport laparoscopic surgery for colorectal cancer: a meta-analysis of randomized controlled trials and propensity-score matched studies[J]. International Journal of Colorectal Dis, 2021, 36(7): 1407-1419.

[4] 中国 NOSES 联盟, 中国医师协会结直肠肿瘤专业委员会 NOSES 专委会. 结直肠肿瘤经自然腔道取标本手术专家共识(2019 版)[J]. 中华结直肠疾病电子杂志, 2019, 8(4): 336-342.

[5] 姚宏伟, 张忠涛, 郑民华. 直肠癌经肛全直肠系膜切除中国专家共识及临床实践指南(2019 版)[J]. 中国实用外科杂志, 2019, 39(11): 6-13.

[6] 中华医学会外科学分会结直肠外科学组, 中华医学会外科学分会腹腔镜与内镜外科学组. 直肠癌经肛全直肠系膜切除专家共识及手术操作指南(2017 版)[J]. 中国实用外科杂志, 2017, 37(9): 7.

[7] 张忠涛, 姚宏伟. 再谈经肛全直肠系膜切除的进展、争议及前景[J]. 中国实用外科杂志, 2018, 38(1): 3.

[8] HOL JC, VAN OOSTENDORP SE, TUYNMAN JB, et al. Long-term oncological results after transanal total mesorectal excision for rectal carcinoma[J]. Tech Coloproctol, 2019, 23(9): 903-911.

[9] REN J, LIU S, LUO H, et al. Comparison of short-term efficacy of transanal total mesorectal excision and laparoscopic total mesorectal excision in low rectal cancer[J]. Asian J Surg, 2021, 44(1): 181-185.

[10] PENNA M, HOMPES R, ARNOLD S, et al. Transanal total mesorectal excision: international registry results of the first 720 cases[J]. Ann Surg, 2017, 266(1): 111-117.

[11] PENNA M, HOMPES R, ARNOLD S, et al. Incidence and risk factors for anastomotic failure in 1594 patients treated by transanal total mesorectal excision: results from the international TaTME registry[J]. Ann Surg, 2019, 269(4): 700-711.

[12] YAO HW, CHEN CC, ZHANG HY. Annual report of Chinese transanal total mesorectal excision registry collaborative in 2018: a nationwide registry study[J]. Chin J Prac Surg, 2019, 39(1): 85-91.

[13] HAJIBANDEH S, HAJIBANDEH S, ELTAIR M, et al. Meta-analysis of transanal total mesorectal excision versus laparoscopic total mesorectal excision in management of rectal cancer[J]. Int J Colorectal Dis, 2020, 35(4): 575-593.

[14] 丛进春, 张宏. 经肛全直肠系膜切除术尿道损伤的发生机制及预防措施[J]. 中华胃肠外科杂志, 2019, 22(3): 5.

[15] LIN D, YU Z, CHEN W, et al. Transanal versus laparoscopic total mesorectal excision for mid and low rectal cancer: a meta-analysis of short-term outcomes[J]. Wideochir Inne Tech Maloinwazyjne, 2019, 14(3): 353-365.

[16] LARSEN SG, PFEFFER F, KøRNER H. Norwegian moratorium on transanal total mesorectal excision[J]. Br J Surg, 2019, 106(9): 1120-1121.

[17] ATALLAH S, SYLLA P, WEXNER SD. Norway versus The Netherlands: will taTME stand the test of time? [J]. Tech Coloproctol, 2019, 23(9): 803-806.

[18] DEIJEN CL, VELTHUIS S, TSAI A, et al. COLOR III: a multicentre randomised clinical trial comparing transanal TME versus laparoscopic TME for mid and low rectal cancer[J]. Surg Endosc, 2016, 30(8): 3210-3215.

[19] ZHOU W, XIA L, WANG Z, et al. Transanal minimally invasive surgery for rectal anastomotic stenosis after colorectal cancer surgery[J]. Dis Colon Rectum, 2022, 65(8): 1062-1068.

[20] JAYNE D, PIGAZZI A, MARSHALL H, et al. Effect of robotic-assisted vs conventional laparoscopic surgery on risk of conversion to open laparotomy among patients undergoing resection for rectal cancer: the ROLARR randomized clinical trial[J]. JAMA, 2017, 318(16): 1569-1580.

[21] 中国医师协会结直肠肿瘤专业委员会机器人手术专业委员会, 中国研究型医院学会机器人与腹腔镜外科专业委员会. 机器人结直肠癌手术中国专家共识(2020 版)[J]. 中国实用外科杂志, 2021, 41(1): 8.

第六节 达芬奇机器人手术系统在结直肠肛门外科中的应用前景与困惑

一、手术机器人的发展历史及分类

手术治疗是结直肠肛门外科最常采用的治疗方法。外科手术根据对患者造成创口的大小分为传统外科（开腹手术）和微创外科。自1987年法国 Philippe Mouret 医师实施首例腹腔镜下胆囊切除术起，微创外科逐步被认可并广泛开展起来，目前已经成为结直肠外科领域的标准手术方式。然而，腹腔镜手术存在二维视野景深感缺乏、手术器械灵活度不足、手部震颤通过套管和器械被放大等缺点，这些缺点使得传统腹腔镜手术在精细组织解剖、缝合打结及狭小空间内精细操作等方面存在困难。而机器人手术系统正是为解决这些问题而生，它不仅具备传统微创外科手术的所有优势，还拥有三维立体图像、高自由度仿真手腕器械、自动滤除人为震颤等优点，在多个学科的外科治疗中得到了广泛应用，并由此开创了机器人微创外科的新时代。外科机器人技术是微创手术进一步发展的结果，其系统融合了诸多新兴学科，实现了外科手术的微创化、智能化和数字化。

使用机器人辅助手术的理念源于军事需求，达芬奇机器人手术系统的原型机是原斯坦福研究中心（SRI）于20世纪80年代为美国陆军研制的设备，设计初衷是为了发展远程的战地外科技术。第一台内镜自动定位系统——伊索声控机器人手术辅助系统（Aesop）于1994年10月由美国摩星有限公司（Computer Motion）研发成功。而后，美国摩星有限公司于1998年又成功研发了宙斯机器人手术系统（Zeus），Zeus 主要由伊索（Aesop）声控内镜定位器、赫米斯（Hermes）声控中心、宙斯（Zeus）机器人手术系统（左右机械臂、术者操作控制台、视讯控制台）、苏格拉底（Socrates）远程合作系统这几部分组成。1999年，美国直觉外科（Intuitive Surgical）公司收购美国摩星有限公司并在"宙斯"的基础上研发出了达芬奇机器人手术系统（Da Vinci）。该系统于2000年正式成为第一个受美国 FDA 批准用于普通外科治疗的机器人手术系统；自2001年开始，达芬奇机器人手术系统被应用于结直肠外科的微创治疗。解放军总医院杜晓辉教授团队于2009年6月成功完成了国内第一例使用达芬奇机器人手术系统的低位直肠癌前切除术。随后，达芬奇 S 系统、达芬奇 Si 系统、达芬奇 Xi 系统及达芬奇 SP 系统分别于2005年、2009年、2014年及2018年上市，并成为目前临床应用最广泛的机器人手术系统。

被认为具有明显优势的机器人手术系统通过其清晰稳定的成像系统和灵活的机械臂，以微创的手术形式，协助医师实施复杂的外科手术，帮助其完成术中定位、切断、穿刺、止血、缝合等操作。从自动化水平上来看，现阶段的手术机器人仍处于以辅助医师手术为主要功能的半自动化阶段，已被应用于腹部外科、泌尿外科、心血管外科、胸心外科、妇科、骨科、神经外科、口腔科等多个领域。按照手术部位，机器人产品可分为腹腔镜手术机器人、骨科手术机器人、神经外科手术机器人、血管介入手术机器人和口腔手术机器人等；按照产品功能则可将其分为操作类手术机器人和定位类手术机器人。

达芬奇手术机器人系统主要包括医师控制系统、3D 成像视频影像平台，以及由机械臂、摄像臂和手术器械组成的移动平台。3D 成像视频影像平台可显示三维方法图像，镜头能快速变焦和移动，可以为医师提供具有沉浸感且清晰细致的解剖组织结构图像，提升手术的视觉感。机械臂与人类手臂类似，机器人的器械臂有7个自由度，因此可以有腕关节样活动或"内腕"（Endo Wrist）活动，可实现抓持、钳夹、缝合等各项手术操作，并且比人手的活动自由度更高。实施手术时，手术医师不与患者直接接触，而是通过 3D 成像视频影像平台和医师控制系统操作控制，并通过机械臂以及手术器械完成医师的技术动作和手术操作。正是由于它具备这种独特的构造和灵活稳定的机械臂，才使得许多复杂外科手术的微创化成为可能，并且在全世界范围产生了巨大影响。越来越多的学者开始关注机器人在外科手术中的应用，并应用循证医学的方法评价其有效性和安全性。

二、机器人手术的优势

近30年来，微创技术以及器械的发展对结直肠外科具有深远的影响。自1991年第一例腹腔镜结直肠手术开展以来，腹腔镜结直肠手术技术发展迅速。一批循证医学证据级别较高的随机对照研究已经证实腹腔镜结直肠手术相比于开腹手术，具有降低术后疼痛、加速康复和缩短住院时间等明显的近期优势，而远期肿瘤学疗效不相上下，因此，腹腔镜结直肠手术已经成为了不可阻挡的趋势。但是，腹腔镜技术同样尚存在一些不足之处。例如，腹腔镜器械灵活度不足，限制了外科医师的操作，特别是在进行低位直肠手术时在空间狭小的盆腔内操作尤甚；再就是腹腔镜手术依赖于经验丰富的助手进行牵拉以显露手术解剖层次；同时，需要扶镜手给予稳定和恰当的视野。达芬奇手术机器人系统在一定程度上克服了传统腹腔镜技术的一些缺陷。其器械头部关节具有 7 个自由度，可进行类似于腕关节样活动，外科医师在手术时操作更加灵活。另外，达芬奇手术机器人系统可以提供稳定、高清的 3D 视野，并且视野由术者自己控制，手术过程更加顺畅。其机械臂可以提供稳定的牵拉，操作臂避免了人为抖动，使得术野暴露更清晰，操作更精准。达芬奇手术机器人系统的主刀操作台远离无菌区，甚至可以借助网络信号进行远程操作。因此，术者在手术过程中自由度更大，体力消耗降低，在特殊情况下能够进行远程操作，为远程会诊和教学提供了技术上的可能。

（一）近期疗效

随着 20 世纪 90 年代兴起的腹腔镜技术在结直肠手术中的应用以及腹腔镜技术的不断进步，已经有多项随机对照研究证实，相比于开放结直肠手术，腹腔镜结直肠手术在降低围手术期并发症发生率、缩短住院时间、减轻术后疼痛、促进胃肠功能恢复等近期疗效方面具有显著的优势。作为近年来另一项蓬勃发展的微创技术，机器人结直肠手术的近期疗效也备受人们关注。目前，比较机器人结直肠手术和腹腔镜结直肠手术的研究多为回顾性研究、小样本随机对照研究或者基于此的荟萃分析。这些研究结果表明机器人手术在围手术期并发症、术后恢复等方面显示出明显优势。

大多比较机器人手术和腹腔镜手术近期疗效的回顾性研究均提示机器人手术虽然总体费用较高，但在缩短手术时间、减少出血量、降低围手术期并发症发生率、缩短住院时间、提升标本质量方面均有一定优势。一项针对机器人结肠癌手术与腹腔镜结肠癌手术近期疗效的系统评价发现，腹腔镜手术时间较短，机器人手术在吻合口瘘发生率、总体并发症发生率和恢复饮食时间方面具有优势。但是该项研究纳入的 13 799 例患者中，仅 1 740 例（12.6%）采用机器人手术，具有严重偏

倚和非随机对照试验风险，因此证据级别极低。

英国的利兹大学发起的 ROLARR 研究（RCT 研究）旨在比较机器人直肠手术和腹腔镜直肠手术的安全性、有效性和效价比。该研究包含了 10 个国家、29 家中心的 40 名外科医师，471 例直肠癌患者入组，最终共 466 例直肠癌患者完成研究。该研究中患者的总体中转开腹率为 10.1%，其中 19 例为机器人手术，28 例为腹腔镜手术。将中转开腹率作为主要研究指标的比较上，两种手术技术相当。其他次要研究指标方面，包括泌尿功能和性功能、环周切缘阳性率、术中及术后并发症发生率、30d 病死率，两组之间均没有明显差异。但是机器人手术组患者的人均费用要较腹腔镜手术组高 980 美元。

在中国开展的一项 11 家单位参与的 REAL 研究（RCT 研究）的近期结果显示，1 171 例中低位直肠癌患者随机接受机器人手术或腹腔镜手术，机器人手术在术中出血及并发症、术后并发症、术后胃肠功能恢复、住院时长、环周切缘等方面均显示出明显优势。就短期效果而言，机器人结直肠癌手术具有创伤小、恢复快的特点。该研究的生存随访尚未结束，环周切缘阳性率的差异是否能影响到远期肿瘤学效果还需拭目以待。

（二）学习曲线

机器人手术特有的优势包括三维（3D）视图、腕式器械和更佳的外科医师人体工程学条件。目前的观点普遍认为机器人手术的学习曲线比腹腔镜手术要短，可能是因为一些研究中初期使用机器人手术的术者已经具有了较丰富的腹腔镜结直肠手术经验。大多数对机器人手术学习曲线的研究均纳入了具有丰富经验的腹腔镜外科医师，他们在机器人手术的学习方面具有天然的优势。在三项纳入均相对缺乏结直肠微创手术经验医师的研究发现，对于直肠前切除手术，腹腔镜手术和机器人手术的学习曲线几乎没有差别，对于右半结肠切除手术，机器人手术的学习曲线稍有优势，要达到手术时间明显减少的效果，机器人右半结肠切除手术需要 16 例的学习时间，而腹腔镜手术则需要 25 例。

研究真实的机器人手术与腹腔镜手术的学习曲线比较需要外科医师在两个平台上具有同等的外科操作经验。基于实验室的模拟在一定程度上

能够真实反映机器人手术和腹腔镜手术的学习曲线。在一项分析机器人学习曲线的系统综述中，研究者分析了 16 项模拟训练的研究。16 项模拟研究普遍认为对于没有实际微创手术经验的新手而言，机器人平台比腹腔镜平台具有更多的操作优越性。但是对于两种平台学习曲线趋势的分析并未得出相同的结论。在 16 项模拟训练研究中的 3 项中，两种训练平台的学习曲线趋势没有差别，而剩下的研究结果中利于机器人和腹腔镜平台的各占一半。与之前临床实践的观点不同，机器人平台早期操作的优势可能会导致初学者有更好的基线操作技能，而不会缩短学习时间。但是机器人平台能够帮助新手更好地完成复杂手术操作的优势十分明显。Marecik 等的研究比较了初学者在机器人和腹腔镜平台进行猪肠吻合操作。机器人平台缝合线断裂更多，每厘米肠管缝合针数较多，但是两组的手术时间没有差别。对完成缝合的吻合口进行"压力测试"，12 例腹腔镜吻合术中只有 6 个是可通过测试的，而 12 例机器人吻合术中则高达 11 个。因此，机器人平台对于初学者能够执行更高质量的吻合的好处是显而易见的。

（三）远期肿瘤学疗效

一些回顾性研究显示，机器人结直肠手术的手术标本质量与腹腔镜手术相似，而手术标本质量是手术中影响肿瘤学疗效的直接因素。虽然目前尚没有以生存为主要研究终点的研究，但之前的回顾性研究结果显示，机器人手术的远期肿瘤学疗效与腹腔镜手术相似。针对达芬奇机器人手术疗效与传统腹腔镜手术疗效的多中心随机对照研究——ROLARR 研究显示，两组的长期肿瘤学疗效也无差异。复旦大学附属中山医院许剑民教授牵头进行的回顾性研究纳入了截至 2017 年我国 28 个中心的 5 389 例机器人结直肠手术。结果显示，总体围手术期病死率为 0.1%，总体并发症发生率（Clavien-Dindo Ⅱ级及以上）为 9.0%。对于其中的 2 956 例直肠前切除术患者，吻合口瘘发生率为 4.4%。初诊未出现远处转移患者的 3 年无病生存率为 82.4%，5 年总生存率为 68.3%，49 例（1%）患者出现局部复发。Park 等开展的一项病例对照研究中，在经过平均 58 个月随访后，发现机器人手术组患者 5 年无病生存率为 81.9%，5 年总生存率为 92.8%，腹腔镜组分别为

78.7% 和 93.5%，两组之间无差异，两组患者的局部复发率也相似（2.3% vs 1.2%），但是机器人组的患者人均费用约为腹腔镜组的 2.34 倍。

三、机器人手术的局限性

现有的国内外机器人手术实际上属于传感工作模式，通过电子信号将术者的机械操作转换成装置于患者体内的器械操作，可以通过网络进行远程操作。因缺乏自我认知、环境感知、自我学习的过程，现阶段手术机器人不具备人工智能的功能，机器人手术还有以下缺陷。

（一）建设成本和维护使用成本高，成本-效应欠佳

以达芬奇机器人手术系统为例，其购买成本是目前临床广泛使用的 3D 腹腔镜手术系统的 8～10 倍，另外，达芬奇机器人手术系统器械都设定了 10 次的使用上限，单个器械的成本为 220～320 美元。这些额外的费用使得机器人手术系统的建设维护成本和使用成本较腹腔镜手术明显增高。如何利用有限的医疗资源去覆盖尽可能广的社会人群，依然是卫生健康政策的重点。在近期疗效和远期疗效优势不明显的情况下，机器人手术的成本-效应问题值得思考。

（二）缺乏触感，易造成组织损伤

达芬奇机器人手术系统无法为手术医师提供触觉反馈，术者需要通过视觉和经验判断脏器的牵拉程度。特别是在学习的初始阶段，术者有可能对牵拉程度判断不足而导致脏器和组织的额外损伤。

（三）器械臂装配费时，术中无法随意变换体位

机器人手术独有的机械臂装配需要额外消耗手术时间约 30min，另外，在机械臂配装完成后，不能改变手术体位，这也为结直肠手术的实施带来了一定程度的不便。

（四）手术操作范围及创伤与腹腔镜手术相同

与腹腔镜手术相比，机器人手术同样在腹壁穿刺 Trocar 孔、经腹壁切口取出标本，体内游离、解剖范围不存在差异，机器人辅助系统并未使微创手术更上一层楼。因此，一些荟萃分析和系统回顾的结果并未发现两种技术在结直肠癌术后的短期并发症中存在明显差异。但对于复杂、耗

时的手术,机器人手术可以减轻外科医师的疲劳程度。

四、总结

科技的发展是社会进步的体现,外科手术领域必然将不断融入电子科技、智能导航、创新材料等新技术,但无论其过程如何,我们的目标必然是微创和更好的疗效,这也是外科手术变革过程中的宗旨所在。

国产可弯曲操作臂机器人系统的研发已经进入临床阶段,其发展将有助于单孔手术的广泛开展,从而可以将腹壁散在的 Trocar 孔和标本取出部位集中起来,是否有利于患者的术后恢复还有待于临床验证。

现阶段的机器人结直肠手术还存在前述的诸多局限之处,正反之争的现状依然存在。对于机器人技术能否在将来得到普及,我们还需更多的经验积累以及不断的证据发现,时间和循证结果能告诉我们机器人结直肠手术的应用范围和前景。

(肖 毅)

参考文献

[1] 杜晓辉,沈笛,夏绍友,等. 应用达芬奇机器人手术系统治疗低位直肠癌 [J]. 中华消化外科杂志,2010, 9(2):116-118.

[2] CUK P,KJAER MD,MOGENSEN CB,et al. Short-term outcomes in robot-assisted compared to laparoscopic colon cancer resections:a systematic review and meta-analysis[J]. Surg Endosc,2022,36(1):32-46.

[3] JAYNE D,PIGAZZI A,MARSHALL H,et al. Effect of robotic-assisted vs conventional laparoscopic surgery on risk of conversion to open laparotomy among patients undergoing resection for rectal cancer:the rolarr randomized clinical trial[J]. JAMA,2017,318(16):1569-1580.

[4] FENG Q,YUAN W,LI T,et al. Robotic versus laparoscopic surgery for middle and low rectal cancer(REAL):short-term outcomes of a multicentre randomised controlled trial[J]. Lancet Gastroenterol Hepatol,2022,7(11):991-1004.

[5] FLYNN J,LARACH JT,KONG JCH,et al. The learning curve in robotic colorectal surgery compared with laparoscopic colorectal surgery:a systematic review[J].

Colorectal Dis,2021,23(11):2806-2820.

[6] PARK EJ,KIM CW,CHO MS,et al. Is the learning curve of robotic low anterior resection shorter than laparoscopic low anterior resection for rectal cancer?:a comparative analysis of clinicopathologic outcomes between robotic and laparoscopic surgeries[J]. Medicine (Baltimore),2014,93(25):e109.

[7] MELICH G,HONG YK,KIM J,et al. Simultaneous development of laparoscopy and robotics provides acceptable perioperative ouctomes and shows robotics to have a faster learning curve and to be overall faster in rectal cancer surgery:analysis of novice MIS surgeon learning curves[J]. Surg Endosc,2015,29(3):558-568.

[8] DE'ANGELIS N,LIZZI V,AZOULAY D,et al. Robotic versus laparoscopic right colectomy for colon cancer:analysis of the initial simultaneous learning curve of a surgical fellow[J]. J Laparoendosc Adv Surg Tech Part A,2016,26(11):882-892.

[9] MARECIK SJ,CHAUDHRY V,JAN A,et al. A comparison of robotic,laparoscopic,and hand-sewn intestinal sutured anastomoses performed by residents[J]. Am J Surg,2007,193(3):349-355.

[10] XU J,TANG B,LI T,et al. Robotic colorectal cancer surgery in China:a nationwide retrospective observational study[J]. Surg Endosc,2021,35(12):6591-6603.

[11] PARK EJ,CHO MS,BAEK SJ,et al. Long-term oncologic outcomes of robotic low anterior resection for rectal cancer:a comparative study with laparoscopic surgery[J]. Ann Surg,2015,261(1):129-137.

[12] 苗毅,奚春华. 手术机器人:工具还是玩具 [J]. 中华消化外科杂志,2022,21(1):22-26.

[13] RAVINDRA C,IGWEONU-NWAKILE EO,ALI S,et al. Comparison of non-oncological postoperative outcomes following robotic and laparoscopic colorectal resection for colorectal malignancy:a systematic review and meta-analysis[J]. Cureus,2022,14(7):e27015.

第七节 经自然腔道取标本手术在结直肠肛门外科中的应用现状与前景

结直肠肛门外科经历了从传统开腹手术到以腹腔镜手术为代表的微创手术的发展历程,自1987年腹腔镜胆囊切除术开展以来,腹腔镜技术迅速在结直肠领域中得到发展,以腹腔镜技术为代表的微创手术在结直肠肿瘤外科治疗中得到了快速推广和普及,结直肠外科也自此步入了微创化时代。与传统开腹手术相比,腹腔镜手术具有创伤小、恢复快的优势,但是仍然无法避免辅助切口及相应切口并发症的风险。随着科技进步、医疗水平的提高以及患者需求的增加,结直肠肛门外科手术逐步向更加微创甚至无创的方向发展。经自然腔道内镜手术(natural orifice transluminal endoscopic surgery,NOTES)的开展体现了更加微创甚至无创的手术技术,但是由于器械应用及操作难度的限制,该技术尚未得到推广及普及。经自然腔道取标本手术(natural orifice specimen extraction surgery,NOSES)作为结直肠外科领域的一种新兴微创技术,完美地结合了腹腔镜手术及NOTES的优势,使两种微创技术相互结合,使微创的优势得到了进一步发挥。NOSES作为结直肠外科微创手术中的新星,推动了结直肠微创外科的进一步发展,使结直肠微创外科达到了一个新的高度。自开展至今,NOSES经历了"概念提出—理论形成—案例报道—大宗病例分析"的发展历程,目前,NOSES在结直肠外科领域正被如火如荼地开展,本章将对NOSES在结直肠肛门外科领域的研究现状进行概述并对其未来前景进行展望。

一、NOSES的概念及手术方式分类

(一)NOSES的概念

使用腹腔镜、机器人、经肛门内镜或软质内镜等设备、平台完成腹盆腔内各种常规手术操作(切除与重建),经人体自然腔道(直肠、阴道或口腔)取标本的腹壁无辅助切口手术。与常规腹腔镜手术相比,NOSES患者腹壁没有取标本切口,仅存留几处微小的戳卡瘢痕,具有疼痛轻、术后恢复快及美容效果好等优势。NOSES将微创理念发挥到极致,作为"微创中的微创",其在结直肠、胃、小肠、肝胆、胰脾、泌尿系统及妇科等领域均可开展。

(二)NOSES取标本途径

根据取标本途径,NOSES分为三种,包括经肛门NOSES、经阴道NOSES与经口腔NOSES。其中,经肛门与经阴道是结直肠NOSES的两种主要取标本途径。标本大小是在两种标本取出途径中进行选择时的决定因素,经肛门取标本主要适用于标本小、容易取出的患者;经阴道取标本主要适用于标本较大、无法经肛门取出或存在妇科肿瘤需要同期切除的女性患者;而经口腔取标本主要适用于上消化道肿瘤手术的患者。

经肛门取标本途径又可被细分为两种方式:一种为经直肠断端取标本,另一种为经直肠切口取标本。经直肠断端取标本主要适用于中、高位直肠及乙状结肠切除的病例,避免了取标本对阴道的额外损伤,更符合微创手术的基本要求,是目前结直肠NOSES中应用最广泛的取标本途径。经直肠切口取标本主要适用于右半结肠或左半结肠切除的男性患者,在直肠上段前壁,平行于肠管走行方向切开长度约3cm的切口,通过直肠切口将标本取出。对于经阴道取标本途径,由于阴道具有良好的延展性及愈合能力,通常在阴道后穹隆横行切开长度3~4cm的切口,通过阴道切口将标本取出。研究显示,经阴道取标本并未增加性功能障碍的发生率,经阴道取标本作为女性患者特有的取标本途径,具有一定的优势和应用价值。

(三)NOSES取标本方式

根据取标本方式,NOSES分为三种:①外翻切除式。先将标本上切缘离断,经肛门将标本外翻至体外,于体外直视下将标本下切缘离断,完成标本切除。②拉出切除式。将标本下切缘离断,经自然腔道(直肠或阴道)将标本拉出至体外,于体外直视下将标本上切缘离断,完成标本切除。③切除拖出式。将标本上、下切缘在腹腔内完全离断,经自然腔道(直肠或阴道)将标本拖出体外,完成标本的切除与取出。

肿瘤位置是决定手术方式的主要因素,外翻切除式主要适用于低位直肠切除,拉出切除式主要适用于中位直肠切除,切除拖出式可应用于高位直肠、乙状结肠、左半结肠、右半结肠以及全结肠切除。此外,切除拖出式也是其他腹盆腔器官NOSES的主要取标本方式。在临床中,根据不同的肿瘤情况选择合理的取标本方式有助于降低取标本的操作难度,也是标本成功取出的关键。

(四)NOSES术式种类

NOSES手术方式并不是一成不变的,随着时

代的变迁、医疗水平的提高及操作经验的不断增加，NOSES 术式将会不断得到补充及完善。2017年，中国 NOSES 联盟、中国医师协会结直肠肿瘤专业委员会 NOSES 专委会发布了第一版《结直肠肿瘤经自然腔道取标本手术专家共识（2017）》，其中将 NOSES 划分为 10 种术式。随着对 NOSES 理论体系认识的不断加深，结直肠 NOSES 术式得到了进一步丰富，《结直肠肿瘤经自然腔道取标本手术专家共识（2019 版）》在 2017 版的基础上进一步将 NOSES Ⅰ式拓展为 A、B、C、D、E 及 F 六种操作方式，将 NOSES Ⅵ式及 NOSES Ⅷ细分为 A、B 两法。而目前最新的 NOSES 术式又有了进一步增加，结直肠 NOSES 术式被划分为 10 种，手术方式覆盖了结直肠各个部位。其中，直肠 NOSES 包括五类手术，分别针对高位、中位以及低位直肠病变；结肠 NOSES 包括五类手术，分别针对左半结肠、右半结肠以及全结肠病变。表 1-2 描述了不同 NOSES 术式的命名以及对应的手术部位及标本取出途径等。

对于慢传输型便秘、家族性腺瘤性息肉病、直肠脱垂、巨结肠、炎症性肠病等结直肠良性疾病，《腹部良性疾病经自然腔道取标本手术中国专家共识》建议对于具体手术方式的选择，可以根据疾病情况参考上述 NOSES 术式分类进行（表 1-2）。

二、NOSES 的适应证及禁忌证

（一）NOSES 共同/特有的适应证及禁忌证

合理把控 NOSES 的适应证和禁忌证是成功开展 NOSES 的前提，NOSES 操作与患者的病变情况、自然腔道解剖生理状况以及医师的操作经验等有关。其中，患者的病变情况是决定标本能否成功取出的最主要影响因素。术前及术中充分评估病变情况，包括标本大小（肿瘤组织、切除肠管以及系膜组织）、肿瘤浸润深度和患者的体重指数（body mass index，BMI），是把控适应证的基本要求。NOSES 是借助于腹腔镜或达芬奇机器人手术系统等操作平台进行开展的，因此 NOSES 的实施要满足腹腔镜或达芬奇机器人手术系统等手术方式的常规要求，除此之外，NOSES 还具有其特有的适应证及禁忌证。2019 年，中国 NOSES 联

表 1-2　结直肠 NOSES 术式及命名

术式简称	手术名称	取标本途径	肿瘤位置
CRC-NOSES Ⅰ式（A、B、C、D、E、F、G法）	腹部无辅助切口经肛门取标本的腹腔镜下低位直肠前切除术（癌根治术）	直肠	低位直肠
CRC-NOSES Ⅱ式（A、B法）	腹部无辅助切口经直肠拉出切除标本的腹腔镜下中位直肠前切除术（癌根治术）	直肠	中位直肠
CRC-NOSES Ⅲ式（A、B法）	腹部无辅助切口经阴道拉出切除标本的腹腔镜下中位直肠前切除术（癌根治术）	阴道	中位直肠
CRC-NOSES Ⅳ式	腹部无辅助切口经直肠拖出标本的腹腔镜下高位直肠前切除术（癌根治术）	直肠	高位直肠/乙状结肠远端
CRC-NOSES Ⅴ式	腹部无辅助切口经阴道拖出标本的腹腔镜下高位直肠前切除术（癌根治术）	阴道	高位直肠/乙状结肠远端
CRC-NOSES Ⅵ式（A、B法）	腹部无辅助切口经肛门拖出标本的腹腔镜下左半结肠切除术（癌根治术）	直肠	左半结肠/乙状结肠近端
CRC-NOSES Ⅶ式	腹部无辅助切口经阴道拖出标本的腹腔镜下左半结肠切除术（癌根治术）	阴道	左半结肠/乙状结肠近端
CRC-NOSES Ⅷ式（A、B、C法）	腹部无辅助切口经自然腔道拖出标本的腹腔镜下右半结肠切除术（癌根治术）	阴道/直肠	右半结肠
CRC-NOSES Ⅸ式	腹部无辅助切口经肛门拖出标本的腹腔镜下全结肠切除术（癌根治术）	直肠	全结肠
CRC-NOSES Ⅹ式	腹部无辅助切口经阴道拖出标本的腹腔镜下全结肠切除术（癌根治术）	阴道	全结肠

盟、中国医师协会结直肠肿瘤专业委员会 NOSES 专委会修订并发布《结直肠肿瘤经自然腔道取标本手术专家共识（2019 版）》，在 2017 版的基础上，其对 NOSES 的适应证进行了进一步拓展，并对禁忌证做了进一步细化。其适应证主要包括：肿瘤浸润深度以 $T_2 \sim T_3$ 为宜，经肛门取标本要求标本最大径 <5cm 为宜，经阴道取标本要求标本最大径 5～7cm 为宜。良性肿瘤及 Tis、T_1 期肿瘤病灶较大、无法经肛门切除或局部切除失败者，也是 NOSES 的合理适应证。NOSES 的相对禁忌证包括肿瘤病灶较大、肠系膜肥厚、患者过度肥胖（BMI≥30kg/m^2）。此外，对于合并肛周疾病或肛门狭窄者不建议开展经直肠 NOSES，对于合并妇科急性感染、阴道畸形或未婚未育以及已婚计划再育的女性，不建议开展经阴道 NOSES。上述适应证及禁忌证并非绝对，例如肥胖患者，其肠系膜肥厚，取标本难度较大，因此对于 BMI≥30kg/m^2 的肥胖患者，不建议常规开展 NOSES，但临床上也不乏 BMI≥30kg/m^2 但肠系膜却很薄的患者。因此在临床工作中，还需结合患者的实际情况，根据患者肠系膜肥厚程度、自然腔道解剖结构等情况进行综合评定，适当扩大或者缩小手术的适用人群。

除常规 NOSES 外，对于一些特殊病例，包括局部晚期结直肠癌、多原发癌、开展联合脏器切除或多脏器切除术的病例等，临床中也有部分患者选择通过 NOSES 进行治疗，对于这些特殊病例，由于缺少循证医学证据支持，《结直肠肿瘤经自然腔道取标本手术专家共识（2019 版）》不建议推广，但对于有一定手术经验的团队而言，可以根据情况在合理选择及充分评估的基础上，进行选择性开展，但手术应以安全、根治为原则，必须严格把握无瘤、无菌操作原则，对于术中判定肿瘤较大，取标本确实有困难者，不建议强行尝试 NOSES，切忌为了 NOSES 而 NOSES，以免造成不必要的医源性损伤。

（二）NOSES 不同术式的适应证及禁忌证

结直肠 NOSES 术式被整体划分为 NOSES Ⅰ～Ⅹ十种，其中 NOSES Ⅰ式又被细分为 A～G 七种操作方法，NOSES Ⅱ式、Ⅲ式及Ⅵ式又分别被细分为 A 法和 B 法，NOSES Ⅷ式被细分为 A、B、C 三种方法，因此按照细分，NOSES 操作方法共 21 种，每种操作方式又具有其各自独立的适应证及禁忌证，具体详见表 1-3。

表 1-3　NOSES 不同术式的适应证及禁忌证

术式简称	适应证	禁忌证
CRC-NOSES Ⅰ式 A 法和 B 法	低位直肠癌或良性肿瘤；浸润溃疡型肿瘤，且侵犯肠管范围小于 1/2 周；隆起型肿瘤，肿瘤环周径小于 3cm；肿瘤下缘距齿状线 2～5cm 为宜	肿瘤侵犯肠管范围大于 1/2 周；肿瘤环周径大于 3cm；黏液腺癌或印戒细胞癌，且术中无法明确下切缘状况；过于肥胖者（BMI>35kg/m^2）
CRC-NOSES Ⅰ式 C 法（Parks 法）	低位直肠癌或良性肿瘤；肿瘤侵犯肠管范围大于 1/2 周，标本无法经肛门外翻取出者；隆起型肿瘤，肿瘤环周径小于 3cm；肿瘤下缘距齿状线 2～3cm 为宜	肿瘤局部浸润较严重者；肿瘤环周径大于 3cm，经肛门拖出困难者；黏液腺癌或印戒细胞癌，且术中无法明确下切缘状况；过于肥胖者（BMI>35kg/m^2）
CRC-NOSES Ⅰ式 D 法（ISR 法）	低位、超低位直肠癌；浸润溃疡型肿瘤，活动性良好；隆起型肿瘤，肿瘤厚度小于 2cm；肿瘤浸润深度分期为 T_1 或 T_2；病理类型为高中分化腺癌	肿瘤下缘位于齿状线至齿状线上 3cm 以内；肿瘤厚度大于 3cm；直肠癌侵犯深度达 T_3 分期；低分化或黏液腺癌，术中无法行快速冷冻病理确定下切缘状况者；过于肥胖者（BMI>35kg/m^2）
CRC-NOSES Ⅰ式 E 法（Bacon 法）	低位直肠癌或内镜下不能切除的良性肿瘤；肿瘤范围为半周至环周生长，以扁平型为宜；肿瘤未侵及内外括约肌；经局部切除后需要补充根治切除，但器械无法吻合断端的低位肿瘤患者	肿瘤体积过大，无法经肛门拉出者；乙状结肠及系膜长度无法满足经肛门拉出者；直肠系膜过于肥厚无法经肛门拉出者；过于肥胖者（BMI>35kg/m^2）；直肠阴道瘘，局部炎症较重者

续表

术式简称	适应证	禁忌证
CRC-NOSES I式 F法	肿瘤位于直肠中段或直肠下段;局限性肿瘤,肿瘤不侵出浆膜为宜;肿瘤环周径小于3cm;肿瘤下缘距齿状线3~5cm为宜	局部晚期肿瘤;肿瘤直径大于3cm;黏液腺癌或印戒细胞癌;过于肥胖者(BMI>35kg/m²)
CRC-NOSES I式 G法	低位直肠癌或良性肿瘤,肿瘤下缘距齿状线2cm以内为宜;肿瘤浸润深度以T_2分期以内为宜;隆起型肿瘤,肿瘤环周径小于3cm;肿瘤分化良好(中或高分化)	术前肛门失禁或肛门控便功能明显减退;腹腔严重粘连;心肺、肝肾功能差,不能耐受腹腔镜手术;乙状结肠及系膜长度无法达到经肛门拉出者;过于肥胖者(BMI>35kg/m²)
CRC-NOSES II式 A法和B法	中位直肠癌或良性肿瘤;肿瘤环周径小于3cm为宜;肿瘤不侵出浆膜为宜	肿瘤体积过大,无法经肛门拉出者;乙状结肠及系膜长度无法满足经肛门拉出者;直肠系膜过于肥厚无法经肛门拉出者;过于肥胖者(BMI>35kg/m²)
CRC-NOSES III式 A法和B法	女性,中位直肠癌或良性肿瘤,肿瘤环周径3~5cm;肿瘤不侵出浆膜为宜;乙状结肠及系膜长度适合拉出者	肿瘤体积过大,取出有困难者;乙状结肠及系膜长度无法经阴道拉出者;过于肥胖者(BMI>35kg/m²)
CRC-NOSES IV式	高位直肠、直肠乙状结肠交界处肿瘤或乙状结肠远端肿瘤;肿瘤环周径小于3cm为宜;肿瘤不侵出浆膜为宜	肿瘤过大,无法经直肠肛门拖出者;乙状结肠系膜过于肥厚,判定经肛拖出困难者;过于肥胖者(BMI>35kg/m²)
CRC-NOSES V式	高位直肠、直肠乙状结肠交界处肿瘤或乙状结肠远端肿瘤;肿瘤环周径为3~5cm;肿瘤未侵出浆膜为宜	肿瘤环周径大于5cm,经阴道取出困难者;肿瘤侵出浆膜;过于肥胖者(BMI>35kg/m²)
CRC-NOSES VI式 A法和B法	肿瘤位于降结肠和乙状结肠近端;肿瘤环周径小于3cm为宜;肿瘤未侵出浆膜为宜	肿瘤位于结肠左曲和横结肠近结肠左曲处;肿瘤环周径大于3cm;肿瘤侵出浆膜;过于肥胖者(BMI>35kg/m²)
CRC-NOSES VII式	降结肠、降结肠乙状结肠交界或乙状结肠近端肿瘤;肿瘤环周径小于5cm为宜;肿瘤未侵出浆膜为宜	肿瘤位于结肠左曲和横结肠左半部分;肿瘤环周径大于5cm者;肿瘤侵出浆膜;过于肥胖者(BMI>35kg/m²)
CRC-NOSES VIII式 A法	女性,右半结肠肿瘤;肿瘤环周径小于5cm为宜;肿瘤未侵出浆膜为宜	肿瘤环周径大于5cm;肿瘤侵犯周围组织器官;过于肥胖者(BMI>35kg/m²)
CRC-NOSES VIII式 B法	男性,右半结肠肿瘤;肿瘤环周径小于3cm为宜;肿瘤未侵出浆膜为宜	肿瘤环周径大于3cm;肿瘤侵犯周围组织器官;直肠中下段及肛门狭窄者;过于肥胖者(BMI>35kg/m²)
CRC-NOSES VIII式 C法	右半结肠肿瘤;肿瘤环周径不超过5cm;肿瘤未侵出浆膜为宜	肿瘤体积过大,取出有困难者;肿瘤侵出浆膜外并侵犯邻近器官和组织;过于肥胖者
CRC-NOSES IX式	家族性腺瘤性息肉病;林奇综合征相关结直肠癌;结肠多原发癌,且最大病灶环周径<3cm为宜;溃疡性结肠炎经内科治疗无效者;便秘等良性疾病需全结肠切除者	结肠多原发癌,且肿瘤最大病灶环周径大于3cm者;过于肥胖(BMI>35kg/m²)或系膜肥厚者;肿瘤侵出浆膜者
CRC-NOSES X式	结肠多发恶性肿瘤,最大环周径3~5cm者为最佳;家族性腺瘤性息肉病,经肛门取出困难者;林奇综合征相关结直肠癌;溃疡性结肠炎经内科治疗无效,局部肠段系膜肥厚,经肛门取出困难者;此术式适合切除全部大网膜的全结肠切除术	结直肠多原发癌,且肿瘤最大病灶环周径大于5cm者;过于肥胖(BMI>35kg/m²)或系膜肥厚者;肿瘤侵出浆膜者

三、NOSES 的优势

与开腹手术相比，越来越多的研究数据表明腹腔镜结直肠手术的近期疗效要优于传统开腹手术。尽管有许多优点，但常规腹腔镜手术仍然需要在腹壁进行辅助切口以完成标本取出，手术切口的存在会带来一系列并发症的风险，包括切口感染、切口脂肪液化、切口疝、粘连甚至肿瘤切口种植等，导致患者术后疼痛增加、住院时间延长、切口瘢痕形成等一系列问题的发生，进而使患者产生恐慌、焦虑、烦躁等不良的心理情绪，由此可见，手术切口绝不是一个可以被忽略的小问题，它是一种微创理念的直观体现。与开腹手术和常规腹腔镜手术相比，NOSES 最主要的优势在于其标本在腹腔内切除后经自然腔道取出，既充分发挥了腹腔镜技术的微创优势，又避免了进行腹部辅助切口，最大程度地保留腹壁功能，从而避免了腹部切口相关并发症的发生，能够使患者真正受益。目前，已有多项研究结果表明，与常规腹腔镜手术相比，NOSES 在患者术后下床活动时间、术后排气时间、术后住院时间、术后疼痛程度、总并发症发生率等方面更具优势，表现出了良好的微创效果，发挥了"微创中的微创"这一优势。同时，NOSES 也表现出良好的腹部美容效果，可满足患者，尤其是未婚的年轻女性或从事特殊职业者对于保持腹壁完整性的要求，这也避免了切口瘢痕给患者带来的长期不良心理暗示，减轻了患者术后心理负担。因此，NOSES 技术具有创伤小、恢复快、疼痛轻、腹壁美容效果好等优势，可以给患者带来幸福感，也能给医师带来成就感。

四、NOSES 的无菌及无瘤原则

对于 NOSES，无菌及无瘤原则是大家比较关注的问题，当然，不仅仅是 NOSES，常规开腹手术及腹腔镜手术同样面临着无菌及无瘤问题。对于 NOSES 而言，需要手术团队严格把握手术适应证及禁忌证、术前做好充分的肠道准备、术中掌握操作技巧、时刻保持无菌和无瘤观念，这是遵循无菌及无瘤原则的重要保障，具体操作细节表现在：围手术期抗菌药物的合理应用，术前进行充分的肠道及阴道准备，取标本前进行充分扩肛，经肛门注入稀释碘伏、生理盐水冲洗肠腔，腹腔内切开肠

管时助手密切配合操作吸引器，在腹腔内合理使用碘伏纱布条，通过无菌塑料保护套将抵钉座经肛门置入腹腔以及通过无菌塑料保护套从肛门取出标本，取标本过程中动作轻柔缓慢，避免暴力拉拽造成标本挤压及完整性的破坏，术后冲洗术区。这些操作可以在一定程度上降低腹腔感染、肿瘤细胞种植转移的风险，因此，充分做好上述准备，无菌及无瘤原则是能够得到保证的。此外，目前的一项多中心研究显示，NOSES 术后患者发生腹腔感染的比例仅为 0.8%，这一结果表明，结直肠肿瘤 NOSES 符合无菌操作原则。

五、展望

中国 NOSES 联盟和中国医师协会结直肠肿瘤专委会 NOSES 专委会两大学术组织极大地推动了 NOSES 技术在行业内的开展和普及，仅短短几年时间后，NOSES 就得到了国内学者的广泛认可，目前，越来越多的机构及人员掌握了这一技术，结直肠肿瘤 NOSES 的开展数量及研究报道数量也在与日俱增。《结直肠肿瘤经自然腔道取标本手术专家共识（2017）》和《结直肠肿瘤经自然腔道取标本手术专家共识（2019 版）》的相继发布为 NOSES 的标准化、规范化实施提供了理论依据，与此同时，国际 NOSES 联盟及国际《结直肠肿瘤经自然腔道取标本手术专家共识》的发布将进一步促进国内外的交流及合作，届时将会有更多的 NOSES 相关成果被发表，进而为 NOSES 在结直肠肿瘤治疗中的安全性和可行性提供更加真实客观的循证医学证据。未来，NOSES 将会有更大的发展潜力及发展空间，其理论体系将会得到进一步发展及完善，技术将会更加规范化并更具创新性，推广更加基层化，受益人群将更加广泛化。

（汤坚强 权继传）

━━━━ **参考文献** ━━━━

[1] 王锡山. 经自然腔道取标本手术学 [M]. 4 版. 北京：人民卫生出版社，2021.

[2] 中国 NOSES 联盟，中国医师协会结直肠肿瘤专业委员会 NOSES 专委会. 结直肠肿瘤经自然腔道取标本手术专家共识（2017）[J]. 中华结直肠疾病电子杂志，2017，6（4）：266-272.

[3] 中国 NOSES 联盟，中国医师协会结直肠肿瘤专业委

员会 NOSES 专委会. 结直肠肿瘤经自然腔道取标本
手术专家共识（2019 版）[J]. 中华结直肠疾病电子杂
志, 2019, 8（4）: 336-342.

[4] 中国医师协会结直肠肿瘤专业委员会. 腹部良性疾
病经自然腔道取标本手术中国专家共识 [J]. 中华结
直肠疾病电子杂志, 2021, 10（5）: 449-456.

[5] LI XW, WANG CY, ZHANG JJ, et al. Short-term effi-
cacy of transvaginal specimen extraction for right colon
cancer based on propensity score matching: a retrospec-
tive cohort study[J]. Int J Surg, 2019, 72: 102-108.

[6] ZHANG MG, HU XY, GUAN X, et al. Surgical out-
comes and sexual function after laparoscopic colon
cancer surgery with transvaginal versus conventional
specimen extraction: a retrospective propensity score
matched cohort study[J]. Int J Surg, 2022, 104: 106787.

[7] LI ZL, XIONG H, QIAO T, et al. Long-term oncologic
outcomes of natural orifce specimen extraction surgery
versus conventional laparoscopic-assisted resection
in the treatment of rectal cancer: a propensity-score
matching study[J]. BMC Surg, 2022, 22（1）: 286.

[8] PARK JS, CHOI GS, KIM HJ, et al. Natural orifice
specimen extraction versus conventional laparoscopi-
cally assisted right hemicolectomy[J]. Br J Surg, 2011,
98（5）: 710-715.

[9] DING Y, LI ZN, GAO HT, et al. Comparison of effi-
cacy between natural orifice specimen extraction with-
out abdominal incision and conventional laparoscopic
surgery in the treatment of sigmoid colon cancer and upper
rectal cancer[J]. J BUON, 2019, 24（5）: 1817-1823.

第八节 肠道疾病营养支持治疗热点问题及研究进展

肠管是人体吸收营养成分的重要器官，与机体的营养状态密切相关。由于消化、吸收功能受损，肠道疾病患者往往存在一定程度的营养不良。需要营养支持治疗的常见肠道疾病有：①肠道功能明显受损或吸收面积不足，无法通过肠道吸收、利用营养素或吸收率较低者，如肠梗阻、炎症性肠病急性发作期、短肠综合征急性反应期等；②肠道慢性营养丢失、进行性消耗，或存在创伤、应激等高代谢情况，日常饮食无法满足能量需求者，如肠管的慢性炎症疾病、肠瘘、肠管恶性肿瘤、肠道疾病围手术期等。

研究发现，60% 以上的克罗恩病患者，18%～62% 的溃疡性结肠炎患者以及 15.9% 的结肠癌患者均存在营养不良情况。营养不良在外科患者中尤为常见，手术应激和创伤会加速机体的分解代谢，因此患者的营养状况与其预后息息相关。营养不良或存在营养不良风险的患者在择期结直肠手术后 30d 内再入院的可能性是营养状况较好患者的 2 倍。一项前瞻性、多中心研究对接受择期大型腹部手术的原发性胃肠道恶性肿瘤的成年患者进行筛查，结果显示，入院时不存在营养不良风险的患者中，约 21% 在出院时发现中度/重度营养不良风险。同时，尽管在住院治疗期间为约 48% 的患者提供了营养支持，但依然有 14% 的患者在出院时仍处于营养不良的高风险状态。这提示了外科患者在住院期间虽然疾病和症状得到控制，但营养补充仍可能存在一定欠缺。充分且及时的围手术期营养支持可以减少术后并发症的发生，缩短患者住院时间和重症监护时间，提高康复率等，是疾病治疗过程中的重要措施之一。由此，本章节重点围绕围手术期的营养支持与相关研究展开。

一、术前营养筛查与评估

（一）营养风险筛查与评估工具

1. 营养风险筛查 常规推荐将营养风险筛查 2002（nutritional risk screening 2002，NRS2002）作为成年住院患者的营养风险筛查工具。筛查项目包括：营养状态评分、疾病严重程度评分及年龄评分。三项评分汇总后总分若≥3 分，则提示存在营养风险，需进一步评估患者营养状况。欧洲肠外和肠内营养学会（European Society for Paren-teral and Enteral Nutrition，ESPEN）提出，若患者满足以下任意一条标准，即提示存在重度营养风险，建议在术前接受 7～10d 的营养支持。

（1）6 个月内体重下降 10%～15%。

（2）BMI < 18.5kg/m^2。

（3）主观全面评定（subjective global assess-ment，SGA）评分为 C 级或 NRS2002 评分 > 5 分。

（4）血清白蛋白 < 30g/L（需排除肝肾功能异常情况）。

2. 营养状况评估 营养状况评估工具是评判营养不良最重要的手段，其数量众多，目前临床上常用的营养评估工具有以下几种：主观全面评定（subjective global assessment，SGA）、患者参与的主观全面评定（patient-generated subjective global assessment，PG-SGA）、微型营养评定（mini-nutritional assessment，MNA）、营养风险指数（nutritional risk index，NRI）以及全球营养领导层倡议营养不良诊断标准共识（global leadership initiative on malnutrition，GLIM），见表1-4。目前，用于评价营养状况的最佳指标或工具尚存在一定争议，可采用联合评估的方式对患者进行营养状况评估。

（二）肌少症的评估与研究进展

肌少症（sarcopenia），又称肌肉减少症，是一类与年龄相关的表现为肌肉量减少、肌力下降和/或躯体功能减退的综合征。ESPEN指出，导致肌少症发生的因素很多，常与年龄增长、疾病、活动量减少（如长期卧床导致的肌肉失用性萎缩）或营养不足（如蛋白质缺乏）相关。迄今为止，肌少症的诊断标准尚未统一。多项研究显示，肌少症可能会增加消化道肿瘤患者术后并发症的发生，严重影响其生存率。接受消化道肿瘤手术的老年患者中，肌少症的患病率高于一般人群，为11.1%～76%。同时，被肥胖掩盖的肌肉减少在手术患者中可能被低估和忽视。如何尽早发现围手术期患者的肌肉减少，对预计可能存在治疗结果不佳的患者进行积极干预，并进行术前干预以减轻肌少症，值得进一步研究（表1-5）。

二、围手术期肠内营养支持

（一）围手术期肠内营养的重要性

肠内营养（enteral nutrition，EN）指通过消化道途径为人体提供氨基酸、脂肪、碳水化合物、微量元素等营养素，根据给予方式的不同，分为经口和管饲。营养不良和喂养不足均是术后并发症的危险因素。早期EN对任何存在营养风险的手术患者均尤其重要，多项RCT研究显示，下消化道手术后24h内给予EN，可缩短患者住院时间，减少术后并发症的发生。ESPEN和加速康复外科（ERAS）协会均建议将营养治疗整合至肠道疾病患者围手术期的整体管理中，避免术前长时间禁食，术后尽早恢复经口喂养，如果出现明显的营养风险，应立即开始营养治疗。

（二）围手术期肠内营养支持的要点

1. 术前，若患者无法通过日常饮食满足能量需求，无论营养状况如何，均应鼓励患者尝试口服营养补充（oral nutrition supplements，ONS）。

2. 术前被评估为营养不良的肿瘤患者，以及拟行腹部大手术的高风险患者（如存在肌少症的老年患者），均应考虑ONS。

表 1-4　常用营养评估工具

量表名称	特征介绍	评分标准
SGA	可广泛用于不同疾病、不同年龄的门诊和住院患者，但无法对轻度和急性营养不良的患者进行评估	A. 营养良好（5项及以上为A选项） B. 轻至中度营养不良（5项及以上为B选项） C. 重度营养不良（5项及以上为C选项）
PG-SGA	肿瘤患者特异性营养状况评估工具，也可应用于其他疾病患者。但评估相对复杂，需对操作人员进行培训	A. 营养良好（0～1分） B. 中度或可疑营养不良（2～8分） C. 严重营养不良（≥9分）
MNA	专门为老年人群开发的营养筛查与评估工具，可有效用于社区、养老院及亚急性疾病老年患者	营养状况良好（≥24分） 潜在营养不良或营养不良风险（17～23.5分） 存在营养不良（<17分）
NRI	适用于所有年龄的住院患者，可用于预测术后营养相关并发症。但需收集目前和既往体重数值，同时，患者的水肿、应激情况可能对结果存在一定影响	营养状况良好（>100分） 轻度营养不良（97.5～100分） 中度营养不良（83.5～97.4分） 重度营养不良（<83.5分）
GLIM	通用型营养评估工具，可诊断出更大比例的营养不良，但其中部分需借助仪器的身体成分测量方法并不适用于所有机构	符合1个表型标准和1个病因标准及以上为营养不良；并根据表型标准情况再细分为1期/中度营养不良和2期/重度营养不良

表 1-5 肌少症常用诊断参数

诊断标准	EWGSOP 2018	AWGS 2019
肌肉量	ASM: 男性<20kg, 女性<15kg ASM/ 身高^2: 男性<7.0kg/m^2, 女性<6.0kg/m^2	小腿围: 男性<34cm, 女性<33cm ASM/ 身高^2: DXA 测量　男性<7.0kg/m^2, 女性<5.4kg/m^2 BIA 测量　男性<7.0kg/m^2, 女性<5.7kg/m^2
肌力	握力: 男性<27kg, 女性<16kg 5 次起坐试验: >15s	握力: 男性<28kg, 女性<18kg
躯体功能	步速: ≤0.8m/s, TUG: ≥20s SPPB: ≤8 分, 400m 步行试验: ≥6min	步速: ≤1.0m/s, 5 次起坐试验: ≥12s SPPB: ≤9 分

EWGSOP: 欧洲老年人肌少症工作组; AWGS: 亚洲肌少症工作组; ASM: 四肢骨骼肌量; DXA: 双能 X 线吸收法; BIA: 生物电阻抗分析; TUG: 起立 - 行走计时测试; SPPB: 简易体能状况量表。

3. 患者持续经口摄入不足(小于能量需求 50%)>7d, 或预期患者不能经口进食超过 5d, 应启动营养支持; 同时, 视患者病情, 首选 ONS 或 EN。

4. 无法自主进食的高风险患者, 应在术后 24h 内开始 EN 支持, 途径首选鼻胃管或鼻肠管, 若预计喂养时间>4 周, 建议使用胃 / 空肠造瘘置管。

5. EN 起始时, 应从小剂量(如 10～20ml/h)开始尝试, 根据患者胃肠道耐受情况缓慢加量, 在 5～7d 后达到目标摄入量。

(三)围手术期肠内营养的研究进展

1. 肠内营养制剂的选择　对于消化功能基本正常的患者, 建议常规使用整蛋白均衡型 EN 制剂, 可满足一般人群的营养需求。对于消化功能受损或吸收功能障碍(如炎症性肠病、短肠综合征、放射性肠炎等)的患者, 可选择氨基酸 / 短肽型制剂。ESPEN 提出, 对于短肠综合征或吸收不良患者, 使用含多肽和中链甘油三酯(medium-chain triglyceride, MCT)的配方可促进吸收。一项 RCT 研究指出, 在危重患者中(包括术后患者), 使用短肽型配方制剂相较于标准配方制剂, 发生不良胃肠道反应事件相对较少。含 / 不含膳食纤维的均衡型营养制剂均可用于结肠切除术后患者早期口服营养补充, 膳食纤维是否在早期营养支持中具有优势仍需更多证据支持。

2. 免疫营养在肠内营养中的应用　多项研究表明, 添加精氨酸、ω-3 脂肪酸、谷氨酰胺等的免疫增强型配方对消化道肿瘤患者有益。免疫营养素可以调节患者的炎症和氧化应激反应, 改善细胞免疫功能。动物实验显示, 在放疗前后给予

大鼠富含谷氨酰胺的 EN, 可显著减轻肠道损伤情况。根据现有研究暂不能确定补充免疫营养的最佳时机, 一般建议如病情允许, 在术前即给予免疫营养。有荟萃分析提出, 无论是经口补充还是管饲营养, 术前给予免疫营养 5d 以上, 均有显著减少术后感染并发症的发生和缩短患者住院时间的效果。

3. 肠内营养并发症的防治　腹泻是 EN 支持中常见的并发症之一。腹泻的发病机制涉及多种因素, 肠道菌群紊乱是其中非常重要的因素。添加膳食纤维或益生菌可以维持肠道微生态平衡, 从而减少与 EN 相关腹泻的发生。有前瞻性随机对照试验提出, 使用含膳食纤维和益生菌的 EN 配方可降低胃肠道肿瘤患者术后的腹泻发生率, 促进其术后恢复。果胶可以增加营养液的黏稠度, 延缓胃肠道排空速度。多项研究显示, 将果胶应用于重症 / 非重症患者, 均可有效降低 EN 不耐受和腹泻的发生率, 但具体的有效剂量有待进一步研究。

4. 肠内营养与肠黏膜屏障　EN 对于维持胃肠功能(如屏障、免疫和吸收功能)至关重要。当肠黏膜屏障的完整性受损时, 可能会出现肠道通透性增加, 后者在一定程度上可以反映肠黏膜屏障功能。有随机试验指出, 患者在经历腹部手术应激后肠道通透性增加, 相较于肠外营养, 给予 EN 可有效改善肠黏膜的完整性。

三、围手术期肠外营养支持

(一)围手术期肠外营养的重要性

肠外营养(parenteral nutrition, PN)指通过静

脉途径为患者提供碳水化合物、脂肪、蛋白质、微量元素等营养物质，以预防或纠正营养不良，维持自身组织、器官和免疫功能，加速患者康复的营养支持方式。可分为：①完全肠外营养（total parenteral nutrition，TPN）是指患者所需全部营养从肠外途径供给；②补充性肠外营养（supplemental parenteral nutrition，SPN）是指 EN 或 ONS 不足以满足患者能量需求时，部分营养由 PN 补充的混合营养支持治疗方式。根据肠外途径的不同又可分为经外周静脉途径和经中心静脉途径。

（二）围手术期肠外营养支持要点

1. 当肠道功能无法利用时，如完全肠梗阻、肠缺血、严重肠出血、高输出量瘘管、严重休克等，应选择 PN。对于小肠移植术后早期肠功能未恢复、器官移植术后出现严重排异等情况，按需给予患者 TPN 支持。

2. 若经口、ONS 或 EN 均不能满足 60% 的目标能量及蛋白质需求超过 7d 时，应结合 SPN。

3. 为避免严重营养不良患者出现再喂养综合征，应逐步增加 PN，同时密切监测实验室指标。

4. 如预期 PN 持续时间≥7d，建议使用中心静脉导管；对于长期 PN 而言，合适的装置是输液港（port）、Broviac 导管或 Hickman 导管。

5. 无法进食、进水或术前禁饮的患者可静脉滴注含 200g 葡萄糖的溶液[5mg/（kg·min）]；当患者血糖水平 >180mg/dl 时，应减少 PN 中基本葡萄糖的热量。

（三）肠外营养制剂

1. 应首选全合一（all-in-one，AIO），而非多瓶输注。

2. 对于需长期 TPN 支持的患者，应给予足量微量营养素。

3. 需长期 TPN 支持的患者可通过补充谷氨酰胺获益；对于有严重肝功能不全或肾衰竭的患者以及血流动力学不稳定的休克患者等，PN 不推荐添加谷氨酰胺。

4. 在 PN 中添加 ω-3 多不饱和脂肪酸（polyunsaturated fatty acid，PUFA）可改善外科重症患者的临床结局。

（四）围手术期肠外营养的研究进展

1. 肠外营养的介入时机　重度营养不良患者或中等程度营养不良而需要接受大手术的患者，尤其是重大且复杂的手术后可能出现严重应激状态的危重患者，往往不能耐受长时间营养缺乏。有严重营养风险的患者应在大手术前接受 7～14d 的营养治疗，包括恶性肿瘤手术在内的手术均需要推迟。加拿大肿瘤协会的研究结果显示，非急症的结肠肿瘤患者在确诊后推迟 3～6 周进行手术，不会对手术病死率、疾病特异性生存率或总体生存率产生负面影响。ONS/EN 无法提供机体对能量及蛋白质的目标需要量时，仍需要补充或联合应用 PN。美国胃肠病学会（American College of Gastroenterology，ACG）指南指出，PN 适应证的住院患者在入院第 1 周应用低能量 PN 能够获益；第 2 周的首日，如患者处于更稳定的状态，PN 即可调整至 100% 能量和蛋白质目标需要量。ESPEN 建议，随着患者的 EN 耐受性增加，PN 需要量降低，两者间的转换需谨慎进行，以防止过度喂养的发生。当 EN 提供的能量和蛋白质 >60% 目标需要量时即可停用 PN。

2. 围手术期肠外营养的应用　在接受重大胃肠手术前患有严重营养不良（体重减轻 >15%）的患者中，术前 PN 持续 7～14d 的益处较为明显。一项 Cochrane 研究显示，给予胃肠手术患者术前 PN 可使并发症发生率从 45% 降低至 28%。但目前没有质量较高的对照研究比较 PN 持续时间的长短对术后并发症改善的影响。在大肠癌患者中应用 PN 可以改善其营养状况，使用外周中心静脉导管（peripherally inserted central venous catheter，PICC）相比中心静脉导管（central venous catheter，CVC）不良反应更少，患者耐受度更高。吻合口瘘是目前结直肠手术可能出现的并发症之一。使用无需肠道运作的 TPN 可能是接受高风险左侧结直肠吻合术患者的可行选择，也可能是预防性回肠造口术的替代方案，但仍需要进一步、更广泛的研究和评估。

3. 肠外营养制剂的选择　除糖尿病患者外，术前碳水化合物负荷能有效减轻患者的术后胰岛素抵抗和蛋白质分解，减少患者术前不适感，缩短腹部手术患者住院时间，有利于患者康复。研究显示，在术前（16～20h）根据患者体重进行静脉滴注 1.5～2g/kg 葡萄糖和 1g/kg 氨基酸，对术后应激适应存在积极影响。*Nature* 杂志发表的研究发现，接受含有半胱氨酸的 PN 制剂的胃肠道肿瘤患者相较于未添加半胱氨酸者的总生存期更短。控制 PN 制剂中半胱氨酸含量可以提高结直肠癌患者的存活率。一项荟萃分析显示，通过 PN 进行免疫营养可以增强择期手术的结直肠癌患者的免疫功能，并改善其实验室指标及临床结局。一项随机开放试验表明，在结直肠癌手术患者围手术期的 PN 制剂中添加一种以橄榄油为脂肪乳剂基础的营养制剂可减少术后并发症的发生。

对于 PN 制剂的输液袋形式，两项 RCT 研究结果显示使用全合一的成本效益优于早期传统的多瓶输注。美国数据库的回顾性分析显示，使用全合一的患者的感染率明显低于多瓶输注者。

4. 免疫营养在肠外营养中的应用 相关 RCT 研究结果表明在大型腹部手术患者围手术期的 PN 中添加谷氨酰胺能明显改善其氮平衡、减少住院天数、降低危重患者的病死率和住院费用，但该治疗需要持续 10d 或 2 周以上，应用于普通患者或短期使用意义不大。在一项纳入了 60 例结肠切除患者的 RCT 研究结果显示，术前 24h 和术后 1h 输注谷氨酰胺 $[0.5g/(kg\cdot d)]$ 被证明对患者的术中和术后葡萄糖 - 胰岛素稳态以及结肠切除术后第一次排便时间缩短所体现的肠功能恢复有显著益处。但也有临床研究及荟萃分析结果显示，PN 制剂中添加谷氨酰胺可促成外科患者术后正氮平衡并缩短其住院时间，而对并发症发生率、感染率以及生存率无明显影响。根据现有的数据可知，使用谷氨酰胺在标准剂量下是安全的，而推荐 PN 患者大剂量补充可能是不合理的。在围手术期的 PN 中补充 ω-3PUFA 能阻断过度炎症反应，显著降低全身炎症反应综合征的发生率，提高重症患者生存率，明显改善手术患者的临床结局。一项包括 13 项 RCT 研究的荟萃分析显示，在手术患者的 PN 中补充 ω-3PUFA，在术后感染率和住院时间方面具有显著优势。而在择期手术前 72h 短期输注 ω-3PUFA 的潜在益处需要得到进一步阐明。

（宋章法）

参考文献

[1] DURÁN POVEDA M，SUÁREZ-DE-LA-RICA A，CANCER MINCHOT E，et al. The prevalence and impact of nutritional risk and malnutrition in gastrointestinal surgical oncology patients：a prospective，observational，multicenter，and exploratory study[J]. Nutrients，2023，15（14）：3283.

[2] WEIMANN A，BRAGA M，CARLI F，et al. ESPEN practical guideline：clinical nutrition in surgery[J]. Clin Nutr，2021，40（7）：4745-4761.

[3] LJUNGQVIST O，DE BOER HD，BALFOUR A，et al. Opportunities and challenges for the next phase of enhanced recovery after surgery：a review[J]. JAMA Surg，2021，156（8）：775-784.

[4] CRUZ-JENTOFT AJ，BAHAT G，BAUER J，et al. Sarcopenia：revised European consensus on definition and diagnosis[J]. Age Ageing，2019，48（1）：16-31.

[5] CHEN LK，WOO J，ASSANTACHAI P，et al. Asian Working Group for Sarcopenia：2019 consensus update on sarcopenia diagnosis and treatment[J]. J Am Med Dir Assoc，2020，21（3）：300-307.

[6] 中华医学会肠外肠内营养学分会. 成人围手术期营养支持指南 [J]. 中华外科杂志，2023，103（13）：946-974.

[7] KRYZAUSKAS M，JAKUBAUSKAS M，GENDVILAITE N，et al.Bowel rest with total parenteral nutrition as an alternative to diverting ileostomy in high-risk colorectal anastomosis：a pilot study[J]. Medicina，2022，58（4）：510.

[8] WU J，YEUNG SJ，LIU S，et al. Cyst（e）ine in nutrition formulation promotes colon cancer growth and chemoresistance by activating mTORC1 and scavenging ROS[J]. Signal Transduction and Targeted Therapy，2021，6（1）：188.

[9] SÁNCHEZ-GUILLÉN L，SORIANO-IRIGARAY L，LÓPEZ-RODRÍGUEZ-ARIAS F，et al. Effect of early peripheral parenteral nutrition support in an enhanced recovery program for colorectal cancer surgery：a randomized open trial[J]. J Clin Med，2021，10（16）：3647.

第九节　肠道菌群治疗在结直肠肛门外科中应用的研究进展与思考

人体肠道中定植着数量巨大的微生物，肠道微生物与宿主的相互作用形成了稳定的微环境，对维持机体的正常生理功能具有重要意义。因此，肠道菌群对人体有着非常重要的作用，它被视为人体又一"隐藏的器官",携带着人体的"第二基因"。人体肠道内有 1 000～1 150 种、约 100 万亿个细菌,是人体细胞数量的 10 倍,每个人肠道内至少有 160 种优势菌群。在健康人体的胃肠道细菌中,拟杆菌门和厚壁菌门的细菌占比多于 90%,其中包括拟杆菌属、普氏菌属、卟啉单胞菌属、梭状芽孢杆菌、柔嫩梭菌属、真杆菌属、瘤胃球菌属和乳杆菌属等。其他丰度较低的门类有放线菌门(双歧杆菌属和产气柯林斯菌属)、变形菌门(肠杆菌科细菌、幽门螺杆菌、华德萨特菌)、疣微菌门和产甲烷古菌等。这些菌群在肠道空间中相互作用,对人类健康产生了巨大影响,其中有积极的作用,同时又伴随着潜在的威胁。肠道微生物与机体之间的平衡一旦被打破,菌群就会通过能量吸收、内毒素血症、短链脂肪酸吸收、胆碱代谢、胆汁酸代谢和脑肠轴等多种途径影响宿主的健康。新一代基因测序技术的发展以及强大的生物信息学分析工具的开发为研究人体肠道菌群的组成和结构提供了新的思路。研究者们进一步发现了结直肠肛门病患者的肠道菌群组成和健康人群之间存在差异,患者体内的微生物与健康个体有很大不同。因此,微生物组的变化可作为早期检测结直肠肛门病的生物标志物。另一方面,肠道菌群可能是未来对抗结直肠肛门疾病的有力武器。

一、肠道菌群治疗结直肠癌的研究进展

结直肠癌是最常见的消化道恶性肿瘤之一。目前在全球范围内,结直肠癌的发病率居常见恶性肿瘤的第 3 位,病死率位居第 2 位。随着高通量测序技术的进步,宏基因组学和代谢组学研究领域得以迅速发展,被誉为人类"第二基因组"的肠道菌群也逐渐成为研究热点。人体肠道内存在大量的微生物,正常生理状态下,肠道微生物将有助于肠道对食物的消化吸收,抵抗病原体入侵和调节肠黏膜上皮细胞的增殖;但肠道菌群失调会影响肠道内部微环境和肠道细胞功能,并且与结直肠癌的发病及疾病进展密切相关。多项临床研究表明,结直肠癌患者和健康人群的肠道菌群的种类和数量均有显著差异。肠道菌群的改变不仅与结直肠癌的发生有关,而且肠道菌群失调程度越高,结直肠癌疾病进展程度也越高。目前

报道有上百种肠道菌群在结直肠癌患者中发生变化,已确认与结直肠癌发病相关的菌群约有数十种,包括幽门螺杆菌、具核梭形杆菌、粪肠球菌以及大肠杆菌等。有研究发现,结直肠癌患者体内有更多的肠球菌、链球菌、埃希菌和克雷伯菌,同时罗氏菌和产丁酸盐细菌则显著减少;另有研究发现,结直肠癌患者肠道内,脆弱拟杆菌、具核梭形杆菌等 7 种细菌显著增多,而微杆菌和芽孢杆菌则显著减少。此外,结直肠癌患者的肿瘤组织与邻近正常组织之间,以及不同位置肿瘤之间也存在菌群差异。有研究发现,结直肠癌肿瘤组织与邻近正常组织之间有 7 种菌科或菌属(梭形杆菌、粪杆菌属、阿克曼氏菌属、胃瘤球菌属、紫单胞菌属、链球菌属、疣微菌科)的微生物数量存在显著差异;结直肠癌近端结肠和远端结肠肿瘤之间有 5 个微生物属(拟杆菌属、梭形杆菌、粪杆菌属、副拟杆菌属和胃瘤球菌属)的微生物数量存在显著差异。越来越多的证据显示,肠道菌群失调在结直肠癌的发生、发展中具有重要作用,因此,探索肠道微生态失调与结直肠癌的相关性对结直肠癌的诊治和预防具有重要意义。肠道菌群的改变除了对结直肠癌的发生、发展有促进或抑制的作用外,还能影响肿瘤患者对治疗药物的敏感性。

(一)肠道菌群参与结直肠癌发病机制

1. 慢性炎症反应　有研究表明,持续性炎症反应是结直肠癌发生与发展不可或缺的前提。虽然目前慢性炎症反应致癌的具体分子机制还不清楚,但一般认为炎症反应主要通过在局部释放过量的细胞因子,形成局部免疫抑制,这就使得肿瘤细胞可以逃脱免疫系统的监视。肠道菌群失调导致肠黏膜屏障受到破坏,细菌及细菌产生的内毒素进入肠黏膜,引发肠道慢性炎症反应;慢性炎症反应加重了细胞损伤,使发炎的肠黏膜向低度不典型增生和重度不典型增生逐步发展,最终导致结直肠癌的发生。此外,炎症反应本身也会引起肠上皮细胞分泌大量细胞因子、趋化因子和自由基,改变肠道微环境,激活多种肿瘤信号通路,进而促进结直肠癌的发生。

2. 肠上皮细胞 DNA 损伤　DNA 是人体生命活动最重要的遗传物质,其分子结构完整性和稳定性的保持对于细胞的存活和正常生理活动的

进行具有重要意义。细胞对 DNA 损伤的异常反应将导致肿瘤的发生。肠道细菌产生的活性氧、毒性蛋白或其他代谢产物可以诱导 DNA 损伤。有研究发现，粪肠球菌可以通过产生大量的活性氧而引发肠上皮细胞 DNA 损伤和基因突变，其具体分子机制是粪肠球菌通过诱导肠道巨噬细胞产生染色体断裂剂而介导 DNA 损伤。此外的多项研究也均表明，产肠毒素脆弱拟杆菌和大肠埃希菌均可以通过分泌毒素而诱导肠上皮细胞双链 DNA 断裂，进而促进结直肠癌的发展。

3. 肠道菌群代谢产物和细菌酶致癌　肠道菌群代谢产物和细菌酶在正常肠道微环境中帮助肠道消化食物和吸收营养物质，但一旦出现肠道菌群失调，致病菌增多，肠道菌群代谢产物和细菌酶就可能致癌。一方面，随着肠道致病菌的增多，其产生的毒性代谢产物亦大量增多，而大量的毒性物质可以直接损伤肠上皮细胞；另一方面，肠道菌群和肠上皮细胞产生异常代谢产物，如硫化氢、活性氧以及胆汁酸代谢物等多种致癌、致突变物质，这些异常致癌、致突变代谢产物可进一步促进结直肠癌的发展。

4. 免疫异常　人类的肠道细菌可构成一个巨大而复杂的生态系统，而免疫系统是身体抵抗外来病原体的一道至关重要的防线。近年来，越来越多的证据将机体的免疫系统与肠道菌群联系了起来，并且研究表明两者的影响是相互的。Donaldson 等研究发现，某些特定种类的肠道有益菌可利用免疫系统的作用在肠道中定植，免疫应答有助于这些有益菌的繁殖，从而提高了宿主肠道菌群的多样性。在正常的肠道微环境中，淋巴细胞、IgA 以及黏液覆盖到肠道上皮上而构成抵御细菌入侵的一道防线，而饮食改变或者其他因素引起的肠道菌群失调，会造成肠道免疫功能异常。Grivennikov 等研究发现，非致病菌或其产物渗入肿瘤基质，通过激活产生白细胞介素 -23（interleukin-23，IL-23）和白细胞介素 -17（interleukin-17，IL-17）的肿瘤相关骨髓和免疫细胞来驱动肿瘤引起的炎症反应，而持续的肿瘤炎症反应不仅会引起免疫抑制，而且会促进信号转导及转录激活因子 3（signal transducer and activator of transcription 3，STAT3）的活化，活化的 STAT3 可以通过促进血管内皮生长因子（vascular endothelial

growth factor，VEGF）信号通路的传导，影响肿瘤血管的形成，最终促进结直肠癌进展。这说明肠道菌群失调引起的免疫异常与炎症反应、黏膜屏障损害等共同作用促进结直肠癌进展。

（二）肠道菌群对结直肠癌的治疗作用

对肠道菌群参与结直肠癌发病模式及影响结直肠癌发病机制的研究，目的都是为了通过深入研究肠道菌群影响结直肠癌发病机制，从而充分了解肠道菌群在结直肠癌发生、发展中的作用，进一步将肠道菌群应用于辅助结直肠癌的诊断、治疗和预防。在不远的将来，一些新的检测方法，比如 16SrRNA 测序、宏基因组测序和宏代谢组测序技术等测序技术，将可能用于协助诊断早期结直肠癌或辅助判断结直肠癌的预后。但结直肠癌相关菌群的变化及其在结直肠癌筛查中的潜力仍有待进一步探索。此外，对于益生菌治疗和菌群移植等技术，已有较多的动物实验或临床试验研究，部分成果已开始应用于临床，菌群治疗可能成为继手术和放化疗之后，治疗结直肠癌的新的有效手段。肠道菌群与结直肠癌的发生、发展密切相关，并且随着测序技术的进步，肠道菌群与结直肠癌发病机制的相关研究逐渐形成了理论体系，但目前对肠道菌群在结直肠癌的筛查和临床诊治中的应用尚处于起步阶段，有待进一步探索。肠道菌群检测筛查手段的进步和推广应用，为未来降低结直肠癌的发病率和病死率奠定了基础。此外，益生菌治疗和菌群移植等技术对结直肠癌的预防和治疗具有重要的临床价值和广阔的应用前景，在未来很可能成为对抗结直肠癌的有力武器。

二、肠道菌群与结直肠术后并发症的研究进展

结直肠疾病患者受到疾病本身和术前各种治疗的影响，加之饮食结构和环境因素的作用，使其肠道菌群发生严重紊乱并产生许多耐药菌。围手术期麻醉和手术应激致胃肠动力障碍、预防性广谱抗生素和抑酸制剂的广泛应用均会加重肠道菌群紊乱而诱发术后严重的肠道感染性腹泻，如假膜性小肠结肠炎和致死性肠炎等，其临床特点表现为术后重度感染性腹泻，伴有高热及腹胀，病情进展迅速，如延误诊疗，患者可出现感染性

休克、吻合口瘘等严重并发症的发生率升高，甚至发生多器官功能衰竭而导致患者死亡。因此，必须对其加以重视并予以早期诊断和治疗。结直肠外科围手术期的多种干预对肠道菌群的构成和功能均会带来不同程度的影响，患者术后的恢复也离不开肠道微生态的重建，而肠道菌群失调的延续与多种术后并发症的发生也密切相关。虽然对于结直肠外科手术与肠道菌群改变的关系已有阐述，但其中的因果关系及作用机制尚不明确，仍需完善的临床队列研究及进一步的基础研究加以证实。尽管如此，针对围手术期患者的微生态治疗已初见成效。基于微生态疗法，维持术前肠道菌群稳态、减少关键病原微生物的定植、强化共生菌或益生菌的作用及加快术后肠道菌群的重建均可有效减少术后并发症的发生，促进患者术后恢复，从而提高结直肠外科手术的治疗效果。

三、肠道菌群与炎症性肠病的研究进展

炎症性肠病（inflammatory bowel disease，IBD）是一种病因不明确的特发性肠道炎症性疾病，包括溃疡性结肠炎（ulcerative colitis，UC）和克罗恩病（Crohn disease，CD）。目前，对于 IBD 病因和发病机制，肠道菌群学说近年来成为了被关注的焦点之一。最新的观点认为，宿主和肠道微生物之间的平衡被打破会触发遗传易感个体的免疫炎症反应。肠道菌群失调在 IBD 的发病及发展过程中起着重要的作用。临床研究发现，IBD 患者肠道菌群失调程度不同，而联合应用益生菌可以缓解这些患者的症状。虽然 IBD 的发病机制尚不清楚，但是大部分学者认为是宿主与肠道微生态之间的平衡被打破，从而触发了遗传易感宿主的异常免疫应答。IBD 患者肠道菌群 α 多样性降低，其中最明显的变化是厚壁菌门菌群减少和变形菌门菌群增多。研究发现，不同种族间 IBD 患者的肠道菌群存在着类似的变化，而疾病严重程度与亚型会影响菌群结构特征。轻型 CD 患者的肠道菌群变化以链球菌（streptococcus）增多为特点，轻型 UC 患者的肠道菌群中拟杆菌门菌群比例显著升高，而中度到重度 IBD 患者的肠道菌群中均有梭菌属（clostridia）菌群的减少和变形菌门菌群的显著富集，并且变形菌门菌群的

增多会使 IBD 的病程进展显著。治疗方面，基于益生菌、益生元和后生元的治疗策略被广泛应用于各种炎症性肠病中。罗伊乳杆菌可调节肠道菌群并减轻炎症反应，缓解结肠炎小鼠的病情。普氏粪杆菌和罗斯氏菌属细菌因能产生短链脂肪酸（SCFA）而被认为是可应用于临床治疗的下一代益生菌。作为一种益生元，菊粉能促进丁酸梭菌属细菌的增殖，抑制炎症反应，动物实验显示，给予 IBD 小鼠模型抗生素或将小鼠重置于无菌环境中均能显著缓解病情，从而证明肠道菌群在 UC 发病中起到了一定的作用。

四、肠道菌群治疗肠易激综合征的研究进展

肠易激综合征（irritable bowel syndrome，IBS）是一种腹泻与便秘交替出现，无明确形态学、组织学或生化代谢异常的肠道症状综合征。IBS 患者除了肠道不适与功能异常外，还常见有焦虑和抑郁的情绪症状。随着研究深入，多项研究发现肠道菌群失调在 IBS 的发生及发展中都起到了较为重要的作用。IBS 患者体内肠道菌群的具体变化以双歧杆菌、乳杆菌、肠杆菌、拟杆菌等的改变为主，且不同亚型 IBS 患者体内肠道菌群略有差异。因此，进一步了解肠道菌群变化，不仅能促进对治疗肠道菌群失调方法的研究，也为临床上治疗以及诊断 IBS 提供了新的思路。目前，研究者们已确定 IBS 症状与菌群间确实存在联系，IBS 症状与肠道菌群之间能相互作用、相互影响，但 IBS 症状与特定细菌种类之间的相关性尚不明确，其因果关系也仍存在争议。调节肠道菌群组成的确能够作为治疗 IBS 的有效手段。此外，使用益生菌补充剂和肠道不吸收的抗生素进行抗菌治疗也是比较有前景的治疗方式；同时，还可以通过益生元、粪菌移植、饮食调节等方式影响肠道菌群组成，进而缓解 IBS 症状。但针对不同患者实施个体化治疗方案，仍需要通过不断的临床试验和探索，以期找到治疗 IBS 患者的正确方法。

五、肠道菌群治疗肛瘘的研究进展

肛瘘为常见的肛周良性疾病之一，发病率高，临床症状多变。虽不是致命性疾病，但其复杂多样的症状严重影响了患者的社交、亲密关系

和工作生活。手术是治疗肛瘘的主要方法，但是复杂性肛瘘对于肛肠外科医师仍是一个巨大的挑战，治疗的过程中需要平衡肛瘘复发的风险与患者肛门括约肌的功能保护。肠道菌群在人体内的数量十分庞大，其通常处于一种动态平衡状态，与人体健康密不可分。肠道菌群与宿主是相辅相成、相互作用的共生关系。肠道菌群处于某种稳定状态可增强患者肠道免疫，加强营养物质代谢吸收，维持人体健康。目前，国内外尚未见原发性肛瘘和肠道微生物群的相关性研究。对于肛瘘的细菌学研究中，尚有大量无法证明其作用的细菌种类。而在持续性瘘管病例中，仅有对于细菌微生态的研究是不全面的，可能在今后的研究中要扩大检测的范围，将病毒、支原体等致病微生物也纳入研究范围。

六、肠道菌群与粪菌移植技术的研究进展

肠道微生物在人体健康中发挥着重要作用，人们逐渐认识到维持肠道菌群平衡的重要性，并认识到人体的生理代谢不仅受其自身基因的控制，同时也受到肠道微生物的调控。随着肠道基因组学、代谢组学、蛋白组学的不断发展，肠道菌群越来越受到重视。但人们对肠道菌群的认识刚起步，对于数量高达百亿的菌群在肠道内究竟发挥着什么作用，细菌之间的关系以及它们对人体的健康发挥着怎样的作用，均需要科学家进一步深入地研究和探索。逐步明确具体的微生物谱系与相关疾病的联系，确定导致各类疾病的特定菌群，最终可以通过检测肠道菌群的组成来确定个体是否患有某种疾病，这将是未来医学上的一个重大突破。近年来，医学领域重要的新技术——粪菌移植技术（fecal microbiota transplantation，FMT）逐步发展得成熟且健全，这种技术通过将健康人群粪便中的菌群（肠道菌群）转移到患者的体内，使得患者获得健康人群的肠道菌群来治疗相关的疾病，这种全新的采用肠道微生物直接治疗疾病的创新疗法逐渐被人们认同。粪菌移植技术是在肠道菌群与疾病间关系的相关研究理论基础上建立起来的全新疾病治疗技术，随着对肠道微生物中不同种属细菌在人体肠道中所发挥作用的深入研究，可以有针对性地选择相关菌种对特定疾病进行治疗，这是治疗特定疾病的一种方法，该方法将有广阔的发展空间。

七、总结

以结直肠癌为例，通过研究结直肠癌患者的肠道菌群组成可以为肿瘤筛查创造出新的检查手段，现已可利用结直肠癌患者与健康人群的肠道菌群差异作为结直肠癌筛查手段，而结合其他风险因素如年龄、种族和BMI，可以提高筛查的准确度。但作为一种新型无创结直肠癌诊断方法，肠道菌群分析对结直肠肿瘤的诊断还需要大样本、大数据的支持，而昂贵的费用也是其开展应用时需要克服的困难之一。虽然尚无充分证据证明肠道细菌导致了结直肠肿瘤的发生，但探索菌群与结直肠癌的相互作用有利于人们进一步了解癌症发生机制，以便于采取更好的防治措施，日后，人们也许可通过补充益生菌或粪菌移植技术等手段调节肠道菌群来预防甚至治疗结直肠肿瘤。目前，粪菌移植技术已被应用在复发性艰难梭菌感染、克罗恩病等的治疗上，益生菌在临床上的应用也日益广泛，它们在结直肠肿瘤中的应用可能是未来发展方向之一。部分细菌被发现与结直肠肿瘤关系密切，但其致癌作用只在动物实验中得到证实，临床上的证据仅限于这些细菌在结直肠癌患者肠道菌群中的检出阳性率或比例升高，并不能明确到底是这些细菌导致了肿瘤的发生还是肿瘤的发生导致肠道微环境的改变从而更有利于这些细菌的繁殖，来自人群的流行病学证据仍然十分有限，因此，要探明肠道菌群与结直肠肛门疾病之间的复杂关系还有很长一段路需要跋涉。

（丁 康）

参考文献

[1] 周锦屏，张蕊，刘亚妮，等. 肠道菌群与免疫抑制剂相互作用研究进展 [J]. 中国医院药学杂志，2020，40（22）：2377-2381.

[2] DE VOS WM，TILG H，VAN HUL M，et al. Gut microbiome and health：mechanistic insights[J]. Gut，2022，71（5）：1020-1032.

[3] LIU W，ZHANG R，SHU R，et al. Study of the relationship between microbiome and colorectal cancer susceptibility using 16SrRNA sequencing[J]. Biomed Res

Int, 2020, 2020: 7828392.

[4] COKER O O, WU W K K, WONG S H, et al. Altered gut archaea composition and interaction with bacteria are associated with colorectal cancer[J]. Gastroenterology, 2020, 159(4): 1459-1470.

[5] WIRBEL J, PYL PT, KARTAL E, et al. Meta-analysis of fecal metagenomes reveals global microbial signatures that are specific for colorectal cancer[J]. Nat Med, 2019, 25(4): 679-689.

[6] HOU X, ZHENG Z, WEI J, et al. Effects of gut microbiota on immune responses and immunotherapy in colorectal cancer[J]. Front Immunol, 2022, 13: 1030745.

[7] KIM M, VOGTMANN E, AHLQUIST DA, et al. Fecal metabolomic signatures in colorectal adenoma patients are associated with gut microbiota and early events of colorectal cancer pathogenesis[J]. mBio, 2020, 11(1): e03186-19.

[8] SHENG QS, HE KX, LI JJ, et al. Comparison of gut microbiome in human colorectal cancer in paired tumor and adjacent normal tissues[J]. Onco Targets Ther, 2020, 13: 635-646.

[9] ALLEN J, SEARS C L. Impact of the gut microbiome on the genome and epigenome of colon epithelial cells: contributions to colorectal cancer development[J]. Genome Med, 2019, 11(1): 11.

[10] SOBHANI I, BERGSTEN E, COUFFIN S, et al. Colorectal cancer-associated microbiota contributes to oncogenic epigenetic signatures[J]. Proc Natl Acad Sci U S A, 2019, 116(48): 24285-24295.

[11] PLEGUEZUELOS-MANZANO C, PUSCHHOF J, ROSENDAHL HUBER A, et al. Mutational signature in colorectal cancer caused by genotoxic pks(+)E. coli[J]. Nature, 2020, 580(7802): 269-273.

[12] LE GALL G, GUTTULA K, KELLINGRAY L, et al. Correction: metabolite quantification of faecal extracts from colorectal cancer patients and healthy controls[J]. Oncotarget, 2019, 10(17): 1660.

[13] DONALDSON GP, LADINSKY MS, YU KB, et al. Gut microbiota utilize immunoglobulin A for mucosal colonization[J]. Science, 2018, 360(6390): 795-800.

[14] MAK WY, ZHAO M, NG SC, et al. The epidemiology of inflammatory bowel disease: east meets west[J]. J Gastroenterol Hepatol, 2020, 35(3): 380-389.

[15] VAN DE GUCHTE M, MONDOT S, DORÉ J. Dynamic properties of the intestinal ecosystem call

for combination therapies, targeting inflammation and microbiota, in ulcerative colitis[J]. Gastroenterology, 2021, 161(6): 1969-1981.

[16] WANG G, HUANG S, CAI S, et al. Lactobacillus reuteri ameliorates intestinal inflammation and modulates gut microbiota and metabolic disorders in dextran sulfate sodium-induced colitis in mice[J]. Nutrients, 2020, 12(8): 2298.

[17] LIU S, ZHAO W, LAN P, et al. The microbiome in inflammatory bowel diseases: from pathogenesis to therapy[J]. Protein Cell, 2021, 12(5): 331-345.

[18] 周林妍, 李岩. 炎症性肠病与肠道微生态的研究进展[J]. 微生物学通报, 2020, 47(5): 1600-1606.

[19] FEROZ SH, AHMED A, MURALIDHARAN A, et al. Comparison of the efficacy of the various treatment modalities in the management of perianal Crohn's fistula: a review[J]. Cureus, 2020, 12(12): e11882.

[20] QIU JM, YANG GG, WANG D, et al. Detection and analysis of intestinal flora diversity in patients with complex anal fistula[J]. Zhonghua Wei Chang Wai Ke Za Zhi, 2022, 25(9): 792-797.

[21] IANIRO G, SEGAL JP, MULLISH BH, et al. Fecal microbiota transplantation in gastrointestinal and extraintestinal disorders[J]. Future Microbiol, 2020, 15: 1173-1183.

[22] MATSUOKA K. Fecal microbiota transplantation for ulcerative colitis[J]. Immunol Med, 2021, 44(1): 30-34.

第十节　开展加速康复外科对结直肠肛门外科的必要性和面临的挑战

加速康复外科(enhanced recovery after surgery, ERAS)又称快速康复外科或快通道外科(fast track surgery, FTS), 最早由丹麦的 Henrik Kehlet 教授于 1995 年提出。2007 年, 由中国人民解放军东部战区总医院黎介寿院士首先引入国内。ERAS 是指采用有循证医学证据的围手术期(术前、术中和术后)有效处理的一系列优化措施, 其核心是减少手术和麻醉对患者生理和心理造成的创伤应激, 减少并发症, 促进术后患者快速康复的新理念。早期, 许多外科医师难以接受该理念, 认为实施 ERAS 措施有一定的冒险性, 会导致并发症的发生和医疗风险的产生, 从而使 ERAS 理念的推广应用困难重重。但经过二十余年的临床实践，ERAS 在世界范围内得到了迅速推广，已经是继微创外科理念之后的另一学术热点和临床关注点，已在许多外科专业、麻醉、护理等领域得到了广泛应用并取得了令人满意的效果，尤其在结直肠肛门外科中的应用最为成功。患者在结直肠切除手术后 2～4d 达到出院标准后既而出院，已经不是遥不可及的目标。

ERAS 给患者带来的益处包括：减轻手术创伤及应激，减少术后并发症，促进患者快速康复，缩短患者住院时间，降低住院费用，提升医疗服务质量，节约医疗资源，促进医患关系和谐。此外，ERAS 对患者术后免疫功能的恢复有明显促进作用。但 ERAS 在外科（特别是结直肠肛门外科）的临床实践中仍然面临着诸多困难和挑战，仍有待进一步的完善、改进、充实，有待于深入地开展基础研究和临床研究。

一、加速康复外科在结直肠肛门外科中的应用

（一）建立一支结直肠肛门外科的 ERAS-MDT 队伍

ERAS 是一项系统性工程，是一个集成创新模式，需要多学科医务人员（包括外科医师、麻醉医师、疼痛管理医师、重症监护医师、心血管内科医师、呼吸科医师、康复治疗师、营养师、心理医师、护士等）协作，也需要医患之间的紧密配合，以及医院行政管理部门积极参与的优化整合措施，这支队伍即为基于多学科协作诊疗团队（MDT）参与的加速康复外科（enhanced recovery after surgery，ERAS），即 ERAS-MDT 队伍。其中，外科医师、麻醉医师、病房护士等是执行 ERAS 措施的主要参与者、是 ERAS-MDT 队伍中的核心成员，其接触患者的时间相对较多，与患者的关系较为密切。事实上，医务人员对 ERAS 认识程度不同，会导致开展 ERAS 工作的效果和程度也不一样。ERAS-MDT 队伍建设的理念与传统意义的 MDT 尚有不同，前者强调医 - 医、医 - 护、医 - 患三方面系统协作，围绕手术患者的快速康复而开展工作，而后者侧重于多学科的联合诊治。因此，在开展 ERAS 工作时，要高度重视 ERAS-MDT 队伍的建设，加强医务人员培训，要求相关学科的

医务人员积极学习并掌握 ERAS 理念和措施，规范 ERAS 临床操作流程，最终达到多学科良好协作、密切配合，达到医 - 医、医 - 护和医 - 患之间相互理解、相互配合，从而更好、更高效地开展 ERAS 工作，取得最佳临床康复效果。

（二）在结直肠肛门外科开展加速康复外科的常用围手术期措施

1. 术前 ERAS 措施 加强围手术期术前管理，改善患者各重要脏器的功能，提高患者的手术麻醉耐受性和安全性，同时也改进术前准备方法，减少不必要的医护操作和创伤，减少患者的创伤应激。

（1）术前宣教：术前宣教的目的是使患者及其家属能够充分了解 ERAS 知识，理解其安全性和有益性，积极配合医务人员并顺利实施 ERAS 的各项措施，以便取得良好的临床效果。术前对患者实施个体化宣教和患者自身积极配合是影响 ERAS 成功与否的关键因素。医务人员在术前可以通过视频录像、媒体报道、墙报宣传、ERAS 知识手册或讲座等多种宣教形式或方法，甚至是个体化的口头或书面形式向患者和家属详细讲解 ERAS 相关内容，这有助于促进患者及其家属理解并取得最佳的宣教效果。

（2）术前器官功能优化：目前，随着我国的经济水平提高和医疗卫生进步，人的寿命越来越长，老年人患外科疾病时往往伴随一种或多种基础疾病，通过术前器官功能优化，尽可能避免或减少不良生活习惯、控制基础疾病等合并症，减少这些因素对患者围手术期的影响，尽量防止术后并发症发生或降低其发生率，从而促进患者康复。如果没有并发症，手术患者就可以顺利康复并早期出院。因此，对患有心脏疾病、慢性阻塞性肺疾病、糖尿病、高血压、脑梗死及其他疾病的外科患者应进行全面仔细的病情评估及手术麻醉风险评估，并进行器官功能优化，如采取术前呼吸功能训练、血糖控制、降低血压等处理，并请相关疾病的专科医师会诊并协助处理，这些措施对减少术后并发症、促进患者康复有重要作用。

（3）术前肠道准备：富含细菌的结直肠粪便的污染是结直肠手术后感染的重要原因之一，肠腔积聚的大量粪便也会增加手术难度。传统肠道准备包括术前 8～12h 开始禁食，术前 4h 开始

禁饮；术前 2～3d 开始进食流质、口服肠道抗生素、泻药、术前 1d 及手术当天早晨清洁灌肠。多项 Meta 分析结果表明，机械性肠道准备对结直肠手术患者无益处，其会增加术后发生肠吻合口瘘的风险，而与手术部位感染及非感染性并发症的发生率无关。然而，近年来也有大宗病例的荟萃分析结果显示，机械性肠道准备联合口服肠道抗生素能够降低结直肠手术后手术部位感染的发生率，因此，术前是否需要肠道准备仍存在争议。灌肠作为传统肠道准备的主要措施，其会导致患者不适，引起肠黏膜水肿（特别是直肠黏膜），影响吻合口愈合，个别病例中灌肠操作粗暴可致肠穿孔、腹膜炎或出血，增加护理工作量，故灌肠不再作为 ERAS 术前肠道准备的主要措施。ERAS 理念下针对不同手术部位或不同情况采取不同的肠道准备：①右半结肠手术患者一般情况下无需口服药和灌肠的肠道准备；②没有肠梗阻、穿孔的横结肠切除、左半结肠、乙状结肠和/或保肛的直肠手术患者需肠道准备，即在术前 1d 给予流质饮食，同时给予泻药联合口服肠道抗生素作为术前肠道准备的措施；③对于有部分肠梗阻的结直肠手术患者，住院时给予流质饮食或禁食，并口服轻泻药乳果糖或肠道润滑剂石蜡油，术前 1d 口服肠道抗生素；④低位直肠癌拟进行腹会阴联合直肠癌根治术者不需要做肠道准备；⑤对于开展全腹腔镜或机器人手术者（如经自然腔道取标本的腹腔镜结直肠癌根治术、腹腔内肠吻合的完全性腹腔镜下右半结肠癌根治术）、结直肠病变小而需术中做结肠镜检查帮助定位者或慢性便秘者需要在术前 1d 给予泻药联合口服肠道抗生素作为肠道准备。

（4）缩短术前禁食时间和口服碳水化合物治疗：术前长期禁食或禁饮并不能降低误吸风险，还可能导致胰岛素抵抗、负氮平衡，降低患者生活质量，延长其住院时间。多项研究表明，麻醉诱导前 2h 给予碳水化合物饮品可增加胰岛素分泌，缓解胰岛素抵抗，减轻创伤应激反应，还可以减少患者术前口渴、饥饿及烦躁等症状的出现，减少了术后高血糖及其他并发症的发生，让患者处于一种更适宜的代谢状态。

（5）麻醉前访视和术前麻醉用药：患者应常规接受麻醉前访视，对其进行术前心肺功能等评估，充分与患者进行沟通、宣传教育和咨询解答，指导患者配合麻醉，缓解患者的焦虑和紧张情绪。不推荐常规术前麻醉用药（镇静及抗胆碱药），特别是术前使用长效药物如阿片类药物、长效镇静药和催眠药的不良反应会妨碍手术患者的康复（尤其是对术后早期进食和活动的影响），延长其住院时间；但对于高度紧张的患者，在麻醉有创操作期间或放置硬膜外导管前，可适当给予镇静、镇痛药。

（6）术前营养状况筛查与营养支持：营养不良是术后并发症的独立预后因素，营养风险筛查与治疗营养不良是术前评估及准备的重要内容，在促进快速康复方面具有重要意义。营养不良和体重下降是胃肠道恶性肿瘤术前患者最常见的情况之一，住院患者的营养不良发生率为 9%～48.1%，营养风险的发生率为 13%～48.6%。存在营养风险会严重影响患者对 ERAS 理念及其措施的治疗敏感性，还会增加术后发生并发症及死亡的风险，延缓术后胃肠功能的恢复，延长住院时间并增加住院费用。因此，对于 ERAS 理念在围手术期的顺利实施，患者入院后进行合适的营养风险筛查及准确的营养状态评估是关键和前提。针对肿瘤患者的量表包括：患者参与的主观全面评定（PG-SGA）、主观全面评定（SGA）、营养风险筛查 2002（NRS 2002）等。目前营养状况筛查多采用 NRS 2002，或者采用简单的方式，包括以 $BMI > 18.5 kg/m^2$、血清白蛋白 $> 30g/L$、血红蛋白 $> 80g/L$ 等作为营养状况评估指标。《中国加速康复外科围手术期管理专家共识（2016）》推荐在每位患者入院时即对其进行全面的营养状况筛查，如存在营养不良风险，需要术前营养支持，可根据筛查结果设定每日营养目标，首选肠内营养，必要时辅助肠外营养。

（7）围手术期预防性抗凝药物应用：没有采取预防血栓形成措施的结直肠手术患者的术后无症状深静脉血栓形成（deep venous thrombosis，DVT）发生率大约是 30%，致命性肺栓塞（pulmonary embolism，PE）发生率为 1%。术前要了解患者的全身情况和凝血功能情况，积极纠正严重贫血、高血压、糖尿病以及其他心血管疾病的影响。有恶性肿瘤、复杂性手术史、既往盆腔手术史、肥胖、术前服用糖皮质激素、化疗、长期卧床等情况的患者具有极高的并发症发生率和高危的高凝状态，是静脉血栓栓塞（venous thromboembolism，VTE）的危险因素。因此，在没有增加出血等不良反应的情况下，药物预防静脉血栓形成可以降低症状性 VTE 的患病率（1.7% 降至 0.2%），此外，使用弹力袜、间歇充气加压泵也可降低 VTE 发生率。针对以下不同情况采取不同的预防血栓形成措施：①对于中等风险以下的患者（Caprini 评分<3 分）给予术后早期活动和机械预防措施（间歇充气加压泵）预防；②对于中等风险以上的患者（Caprini 评分≥3 分），手术前 12h 开始预防性抗血栓治疗（低分子量肝素 4 000U 皮下注射，每天 1 次），并持续用药至出院或术后 7～14d；③对腹盆腔恶性肿瘤等 VTE 高危患者，使用低分子量肝素预防，具体用法为 4 000U 皮下注射，每天 1 次。

（8）预防性应用抗生素和皮肤准备：结直肠手术中预防性应用抗生素有利于减少手术部位感染。根据《抗菌药物临床应用指导原则（2015 年版）》，对于结直肠和盆腔手术患者应选用针对肠道革兰阴性菌和脆弱拟杆菌等厌氧菌的抗菌药物。抗生素的有效时间应覆盖整个手术过程。如手术前 30min 开始应用预防性抗生素，若手术时间超过 3h，或超过所用药物半衰期的 2 倍，或成年患者出血量超过 1 500ml，则术中应追加一次抗生素。清洁 - 污染手术和污染手术的预防用药时间均为 24h，对于污染手术，必要时可延长至 48h。过度延长用药时间并不能进一步提高预防效果，且预防用药时间超过 48h 会使耐药菌感染概率增大。术前需要让患者洗澡，特别是腹部（尤其是脐）、会阴部须清洗干净。对不影响术野与手术操作的结直肠手术，术前不需要备皮；对于影响术野及手术操作者则须备皮（如进行低位直肠癌 Miles 术时的会阴部备皮），备皮时机以手术当天开始手术前进行备皮为宜，这样可以减少备皮时患者的创伤和应激，减小皮肤感染的概率。

（9）术前不放置鼻胃管 / 鼻空肠管：国内外均有大量的文献表明，限期或择期结直肠手术患者术前不常规放置鼻胃管是安全、可行的。如果术中由于胃腔扩张影响术野的显露而妨碍手术操作，可以放置鼻胃管减压，手术结束时拔除。结直肠手术患者一般不需要放置鼻空肠管。

2. 术中 ERAS 措施

（1）手术方式选择：对于手术方式的选择应尽可能选择微创精准手术（包括腹腔镜手术、达芬奇机器人手术或内镜下手术），减少患者的创伤应激，这样有利于减轻其术后伤口疼痛，减少腹壁切口并发症的发生，促进患者术后胃肠功能恢复和机体快速康复。早期的 ERAS 相关研究主要限于结直肠开放性手术。在开放性手术中贯彻应用 ERAS 理念，可取得较好的术后加速康复效果，具体措施包括手术过程中清洗手套异物的污染，减小不必要的腹壁大切口，术中按解剖层面分离、减少创面和出血，彻底止血，吸净腹水、腹腔积血，减少或避免腹腔脏器（特别是肠管）在空气中的暴露，尽可能创面腹膜化，用可吸收线缝合、减少丝线残留等，目的是减少创伤和应激，减少并发症的发生。随着手术水平的提高、器械设备的改进和升级，以腹腔镜外科为主，以达芬奇机器人外科、内镜外科等为代表的微创外科技术也突飞猛进，在肿瘤治疗方面，较传统的手术方式的优势愈发明显，并逐渐受到推崇和重视。微创手术具有切口小、创伤小、疼痛轻，恢复快等优点。腹腔镜手术等微创手术更加符合 ERAS 理念，微创手术是 ERAS 的核心内容之一，通过精准的解剖、精确的分离及合理的手术方式选择，缩小手术切口，减少术中失血量，避免肠管等内脏在空气中的暴露，使手术时间最大限度地缩短，达到减少创伤和应激、促进患者术后快速康复的目的。最近，结直肠外科中开始开展腹腔镜或机器人下经自然腔道取标本手术（NOSES）、内镜和腹腔镜双镜联合手术治疗，并采取 ERAS 措施促进术后患者的快速康复，可以明显缩短患者的住院时间，减少术后并发症的发生。有研究者将中山大学附属第一医院从 2010 年 1 月至 2016 年 12 月收治的 2 597 例结直肠癌手术患者分为 ERAS 组（$n=357$）与传统对照组（$n=2 240$），其中 ERAS 组患者的 5 年生存率（76.8%）明显高于传统对照组（69.5%），差异有统计学意义（$P<0.05$）。

（2）优化麻醉管理：随着技术的进步与管理理念的更新，麻醉已不局限于用来提供良好的手术条件与保障患者术中的安全，其贯穿于术前准备、术中处理及术后康复等整个围手术期的诸多环节，在 ERAS 的实施中具有举足轻重的作用。

ERAS 理念下提倡优化麻醉、舒适化医疗。麻醉医师不仅需要保障手术患者的无痛条件下手术和麻醉安全，还要兼顾麻醉手术后患者生理、心理的康复，因此需要优化各种麻醉管理。对于麻醉方法和麻醉药物的优化选择有如下详细说明。①麻醉方法：全身麻醉、区域阻滞及两者的联合使用等均为 ERAS 理念下可选的麻醉方式，既能满足镇静、镇痛、提供良好的手术条件等基本要求，亦能有效减少患者的手术应激，有利于促进其术后康复。②麻醉药物：尽可能使用起效快、作用时间短的短效药物。常用药物包括吸入性全身麻醉药（七氟醚、地氟醚）及静脉全身麻醉药（异丙酚、依托咪酯、右美托咪定）。对于老年患者尽可能避免使用咪达唑仑。也可选择使用肌松药（首选中短效肌松药，如罗库溴铵、维库溴铵及顺阿曲库铵等，避免使用长效肌松药）及阿片类药物（瑞芬太尼、芬太尼及舒芬太尼等药物，使用时注意其半衰期）。为了使患者快速苏醒及恢复，麻醉维持阶段可用静脉麻醉药异丙酚或短效吸入麻醉药（七氟烷、地氟烷等）。应用椎管内麻醉及精准的外周神经阻滞可减少全麻药用量并提供优质的术后镇痛。③术中保温：术中多种原因导致的体温降低可导致严重并发症的发生，包括影响凝血功能，改变药物的药代动力学特征，增加感染概率，破坏免疫和心血管系统功能，增加机体耗氧及代谢需求。因此，术中监测体温是十分重要的措施，可采用预加温、提高手术室室温、使用液体加温装置、加温毯、暖风机等措施维持患者术中体温 > 36℃。④限制液体治疗：液体治疗的目的是通过优化循环容量以改善组织灌注，使患者的血容量和心血管功能相匹配，避免血容量不足及血容量过多。研究表明，保持围手术期患者体液平衡对术后恢复至关重要。无限制的液体治疗可导致术后并发症，晶体溶液造成的液体负荷可致组织水肿，妨碍肠道吻合口愈合，延迟肠道功能恢复，甚至导致麻痹性肠梗阻发生。液体负荷还会影响机体凝血功能。减少患者术中及术后的液体及钠离子的输入量，将有利于减少术后并发症的发生并且缩短患者术后住院时间，加速其胃肠功能的恢复。术中以目标导向为基础的限制性液体治疗策略是减少围手术期血容量过多、心肺过负荷的最佳方法。

（3）术中不放置或减少放置腹腔或盆腔引流管：结直肠手术中是否放置腹腔或盆腔引流管存在较大争议。传统理念中，术后应常规放置引流管以防止积液、出血、吻合口瘘及感染等并发症。但放置腹腔或盆腔引流管会增加患者不适和心理负担，限制其早期下床活动，增加腹腔刺激、逆行感染的发生率，增加护理工作量，特别是放置负压吸引的双腔引流管，如果护理不当则会导致肠穿孔等并发症的发生，妨碍患者术后快速康复。多项荟萃分析结果表明，结肠吻合后使用腹腔引流并不能降低吻合口瘘及其他并发症的发生率或减轻其严重程度。ERAS 国内外共识均推荐在择期或限期结肠切除术中不常规放置腹腔引流管。但对腹膜反折以下的直肠癌切除术应慎重考虑是否放置引流管。对符合手术创面小、出血或渗出不多、消化道吻合满意、创面浆膜化、无放化疗或长期使用激素等情况的患者可以不放置引流管；但对高龄或接受低位保肛手术的直肠癌患者（尤其是男性），同时伴有创面大、出血或渗出多、肠吻合欠满意、长期应用激素治疗、术前做过放化疗等情况者则应放置引流管引流，不能冒险不放引流管，以免延误吻合口瘘的诊断和观察，而导致感染并发症的发生甚至是死亡的严重后果。

（4）术中减少不必要的有创性血管穿刺操作：根据手术难度、手术创面大小及患者病情需求合理选择深静脉和 / 或动脉穿刺，减少不必要的有创性操作。大多数结直肠手术（如乙状结肠癌根治术、右半结肠癌根治术）患者由于失血少，不需要输血和过多补液，没有必要行动脉穿刺，甚至可以不用深静脉穿刺置管补液，由此减少创伤应激。

3. 术后 ERAS 措施

（1）术后多模式镇痛：疼痛是外科手术患者术后主要的应激因素之一，可导致患者术后早期下床活动受限、不敢早期进食、出院时间延迟，阻碍患者术后康复、影响患者术后生活质量，因此，疼痛管理是 ERAS 的核心内容。目前，围手术期采用预防性、多模式、按时的全程疼痛管理，即术前预防性镇痛和术后多模式镇痛。预防性镇痛是通过对患者术前、术中和术后全程的疼痛管理，达到预防中枢敏化和外周敏化的效果，从而减少急性疼痛向慢性疼痛的转化。预防性镇痛在疼痛治疗中有重要作用，在疼痛出现前采取镇痛措施以减少术后疼痛的发生,其始于外科手术前,覆盖整个术中和术后,全程均按时、有规律地给予患者镇痛药物。多模式镇痛是联合应用各种方法或药物,从而达到减少阿片类药物的用量并减轻其不良反应的目的。

多模式镇痛包括术中放置硬膜外镇痛泵或静脉镇痛泵、进行切口阻滞镇痛;若术后镇痛效果不佳,可首选使用非甾体抗炎药(NSAID)进行镇痛,若其无效再使用阿片类镇痛药;使用镇痛药时应该按时镇痛,而不是按需镇痛。目前有条件的医院在开展 ERAS 时都建立了无痛病房,采取有效的镇痛以使患者能够早期下床活动是加快术后康复的先决条件。区域阻滞麻醉作用显著,尤其是椎管内麻醉。椎管内麻醉有利于胃肠功能恢复,还能降低术后胰岛素抵抗和代谢综合征的发生率,缩短患者住院时间。在缓解疼痛和减少呼吸道并发症发生方面,中胸段硬膜外麻醉优于静脉注射阿片类药物。另外,还可使用局部浸润麻醉和腹横肌阻滞(TAP)等区域神经阻滞的方式镇痛,可减少阿片类药物用量。对于镇痛药物的选择,由于阿片类药物的不良反应较大,除了有成瘾性外,还会影响肠功能恢复并引发呼吸抑制、恶心、呕吐等,故应尽量减少使用。近年来,临床上采取联合应用阿片类与非阿片类药物使不良反应减少。NSAID 被美国及欧洲多个国家的指南推荐为术后镇痛的基础用药,若患者无禁忌证,则首选 NSAID,其针剂可与弱阿片类药物联合应用,片剂作为口服序贯镇痛药物。

(2)预防和治疗术后恶心呕吐(PONV):麻醉或手术结束后的早期,由于麻醉药尚未在体内完全代谢出去,患者会出现恶心呕吐症状,是常见的术后不良反应。恶心呕吐会影响患者的主观感受和早期进食。故对存在 PONV 中、高风险的患者应预防性应用镇吐药,如非苯甲酰胺类 5-HT3 受体拮抗剂、地塞米松、氟哌利多等,可以联合应用这些药物治疗。患者发生 PONV 的预后因素包括:女性、术后恶心呕吐或晕动病病史、美国麻醉医师协会(ASA)分级低、高度紧张焦虑、偏头痛、使用吸入麻醉药、使用氧化亚氮、使用阿片类药物、手术时间长、采取腹腔镜手术方式等。降低 PONV 基础风险的措施有:应用局部麻醉,避免全身麻醉;避免使用吸入麻醉药;静脉麻醉药

首选异丙酚;适当水化;尽量限制应用阿片类药物;避免使用可能引起呕吐的药物,如新斯的明、甲硝唑等。

(3)术后血糖控制:手术过程引起糖代谢调节异常所导致的高血糖,是引起术后败血症、内皮功能紊乱、脑缺血、影响伤口愈合的重要危险因素。手术应激也可导致糖尿病酮症酸中毒、高渗综合征。总体来说,糖尿病患者围手术期的并发症发生率及病死率均高于非糖尿病患者。

患者术后早期通常处于禁食或口服流质饮食、摄入不足状态,加上手术创伤未恢复、麻醉药物的残存及延迟作用,以及部分患者出现手术并发症、伤口疼痛、使用肠外营养等均可使患者术后血糖水平波动较大,导致了术后血糖管理较为困难,故术后早期不能放松对血糖的监测,提倡术后每 2h 监测一次,一般建议将患者术后血糖控制在 8~10mmol/L 的水平,但如果患者出现了手术并发症,应放宽血糖目标值范围。术中使用胰岛素 - 葡萄糖静脉注射的患者,建议术后 24h 内继续使用此措施。对于开始接受肠内营养的患者,可过渡为皮下注射胰岛素,按照术前用量的一半或持续静脉注射用量的 50%~80% 为基础量,再根据监测到的血糖水平逐渐调整;对于完全肠外营养的患者,则以每 10~15g 碳水化合物加入 1U 普通胰岛素降血糖;待患者进食量达到术前一半以上,则可恢复原先的糖尿病治疗方案。

(4)术后尽早拔除各种管道:①术后尽早拔除引流管:腹腔或盆腔引流管会增加患者的不适和心理负担,限制其早期下床活动,增加腹腔刺激、逆行感染的发生率,增加护理工作量,引流管放置不当会引起并发症(如思华龙管负压过大时吸住肠管,会导致肠穿孔),妨碍患者加速康复等。因此,在没有腹腔或盆腔感染征象的情况下,如引流液不多且澄清,无气体或粪渣引出,则应尽早拔除引流管。即使拔管后发生术后腹水、腹腔积血或感染等并发症,也可在 B 超或 CT 扫描引导下穿刺置管引流。合理的早期拔除腹腔或盆腔引流管能使患者获益,使其早期下床活动,加速术后康复。②术后尽早拔除导尿管:结直肠手术后放置导尿管会影响患者术后的早期活动,还可能引起泌尿系感染,增加护理工作量,是住院时间延长的独立预后因素。在使用胸段硬膜外

镇痛时，结直肠手术患者使用导尿管 24h 后就应考虑拔除（膀胱部分切除的患者除外）。低位直肠癌行腹会阴联合切除术（Miles 术）时关闭了盆腹膜，为了防止术后早期拔除尿管引起腹压增高而发生盆腹膜疝，建议术后至少 5d 再拔除导尿管并下床活动，以防发生盆腹膜疝并导致小肠梗阻发生。

（5）术后早期进食及营养支持：腹部手术后，小肠消化吸收功能在 12h 内可恢复，胃动力在 24h 内恢复，结肠功能则在 2~3d 内恢复。术后早期进食的主要目的是刺激肠蠕动，维持肠黏膜屏障的功能。有荟萃分析结果表明，胃肠手术后早期行肠内营养或经口饮食与术后禁食相比，无证据表明术后禁食是有益的。早期肠内营养可以降低术后感染发生率并缩短术后住院时间，并不增加发生吻合口瘘的危险。咀嚼口香糖可促进术后胃肠道功能恢复，可以降低发生术后肠梗阻的风险。

结直肠手术患者在术后 4h、麻醉反应消失后即可开始进食流质饮食，术后清醒后也可咀嚼口香糖，每次 10~15min，每 2~3h 一次。同时，医师应对患者及家属进行详细的饮食指导。经口进食需掌握个体化原则，由小剂量流质饮食（如肠内营养制剂）开始（一般 50ml），少量多餐（每 2~3h 一次），根据个人耐受性逐渐增加每次的量及频率。

（6）术后早期活动：卧床会加重术后胰岛素抵抗和肌肉丢失，使患者的肌肉力量减退，肺功能和组织氧供降低，增加血栓栓塞的风险。有效的多模式镇痛是患者术后早期活动的前提和重要保证。因此，应在进行了有效多模式镇痛的情况下，鼓励患者术后尽早开始活动，循序渐进地增加活动量。患者应在术后 4h 后开始在床上活动四肢、翻身，有条件的医疗单位可以让患者在床上做脚踏车运动，然后坐起来、床边站立，再开始下床活动。患者活动的目标是手术当天起床 2h，然后在出院前每天下床活动 6h。

（7）术后预防肠麻痹以及促进胃肠蠕动：开展 ERAS 工作时应重视优化围手术期管理，尽量减少患者术后应激，促进其胃肠功能恢复，最终达到减少术后并发症、加速术后康复、提高患者满意度、减少住院时间、提高经济效益的目的。

ERAS 中的几乎每项措施都会促进术后胃肠功能恢复，这对结直肠外科的 ERAS 实施又尤为重要，胃肠功能恢复是术后早期进食的前提，而进食可改善患者的营养状态，提高其肠黏膜免疫功能，减少术后应激反应，从而加速康复。

对于限期或择期结直肠手术患者，应重视采取多种措施预防及治疗术后肠麻痹。方法包括：术前缩短禁食时间、术前营养支持、术前不放置鼻胃管等，术中优化麻醉及药物选择、限制液体治疗、保温、鼓励并尽量行微创手术、避免肠管在空气中暴露、术中吸净积液或血块、尽量不放置或少放置腹腔或盆腔引流管等，术后使用多模式镇痛（胸段硬膜外镇痛比静脉镇痛更有利于术后镇痛，且能促进肠功能恢复）、避免或减少应用阿片类镇痛药、术后控制补液量、术后咀嚼口香糖、早期恢复进食、尽早且循序渐进活动、早期拔除引流管和 / 或导尿管、避免低钾血症的发生等。手术的前夜及术后早期口服轻泻药（如乳果糖等）有利于术后肠功能恢复。可口服爱维莫潘用于促进手术后胃肠功能恢复，爱维莫潘为外周 μ 型阿片受体拮抗剂，可安全、有效地抑制阿片类药物诱导的胃肠功能紊乱，但不影响阿片类药物作用于中枢神经系统而发挥的镇痛作用。

（8）术后并发症的预防：一项荟萃分析表明，接受腹腔镜手术联合 ERAS 的患者中，术后仅有 19.81% 的患者出现并发症，而接受传统治疗的患者并发症发生率高达 33.13%，但两者在吻合口瘘及术后肠梗阻发生率、切口感染率上的差异无统计学意义。减少并发症的发生有利于术后加速康复，出现并发症就会影响到患者的术后康复及快速出院。ERAS 措施要求在患者的围手术期做好充分的准备，并改善围手术期的处理措施，由此可降低患者术后一半的并发症发生率。减少术后并发症是影响患者术后预后的中心环节，其原因为术后并发症不仅与患者病死率有关，还将影响患者的长期预后。术后 30d 内并发症的发生率比术前风险及术中因素对大手术后患者的最终生存更具影响作用。已有研究结果显示，若患者术后出现并发症，其生存时间将减少 5.6~18.4 年。加速康复外科中，早期下床活动有助于减少肺功能不全及血栓形成等并发症的发生；腹腔镜手术与开腹手术比较，采取前者可减少约一半的切口相关并发症的发生。肠道功能的早期恢复将维护肠黏膜屏障功能,调控肠道微生态,降低分解代谢并改善肌肉功能。

1)预防手术部位感染(surgical site infection,SSI):皮肤准备详见"预防性应用抗生素和皮肤准备"。采取术前加强营养支持、洗澡、机械性肠道准备联合口服抗生素、备皮、术者手部准备、预防性抗生素应用、抗菌皮肤密封剂使用等措施有助于预防 SSI;术中、术后的围手术期吸氧、保温、血糖控制、保持充足循环血容量、无菌铺巾和穿手术衣、使用切口保护器材、使用抗菌包被缝线、优化引流管放置与拔除、使用伤口敷料和优化预防性抗生素应用时间等措施对预防 SSI 有重要作用。

2)预防应激性黏膜病变(stress related mucosal disease,SRMD):SRMD 是严重应激所致急性胃肠道功能障碍的重要表现,74%~100% 的危重患者可能发生不同程度的 SRMD;在这些患者中,15%~50% 表现为隐性出血,5%~25% 为显性出血,0.6%~5.0% 为大出血,出血患者的病死率高达 50%。预防和治疗 SRMD 将有助于提高患者的围手术期安全性、缩短其住院时间并降低医疗费用。预防 SRMD 的核心是减轻应激,包括损伤控制、快速康复、微创技术和药物干预等现代医学理念和手段的综合应用。因此,应高度重视患者的围手术期处理,尽量去除 SRMD 的危险因素,并采用 ERAS 措施减轻手术应激。早期给予肠内营养可增加胃肠黏膜血流量,为胃肠黏膜提供能量和代谢底物,促进黏液和具有细胞保护作用的前列腺素 E 的释放,是预防 SRMD 的有效措施之一。药物预防 SRMD 的目标是控制胃内 pH,使其≥4,发生 SRMD 出血后的胃内 pH 需提高到至少 6,以促进血小板聚集并防止血栓溶解。

3)预防下肢深静脉血栓形成(DVT):直肠癌术后发生下肢 DVT 的患者占同期 DVT 患者总数的 2.1%,占同期直肠癌手术治疗患者总数的 1.2%。除了前文所述术前、术中预防 DVT 的措施外,还应根据《中国普通外科围手术期血栓预防与管理指南》让患者术后早期下床活动;适当抬高肢体,以利于血液回流,尽量减少卧床时间,避免使用不必要的止血药;动态评估患者的静脉血栓栓塞(VTE)风险及出血风险,选择 1 种机械(如弹力袜或间歇充气加压泵)和 / 或 1 种药物(如普通肝素、低分子量肝素或磺达肝癸钠)预防措施,并及时调整预防策略;对中、高危的患者在手术前 12h 开始预防性抗血栓治疗,推荐使用低分子量肝素7~14d 或直至出院。

4)预防呼吸道感染:呼吸系统管理是 ERAS 的重要环节且贯穿围手术期全程。除了前文所述"术前器官功能优化"中合并呼吸道疾病患者的围手术期处理外,术后应鼓励并协助患者尽早进行深呼吸及有效咳嗽、体位引流、胸背部叩击,保持患者呼吸道通畅。围手术期使用气道管理药物,包括抗生素、糖皮质激素、支气管扩张药和黏液溶解剂等,给药方式包括静脉、口服和雾化吸入等,尽可能避免或减少呼吸道感染并发症的发生,促进患者快速康复。

(三)制订严格的出院标准、出院指导和随访计划

应特别强调,缩短患者住院时间并非 ERAS 的终极目的。术后早期出院存在一定的风险,甚至会发生一些并发症,如腹腔感染、肠梗阻等,增大再次住院率,导致医患关系紧张。因此,对于采取 ERAS 措施术后快速康复的患者,需要制订严格的出院标准。出院标准为:恢复进食半流质或普通饮食;无需静脉补液;术后伤口疼痛评分<3 分,或口服镇痛药可以很好地镇痛;可以自由活动到卫生间或病房外;无感染或吻合口瘘征象;器官功能良好(不必等待拆线)。患者达到以上全部要求并愿意出院时,应给予出院。

1. 出院指导 出院前应加强医患沟通,交代出院后病情及后续的康复治疗,如伤口换药或拆线、肿瘤患者的化疗、饮食、活动等,嘱咐患者如出现发热、腹痛等症状,及时联系管床医师,解除患者后顾之忧,使出院后患者发生并发症后能够及时得到诊治。

2. 随访计划 所有好的外科实践均依赖于良好的临床结果的监测与总结,这不仅有利于控制并发症发生率及病死率,而且有利于对研究计划进行反馈,利于资料总结。因此,应加强患者随访(电话、微信、门诊复查等),并建立出现并发症后患者明确的再入院"绿色通道",确保医疗安全和解除患者后顾之忧。一般,术后 7~10d 门诊随访,指导患者伤口换药或拆线、肠内营养,讨论肿瘤分期诊断、确定肿瘤化疗时间等。ERAS 的临床随访至少应持续到术后 30d。结直肠肿瘤术后随访计划为：术后前 2 年每 3 个月复查或随访一次，术后第 3 年起每 6 个月复查或随访一次，术后第 6 年起每年复查或随访一次，直至患者死亡或失访。

（四）总结

通过上述内容，我们发现 ERAS 与我们长期以来习以为常的围手术期处理原则相比确实有着革命性的改变。在结直肠外科实施 ERAS 理念中涉及的内容比较多，如何落实各项 ERAS 措施，对患者手术后快速康复十分重要。2011 年，《外科学纪要》杂志发表了一项关于 ERAS 的单中心、前瞻性队列研究。该研究对瑞士斯德哥尔摩 Ersta 医院连续接诊的 953 例结直肠癌患者做了分析，结果发现：对 ERAS 的依从性与患者获益密切相关，对 ERAS 的依从性越高，患者出现症状的概率、30d 并发症发生率、再次入院的风险就越低。因此，需要依照前文所述内容制订 ERAS 措施表格，具体可分为医生版和护士版，用来稽查 ERAS 各项措施在结直肠外科中的落地实施情况，以防遗漏。采取的措施越多，患者依从性越高，其获益越大。但在开展 ERAS 工作时不要照本宣科、生搬硬套，避免教条主义。临床上每位患者的病情都是不同的，包括个体化差异、年龄不同、肿瘤分期不同、合并症不同等，再加上医务人员接受 ERAS 新理念、新知识的程度不同，因此，实行 ERAS 措施不能千篇一律，关键是贯彻 ERAS 理念，采取个体化措施，先开展成熟项目或内容，然后再全面铺开，以积极、稳妥为主。例如，如果麻醉医师尚不能接受 ERAS 理念，手术医师可以先开展术前、术中、术后与麻醉无关的 ERAS 措施，待麻醉医师改变传统观念后再全面开展 ERAS 工作。

二、在结直肠肛门外科开展加速康复外科的必要性和挑战

从 ERAS 提出至今，其临床推广依然缓慢，在不同层次的医院，不同科室甚至是不同的医师，接受该理念程度不一。其原因可能是 ERAS 的实施需要多个学科的协作，需要医患和医护的密切配合，需要改变传统观念及相关的心理及组织因素，后者往往是阻碍 ERAS 应用的最主要障碍。传统观念根深蒂固，ERAS 新理念推广工作举步维艰。按照 ERAS 共识，结直肠手术前 2h 应给予患者口服碳水化合物溶液；然而，在传统观念上担心麻醉时患者呕吐误吸，麻醉医师会拒绝给手术患者麻醉，导致手术无法进行。在医患关系紧张的情况下，开展 ERAS 工作，虽然明显缩短术后住院时间，但患者出院后有可能会发生并发症而增加再次住院的风险。此外，ERAS 作为新兴的外科手术措施，麻醉医师、手术医师和护士在实施 ERAS 的过程中难免会发生手术并发症，正如传统观念上手术后恢复过程中也会出现并发症一样，但在目前医患关系紧张的医疗环境下，实施 ERAS 出现并发症，有可能导致医疗投诉或医疗纠纷，给 ERAS 工作的开展和推广带来不利的影响。

国内大型三甲医院正在积极推行 ERAS 理念和临床工作，而在基层医院开展 ERAS 则进度缓慢。在我国目前的医疗卫生体制下，省级三甲医院患者多，病床紧张，医疗任务重，ERAS 新理念较为容易被麻醉医师和手术医师所接受，从而使 ERAS 工作能够顺利得到推广和应用。但在基层医院，由于医患关系复杂，病床相对不紧张，医务人员受医学教育程度不一，其接受 ERAS 理念有一个漫长过程。担心开展 ERAS 工作时患者会出现并发症，导致医疗纠纷；患者的文化素质和依从性不高，不能达到医患双方的良好配合，这些都导致开展 ERAS 工作进度缓慢，甚至停滞不前，例如，很多基层医院在行结直肠癌手术前普遍按照传统观念放置胃管，对限期手术患者给予灌肠为主的肠道准备，术后患者需等到肛门排气、排便才能开始进食，术后患者担心伤口疼痛而不愿意活动等。所以，ERAS 理念从国外传入国内，而国内基本上是从省级三甲医院开始推广和传播，实实在在地提高了术后患者的快速康复，减少了并发症的发生，造福了广大的手术患者，而后通过 ERAS 相关学术交流和临床观摩学习，对基层医院起到示范和"传、帮、带"作用，这样有助于基层医院医师尽快接受 ERAS 新理念，并逐步将其应用到临床诊疗上。

因此，随着国家卫生健康委以及各地卫生行政部门逐渐重视开展 ERAS 的工作，在成立各种

ERAS 协作组、学组和 / 或分会等学术组织的基础上，大力推广 ERAS 理念和知识，开展 ERAS 学术交流和临床经验分享，通过 ERAS 培训班或学习班的学习，逐步改变麻醉医师和手术医师的传统观念，并使其逐渐接受 ERAS 新理念和新知识，从而推动 ERAS 工作开展。无论是麻醉医师，还是外科医师，均应当与时俱进地认识本学科新进展，不断更新学科理念。

（陈创奇）

参考文献

[1] 陈创奇，何裕隆，蔡世荣，等. 加速康复外科理念在胃肠外科中的临床应用新进展 [M]. 广州：中山大学出版社，2017.

[2] 广东省医师协会加速康复外科医师分会. 岭南结直肠外科手术麻醉的加速康复外科临床操作规范专家共识（2016 版）[J]. 消化肿瘤杂志（电子版），2016，8（4）：209-219.

[3] 中华医学会肠外肠内营养学分会加速康复外科协作组. 结直肠手术应用加速康复外科中国专家共识（2015 版）[J]. 中华普通外科文献（电子版），2015，9（5）：335-337.

[4] 中国加速康复外科专家组. 中国加速康复外科围术期管理专家共识（2016）[J]. 中华外科杂志，2016，54（6）：413-418.

[5] 陈创奇，何裕隆. 加速康复外科在我国结直肠外科临床实践中的挑战与对策 [J]. 消化肿瘤杂志（电子版），2016，8（2）：68-71.

[6] 何裕隆. 从长期生存角度看快速康复外科在结直肠癌患者中的临床应用 [J]. 消化肿瘤杂志（电子版），2015，7（1）：5-8.

[7] 陈创奇. 应重视加速康复外科围术期的全程管理 [J]. 消化肿瘤杂志（电子版），2017，9（1）：13-17.

[8] DENOST Q，ROUANET P，FAUCHERON JL，et al. To drain or not to drain intraperitoneal anastomosis after rectal excision for cancer: the GRECCAR 5 randomized trial[J]. Ann Surg, 2017, 265（3）：474-480.

[9] ZHANG HY，ZHAO CL，XIE J，et al. To drain or not to drain in colorectal anastomosis: a meta-analysis[J]. Int J Colorectal Dis, 2016, 31（5）：951-960.

[10] 陈松耀，陈创奇. 加速康复外科对术后胃肠功能的影响 [J]. 消化肿瘤杂志（电子版），2017，9（2）：104-106.

[11] SCARBOROUGH JE，MANTYH CR，SUN Z，et al. Combined mechanical and oral antibiotic bowel prepa-ration reduces incisionalsurgical site infection and anas-tomotic leak rates after elective colorectal resection: an analysis of colectomy-targeted ACS NSQIP[J]. Ann Surg, 2015, 262（2）：331-337.

[12] MIK M，BERUT M，TRZCINSKI R，et al. Preoperative oral antibiotics reduce infections after colorectal cancer surgery[J]. Langenbecks Arch Surg, 2016, 401（8）：1153-1162.

[13] 陈创奇，詹文华，郑章清，等. 直肠癌术后下肢深静脉血栓形成的原因及防治 [J]. 中国实用外科杂志，2000，20（5）：287-289.

第十一节 中西医结合结直肠肛门外科的研究现状与发展前景

随着我国人民生活水平的不断提高，对结直肠肛门外科的医疗服务需求日趋上升，中西医结合已成为我国现代结直肠肛门外科发展的新趋势。加强中西医结合的研究，重视中西医结合临床实践，有利于促进结直肠肛门外科的良性发展。中西医结合结直肠肛门外科在痔、肛瘘、直肠脱垂、炎症性肠病、便秘、结直肠癌等疾病的治疗上具有显著的优势，中西医结合医疗服务的开展可以提高结直肠肛门疾病患者对医疗服务的满意度。医疗体制改革的加快有力推动了中西医结合结直肠肛门外科研究与实践的快速发展，并取得了丰硕成果。

一、中西医结合结直肠肛门外科的研究现状

（一）中西医结合结直肠肛门外科的基本特征

随着科学技术的不断进步，人们越来越认识到中西医结合在结直肠肛门外科医学领域中的重要意义。中西医结合发展模式更加适合我国国情。中西医结合模式并非机械、固化的"1 + 1"叠加模式，而是一切从实际出发，以临床问题为导向，以提高临床疗效为目标的灵活多样的整合模式。中西医结合既可以是中医结直肠肛门外科医师和西医结直肠肛门外科医师在临床实际工作中针对疑难复杂病症的相互合作，或在科研工作中针对学术关键点、疑难点的协同攻关；也可以是中西互融，同时遵循中医和西医两个诊疗体系的

基本原则和方法，根据患者的具体病况和需求，采用"中医为主，西医为辅"或"西医为主，中医为辅"的综合诊疗方案，从而实现中、西医优势互补，使患者受益最大化。在一代代前辈的不懈努力下，中西医结合结直肠肛门外科得到了不断的发展，在临床治疗、科学研究、人才培养等方面均取得了卓越的成就。

（二）中西医结合结直肠肛门外科的主要进展

中西医结合结直肠肛门外科的进展是全方位的，涉及结直肠肛门外科的各个方面和领域，主要体现在注射疗法、结扎疗法、挂线疗法等核心技术的发展以及结直肠癌围手术期中西医结合研究的发展上。

1. 注射疗法　以消痔灵四步注射法为代表的中药制剂注射疗法是中西医结合结直肠肛门外科现代研究和发展的重要成果。20世纪80年代，史兆岐教授在总结中医传统治痔经验的基础上，依照中医"酸可收敛，涩可固脱"的理论，筛选出明矾、五倍子等药物，采用现代科技方法研制成中药硬化剂——消痔灵注射液，并依据现代痔的"肛垫下移学说"提出了消痔灵四步注射法。这一成果不仅在临床上得到广泛应用，获得了良好的临床疗效，还在国内外获得了多个重要科技奖项，成为了中西医结合研究的代表性成果。消痔灵注射疗法不仅在痔的治疗上取得了较好的疗效，还在治疗直肠脱垂、出口梗阻型便秘等方面取得了较好的疗效和研究成果。

消痔灵注射疗法治疗直肠黏膜内脱垂的临床研究取得了一些进展。对于直肠黏膜内脱垂的治疗，一般多采用消痔灵注射疗法与其他手术方式联合应用。有临床研究表明，采取吻合器痔上黏膜环切术（PPH）配合消痔灵直肠黏膜下柱状注射治疗直肠黏膜内脱垂，总有效率高于92%，还能减少出血，促进伤口愈合，降低术后并发症发生率。

2. 结扎疗法　中医应用结扎疗法治疗痔病的记录可以追溯到成书于2 000多年前的《五十二病方》，书中明确记载了治疗"牡痔"的方法："絜以小绳，剖以刀"。之后的历代医家都对痔的治法做出了进一步的完善和丰富。1982年，丁泽民教授在中医结扎法的基础上，结合西医开放性痔切除术术式提出了分段齿形结扎术治疗环状混合痔的中西医结合新术式。他在此术式中科学地提出了"分段"和"齿形"两个操作要点。分段：合理地保留桥状瘢痕与黏膜桥，减轻了对联合纵肌及肛周结缔组织的损伤，降低了肛门松弛、直肠黏膜外翻的发生率。齿形：结扎点不在一个水平面，即结扎点的连线呈齿形曲线。此操作的目的在于保证痔核残端脱落后形成的创面瘢痕挛缩不在同一水平面上，有效地预防了术后肛门狭窄的发生，同时减轻了对齿状线区域变移上皮的损伤，保护了肛门精细功能，降低了肛门感觉性功能障碍的发生率。

2012年，贾小强提出采取高悬低切术式治疗混合痔。高悬低切术是参考了中医"下者举之"（《黄帝内经》）、治痔时"絜以小绳，剖以刀"（《五十二病方》），在内痔、外痔分别处理的基本治疗原则和方法指导下，在中医传统痔结扎法的基础上，结合现代医学中对痔发病机制的研究成果，经过长期实践探索形成的。该疗法中，提出混合痔由上痔、中痔、下痔三部分构成的混合痔三分法假说，并以保留中痔为基本特征，以先内后外、高位悬吊结扎内痔、低位切开剥离外痔、环形保留肛管皮肤为要点，设计出混合痔高悬低切术新术式。此术式能有效地保护肛垫和肛管变移上皮组织，从而维护了肛门功能。

3. 挂线疗法　挂线疗法是一种古老的治疗肛瘘的方法，近几十年来，研究者们通过将其与现代科技相结合取得了许多研究进展，这种疗法也成为了中西医结合结直肠肛门外科的重要特色疗法。

曹吉勋、周济民等自20世纪50年代开始，采用低位切开高位挂线的方法治疗高位肛瘘，使挂线疗法得到了较大的改进。1962年，周济民等提出采用紧线与松线相结合的挂线疗法治疗复杂性肛瘘。20世纪70年代初，曹吉勋提出了低位切开缝合高位挂线的方法，采用该方法治疗马蹄形肛瘘提高了远期治愈率并缩短了疗程。胡伯虎通过动物实验阐明了挂线疗法的机制，认为挂线疗法是通过线的异物刺激作用，使括约肌周围发生炎症反应，使局部纤维化，将瘘管的肌端粘连固定。创面瘢痕小，不会导致大便失禁。这一系列成果使肛瘘挂线疗法的相关研究获得了突破性进展。

4. 结直肠癌围手术期中西医结合康复应用　中

西医结合在结直肠癌围手术期的应用贯穿围手术期全过程。术前依据患者的病情对患者进行有针对性的中西医结合预康复干预，有利于促进术后康复。从决定开展手术之初即开始对患者进行预康复训练，针对围手术期容易诱发和/或加重器官功能不全的多种因素，进行有针对性的运动训练，如呼吸训练器的应用、腹肌与背阔肌的加强训练、提臀缩肛训练、踝泵运动训练等。根据患者的病情，术前给予针刺治疗可缓解患者术前紧张情绪。联合中医药进行术前肠道准备可以增强术前肠道准备效果。可选择具有荡涤肠道宿垢、行气通便作用的中药方剂应用于直肠癌术前肠道准备。术中采取针药复合麻醉可改善手术麻醉的效果。中医药膳食疗可加快结直肠癌患者术后胃肠功能的恢复。针刺可用于结直肠癌术后疼痛的辅助治疗。针刺除可止痛外，还可促进患者术后胃肠功能的恢复，防止恶心、呕吐的发生。中医外治和中药内服对促进患者术后胃肠功能的恢复有一定的疗效且安全，能提高术前肠道准备的清洁程度，预防术后细菌移位的发生，缓解术后疼痛引起的排气、排便延迟和镇痛药物带来的肠麻痹等。针刺、中药、艾灸、穴位贴敷、热奄包（中药热敷）等方法能够帮助患者尽快恢复排气、排便功能，降低结直肠手术患者术后恶心、呕吐发生率，使患者术后早期进食成为可能。术后进行呼吸功能锻炼的同时对肺俞、定喘、膻中、列缺、尺泽、合谷等腧穴进行针刺或穴位贴敷，能减轻患者术后炎症反应，改善其氧合功能，减少术后肺部并发症的发生。

二、中西医结合结直肠肛门外科的发展前景

（一）机遇与挑战

当前中西医结合结直肠肛门外科发展的总体情况是令人鼓舞的，全国各级各类西医医院越来越充分地认识到中医、中西医结合在结直肠外科领域的显著特色和优势、认识到社会对结直肠肛门外科的需求日趋增加，因而积极开展中西医结合结直肠肛门外科。中西医结合结直肠肛门外科已成为我国医疗行业关注的热点。新时代医学技术和理念的快速发展和人民群众日益增加的需求对中西医结合结直肠肛门外科不断提出新的要求，而对疾病诊疗服务水平的要求也越来越高，我国中西医结合结直肠肛门外科的建设与发展在迎来越来越大的机遇的同时也将迎来更大的挑战。

1. 中西医结合标签化 发展中西医结合结直肠肛门外科的目的是促进中西医融合，取长补短、形成合力，创造更具生命力的医疗模式，推动学科健康发展，造福广大结直肠肛门疾病患者。但是在发展的过程中，这一初心有时会受到其他因素的干扰，逐渐发生偏离，逐渐被冲淡。长期以来，中西医结合领域中存在重西医、轻中医的倾向，这一倾向直接反映到了医学教育、医事管理、临床医疗和科学研究等方方面面。有些中西医结合结直肠肛门外科，甚至有些中医肛肠科中，从检查、诊断到治疗，除了偶尔用一些中医名词外，几乎看不到多少中医的影子，即中西医结合科室的西医化程度过高。中西医结合的模式中存在中西医结合被标签化、中医成分被掏空的危险。

2. 因循守旧、缺乏创新 中西医结合的理想境界应该是中西医融合，相互协调，优势互补，密不可分，必须经过创新发展才能达到这一境界。中西医结合是时代发展的要求，是中医在新时代背景下的突破，只有创新才能走出一条富有生命力的中西医结合之路。而中西医结合就意味着创新，没有创新，只能说是中医与西医的拼合、堆砌，没有创新就没有结合，更谈不上融合。但在中西医结合结直肠肛门外科领域中，许多方面还与真正意义上的结合或融合有相当大的距离，这也是中西医结合结直肠肛门外科发展的短板所在。这一短板的存在表现在因循守旧，沿用现成的西医诊疗模式或中医诊疗模式，中西医各行其是，中西分离，缺乏明确的结合点。

（二）对策与发展前景

1. 坚持"优势互补、中西融合"原则 要通过开展系统、深入的研究，梳理中西医结合结直肠肛门外科自身的优势及劣势，明确中医治疗在结直肠肛门外科中的优势病种，明确中西医结合应用的关键环节、适宜时机、适宜人群，有针对性地采取有效措施，补齐短板，发挥中西医结合优势。中西医结合结直肠肛门外科的发展要更好地遵循"优势互补、中西融合"的原则，充分发挥中医在中西医结合中的作用。从临床的层面来讲，应坚

守中西医结合思维,不断完善结直肠肛门外科中西医结合医疗模式;从管理的层面来讲,应进一步建立健全中西医结合结直肠肛门外科的考核和评价机制,发挥绩效考核的指挥棒作用,及时纠正临床实践中存在的偏差,促进中西医结合结直肠肛门外科健康发展。

2. 坚持创新发展,促进成果转化 创新是促进中西医结合结直肠肛门外科可持续健康发展的根本。中西医结合结直肠肛门外科需要将中医的优势病种、特色诊疗技术与现代科学标准化、系统化的理论、技术相融合,创新临床试验研究的方法,创新中西医结合理论,实现结直肠肛门疾病中西医结合临床诊疗方案的优化,促进研究成果的转化和推广,在结直肠肛门疾病的热点、难点问题上寻求进展与突破。加强结直肠肛门外科与相关学科的学术交流,实现新技术、新方法、新理念的中西交流和融合,突破地域、学派、学术组织的局限,谋求有别于中医和西医的、更加宽广的结直肠肛门外科发展道路。以基地建设为基础,以人才培养为重点,以研究中西医结合点为主线,积极探索,开拓创新,促进中西医结合不断发展,更好地为人类健康服务。

总之,中西医结合结直肠肛门外科有着非常广阔和光明的发展前景。大力发展中西医结合结直肠肛门外科,是我国结直肠肛门外科学科发展的需求,有利于传承和弘扬中国的传统医学,有利于结直肠肛门外科的可持续发展,有利于形成更加符合结直肠肛门疾病患者需求、更加有效的诊疗方案,最终才能造福更多的患者。

(贾小强)

参考文献

[1] 贾小强,曹威巍,赵卫兵,等.三联术治疗 28 例Ⅱ～Ⅲ度完全性直肠脱垂的临床效果分析 [J].结直肠肛门外科,2019,25(4):412-416.

[2] 崔国策,李嘉俊,贝绍生,等.消痔灵双层四步注射法治疗成人完全性直肠脱垂的疗效分析 [J].结直肠肛门外科,2017,23(2):260-263.

[3] 黄乃健.中国肛肠病学 [M].济南:山东科学技术出版社,1996:680.

[4] 贾小强,李东冰,闫凌,等.悬吊式结扎内痔断尾式切除外痔环形保留肛管皮肤的临床研究 [J].中国实用外科杂志,2012,32(S1):45.

[5] 世界中医药学会联合会肛肠病专业委员会.肛瘘拖线疗法临床实践指南(2019)[J].结直肠肛门外科,2020,26(1):1-3.

[6] BRINGMAN H,GIESECKE K,THÖRNE A,et al. Relaxing music as pre-medication before surgery:a randomised controlled trial[J].Acta Anaesthesiol Scand,2009,53(6):759-764.

[7] 管俊杰,张亮,孟箭.针刺治疗在加速康复外科中的应用进展 [J].针刺研究,2021,46(3):248-253.

[8] 刘岗,杜磊,阎良,等.中医快速康复外科在直肠癌手术中的应用评价及对患者中医证型的影响 [J].上海中医药杂志,2020,54(7):69-72.

[9] 莫云长,张安琪,郑波,等.经皮穴位电刺激对手术患者胃排空的影响 [J].中国针灸,2017,37(12):1261-1264.

[10] VENARA A,HAMEL JF,COTTE E,et al. Intraoperative nasogastric tube during colorectal surgery may not be mandatory:a propensity score analysis of a prospective database[J].Surg Endosc,2020,34(12):5583-5592.

[11] GAO P,GAO XI,FU T,et al. Acupuncture:emerging evidence for its use as an analgesic(review)[J].Exp Ther Med,2015,9(5):1577-1581.

[12] SCOTT A. Examining the efficacy of stimulating the PC6 wrist acupuncture point for preventing postoperative nausea and vomiting:a Cochrane review summary[J].Int J Nurs Stud,2016,64:139-141.

[13] 张晓婷.针刺对腹腔镜下结直肠癌根治术患者术后疼痛及免疫功能的影响 [J].光明中医,2021,36(14):2403-2406.

[14] 蔡晖,韩晓玲,周晨,等.揿针促进加速康复外科老年结直肠癌术后胃肠功能恢复的临床研究 [J].老年医学与保健,2019,25(6):760-762.

[15] 韦瑞丽,李兰,曹慧,等.吴茱萸粗盐热敷联合穴位理疗、针灸、按摩对结直肠癌术后病人肠功能恢复的影响 [J].护理研究,2021,35(14):2597-2599.

第十二节 结直肠肛门外科领域的研究热点与难点

结直肠肛门外科是普通外科的重要分支,也是临床研究的重点领域。近 30 年来,随着科学技术的进步和对疾病认识的深入,结直肠肛门外科领域的诊疗理念和诊疗策略不断更新,新技术和新术式不断涌现,推动了结直肠肛门外科的迅猛发展。目前,微创外科新技术和加速康复外科新理念的规范化应用仍具有挑战,直肠癌的综合治疗策略仍充满困惑,经肛全直肠系膜切除术和经自然腔道取标本手术等新术式的实施仍存在争议。这些议题一直是结直肠肛门外科医师关注的焦点,也是结直肠肛门外科领域的研究热点与难点。

一、微创外科新技术

在微创理念已经深入人心的今天,机器人手术系统、3D 腹腔镜、4K 显像技术、荧光显影技术等微创新技术不断涌现,不仅为新时代结直肠肛门外科的发展注入了新的活力,也对结直肠微创手术的规范化开展和进一步推广起到了推动作用。这些微创新技术还与 5G 通信技术、虚拟现实技术和人工智能等高科技不断融合,为结直肠肛门外科的发展提供了广阔的空间和崭新的机遇。针对这些新技术开展随机对照研究,获得高级别的循证医学证据,进而制订操作指南,将有利于这些技术的规范化开展应用和推广应用,使更多符合条件的结直肠肛门疾病患者受益。

(一)机器人手术系统

机器人手术系统具有放大 10 倍的高清立体视野、可 540° 旋转的仿真多自由度机械臂和不自主颤动自动滤除功能,因而在狭小的空间内也能精确、快速地进行切割、分离、缝合等操作。相比于传统腹腔镜,机器人手术系统能降低手术难度,缩短术者的学习曲线;尤其在直肠癌手术中优势明显,有助于降低中转开腹率、降低环周切缘阳性率、缩短患者住院时间和保护其器官功能。但目前的机器人手术系统(包括第 4 代达芬奇机器人 Xi 系统)仍存在一些技术缺陷等不足:①机械臂活动范围受限,用于手术范围较大的手术(如右半结肠癌根治术)时仍有一定困难,可能延长手术时间;②缺少力/触觉反馈功能,仅依靠术者视觉判断牵拉张力,容易导致组织损伤;③机器人设备的购置和维护费用昂贵,机器人手术成本也较高,故在推广应用上存在一定难度。近年来,国产机器人手术系统的研发工作正在稳步推进,以"妙手 S"为代表的部分国产机器人更是已进入了临床试验阶段,其上市有望在一定程

度上解决上述问题。此外,随着 5G 通信技术的出现,机器人远程手术方面也取得了重要进展。可以预见,随着机器人手术系统和 5G 通信技术的日臻完善,机器人手术的应用范围也会逐渐扩大,有望成为结直肠微创手术的新潮流。

(二)3D 腹腔镜技术

3D 腹腔镜能提供类似于机器人手术系统的立体视野和纵深感,有助于术者进行空间定位和完成精细化操作。相比于 2D 腹腔镜,3D 腹腔镜在提高手术安全性和缩短手术时间方面具有明显优势,而且更易掌握,术者的学习曲线相对缩短。相比于机器人手术系统,3D 腹腔镜的性价比更高,因而具有良好的推广价值和市场前景。但3D 腹腔镜在设备和技术层面仍存在诸多问题,在一定程度上影响了其推广。例如,30° 镜头不能够进行视角旋转调整,有时难以呈现理想的操作画面,且对扶镜手的技术要求较高;术者须佩戴偏振式眼镜,其不仅影响图像的视觉效果,长时间佩戴还容易引发视觉疲劳。最新研发出来的可弯曲 3D 镜头和裸眼 3D 技术,可在一定程度上弥补上述缺陷,但现阶段技术水平下的双视点裸眼3D 系统仅能使术者免于佩戴眼镜。今后,多视角裸眼 3D 技术很可能将成为腹腔镜视觉平台探索和研发的新热点,有望为腹腔镜系统的进一步发展提供新的思路和方向。此外,随着虚拟现实(virtual reality,VR)技术的出现,其与 3D 腹腔镜技术的结合也将是腹腔镜微创技术相关领域的另一个新热点,可能给腹腔镜技术的临床培训和推广应用带来深刻的影响与重大的变革。

(三)4K 腹腔镜技术

4K 显像技术的图像分辨率高达 4 096 像素 × 2 160 像素(每秒 24 帧),信息量是常规高清电视(提供 200 万级别像素)的 4 倍有余。4K 显像技术与腹腔镜摄像显示系统的结合标志着腹腔镜手术进入了超高清时代。相比于 3D 腹腔镜,4K 腹腔镜系统的颜色分辨能力更强、视觉细腻程度更高,对血管、淋巴管、神经、系膜、淋巴结和脂肪组织等解剖结构的辨识度增高,因而有助于完成精准的淋巴结清扫和血管神经保护。目前,4K 腹腔镜技术的临床应用时间较短,相关的高质量临床研究极少,故其在微创外科中的实际应用价值尚无定论。但不可否认的是,4K 腹腔镜技术具有

重要的研究价值和广阔的应用前景,在结直肠肛门外科领域推广 4K 显像技术势在必行。此外,4K 显像技术与 3D 腹腔镜的有机结合也值得进一步研发、探索,这两者的结合有望为微创外科医师带来全新的手术操作体验。

(四)荧光显影技术

近年来,吲哚菁绿(indocyanine green,ICG)荧光显影技术在结直肠癌手术中的应用异常火热。越来越多的研究表明,ICG 荧光显影技术有助于评估结直肠吻合口的血供情况,从而能降低吻合口瘘的发生率。此外,ICG 荧光显影技术可被用于标记肿瘤原发灶和转移灶的位置,还有助于辨识前哨淋巴结和输尿管,为手术提供导航和指引,从而有望提高肿瘤切除和淋巴清扫的准确性并减少术中并发症的发生。目前,ICG 荧光显影技术在结直肠癌手术中的应用仍处于初级阶段,ICG 的使用剂量、注射部位、观察时间、定性和定量分析等尚无统一标准。因此,有必要对 ICG 荧光显影技术进行深入的研究并在临床实践中科学论证该技术,促进其应用的规范化开展与推广。

(五)单孔腹腔镜技术

单孔腹腔镜手术(single-incision laparoscopic surgery,SILS)是微创技术进一步提升的结果,相比于传统腹腔镜手术,其在微创和美观上更具优势。单孔腹腔镜技术可与 3D 腹腔镜、4K 腹腔镜和机器人手术系统结合,有望为结直肠手术带来一场新的革命。单孔腹腔镜手术还可联合 TaTME 或 NOSES,从而进一步推动这些新术式的发展。目前,单孔腹腔镜结直肠手术在世界范围内的应用越来越多,但仍缺乏高级别的临床证据;国内也在逐步开展关于单孔腹腔镜技术的研究,但多为临床实践后的经验体会。而且,术者在单孔腹腔镜手术的操作中会面临丢失操作三角、器械相互干扰、操作空间有限和术野暴露困难等技术难题,因此,单孔腹腔镜手术在手术技术、手术入路和手术器械等方面有待进一步提升和完善。

(六)双镜联合技术

双镜联合技术是通过腹腔镜与内镜的相互配合,扩大其应用领域,提高手术安全性、精准性和有效性的一种微创新技术。双镜联合技术使两种微创技术的优势得以进一步发挥,近年来已成为消化道疾病外科治疗的重要手段。尤其在结直肠良恶性肿瘤的诊治中,腹腔镜与结肠镜或经肛门内镜显微手术(transanal endoscopic microsurgery,TEM)平台的联合应用,为以往单镜治疗难度较大、风险较高或必须行开放手术的患者提供了一种新的微创治疗选择。需要强调的是,多学科协作诊疗团队(MDT)和一体化手术室的建立,对于双镜联合技术的应用与提高至关重要。

二、加速康复外科新理念

加速康复外科(enhanced recovery after surgery,ERAS)起初被称为"快通道外科(fast track surgery,FTS)",其是外科学领域的一项重要进展,其内涵在于采取一系列基于循证医学证据的围手术期优化措施,减少手术患者生理和心理的应激反应,降低术后并发症的发生率,促进患者的快速康复。结直肠手术是较早和较成功应用 ERAS 的手术之一,实施 ERAS 有助于降低结直肠手术后患者的并发症发生率、病死率和再住院率,还可缩短患者的住院时间,进而提高其满意度,减少医疗支出。《中国加速康复外科临床实践指南(2021版)》的颁布,将有力推动 ERAS 在我国的规范化应用。但需要强调的是:①ERAS 是一种多模式、多学科、多人员参与的围手术期综合管理方法,其有效实施需要外科、麻醉、护理、营养、康复等多学科的团队协作,还需要患者和家属的充分理解和配合;②上述 ERAS 条款不是履行得越多越好,也不可简单地、机械地理解和实施 ERAS,而应根据患者自身情况、诊疗过程、科室及医院的实际情况并结合 ERAS 指南制订个体化的围手术期优化方案;③开展 ERAS 的目的是在确保手术安全和康复质量的前提下,尽可能缩短患者的住院时间,降低医疗费用,故实施 ERAS 应秉承安全第一、效率第二的基本原则,更加严格地把握出院指征并加强出院后的随访;④更需要开展深入的临床研究以论证 ERAS 相关路径的可行性及必要性。

三、直肠癌治疗新策略

(一)直肠癌的新辅助治疗

1. 全程新辅助治疗(total neoadjuvant therapy,TNT)　在 TNT 模式下,患者的术前化疗强度增

大,手术等待时间延长(从放疗结束到手术开始的间期),双重作用使肿瘤退缩更为明显,从而进一步提高 R_0 切除率和保肛率;部分患者甚至达到临床完全缓解(clinical complete response,cCR),从而采取"观察-等待(watch and wait,W&W)"策略,可能避免手术;而且 TNT 模式还避免了手术并发症、患者依从性差等原因造成的术后辅助化疗不足的发生。近年来,关于 TNT 与传统新辅助治疗(同步放化疗)疗效比较的临床试验层出不穷,且大部分研究印证了上述观点,显示出 TNT 良好的应用前景。美国 NCCN《直肠癌临床实践指南》自 2021.V1 版开始,也已将 TNT 从传统新辅助治疗中独立了出来,表明了 NCCN 专家组对这一新模式的推崇态度。需要强调的是,TNT 模式主要适用于复发高危的局部进展期直肠癌患者,否则可能存在过度治疗或延迟治疗的嫌疑;而且"TNT"引起的盆腔组织纤维化,还可能提高手术难度和围手术期并发症特别是吻合口瘘的发生风险。目前,学术界对于 TNT 的具体治疗模式、化疗药物种类和剂量、手术等待时间等仍缺乏共识,故该模式在我国还处在探索阶段。

2. 新辅助放化疗联合免疫治疗 2021 年的 ASCO 年会中,意大利的一项 II 期临床试验(AVANA 研究)显示,术前接受同步放化疗 + 6 个周期阿维鲁单抗(avelumab)治疗的患者中,约有 23% 达到了病理完全缓解(pathological complete response,pCR)。我国的一项单中心 II 期临床试验(PICC 研究)显示,接受新辅助特瑞普利单抗(toripalimab)单药治疗的具有 MSI-H/dMMR 特征的局部进展期结直肠癌患者的 pCR 率为 65%,而联合塞来昔布组患者的 pCR 率更是高达 88%;另一项单臂 II 期临床研究也显示,局部晚期直肠癌患者在行短程放疗序贯 CAPOX 化疗联合卡瑞利珠单抗(camrelizumab)新辅助治疗后延迟手术,能够提高全部患者中的 pCR 率(48%),其中 pMMR 亚组患者的 pCR 率为 46%,dMMR 亚组患者的 pCR 率则高达 100%。可见,新辅助治疗中加入免疫治疗,较传统术前放化疗能进一步提高患者的 pCR 率,这在未来有可能改变结直肠癌的围手术期治疗策略。但目前的证据多来自 I 期或 II 期临床研究,且仅有短期结局的数据,仍需继续随访以明确该策略的远期肿瘤学疗效。

(二)直肠癌的器官功能保护

1."观察-等待"策略 针对新辅助放化疗后达到临床完全缓解(clinical complete response,cCR)的局部进展期直肠癌患者实施"观察-等待(watch and wait,W&W)"策略是目前结直肠肛门领域的热点议题。采取"W&W"策略有望在不降低肿瘤学疗效的前提下,减少不必要的手术创伤并降低并发症风险,提高患者的远期生活质量和重返社会能力。但现有的证据主要来自小样本量的队列研究、登记研究和系统综述,缺乏随机对照研究等高级别循证医学证据,且较难开展此类研究。而且,cCR 的诊断/评价标准、观察期间的随访策略、肿瘤再生/转移的处理原则以及"W&W"策略的远期肿瘤学/功能学疗效仍未明确,有待通过开展高质量的临床研究进行科学论证。中国观察等待数据库研究协作组(Chinese Watch and Wait Database Research Group,CWWD)的建立和《直肠癌新辅助治疗后等待观察策略专家共识(2020 版)》的发布,将为我国系统开展"W&W"策略的应用及其临床研究提供平台并奠定基础。

2. 局部切除策略 局部进展期直肠癌新辅助治疗后达到近临床完全缓解(near-cCR)且保肛困难者及分期 $<ycT_2N_0$ 且保肛困难者的低位直肠癌患者以及开展"W&W"策略过程中出现肿瘤局部再生且分期 $<ycT_2N_0$ 的患者,均可选择经肛局部切除术。与"W&W"策略的目标一致,实施局部切除策略可在保证肿瘤学安全的基础上,降低手术风险并保留患者的器官功能。此外,针对较早期直肠癌($cT_1 \sim 2N_0M_0$)患者,在行新辅助治疗后实施以器官功能保护为目标的局部切除策略也愈发受关注。2021 年,英国的一项多中心随机对照研究(TREC 试验)显示,相较于传统的全直肠系膜切除术(TME),短程放疗联合局部切除不仅实现了器官功能保护的目标,还降低了手术并发症的发生率,且两种治疗手段的肿瘤学疗效相当。荟萃分析中也发现,$cT_{1\sim2}$ 期直肠癌患者经过新辅助治疗后行经肛门内镜显微手术(transanal endoscopic microsurgery,TEM),其总体生存率不亚于根治性切除组患者。但实施局部切除策略时仍存在诸多问题:①现有的影像学检查还无法完全排除是否存在周围淋巴结转移和远处脏器转移;②局部切除的安全切缘不好确定;③补救性

TME 的并发症发生率较高；④对早期直肠癌患者进行术前放化疗可能延误手术，增强放化疗毒性并提升疾病进展风险。因此，该治疗策略的推广还需要更多高级别循证医学证据的支持。

四、结直肠外科新术式

（一）经肛全直肠系膜切除术（TaTME）

目前，TaTME 的可行性已基本得到证实，但由于缺乏多中心的随机对照研究结果，其在安全性、有效性和适用性方面尚存在争议。具体表现在：①尿道损伤、CO_2 栓塞、吻合口瘘和盆腔感染等手术并发症的增加，引起了人们对 TaTME 手术安全性的担忧；②全直肠系膜切除术（TME）标本质量不良、局部复发率升高、肛门功能受损又使得人们对 TaTME 的有效性产生了质疑；③开展 TaTME 时的病例选择、手术操作和成本效益等方面也尚有争议。但不管从理论还是目前的实践来看，TaTME 都有着较好的应用前景。尤其是对于低位直肠癌患者，TaTME 是一种相对安全、有效的补充术式。未来我国 TaTME 的发展中应重视对初学者的结构化培训和开展高质量的临床研究，以保障 TaTME 的安全实施并获得高级别的循证医学证据，进而规范 TaTME 的临床实践。

（二）经自然腔道取标本手术

与常规腔镜手术相比，经自然腔道取标本手术（natural orifice specimen extraction surgery，NOSES）避免了经腹壁取标本的辅助切口，因而在减轻手术创伤、加速患者术后康复、减轻患者不良心理暗示和提升美容效果等方面具有潜在的优势和价值。近年来，结直肠 NOSES 发展迅速，其理论、技术体系也逐渐完善，但仍需开展多中心的随机对照研究，以全面评估 NOSES 的近、远期疗效，进而获得高级别的循证医学证据。今后结直肠 NOSES 的主要研究方向包括：术中及术后并发症的发生率、手术病理标本的评价、患者术后恢复情况、术后生活质量评价、肿瘤局部复发率、无瘤生存时间、总体生存时间以及 NOSES 的卫生经济学评价。

五、总结和展望

微创外科新技术和加速康复外科的规范化应用、TaTME 和 NOSES 的合理开展、直肠癌的新

辅助治疗和器官功能保护仍是近年来结直肠肛门外科的热点议题，也是今后结直肠肛门外科领域的研究热点和难点。此外，复发性直肠癌的手术治疗、转移性结直肠癌的转化治疗以及炎症性肠病的外科治疗仍充满困惑和挑战，是否清扫盆腔侧方淋巴结、是否保留左结肠动脉、是否行预防性造口也存在争议。通过开展相应的临床研究，获得更多的循证医学证据，以规范化推动治疗效果提升，将是结直肠肛门外科的发展趋势。随着全球化程度的加深和国内外交流合作的密切，期待我国有更多肛肠外科同道参与全球范围的临床研究，在推动我国肛肠外科发展的同时，也在世界肛肠外科领域发出"中国声音"，最终推动全球肛肠疾病诊疗的共同进步。

（李小荣　胡桂　龙飞）

参考文献

[1] 汪建平. 中华结直肠肛门外科学 [M]. 北京：人民卫生出版社，2014：531-563.

[2] 陈孝平，汪建平，赵继宗. 外科学 [M]. 9 版. 北京：人民卫生出版社，2018：392-393.

[3] 中华人民共和国国家卫生健康委员会. 中国结直肠癌诊疗规范（2020 年版）[J]. 中华外科杂志，2020，58（8）：561-585.

[4] 中国医师协会结直肠肿瘤专业委员会机器人手术专业委员会，中国研究型医院学会机器人与腹腔镜外科专业委员会. 机器人结直肠癌手术中国专家共识（2020版）[J]. 机器人外科学杂志（中英文），2021，2（3）：225-240.

[5] 中华医学会外科学分会腹腔镜与内镜外科学组，中国医师协会外科医师分会微创外科医师委员会. 3D腹腔镜手术技术中国专家共识（2019 版）[J]. 中国实用外科杂志，2019，39（11）：1136-1141.

[6] 中华医学会外科学分会腹腔镜与内镜外科学组，中国医师协会外科医师分会微创外科医师委员会. 4K腹腔镜手术技术中国专家共识（2019 版）[J]. 中国实用外科杂志，2019，39（11）：1142-1144.

[7] 曹键，申占龙，叶颖江，等. 吲哚菁绿荧光显像技术在结直肠癌手术中的应用 [J]. 中华胃肠外科杂志，2019，22（10）：997-1000.

[8] 中国医师协会结直肠肿瘤专业委员会单孔腹腔镜专委会. 单孔腹腔镜结直肠手术专家共识（2019 版）[J]. 中华结直肠疾病电子杂志，2019，8（4）：343-348.

[9] 龙飞,李亮,林昌伟,等.结直肠手术快速康复的关键节点和主要措施[J].临床外科杂志,2020,28(5):416-419.

[10] 曹晖,陈亚进,顾小萍,等.中国加速康复外科临床实践指南(2021版)[J].中国实用外科杂志,2021,41(9):961-992.

[11] 龙飞,胡桂,马敏,等.2021.V1版NCCN临床实践指南:结肠癌/直肠癌更新解读(外科部分)[J].临床外科杂志,2021,29(5):401-404.

[12] 中国直肠癌新辅助治疗后等待观察数据库研究协作组,中国医师协会外科医师分会中国医师协会肛肠医师分会,中华医学会外科学分会结直肠外科学组,等.直肠癌新辅助治疗后等待观察策略专家共识(2020版)[J].中华胃肠外科杂志,2020,23(1):1-9.

[13] 李亮,龙飞,林昌伟,等.经肛全直肠系膜切除术的争议和展望[J].中华胃肠外科杂志,2021,24(8):727-734.

[14] 姚宏伟,高加勒,安勇博,等.2020年《经肛全直肠系膜切除手术适应证、实施和质量评估的国际专家共识和指南》要点解读[J].中华胃肠外科杂志,2021,24(4):314-318.

[15] 王锡山.结直肠肿瘤经自然腔道取标本手术专家共识(2019版)[J].中华结直肠疾病电子杂志,2019,8(4):336-342.

第二章 肿瘤性疾病

第一节 直肠癌外科手术治疗的变迁与思考

结直肠癌（colorectal cancer，CRC）是我国最常见的消化道恶性肿瘤之一，早期多无明显症状，随着疾病的进展，可出现一系列相关症状，如排便习惯改变、腹痛、腹胀、腹部肿块等，晚期可出现体重下降、贫血等全身症状。据世界卫生组织国际癌症研究机构发布的 2020 年全球最新癌症数据来看，在全球 185 个国家 36 种癌症类型中，结直肠癌总体发病率已上升至第三位，病死率已上升至第二位；我国结直肠癌发病率居恶性肿瘤第二位，病死率居第四位。

早在公元前几千年的古埃及时代，就有对直肠相关疾病诊疗的记载，如直肠脱垂、痔疮、肛周脓肿等。但在 18 世纪之前，受限于生产力、科学技术以及思想观念，直肠外科乃至整个外科领域，都处于探索阶段，发展极为缓慢。进入 18 世纪后，随着科技的进步，医学也得到了极大的发展，麻醉、输血、抗生素、无菌术等的开展和应用也大大加快了手术技术的进步。近年来，尽管放疗、化疗及靶向治疗等快速发展，有些甚至已达到与手术相当的治疗效果，但直肠癌的治疗仍然是以手术为主的综合治疗。随着人们对直肠癌解剖、病理等认识的不断深化，以及治疗观念和手术目标的不断更新，发生的变化不仅仅是手术方式的简单增多，还是手术质量的不断提高、术式选用的变迁和手术操作中的一些重要技巧和途径的变化，当然也包括一些新术式的开展。下面从不同方面对这些变迁作一概述。

一、直肠癌外科手术的变迁

（一）探索期

1. 局部切除术 早在 1739 年，Faget 医师便

开始主要针对晚期直肠癌所致的肛周脓肿进行手术治疗，但因受到麻醉、无菌技术、外科操作等方面的制约，手术范围非常局限，因而疗效不佳；而在此后的近百年时间里，直肠癌外科手术技术几乎没有得到实质性的发展。直到 1826 年，法国的 Lisfranc 医师为一位低位直肠癌患者实施了经肛门直肠肿瘤切除手术，同时切除了长约 5cm 的直肠黏膜，才算是真正意义上的直肠癌切除术，之后他先后完成了 8 例类似的手术。

2. 肠段切除术 1874 年，Koeher 医师开展了经患者骶尾部入路，切除尾骨及部分骶骨，经后路达直肠，切除直肠肿瘤及部分结肠后行结肠残端与肛门吻合的手术，术中保留了患者肛门括约肌的完整性，而且能够使术野更清晰。随后于 1885 年，德国的 Paul Kraske 医师在第 14 届外科年会上发表了以"经骶尾部入路的直肠癌切除术"为主题的文章，此后该术式被称为 Kraske 手术。1917 年，Bevan 医师首次尝试经肛门括约肌入路直肠癌切除术，而直到 1970 年，Mason 医师才将该手术大力推广，且多数用于修补直肠膀胱瘘、切除位置较高的直肠腺瘤等，在直肠癌手术中的应用并不多，他强调缝合修补肛门括约肌以保证括约肌的功能良好，该术式被命名为 York-Mason 术。

（二）快速发展期

20 世纪以前，由于医学界对直肠癌病理学及生物特性认识的不足，直肠癌手术主要采用局部切除术，即使选择了经腹会阴联合切除的方法，也因为没有行淋巴结清扫，故术后复发率高、患者生存期短。1884 年，德国的 Vincenz Czerny 医师曾尝试采用经腹会阴联合入路的方法实施直肠癌切除术，但以失败而告终。直到 1904 年，Mayo 医师在一次会议上报道了这一术式，并强调了直肠上淋巴结切除的重要性，同时向参会医师广泛推荐了此术式。1906 年，Mayo 医师再次强调了

淋巴结切除的重要性，他认为淋巴结清扫的上部平面应达骶骨岬水平，并建议于此处离断乙状结肠，在保留结肠血运的情况下，尽可能在高位离断肠系膜下动脉。著名的外科学家 Halsted 根据相关研究，提出了乳腺癌手术应连同肿瘤、乳腺组织及腋窝淋巴结整块切除，从而达到根治的原则，自此，乳腺癌患者的生存率得到了大幅的提升。而直肠癌外科手术治疗的发展也很好地借鉴了这种模式，从而进入了根治术时代。

1. 腹会阴联合切除术（Miles 术） 英国伦敦圣马克医院的 Miles 医师为 57 例直肠癌患者实施了经会阴入路的手术切除，然而术后有 54 例复发，于是他研究了尸检标本中的复发部位和直肠上方的淋巴播散区域。研究发现，复发是因为没有清扫肿瘤所在区域的淋巴结。如同 Halsted 提出的整块切除原发肿瘤和腋窝淋巴结的乳腺癌根治术一样，他认为手术切除的范围应该包括：肿瘤本身、病变肠管和系膜以及肿瘤周围的淋巴结，而且需要整块切除。基于此，他于 1908 年在 *Lancet* 杂志上发表了直肠癌根治性手术：腹会阴联合切除术（abdominoperineal resection，APR），又称 Miles 术。他不仅引进了癌细胞经淋巴管转移的概念，而且提出了建议将肿瘤连同上行区域淋巴结整块切除的原则，该术式将之前的 R_2 切除变为了 R_0 切除，大大降低了术后局部复发率和转移率，提高了患者的生存率，这在直肠癌外科手术的发展历程中具有重要的里程碑意义。

之后，该手术已成为治疗距肛门 15cm 以内直肠癌的经典手术。然而，按照 Miles 当时提出的理论，肿瘤侵犯的范围可达远端 5cm，因此，远切缘的位置应超过肿瘤下缘 5cm 以上，这就是所谓的"5cm 法则"。在接下来的数十年中，在直肠指诊中能触及肿瘤下缘的直肠癌患者基本不能保留肛门。直到 20 世纪 80 年代 Williams 医师提出直肠肿瘤远端"2cm 法则"，并被多数外科医师接受后，众多直肠癌患者才得以在手术后能够保留肛门。

2. 经腹直肠癌切除、近端造口、远端封闭术（Hartmann 术） 1879 年，奥地利的 Gussenbauer 医师首次实施了经腹入路切除近端直肠癌、近端结肠造口，远端直肠封闭的手术。随后，法国的 Henri Albert Hartmann 医师将该术式应用于治疗乙状结肠癌和直肠上段癌，发现能够明显降低直肠癌手术并发症的发生率和病死率，他在 1921 年法国外科年会上介绍了该术式，并将其命名为 Hartmann 术，该术式至今仍被用于直肠癌伴急性肠梗阻、不能耐受 Miles 术者或晚期姑息性切除的治疗。

3. 经腹前切除吻合术（Dixon 术） 在过去相当长的一段时间内，人们希望通过扩大手术切除范围来提高疗效，因此，Miles 术很自然地成为了直肠癌的"金标准"术式，但随着人们对生活质量要求的提高，对于保肛的需求也在不断增长。因此，许多外科医师努力寻找既能满足根治的要求，又能满足保留肛门的需要，从而能够提高患者生活质量的手术方式，其中最具有代表性的术式为经腹直肠前切除术，该术式为：切除部分乙状结肠、直肠、肿瘤及其周围淋巴组织，再将乙状结肠残端与直肠残端吻合，恢复消化道完整性。1910 年，美国的 Balfour 被认为是第一位实施该术式的医师，而他却认为 Wiliam J.Mayo 才是该术式的发明人，因为其早在 1907 年便报道过实施此术式，并且术中采用双层吻合，肠腔内放置橡胶管。然而，由于早期医疗条件受限，采用直肠癌前切除术的患者术后吻合口瘘发生率较高，从而导致了其病死率较高。因此，在早期，前切除手术大多被应用于乙状结肠癌的治疗中，而其在直肠癌手术中的应用还没有被广泛接受。当时人们对于直肠癌通常采用一期肿瘤切除、直肠残端旷置，1 年后复查肿瘤没有复发后，再行二期结肠与直肠吻合术。

直到 1930 年，英国病理学家 Dukes（Dukes 分期的命名者）进一步完善了 Miles 的淋巴转移理论，他认为只有晚期直肠癌才会出现近端、侧方和远端三个方向的淋巴转移，而他的发现也为直肠癌前切除术的安全性提供了理论依据。在此之后，美国的 Claude F. Dixon 医师根据这一理论，将直肠前切除术应用于直肠癌的治疗中。起初，手术分三期完成：一期横结肠造口转流肠内容物；二期切除直肠肿瘤、结直肠吻合；三期横结肠造口还纳。他还进行了术前肠道准备的相关研究，发现术前使用磺胺药、链霉素等药物可以减少肠道中大肠杆菌的数量，因此，之后他尝试了一期切除肿瘤，同时行结肠和直肠吻合、横结肠转流性造口。Dixon 在 1948 年报道了经腹直肠癌前切除术所达到的理想结果。此后，该术式被广大外科医师应用于中上段直肠癌的治疗中，这种手术也被命名为 Dixon 术。使用该术式不仅能完整切除直肠及系膜、完成结肠和直肠的端端吻合，同时也保留了肛门括约肌的功能，且其复发率与 Miles 术相当。因此，Dixon 术也逐渐成为了中高位直肠癌治疗的标准术式，至今依然是直肠癌的主要手术治疗方式。

4. Bacon 术   Bacon 术在低位保肛的发展过程中发挥了重要的作用。1971 年，Bacon 所实施的拖出式手术得到了广泛的认可，他首先经腹完全游离直肠，经肛在齿状线远端离断直肠，外翻肛管留待后用，然后经肛拖出直肠及近端结肠，切断病变肠段，用钳夹闭结肠断端（内置 1 根导管），术后 7～10d 切除体外多余结肠，吻合结肠断端和外翻肛管。

改良 bacon 术在保留肛门功能的同时，通过改进手术方法和操作细节，显著提高了手术的安全性和患者术后的生活质量。改良 Bacon 术的腹部操作与 Dixon 术基本一致，该术式将上端游离的结肠拖出肛门，缝合固定结肠的浆肌层与肛管，术后 10d 左右，拖出的结肠与肛管黏合紧密，如拖出结肠过长可实施二期手术切除多余的结肠。此术式因在体内无吻合口，发生瘘的机会少，但切除多余的结肠易引起瘢痕增生、变硬且术后早期肛门括约肌处于静止状态，常导致患者出现不同程度的肛门狭窄、肛门排便功能障碍。因此，术后需定期扩肛并锻炼肛门括约肌功能。除此之外，该术式对近端游离的肠管要求较高，一旦出现游离的肠管长度不足或末端肠段血液供应不足，术后极易出现末端肠段感染、坏死等情况。因此，该术式在临床上的应用范围较窄，仅适用于直肠阴道瘘、部分放疗后、低位吻合失效和低位吻合口瘘再手术的患者。

5. Parks 术   于 1972 年由 Parks 提出，在腹部手术切除肿瘤后，由会阴组医师在齿状线上方 1cm 处切断直肠，再行结肠断端全层与齿状线处黏膜及肌层的吻合，吻合口位于齿状线附近。该手术方式避免了肛管外翻的损伤、括约肌的切开及二期手术中多余肠管的切除，适用于病变距齿状线上方 4～6cm 以内无法行 Dixon 术或吻合器

吻合者。但 Parks 术会导致患者的粪便存储功能锐减，造成其早期排便功能控制欠佳。由于 Parks 术后吻合口瘘发生率较高，需要常规进行腹部结肠造口，给患者带来不便，且增加了再次手术的负担，近年来逐渐减少应用。

6. 经括约肌间切除术   相较于 Bacon 术和 Parks 术，经括约肌间切除术（intersphincteric resection，ISR）能切除的肿瘤位置更低。该术式为：经腹分离直肠到达盆腔底部后，由会阴组医师经肛门直视下从肿瘤下缘切开至肛管内外括约肌之间，随后向上游离达肛提肌处与腹腔组医师操作平面会合。该术式保留了肛门外括约肌及部分内括约肌，且可以获得足够的远端切缘，从而达到根治肿瘤及保留肛门的目的。Braun 报道了 1977—1987 年完成的 63 例 ISR 术，其术后复发率、远处转移率及患者 5 年生存率均与 Miles 术无差别，更重要的是，ISR 术后肛门控便功能良好者高达 85%。这种术式适用于距齿状线 2～5cm 以内的早期（T_1 期或部分 T_2 期）且分化程度较高的直肠癌患者。

（三）功能外科手术期

随着功能外科的不断发展，对于外科医师而言，单纯的手术切除已经远远不够了，追求更低的局部复发率、更少的术后并发症、更长的患者生存期、更高的患者生活质量才是现代外科学努力的方向。随着外科设备（吻合器械等）的更新和手术技术的进步，直肠癌外科治疗的理念也在不断更新，正在朝着微创化、功能化的方向发展。在根治肿瘤的基础上，最大限度地减少组织的损伤并最大程度地保留器官和功能是直肠癌外科治疗发展的新方向。其中，具有代表性的手术有：全直肠系膜切除术、经肛全直肠系膜切除术、经自然腔道内镜手术、经自然腔道取标本术、经肛门内镜显微手术、经肛门微创手术及保留盆腔自主神经的直肠癌手术。

1. 全直肠系膜切除术（total mesorectal excision，TME）   1982 年，英国的 Heald 等医师提出了全直肠系膜切除的理念，并将其引入到中、低位直肠癌手术中。他认为直肠癌的外周浸润和周围的微转移病灶主要局限于直肠深筋膜之内，除非肿瘤已经突破深筋膜或盆膈。中、低位直肠癌手术中，要求利用电刀或通过锐性分离将直肠及

其完整的直肠系膜游离至盆膈水平，直肠癌标本应包括了病变所在的肠段及其完整的直肠系膜，肿瘤远端直肠系膜切除的长度应比肠段长≥3cm，直肠系膜切除长度应不少于5cm。Heald等医师遵循TME原则完成了112例直肠癌根治术，局部复发率仅为2%。实践证明，TME原则能够降低骶前间隙内残存直肠系膜中散在肿瘤组织的可能性，降低局部复发率，改善患者的预后，堪称直肠癌外科治疗史上的一座里程碑，目前已成为直肠癌手术的"金标准"。

2. 经肛全直肠系膜切除术 2010年，Sylla等首先报道了经肛全直肠系膜切除术（transanal total mesorectal excision，TaTME），该手术完全经肛门完成，是由下而上分离直肠系膜直至肠系膜下动静脉的手术方式。其优点是：①具有良好的下切缘和环周切缘；②具有良好的经肛门盆腔充气操作空间及放大的腔镜视野，有利于精细解剖；③能够准确地进入直肠系膜周围间隙，有利于对神经血管束及下腹下丛的保护；④手术后，标本可从肛门移除，避免了腹部切口，创伤更小，美容效果更好。然而该术式也存在不足之处：①学习曲线较长；②不能探查腹腔；③需要术前精确分期；④操作空间小；⑤长时间肛门扩张状态影响术后肛管功能。手术适用于腹膜反折下的直肠癌，有学者将其用于距肛缘≤6cm的直肠癌，尤其适用于肥胖、强壮和骨盆相对狭窄的青壮年男性患者。我国的汪建平、康亮教授团队于2014年在国内率先系统性开展了TaTME手术，该术式在根治肿瘤的前提下能最大限度地保留肛门，大大提高了低位直肠癌患者的保肛率。迄今为止，该团队已完成逾1 000例手术，获得了一系列的研究成果，是国际上最大规模的临床中心之一。

3. 经自然腔道内镜手术 经自然腔道内镜手术（natural orifice transluminal endoscopic surgery，NOTES）是指使用软式内镜经口腔、食管、胃、结直肠、阴道、膀胱等自然腔道进入腹腔、胸腔等各种体腔，进行各种内镜下操作，包括腹腔探查、腹膜活检、肝脏活检、胃肠及肠肠吻合、阑尾切除、胆囊切除、输卵管结扎、子宫部分切除、肾切除、脾切除、胰腺体尾部切除术等。2007年，法国的Marescaux等经阴道为一位年轻女性成功切除胆囊，完成了首例真正的NOTES。2010年，我国学者完成了2例经阴道直肠肿瘤切除术，实现了NOTES在直肠癌治疗中的突破。2011年，胡三元完成我国首例经胃切除胆囊的NOTES，在这之后，国内外医师相继在结直肠手术中开展了对该技术的应用。NOTES的成功代表了一种新的理念，为微创外科注入了新的活力。然而，由于器械、适应证等因素的限制，NOTES的临床开展受到了相应的制约，需要有经验的团队审慎开展。

4. 经自然腔道取标本手术 经自然腔道取标本手术（natural orifice specimen extraction surgery，NOSES）没有腹壁辅助切口，所有操作均在腔镜下完成，然后经自然腔道（直肠、阴道、口腔等）取出标本完成手术。近10年来，NOSES逐渐成为微创外科领域的热议话题，它的出现弥补了NOTES的不足，是更为完全意义上的腹腔镜手术，更能体现微创技术的优势。从未来的发展趋势和目前的微创技术水平来看，NOSES作为一个新生事物，它具有不定型的特点，尽管我国于2017年和2019年已先后推出了两版专家共识，但其手术的指征、方式、步骤、技巧、无菌、无瘤原则等诸多因素仍需要更多数据的支持。目前肿瘤手术已不再单纯地追求"根治"，而是已经进入了"既要根治，又要微创和保功能"的新时代，因此该手术可能是从外科根治性向功能性过渡的一个必然阶段。

5. 经肛门内镜显微手术和经肛门微创手术 经肛门内镜显微手术（transanal endoscopic micro-surgery，TEM）于1983年由德国的Buess首次报道，并于2001年详尽描述了其设计思路和临床应用结果。由于其创伤小、安全性优于TME、能够很好地完成局部全层切除等优势，目前已在世界范围被接受并应用于切除局部病变，包括良性病变和一些特定情况下的恶性肿瘤（早期直肠癌：病变占肠周<30%，最大径<3cm，中、高分化，cT_1N_0期，无脉管或神经浸润，无淋巴结转移证据）。2011年，该术式被美国国家综合癌症网络（National Comprehensive Cancer Network，NCCN）推荐为早期直肠癌的局部切除术式。随着技术的进步，该手术尤其适用于距肛缘20cm以内的直肠腺瘤或早期直肠癌（T_1期）的治疗，使患者免受开腹之苦，避免了肠吻合相关并发症，最大程度地保留了患者的肛门功能。

经肛门微创手术（transanal minimally invasive surgery，TAMIS）于 2009 年被 Sajid 等提出，其方法为使用一次性多通道套管、腹腔镜操作设备经肛门进行手术，它是 TEM 较为理想的补充方式。虽然该技术出现较晚，但由于其操作时是借助常规腹腔镜手术设备的，且目前腹腔镜技术已相对成熟，而在手术视野、操作技术层面，其与单孔腹腔镜技术类似，因此，TAMIS 相对于 TEM 来说更容易被外科医师所接受。但是 TAMIS 也有自身的不足，如在处理距肛缘距离 10cm 以上的肿瘤时，器械经常会互相干扰，使得缝合、打结等操作相对困难，另外，因多通道穿刺器平台本身长约 4cm，因此，距肛门 4cm 以下的肿瘤不宜行 TAMIS 而更适合行 TEM。

6. 保留盆腔自主神经的直肠癌手术　近年来随着腔镜外科技术的不断进步，尤其是 3D 腹腔镜和达芬奇手术机器人技术的应用，使术野能够放大 10～15 倍，分辨率可以达到 4K 甚至更高，使外科医师能够更直观地观察对盆腔膜解剖和自主神经系统解剖并加深对其的认识，让 TME 手术平面更精准，同时让盆腔自主神经系统得以保留。目前比较公认的盆腔膜结构层次分为 4 层，包括：直肠深筋膜、腹下神经前筋膜、盆脏筋膜（包括膀胱腹下筋膜）和盆壁筋膜 4 层。Kinugasa 等首次采用显微解剖技术在尸体解剖学研究中在组织学水平上确认：在直肠深筋膜与盆脏筋膜之间存在一层筋膜，并命名为腹下神经前筋膜。腹下神经位于腹下神经前筋膜和盆脏筋膜之间，因此，TME 的正确操作平面应该位于直肠深筋膜与腹下神经前筋膜之间（即直肠后间隙），这样可以做到完全保留自主神经网络。有研究显示，TME 手术保留盆腔自主神经，术后排尿和性功能障碍发生率分别降低至 0～12% 和 3%～14%。D'Annibale 等比较了采用机器人手术系统与采用腹腔镜进行直肠癌 TME 手术后患者排尿和性功能的恢复时间，排尿功能恢复时间分别为 3 个月和 6 个月，性功能恢复时间分别为 6 个月和 12 个月，两者均明显缩短，可能与其术野放大后解剖能够更精细、操作更轻柔等相关。微观解剖的发展、技术设备的进步及医师理念的更新，有助于最大程度地保留直肠癌患者的盆腔自主神经，提高患者的术后生活质量。

二、对于直肠癌外科手术的思考

进入 21 世纪后，直肠癌的治疗效果显著提高，表现为保肛率的不断上升、局部复发率的逐渐下降以及患者的生存期不断延长等，这些进步得益于新理论、新技术等使人们对直肠癌的认识更加深入。虽然目前国内外相关指南和规约在不断地更新，但直肠癌的外科治疗中仍有一些问题值得我们去思考和探讨。

（一）如何规范化手术

尽管直肠癌外科发展较快，但规范化的外科治疗尚未被完全普及，当务之急是要加强直肠癌手术治疗的规范化，使患者从最佳的治疗方案中获益，对此，有以下几点需要重视。

1. 术前分期务必精准　术前精准分期对于规范化治疗有重要的价值和意义，可以减少局部复发和远处转移，提高患者的 5 年生存率。术前评估包括原发肿瘤是否可以 R_0 切除、是否有淋巴结和其他脏器转移、转移灶是否可同期切除、是否需要新辅助治疗等问题，这些往往需要进行术前相关检查。在直肠癌术前分期中，常用的影像学检查有磁共振成像（magnetic resonance imaging，MRI）、直肠腔内超声（endorectal ultrasonography，ERUS）、计算机断层扫描（computed tomography，CT）等，而 CT 对局限于肠壁内的肿瘤分期而言价值不大。对于 N、M 分期的肿瘤通常采用 MRI、ERUS 进行评估，必要时可采用正电子发射型计算机断层成像（PET/CT）评估，但后者费用较高。《中国临床肿瘤学会（CSCO）结直肠癌诊疗指南》（2022 年版）强烈推荐盆腔 MRI 为直肠癌的诊断方法。对于直肠系膜与筋膜的判断，盆腔高分辨率 MRI 是最优方法。对于直肠癌临床 T 分期诊断，ERUS 及 MRI 皆优于 CT，如患者存在 MRI 扫描禁忌证，建议行盆腔平扫及增强 CT。直肠 - 肛管癌影像学检查的重要参数见表 2-1。

2. 正确选择手术方式　正确选择手术方式是规范化治疗的关键。尤其是对于低位直肠癌，医师应综合考虑各方面的影响，选择适合患者的手术方式，遵循"根治第一，功能第二"的原则。Rullier 等学者提出了一种新的低位直肠癌分型：Ⅰ型，肿瘤下缘距肛管直肠环 > 1cm；Ⅱ型，肿瘤下缘距肛管直肠环≤1cm；Ⅲ型，肿瘤侵犯肛门内

表 2-1 直肠 - 肛管癌影像学检查的重要参数

直肠癌位置	外括约肌下缘连线与肿瘤下缘间的直线距离
直肠癌 T 分期	T_1：肿瘤侵犯黏膜下层 T_2：肿瘤侵犯固有肌层 T_3：肿瘤侵透固有肌层并侵犯浆膜下层（浆膜覆盖段）、直肠系膜（无浆膜覆盖段）或内外括约肌间隙 根据肿瘤侵入直肠系膜部分与固有肌层的垂直距离分为：T_{3a}（<1mm）、T_{3b}（≥1~5mm）、T_{3c}（>5~15mm）、T_{3d}（>15mm） T_{4a}：肿瘤侵犯脏腹膜（浆膜覆盖段） T_{4b}：肿瘤侵犯邻近脏器或结构
直肠癌 N 分期	推荐使用高分辨率 MRI 或直肠内镜超声；转移性淋巴结诊断依据：淋巴结短径 >8mm，形态不规则、边界不清楚、信号 / 回声不均匀
直肠癌侵犯壁外血管形成癌栓（extramural vascularinvasion，EMVI）	推荐使用盆腔高分辨率 MRI 判断直肠癌侵出固有肌层后侵犯周围血管并形成癌栓，即 EMVI 的情况。MRI 能从多角度追踪观察直肠周围血管，根据血管形态不规则、血管流空征象部分或全部为肿瘤信号所代替诊断 EMVI 阳性
直肠癌环周切缘（circumferential resection margin，CRM）影像诊断	推荐使用盆腔高分辨率 MRI 判断原发肿瘤、直肠系膜内转移性淋巴结癌结节、直肠壁外血管侵犯与直肠系膜或筋膜（mesorectal fascia，MRF）、相邻器官及结构的位置关系，距离 <1mm，即为影像诊断 CRM 阳性
低位直肠癌及肛管癌 T 分期	低位 T_1：肿瘤限于肠壁内但未侵犯肠壁全层 低位 T_2：肿瘤侵犯至固有肌层及内括约肌全层 低位 T_3：肿瘤侵犯至直肠系膜内或内外括约肌间隙，但未见侵犯周围结构及器官 低位 T_4：肿瘤侵犯至外括约肌、肛提肌、周围结构或器官

括约肌；Ⅳ型，肿瘤侵犯至肛门外括约肌或肛提肌。对于Ⅰ型，可行低位前切除术，保留肛门内括约肌；对于Ⅱ型，需部分切除肛门内括约肌，保证 1cm 的远端切缘；对于Ⅲ型，需完全切除肛门内括约肌，保留肛门外括约肌；对于Ⅳ型，需行 Miles 术。根据上述分型选择术式，Ⅰ～Ⅳ型肿瘤患者的术后 5 年局部复发率分别为 6%、5%、9% 和 17%，其中Ⅱ、Ⅲ型与Ⅰ型相比，患者的 5 年局部复发率和无病生存率差异均无统计学意义。

（二）对于侧方淋巴结清扫的争议

目前，对于局部进展期直肠癌患者是否应行侧方淋巴结清扫（lateral lymph node dissection，LLND）仍存在较大的争议，各研究所得到的结论并不统一，且 LLND 对于手术技术有较高的要求，手术中可能出现副损伤影响患者的生活质量，各指南对直肠癌的 LLND 也尚无定论。对于局部进展期直肠癌的治疗方式，国际上有两种不同的观点：①欧美学者主张新辅助放化疗 + 全直肠系膜切除（total mesorectal excision，TME）；②日本学者主张 LLND + TME。两者均缺乏循证医学证据，无法比较优劣。我国则采取新辅助

放化疗 +TME±LLND，且有文献支持，该疗法适用于影像学证实存在侧方淋巴结（lateral lymph node，LLN）转移的患者。

在临床实践中发现，腹膜反折以上及早期直肠癌的 LLN 转移发生率极低，可不必进行 LLND，众多学者已对此达成共识。但腹膜反折以下及局部进展期（Ⅱ、Ⅲ期）直肠癌病例中存在一定数量的 LLN 转移病例，因此，术前对 LLN 的评估至关重要，主要评估方式是利用 MRI 对盆腔 LLN 的大小进行评估。日本学者开展的研究显示，初始淋巴结短径≥8mm 以及新辅助放化疗后淋巴结短径≥5mm 时，术后 LLN 转移的阳性预测率均 >75%，是 LLN 转移的独立危险因素；也有研究显示，MRI 显示初始 LLN 短径≥7mm 的患者，其 5 年后 LLN 复发的概率高达 19.5%，故使用 7mm 作为临界值。有研究显示，转移率较高的区域是第 263D 组淋巴结和闭孔淋巴结，转移率分别为 47% 和 38%。LLN 转移主要发生在浸润深度大于肌层的低位直肠癌病例中。

《中国直肠癌侧方淋巴结转移诊疗专家共识（2019 版）》针对直肠癌 LLN 转移的相关诊疗问

题给出了推荐意见。其中主要包括：①推荐报告淋巴结的短径，可将初诊时侧方淋巴结短径5～10mm作为临床疑诊LLN转移的阈值，而将≥10mm作为临床诊断LLN转移的阈值。对于影像学检查显示侧方无可见淋巴结或淋巴结未达临床疑诊标准的患者，不推荐常规行预防性LLND。②对符合临床诊断标准的LLN转移患者，应常规采用"新辅助放化疗＋LLND"的策略。③LLND的推荐清扫范围应常规包括：髂内动脉远端血管区淋巴结（第263D组）、髂内动脉近端血管区淋巴结（第263P组）及闭孔（第283组）淋巴结（A级推荐）。④不推荐常规行双侧LLND。⑤无可疑淋巴结紧邻下腹下丛时，推荐常规行保留下腹下丛的手术方式，以便保护患者的排尿功能及性功能。⑥推荐医师根据个人经验选择具体手术方式，腹腔镜和机器人等微创手术方式均可作为LLND的优选术式。

局部进展期直肠癌的LLN转移与患者预后相关，未来需要通过高级别循证医学证据对LLND手术的疗效进行评估，以期进一步降低中、低位进展期直肠癌患者的局部复发率并提高其远期生存率。

（三）对于多学科协作诊疗相关的综合治疗模式及多脏器切除的探讨

近20年来，直肠癌的诊疗模式发生了重大变化，也取得了良好的效果。随着越来越多化疗、靶向等药物的问世及放疗技术的进步，直肠癌的治疗从以前单一的外科手术模式逐步转变为多学科协作诊疗相关的综合治疗模式，其中包括术前的新辅助治疗和术后的辅助治疗。术前放化疗（preoperative chemoradiotherapy，PCRT）可使肿瘤缩小、降期，有助于手术切除，并在一定程度上提高了保肛率。术后放疗可降低局部复发率，延长患者远期生存时间，但多中心随机研究显示，未发现术前放化疗对患者生存率有提高作用。术前新辅助治疗-手术-术后辅助化疗已经成为进展期直肠癌的标准治疗模式。

对于部分直肠癌患者，初诊时即发现远处脏器转移，其中，肝脏是发生转移的主要靶器官，而这也是结直肠癌治疗的重点和难点之一。研究显示，肝转移灶无法切除的患者的5年生存率低于5%；而肝转移灶能够完全切除的患者的中位生存期为35个月，5年生存率可达30%～57%。肺为直肠癌转移的第二常见器官，尽管肺转移病变发展较慢，总体预后较好，治疗模式有别于肝转移，但对于单纯性可切除肺转移患者，手术仍然是获益最为明确的局部治疗方式，R_0切除的患者的5年生存率可达到35%～70%。因此，对于结直肠癌肝、肺转移的患者，坚持多学科协作诊疗模式，严格把握手术适应证，力争做到原发灶与转移灶的R_0切除，可以使患者获益，延长生存期。

三、总结

纵观直肠癌手术治疗的变迁，其经历了探索期的局部切除、快速发展期的根治性切除、功能外科手术等多个阶段。随着科技的进步，吻合器械的出现也给直肠手术带来了革新，同时直肠癌外科手术的理念也在不断地创新，综合治疗模式和微创手术最终给患者带来了更多的益处，比如5年生存率逐步上升及肛门、排尿和性功能得到最大程度的保留等。每一次手术策略的突破与变革都给我们带来了深深的思考，降低手术并发症的发生率和患者的病死率，是每一位外科医师毕生的追求。相信在结直肠肿瘤外科医师不断的尝试、实践和归纳总结下，直肠癌外科手术必将在根治前提下，在保功能和更加微创方面取得更大的进步，进而为人类的健康事业做出更大的贡献。

（王天宝）

参考文献

[1] CORMAN ML. Classic articles in colonic and rectal surgery. A method of performing abdominoperineal excision for carcinoma of the rectum and of the terminal portion of the pelvic colon: by W. Ernest Miles, 1869-1947[J]. Dis Colon Rectum, 1980, 23(3): 202-205.

[2] Classic articles in colonic and rectal surgery. Henri Hartmann 1860-1952. New procedure for removal of cancers of the distal part of the pelvic colon[J]. Dis Colon Rectum, 1984, 27(4): 273.

[3] DIXON CF. Anterior resection for malignant lesions of the upperpart of the rectum and lower part of the sigmoid[J]. Ann Surg, 1948, 128(3): 425-442.

[4] BACON HE. Present status of the pull-through sphincter-preserving procedure[J]. Cancer, 1971, 28(1): 196-203.

[5] PARKS AG, LYTTLE JA. Intersphincteric excision of the rectum[J]. Br J Surg, 1977, 64（6）: 413-416.

[6] TSUKAMOTO S, FUJITA S, OTA M, et al. Long-term follow-up of the randomized trial of mesorectal excision with or without lateral lymph node dissection in rectal cancer（JCOG0212）[J]. Br J Surg, 2020, 107（5）: 586-594.

[7] HEALD RJ, MORAN BJ, RYALL RD, et al. Rectal cancer: the Basingstoke experience of total mesorectal excision, 1978-1997[J]. Arch Surg, 1998, 133（8）: 894-899.

[8] 王锡山. 经自然腔道取标本手术学: 腹盆腔肿瘤 [M]. 北京: 人民卫生出版社, 2019: 8.

[9] OGURA A, KONISHI T, CUNNINGHAM C, et al. Neoadjuvant（chemo）radiotherapy with total mesorectal excision only is not sufficient to prevent lateral local recurrence in enlarged nodes: results of the multicenter lateral node study of patients with low cT3/4 rectal cancer[J]. J Clin Oncol, 2019, 37（1）: 33-43.

第二节 结直肠癌根治术的技术原则、术式选择和疗效评价

人类对于肿瘤治疗的尝试与探索从未停止过，结直肠癌根治术的发展也是经历了减状手术、根治手术、扩大根治手术及功能外科手术4个阶段。从最开始的以缓解症状为主，到强调生理功能最大化的保留，每个阶段都反映了每个时代人类对于疾病的认知与外科医师的智慧。本节从结直肠癌根治术的不同发展阶段入手，介绍常见的术式选择，以及相应术式的疗效评价。

一、第一阶段: 减状手术

这一阶段的手术主要以解除结直肠癌引起的肠梗阻为目的，为结直肠癌手术的开端，所使用的手术方式多为肠造口术。

早在16世纪就有关于肠造口的记录了，但那时的造口多是因病或因外伤而自然形成的瘘管，被称为自然性肠造口。有目的、有计划的造口术仅有约200年的历史。1757年，Lorenz Heister首次提出通过肠造口治疗腹部外伤，并提出了肠外置术治疗肠管损伤，手术十分便捷，但是当时未能被所有的外科医师接受。1793年，Duret为一

位患有先天性肛门闭锁的婴儿完成了选择性髂腰部结肠造口术，患者存活了45年之久，证明了手术完全成功，Duret也因此被誉为"结肠造口之父"。Amussat随后汇报了29例结肠造口病例，其中8例为成人恶性肿瘤患者的结肠造口。Amussat认为腹膜炎是结肠造口患者死亡的主要原因，故提出在左腰部腹膜外行降结肠造口术，他也因此被誉为"腰部结肠造口之父"。1884年，Madyl提出了经腹结肠襻式造口，并用鹅羽作为结肠造口的支持结构。1887年，Allingham观察到造口回缩现象，首次提出在未切开肠腔前，将结肠浆膜层与腹膜及皮肤缝合以预防造口回缩。这些陆续问世的肠造口术堪称经典，一些术式沿用至今，在当时能很快地缓解结直肠癌患者的肠梗阻等急性症状，但因为当时的医师缺少肿瘤根治的理念，患者常常在手术后数月去世，预后普遍较差。

二、第二阶段: 根治手术

基于对淋巴引流的发现与对解剖结构认知的不断加深，结直肠癌外科手术也逐步向根治术发展，而如何在肿瘤的根治与保肛之间取得平衡，是这个时代的医师需要评估的主要问题。

（一）腹会阴联合切除术（abdominoperineal resection, APR; Miles术）

早在18世纪，直肠癌根治手术就开始萌芽。1739年，法国医师Jean Faget完成了第一例经会阴直肠切除术；1879年，Car Caussenbauer完成了第一例经腹直肠切除远端封闭手术；1884年，Vincent Czerny完成了第一例腹会阴联合切除手术。然而，这些手术的开展仅仅是对直肠癌切除的尝试，由于缺乏对淋巴引流与根治性原则的认知，该阶段患者的手术病死率约为20%，复发率高达80%，3年生存率<15%。直到1908年，William Ernest Miles指出了直肠癌区域的淋巴向上方、下方、侧方三个方向引流，并提出了具有划时代意义的Miles术（也称APR）5项原则: ①腹部结肠造口；②切除直肠、乙状结肠及其供应血管；③切除直肠系膜；④切除髂总动脉分叉处的淋巴结；⑤行广泛的会阴切除，并切除肛提肌。Miles术的提出使直肠癌的术后复发率迅速降至29.5%，同时代的John PercyLockhart Mummery做了200例经会阴直肠癌切除手术，患者的总治愈

率为 50%，手术病死率为 8.5%。尽管 Mummery 承认 Miles 术在减少局部复发方面取得了巨大成就，但他认为这种手术对 60 岁以上或伴随复杂合并症的患者来说风险太大。直到二战后，随着输血技术、抗生素和麻醉技术的发展，Miles 术的患者病死率降至 9%，并一度成为当时治疗直肠癌的标准术式。目前，Miles 术主要适用于肿瘤直接侵犯肛门内、外括约肌或肛提肌，难以获得安全手术边界或完整切除肿瘤，以及不能保证肛门括约肌功能的患者。

随着手术的大量开展，术式本身也越来越精细化、规范化。2014 年，瑞典外科学家 Holm 进一步将 APR 分为三类：括约肌间 APR、肛提肌外 APR 和坐骨肛管间 APR。

括约肌间 APR 主要适用于由于各种原因不宜进行低位吻合的患者，由于经括约肌间进行切除后保留的会阴区结构较多，理论上比传统 APR 降低了患者会阴区并发症的发生率。

肛提肌外 APR（extralevator abdominoperineal excision，ELAPE）主要适用于肿瘤术前分期为 $T_3 \sim T_4$ 期，尤其是肿瘤位于耻骨直肠肌附近，以及传统 APR 可能造成环周切缘（circumferential resection margin，CRM）阳性和术中穿孔的低位直肠癌患者。由于 ELAPE 可切除更多的直肠平滑肌外组织，故其将术中医源性穿孔率由传统 APR 手术的 28.2% 大大降低至 8.2%。我国的一项多中心回顾性临床研究发现，ELAPE 手术时间明显短于常规 APR（$P < 0.001$），获取的高质量切除标本更多（$P = 0.033$）；ELAPE 组患者的总生存期（OS）、无病生存期（DFS）和无局部复发生存期（LRFS）明显更优，尤其是术前评估分期为 $cT_3 \sim T_4$ 期（$P = 0.033$，$P = 0.008$，$P = 0.033$）、cN_+ 期（$P = 0.002$，$P < 0.001$，$P = 0.006$）和病理 III ～ IV 期（$P = 0.023$，$P = 0.008$，$P = 0.016$）的人群；对于没有进行术前放化疗的分期为病理 III ～ IV 期患者，ELAPE 可以保证其获得更好的 OS（$P = 0.018$）和 DFS（$P = 0.030$）；在多变量分析中，ELAPE 是 OS、DFS 和 LRFS 良好的独立预测因素。Leeds 大学的一项研究中，学者们在对比 ELAPE 与 APR 的手术标本后认为，肿瘤位于直肠两侧，尤其是位于耻骨直肠肌处的患者更适合接受 ELAPE。此外，基于微创技术的发展，经腹离断

肛提肌 ELAPE、经会阴单孔腔镜辅助的 ELAPE 等改良 ELAPE 相继被提出，这些术式的适应证与疗效仍需更高质量的循证学证据去支持。

坐骨肛管间 APR 主要适用于肿瘤侵透肛提肌伴肛周脓肿或窦道形成的患者。此时，不仅需要完整切除肛提肌，还需切除足够的坐骨直肠窝脂肪组织。与 ELAPE 不同的是，坐骨肛管间 APR 中进行会阴部操作时不是沿着肛门外括约肌和肛提肌平面游离，而是沿着闭孔内肌筋膜平面，切除了整个坐骨直肠间隙的脂肪组织，"柱状切除"的概念也隶属于这个范畴。

（二）原发病灶切除、近端造口、远端封闭术（Hartmann 术）

尽管肿瘤复发与患者预后方面得到了极大改善，许多外科医师仍认为 Miles 术损伤过大，需要永久性的结肠造口，且常常导致泌尿生殖功能障碍并对患者产生社会心理影响。Cuthbert Dukes 认为 Miles 高估了直肠癌复发时向下和横向的扩散。他观察到大多数受累淋巴结与原发肿瘤水平平行或接近，故可以避免很多向下的根治性切除。对大量病理资料进行分析显示，直肠癌病例中向远侧肠壁浸润超过 2cm 的占比不超过 1%，故在临床淋巴转移诊断准确的情况下，肿瘤下切缘高于 2cm 即为有效范围。

1921 年，Henri Albert Hartmann 医师介绍了近端结肠造口、远端直肠封闭的术式，称为 Hartmann 术，并将其推广开来。在这之后他又陆续完成了 10 例 Hartmann 术，其中 9 例患者得到治愈，且患者大多恢复良好。这种手术至今仍被用于直肠癌伴急性肠梗阻以及晚期姑息性切除的治疗。

Hartmann 术为患者保留了肛门，减少了手术创伤，降低了病死率，但却无法避免腹部皮肤上永久性的肠造口。另一方面，直肠肿瘤切除后采用脱出吻合等技术进行肠管重建的早期尝试，因吻合口瘘的多发和术后患者较高的病死率让人望而却步。

（三）经腹直肠前切除术（anterior resection，AR；Dixon 术）

1948 年，Mayo 诊所的外科主任 Claude Dixon 向美国外科协会报道了他对距离齿状线 6 ～ 20cm 处病变进行的分期切除。在 426 例手术标本中，只有 122 例有淋巴结受累。病灶距离齿

状线 6～10cm、11～15cm 和 16～20cm 之间的标本情况差异无统计学意义，患者病死率和 5 年生存率分别为 2.6% 和 64%。至此，Dixon 的研究结果将直肠癌根治术的焦点从传统的 Miles 术转移到括约肌保留手术。此外，多项研究显示，Miles 术后局部复发率明显高于 Dixon 术。《美国国立综合癌症网络（NCCN）结直肠癌实践指南（2013版）》开始指出 Miles 术本身具有升高患者复发率和病死率的风险。传统 Miles 术的环周切缘阳性率为 17%～36.5%，术中穿孔率为 14%～16%，而 Dixon 术的环周切缘阳性率为 8%～22%，术中穿孔率为 2.5%～4%。至此，越来越多的直肠癌患者开始接受直肠癌保留肛门括约肌手术，Dixon 术成为直肠中、上段肿瘤的标准治疗方法。

随着全直肠系膜切除术这一手术理念的提出，术前新辅助放化疗的开展，以及以腹腔镜为代表的、更加先进的手术设备的推陈出新，保肛手术朝着更高质量方向发展，Dixon 术也逐步被应用于低位直肠癌治疗。有研究者报道，对于低位直肠癌，Dixon 术组患者的手术时间短于 Miles 术组，术中出血量少于 Miles 术组，说明 Dixon 术对患者造成的损伤较小，有利于患者预后；Dixon 术在保留低位直肠癌患者排尿功能和性功能方面的效果明显优于 Miles 术，这可能是由于 Dixon 术保留了患者的会阴部与肛门，误伤盆腔自主神经的可能性较低；两种术式的环周切缘阳性率、吻合口瘘发生率、术后切口感染发生率、肺部感染发生率和切口愈合不良发生率等方面均无明显差异。另有研究报道，Dixon 术相较 Miles 术有着更佳的远期疗效。虽然在近期客观缓解率方面，Miles 术与 Dixon 术相当（79.07% vs 81.82%，$P<0.05$）；但在远期客观缓解率方面，Miles 术低于 Dixon 术（46.51% vs 68.18%，$P<0.05$）；在远期病灶转移率、局部复发率方面，Miles 术均高于 Dixon 术（32.56% vs 22.73%，$P<0.05$；20.93% vs 9.09%，$P<0.05$）。综上所述，Miles 术与 Dixon 术在治疗低位直肠癌患者时有相当的近期疗效，但由于 Dixon 术具有保留患者肛门功能、泌尿生殖功能等方面的优势，因此具有更佳的远期疗效，值得进一步推广。

（四）Bacon 术与改良 Bacon 术

对于低位直肠癌治疗而言，Miles 术是经典术式，但术后结肠造口改变了患者原有的正常排便方式，极大地影响了患者术后生活质量；但当肿瘤距离肛缘不足 5cm 时，由于盆腔空间的狭窄，应用 Dixon 术存在一定吻合难度，且具有吻合口瘘风险。19 世纪末，维也纳的 Hochenegg 设计了一种直肠癌术式，避免了腹部结肠造口术；1932 年，Babcock 提出了对该技术的改进措施，并将其称为"腹会阴直肠乙状结肠切除术，拖出式，重建或翻转"。虽然低位直肠肿瘤的保肛手术饱受批评，但国内外许多学者对拖出式手术进行了研究与尝试，均取得了良好的效果。

1945 年，Harry Bacon 医师设计了一种拖出式直肠切除，并命名为 Bacon 术，其操作方式为：剥离肛管黏膜并切开括约肌，将游离的近端结肠自肛门拖出，缝合关闭切开的括约肌，并在 10 余天后切除多余的结肠。然而，由于操作困难，围手术期并发症发生率较高，患者术后无法控便，该术式并没有得到很好推广。改良 Bacon 术则是在传统 Bacon 术的基础上保留了肛提肌，且不对坐骨肛门窝脂体进行清除，不对支配肛门内、外括约肌的神经产生伤害，可保留相对健全的括约肌功能，从而使低位直肠癌患者术后可获得较满意的肛门控便功能。与其他低位保肛术一样，改良 Bacon 术的前提是确保手术彻底性，并在此基础上尽可能地保留患者的控制排便功能。有文章对比了低位直肠癌改良 Bacon 术与 Dixon 术，结果发现，两组患者术中失血量、手术时间、淋巴结清扫数量、术后 3 个月及 12 个月时排便能力、并发症发生率及住院时间的差异无统计学意义（$P>0.05$），但改良 Bacon 术组患者术后肠功能恢复时间较短（$P<0.05$），术后 6 个月时排便功能优良率更佳（$P=0.039$），住院费用更低；两组患者的累积生存率分别为 83.3% 与 84.8%，差异无统计学意义（$P=0.969$）。

但该术式的应用仍存在一些争议，如外拖过程对肿瘤的挤压是否增加肿瘤扩散风险。故如何把握其适应证仍是需要探索的。

（五）Parks 术

1972 年，Parks 医师改良了拖出式切除术，经腹将肿瘤切除后，利用肛门牵开装置，经肛门将结肠与肛管缝合。这种方法避免了肛门外翻与括约肌的损伤，也省去了二期切除多余结肠的麻烦。

有研究提示，与 Dixon 术相比，Parks 术可以用于更加肥胖、肿瘤距肛缘更近的患者，采用上述术式的两组患者在手术出血量、淋巴结检出数、术后并发症方面差异均无统计学意义（$P > 0.05$），而且 Parks 术组患者的术后首次排气、排便时间和住院时间更短，住院总费用也更低（$P < 0.05$）；虽然 Parks 术组患者术后早期的肛门功能较差，但随着规律的肛门功能锻炼，从术后 6 个月开始达到与 Dixon 术组相近的水平（$P > 0.05$）；Miles 术组和 Parks 术组患者在肿块大小、形态、肿瘤距肛缘距离、手术时间、手术出血量、淋巴结检出数目、术后首次排气及排便时间方面差异均无统计学意义（$P > 0.05$），但 Parks 术组住院时间更短、并发症发生率更低、住院总费用也更低（均 $P < 0.05$）。故对于肿瘤距离肛门过近而无法行传统 Dixon 术的超低位直肠癌患者，Miles 术不再是根治的唯一选择，Parks 术是一种安全、经济、有效的保肛术式，而且术后患者恢复得更好、更快，虽然早期肛门功能较差，但可逐渐恢复至与行 Dixon 术患者相当的水平。

（六）经括约肌间切除术（intersphincteric resection, ISR）

1977 年，Parks 医师再次报道了一种新的直肠切除方法——经括约肌间切除术（ISR）。ISR 是直肠癌极限保肛的一种手术方式，但 Parks 医师最早利用 ISR 治疗炎症性肠病，虽然手术适应证及部分手术细节和利用 ISR 治疗直肠癌时存在差异。ISR 治疗直肠癌的操作方法为：经腹入路分离直肠，到达盆腔底部后，会阴组医师经肛门直视下从肿瘤下缘切开至肛门内外括约肌之间，随后向上游离达肛提肌处与腹组医师会合。Braun 教授随后报道了 ISR 应用于直肠癌的经验：1977—1987 年间，519 例患者接受了直肠癌手术，其中 63 例患者接受了 ISR 及 I 期结肠肛管吻合术，77 例患者接受了 Miles 术；在接受上述两种治疗的患者中，分别有 57 例和 65 例患者获得了根治性切除。在平均 6.7 年（3～13.6 年）的随访期间，所有患者均按预先确定的随访计划接受检查。接受根治性手术的患者中，ISR 术后 11% 的患者出现盆腔复发，33% 的患者出现远处转移；Miles 术后患者局部复发和远处转移的发生率分别为 17% 和 35%；ISR 术后患者的校

正 5 年生存率为 62%，Miles 术后患者的这一指标为 53%。近年的文献显示，接受 ISR 患者的 5 年 DFS 率达 65%～86%，5 年 OS 率达 80%～97%，优于接受 Miles 术的患者。ISR 保留了患者的外括约肌，故患者术后一般可以控制大便，且肿瘤学结局并不差于接受 Miles 术的患者，故 ISR 对于低位直肠癌是一个很好的治疗选择。

Miles 术仍是目前低位直肠癌的"金标准"手术，虽然外科医师一直为实现低位直肠癌的保肛手术而努力，并提出了 Bacon 术、Parks 术、ISR 等多种术式，但这些术式均因操作烦琐、术后并发症多、术后患者肛门功能较差而未能被广泛使用，如何实现更加"完美"的保肛，仍需进一步探索。

三、第三阶段：扩大根治术

由于早期结直肠癌缺乏特异性表现，故待患者自觉出现症状时，肿瘤往往已发展到局部晚期或出现了远处转移。随着新辅助放化疗、转化治疗等方案的提出，肿瘤晚期已不再是令人望而生畏的代名词。与此同时，通过扩大切除受累的器官与发生转移的淋巴结以达到晚期肿瘤根治性切除的目的，是外科医师积极探索的方向。

（一）侧方淋巴结清扫（lateral lymph node dissection, LLND）

10%～25% 的直肠癌患者会发生侧方淋巴结转移，侧方淋巴结转移往往与局部复发相关，是不良预后的重要危险因素，但 LLND 仍是一个充满争议的术式。

目前，临床上的淋巴结分期主要是根据肠系膜淋巴结的转移情况进行评估的，而侧方淋巴结的转移被认为是远处转移。日本的一项回顾性研究将两侧盆壁淋巴结分为髂内动脉内组和髂内动脉外组，通过比较相同 T 分期且无其他远处转移的直肠癌患者的生存预后信息却发现，髂内动脉内组淋巴结转移组患者与分期为 N_{2a} 期组患者的预后相仿（$P > 0.05$），而髂内动脉外组淋巴结转移组患者与分期为 N_{2b} 期组患者的差异无统计学意义（$P > 0.05$），但均明显好于肿瘤分期为 IV 期的患者，故认为两侧盆壁淋巴结应属于区域淋巴结范畴。那么，对于侧方淋巴结是否有必要进行预防性清扫呢？日本的一项多中心、非劣效性临床随机对照研究（JCOG0212）纳

入了术前无侧方淋巴结肿大的Ⅱ～Ⅲ期直肠癌患者，对比了全直肠系膜切除术（total mesorectal excision，TME）与TME＋LLND的患者术后复发情况，结果显示，TME＋LLND组和TME组患者的7年无复发生存（relapse free survive，RFS）率分别为71.1%、70.7%（$HR=1.09$，$95\%CI$：$0.84\sim1.42$，非劣效$P=0.064$），故总体未达到非劣效性。亚组分析的结果显示，与单独TME相比，TME＋LLND的临床Ⅲ期直肠癌患者的RFS得到了改善（$HR=1.49$，$95\%CI$：$1.02\sim2.17$）。研究的结论是：长期随访数据不支持单独TME非劣效于TME＋LLND，对于临床Ⅲ期直肠癌患者，推荐行TME＋LLND，而对于临床Ⅱ期直肠癌患者可不行LLND。

虽然LLND降低了局部复发率，但预防性LLND是否有助于提高患者的生存率仍存在争议。LLND常常引起手术出血量的增加、排尿障碍和性功能障碍的发生率升高，而患者的生存率并没有得到明确改善，故预防性的LLND在欧美并不流行。术前新辅助放化疗同样可以降低局部复发率，《美国国立综合癌症网络（NCCN）结直肠癌实践指南（2013版）》建议对术前影像学怀疑侧方淋巴结转移的低位直肠癌患者，应该行常规TME联合新辅助放化疗。欧美的一项研究回顾性分析了309例接受TME联合术后辅助放化疗和176例接受TME联合LLND的Ⅱ期和Ⅲ期直肠癌患者的预后情况，发现两组患者的5年总生存率（78.3% vs 73.9%）和5年无瘤生存率（67.3% vs 68.6%）均无显著性差异，而后者的局部复发率是前者的2.2倍，分别为7.5%和16.7%（$P<0.05$）。有研究表明，对于T_3期或者T_4期侧方淋巴结阳性的直肠癌患者，接受术前新辅助治疗或术后放化疗者的5年累积复发率分别为6%和13%，5年总生存率分别为76%和74%，两者的差异均无统计学意义（$P>0.05$）。目前，LLND主要在东方国家应用，由于相关研究大多属于回顾性研究，故其与新辅助放化疗孰优孰劣，是否能给患者带来确切的预后获益等问题，仍有待通过高质量临床研究的开展而得到证明。

（二）联合脏器切除术

5%～20%的结直肠癌患者在术中被发现肿瘤浸润肠壁全层，穿透肠壁并侵犯周围组织、脏器。对于这类局部晚期肿瘤患者，要么开展结直肠肿瘤联合脏器切除术，要么退而选择放化疗。主张联合切除的学者认为，只要完整切除恶性肿瘤与受侵犯的脏器，实现R_0切除，就有可能会达到根治性的效果，最大限度地降低局部复发率，从而改善患者的术后生存。王锡山教授回顾性地收集了287例接受了联合脏器切除术的Ⅱ期结直肠癌患者，术后病理提示，其中159例（55.4%）患者的肿瘤周围组织中存在癌性浸润，即肿瘤直接侵犯周围组织而引起的肿瘤与周围脏器的粘连，其余128例（44.6%）患者的肿瘤周围组织中的则为炎性浸润，即粘连由肿瘤引起的周围组织炎症反应所形成，发生粘连的器官并未受到癌细胞的浸润。比较发生两种浸润的患者术后的生存情况，王锡山教授发现，两组患者术后1年的生存率差异无统计学意义，但在3年、5年的生存率方面，癌性浸润组患者明显差于炎性浸润组患者。从该研究中不难发现，即便同为局部晚期肿瘤，炎性浸润引起周围脏器粘连的却大致占到总数的一半，而这类患者的周围脏器本身并无肿瘤的侵犯，是否真的能从联合切除中获益，仍存有一定争论；然而，病理报告为炎性浸润时，也并不能百分之百排除癌性浸润的可能，因为仅有少量癌细胞浸润而出现漏检的可能性理论上并不小。据此，王锡山教授提出应细化T_4分期为3个分级：①T_{4a}期，肿瘤穿透肠壁全层，但未侵犯周围组织器官；②T_{4b}期，肿瘤穿透肠壁全层且侵犯周围组织器官，但病理检查证实为炎性浸润；③T_{4c}期，肿瘤穿透肠壁全层并侵犯周围组织器官，病理检查证实为癌性浸润。而不论是T_{4b}期或者T_{4c}期，只要在患者的肿瘤病情及全身条件允许的情况下，均建议积极行联合脏器切除术。

但由于联合脏器切除术往往手术创伤大，术后并发症发生率高，术后病死率可达12%，故对于该术式的适应证应严格掌握。王锡山教授认为，开展联合脏器切除术应遵循以下原则：①肿瘤仅表现为局部晚期，未出现远隔脏器转移，或远处转移灶可行手术根治性切除；②患者身体状态和脏器功能良好，能耐受扩大切除手术，术前应对高风险患者行多学科会诊；③医师对这类手术具有足够的把握，并具备处理各种突发情况的经验，才考虑开展联合脏器切除术，尤其是对于开展疑难复杂手术要更慎重；④患者和家属充分理解此类手术，能接受手术中出现的各种意外，并有较强的手术意愿。

（三）多脏器切除术

肝是结直肠癌血行转移最主要的靶器官，结直肠癌肝转移是结直肠癌治疗中的重点和难点之一。15%～25% 的结直肠癌患者在确诊时即合并有肝转移，而另有 15%～25% 的患者在接受结直肠癌原发灶根治术后发生肝转移，其中绝大多数（80%～90%）的肝转移灶无法在初始时获得根治性切除。肝转移也是结直肠癌患者最主要的死亡原因，未经治疗的肝转移患者的中位生存期仅为 6.9 个月，无法切除肝转移灶的患者的 5 年生存率 < 5%，而肝转移灶能完全切除［或可以达到无疾病证据（no evidence of disease，NED）状态］的患者的中位生存期为 35 个月，5 年生存率可达 30%～57%。肺为仅次于肝的结直肠癌血行转移第二常见转移器官。尽管肺转移病变发展较慢，总体预后较好，治疗模式有别于肝转移，但对于单纯性可切除肺转移患者，手术仍被认为是其获益最为明确的局部治疗方式，R_0 切除可使肺转移患者的 5 年生存率达到 35%～70%。因此，对于结直肠癌远处转移的患者，通过多学科协作诊疗团队（MDT）对结直肠癌远处转移患者进行全面的评估，个性化地制订治疗目标，开展相应的综合治疗，可以提高患者的转移灶手术切除率和 5 年生存率。

四、第四阶段：功能外科手术

随着基础学科的发展与进步，外科医师对于解剖的理解与对于疾病的认知也在不断深入。在治愈疾病的前提下实现对机体和器官正常生理功能最大程度的保留，尽量减少手术对患者造成的总创伤是目前外科的主流理念，即功能外科手术。

（一）全直肠系膜切除术（TME）和完整结肠系膜切除术（CME）

Heald 医师于 1982 年提出了 TME 的概念。他将直肠后方包裹在盆筋膜脏层之内的脂肪组织、神经、血管和淋巴结等定义为直肠系膜，并将直肠及其系膜称为一个解剖单位。Heald 认为直肠癌远侧直肠系膜内往往存在局部播散，只有将直肠系膜切除至肛管处才是完整切除了直肠

癌原发灶及其局部浸润灶，才能有效预防术后复发。TME 不是一个具体的术式，而是直肠癌完整切除的规范。TME 手术允许医师在直视下在患者的盆筋膜脏层间一个疏松无血管的直肠后间隙（即"Holy plane"）进行锐性分离，要求医师在直肠后间隙和 Denovilliers 筋膜前间隙入路，把直肠及其系膜作为一个完整单位完全切除，并保证切除标本边缘阴性，达到整块切除的目的。这也是 TME 达到局部根治性切除的关键所在。Heald 随后报道了自己遵循 TME 原则完成的 112 例直肠癌根治术，结果显示，这些病例的局部复发率仅为 2%。自 TME 原则被广泛应用之后，直肠癌手术的疗效得到了显著改善。

直肠癌术后环周切缘（circumferential resection margin，CRM）概念的提出为直肠癌根治术是否达到了 TME 的要求提供了标准量化指标。CRM 是镜下肿瘤浸润最深处与直肠系膜切除边界间的最短距离。该距离小于 1mm 被称为环周切缘癌浸润（circumferential margin involvement，CMI）。Quirke 发现，CMI 阳性者的局部复发率为 85%，而阴性者仅为 3%，目前，包括国内学者在内的多数学者支持 CMI 是用来评估直肠癌术后局部复发率和判断预后的重要指标。故在注意系膜远切缘的同时，更应考虑侧面与周围切缘。

基于 TME 原则的实施显著改善了直肠癌患者预后这一事实，2008 年，Hohenberger 教授提出了完整结肠系膜切除术（complete mesocolic excision，CME）的理念，即直视下锐性分离、保持脏层筋膜（系膜）的完整性、于确切的肿瘤根部高位结扎其营养血管。他认为，与直肠癌一样，结肠癌的淋巴结转移同样是主要沿着供血动脉的淋巴引流发生的。Hohenberger 的研究数据提示，遵循 CME 手术原则可最大限度地切除局部肿瘤，并做最大程度清扫淋巴结，从而减少局部复发，改善患者预后。

（二）经自然腔道取标本手术（NOSES）

经自然腔道取标本手术（natural orifice specimen extraction surgery，NOSES）是指用腹腔镜器械、经肛门内镜显微外科或软质内镜等设备完成，经自然腔道取出标本的腹壁无辅助切口腹腔镜手术。由于无腹壁取标本的辅助切口，故NOSES 实现了标本取出途径上的创新，达到了真

正意义上的微创。目前，NOSES可以应用的领域包括直肠、胃、小肠、肝胆、泌尿系统的病变及妇科肿瘤等，主要的标本取出途径包括直肠、阴道和口腔。

从未来的发展趋势和目前的微创技术水平来看，NOSES也许是从外科根治性向功能性过渡中的一个必然的发展阶段。相较于常规腹腔镜手术，NOSES拥有以下优势：①术野暴露更加清晰；②术后患者的离床时间及首次排气时间缩短；③术后患者疼痛轻微；④腹壁美容效果良好；⑤腹壁功能障碍少；⑥减轻患者心理压力；⑦增加患者自信心；⑧改善患者的社会心理状态。经过不断地探索与思考，目前已总结了二十余种结直肠NOSES术式，覆盖了结直肠的各个部位。目前NOSES已经成为一个理论体系。

（三）经肛全直肠系膜切除术（TaTME）

经肛全直肠系膜切除术（transanal total mesorectal excision，TaTME）是中低位直肠癌保肛手术的重要术式之一，最早于2010年由Sylla医师报道。TaTME采取经肛入路、自下而上逆行切除的方式，以更短的解剖路径游离中低位直肠，降低了游离远端直肠的难度；同时，通过TaTME术式可以准确界定肿瘤下缘，在根治性切除的同时保住"寸土寸金"的直肠；另外，开展TaTME时标本可直接经肛门取出，避免了腹部切口，创伤小，美容效果好。

经过了十余年的发展，TaTME手术总体来说安全可行。从短期疗效来看，一项TaTME国际登记注册研究的最新数据显示，在2 653例接受TaTME的患者中，有107例（4.0%）CRM阳性，标本系膜完整率为91.2%。有研究比较了接受TaTME与接受腹腔镜TME的患者术后盆腔MRI的检查结果，结果提示，接受TaTME的患者有着更低的直肠系膜残留率（3.1% vs 46.9%，$P<0.05$）。在TaTME开展的早期，尿道损伤发生率高达11.1%，这是因为TaTME手术中进入错误的解剖层面很可能导致尿道损伤，随着对解剖理解的不断深入，以及操作规范化的提升，尿道损伤的发生率会明显下降。TaTME术后吻合口瘘发生率为6.4%～17.0%，当前研究结果提示，TaTME术后吻合口瘘发生率与腹腔镜TME相当，受到手术是否保留左结肠动脉、吻合方式、吻合口与肛缘距离等因素影响，当然TaTME从根本上并不能解决这类吻合口瘘的问题。但是在远期疗效方面，挪威的一项研究发现，TaTME术后患者局部复发率为7.6%，预计2.4年复发率为11.6%，远高于当时学者认为的2.4%，157例患者中甚至有8例患者出现了多灶性复发，故研究者当即宣布停止研究。荷兰的一项研究报道了类似的结果，但该研究还发现如果剔除各中心开展的前10台TaTME手术，患者的总复发率会从5.6%下降至4.0%，故该研究提示了TaTME术后复发与术者经验相关，与手术本身无明显关系。随后，Hol等报道了荷兰TaTME的长期随访数据，结果显示，患者在3年、5年的局部复发率分别为2.0%与4.0%，3年、5年的DFS率为92%、81%，OS率分别为83.6%、77.3%。尚无报道表明TaTME可以直接改善直肠癌患者的远期生存情况。在术后功能控制方面，接受TaTME的患者在术后排尿、性生活及生活质量方面与接受腹腔镜TME的患者相当。随着术后时间的延长，经过适当的功能锻炼，TaTME术后患者的肛门功能可逐渐恢复至相当水平。

然而该术式也存在以下不足：完全TaTME无法进行彻底的腹腔探查；同时，因操作空间小而过度挤压瘤体会导致肿瘤细胞脱落；自下而上的操作可能会引起肠腔内细菌污染腹盆腔。这些不足的产生有很多是因为TaTME本身技术相对复杂，具有较长的学习曲线，而当操作者为经验丰富的外科医师时，TaTME为患者的术后功能带来的获益还是不容小觑的。

历经百年发展，结直肠癌根治术始终不断创新，相对较为成熟。然而每种术式均有其优势与缺点，尚不存在"完美"术式。结直肠癌根治术仍需得到进一步突破，手术的安全性与疗效仍有待通过更高质量的临床研究的开展而得到证明。

（韦　烨）

参考文献

[1] 张朝军. 微创技术在胃肠肿瘤外科中的应用现状及进展[J]. 转化医学杂志, 2016, 5(5): 257-260.

[2] JAYNE DG, GUILLOU PJ, THORPE H, et al. Randomized trial of laparoscopic-assisted resection of colorectal carcinoma: 3-year results of the UK MRC CLASICC

Trial Group[J]. J Clin Oncol, 2007, 25(21): 3061-3068.

[3] JEONG SY, PARK JW, NAM BH, et al. Open versus laparoscopic surgery for mid-rectal or low-rectal cancer after neoadjuvant chemoradiotherapy (COREAN trial): survival outcomes of an open-label, non-inferiority, randomised controlled trial[J]. Lancet Oncol, 2014, 15(7): 767-774.

[4] KEARNEY DE, COFFEY JC. A randomized trial of laparoscopic versus open surgery for rectal cancer[J]. N Engl J Med, 2015, 373(2): 194.

[5] TAO K, LIU X, DENG M, et al. Three-dimensional against 2-dimensional laparoscopic colectomy for right-sided colon cancer[J]. Surg Laparosc Endosc Percutan Tech, 2016, 26(4): 324-327.

[6] VETTORETTO N, REGGIANI L, CIROCCHI R, et al. Three-dimensional versus two-dimensional laparoscopic right colectomy: a systematic review and meta-analysis[J]. Int J Colorectal Dis, 2018, 33(12): 1799-1801.

[7] 陈建思, 吴留成. 微创技术在结直肠癌中的临床应用与发展前景 [J]. 微创医学, 2019, 14(5): 547-552.

[8] YANG SX, SUN ZQ, ZHOU QB, et al. Security and radical assessment in open, laparoscopic, robotic colorectal cancer surgery: a comparative study[J]. Technol Cancer Res Treat, 2018, 17: 1533033818794160.

[9] TRASTULLI S, CIROCCHI R, DESIDERIO J, et al. Robotic versus laparoscopic approach in colonic resections for cancer and benign diseases: systematic review and meta-analysis[J]. PLoS One, 2015, 10(7): e0134062.

[10] ESEN E, AYTAC E, AĞCAOĞLU O, et al. Totally Robotic Versus Totally Laparoscopic Surgery for Rectal Cancer[J]. Surg Laparosc Endosc Percutan Tech, 2018, 28(4): 245-249.

[11] BROHOLM M, POMMERGAARD HC, GÖGENÜR I. Possible benefits of robot-assisted rectal cancer surgery regarding urological and sexual dysfunction: a systematic review and meta-analysis[J]. Colorectal Dis, 2015, 17(5): 375-381.

[12] LI X, WANG T, YAO L, et al. The safety and effectiveness of robot-assisted versus laparoscopic TME in patients with rectal cancer: a meta-analysis and systematic review[J]. Medicine(Baltimore), 2017, 96(29): e7585.

[13] PETRUCCIANI N, SIRIMARCO D, NIGRI GR, et al. Robotic right colectomy: A worthwhile procedure? Results of a meta-analysis of trials comparing robotic versus laparoscopic right colectomy[J]. J Minim Access Surg, 2015, 11(1): 22-28.

[14] BENLICE C, AYTAC E, COSTEDIO M, et al. Robotic, laparoscopic, and open colectomy: a case-matched comparison from the ACS-NSQIP[J]. Int J Med Robot, 2017, 13(3): 10.1002/rcs.1783.

[15] 吴昊, 商亮, 方振, 等. 达芬奇机器人与腹腔镜手术行右半结肠切除术安全性及有效性的 Meta 分析 [J]. 腹部外科, 2020, 33(1): 28-33.

[16] LUJÁN JA, SORIANO MT, ABRISQUETA J, et al. Single-port colectomy vs multi-port laparoscopic colectomy. Systematic review and meta-analysis of more than 2 800 procedures[J]. Cir Esp, 2015, 93(5): 307-319.

[17] KATO H, MUNAKATA S, SAKAMOTO K, et al. Impact of left colonic artery preservation on anastomotic leakage in laparoscopic sigmoid resection and anterior resection for sigmoid and rectosigmoid colon cancer[J]. J Gastrointest Cancer, 2018, 50(4): 723-727.

[18] YUN JA, YUN SH, PARK YA, et al. Oncologic outcomes of single-incision laparoscopic surgery compared with conventional laparoscopy for colon cancer[J]. Ann Surg, 2016, 263(5): 973-978.

[19] 宋子甲, 赵任. 单孔腹腔镜结直肠癌手术研究进展 [J]. 中国实用外科杂志, 2019, 39(4): 388-390.

[20] FLESHMAN J, BRANDA M, SARGENT DJ, et al. Effect of laparoscopic-assisted resection vs open resection of stage II or III rectal cancer on pathologic outcomes: the acosog z6051 randomized clinical trial[J]. JAMA, 2015, 314(13): 1346-1355.

[21] FLESHMAN J, BRANDA ME, SARGENT DJ, et al. Disease-free survival and local recurrence for laparoscopic resection compared with open resection of stage II to III rectal cancer: follow-up results of the ACOSOG Z6051 randomized controlled trial[J]. Ann Surg, 2019, 269(4): 589-595.

[22] GUAN X, LIU Z, LONGO A, et al. International consensus on natural orifice specimen extraction surgery (NOSES) for colorectal cancer[J]. Gastroenterol Rep (Oxf), 2019, 7(1): 24-31.

[23] OUYANG Q, PENG J, XU S, et al. Comparison of NOSES and conventional laparoscopic surgery in colorectal cancer: bacteriological and oncological concerns[J]. Front Oncol, 2020, 10: 946.

第三节　腹腔镜结直肠癌根治术的应用现状与研究进展

结直肠癌是最常见的恶性肿瘤之一,手术是根治结直肠癌的主要手段。1990 年,Jacobs 等首次报道了腹腔镜乙状结肠癌切除术,1992 年,Kokering 等首次成功完成了腹腔镜下直肠癌 Miles 术,经过三十余年的时间,腹腔镜结直肠癌根治术得到了极大的发展。目前,腹腔镜结直肠癌根治术已被证实安全可行,其远期疗效与开腹手术相当。

一、腹腔镜结直肠癌根治术的应用现状

(一)手术原则

1. 全直肠系膜切除术(total mesorectal excision,TME)　TME 概念的提出显著改善了直肠癌的临床治疗效果,1982 年,Heald 等提出直肠系膜的概念,进而提出 TME 的概念。目前,TME 已成为直肠癌根治手术的标准术式。1986 年,Quirke 等提出环周切缘(circumferential resection margin,CRM)的概念,此后的临床实践表明,这些概念的提出与应用显著降低了直肠癌术后的局部复发率、改善了患者的预后。以往,学者们认为结肠癌患者的生存期比直肠癌患者长 5%~10%,而随着 TME 和 CRM 概念被推广、接受和广泛应用,直肠癌患者的生存期已经接近结肠癌患者。

2. 完整结肠系膜切除术(complete mesocolic resection,CME)　基于 TME 的理念,2009 年,Hohenberger 等在胚胎解剖学基础上,首次归纳提出将 CME 作为结肠癌规范化手术的新理念,其按照 CME 手术层面操作行全结肠系膜切除术的病例,5 年复发率由 6.5% 下降至 3.6%,5 年生存率由 82.1% 上升至 89.1%。

(二)手术适应证和禁忌证

1. 手术适应证

(1)术前诊断分期为 Ⅰ、Ⅱ、Ⅲ 期的结直肠癌。

(2)Ⅳ 期结直肠癌局部根治性手术。

2. 手术禁忌证

(1)肿瘤广泛浸润周围组织,结直肠癌合并急性并发症(如急性梗阻、穿孔等),为相对手术禁忌证。

(2)全身情况不良,经术前治疗不能纠正;存在严重心、肺、肝、肾疾病,不能耐受手术。

(3)妊娠期。

(4)不能耐受 CO_2 气腹。

(三)手术方式和种类

1. 手术方式

(1)全腹腔镜结直肠癌手术:肠段切除、淋巴结清扫和消化道重建均在腹腔镜下完成。随着腹腔镜技术的进步和吻合器械的发展,该手术应用逐渐增多。

(2)腹腔镜辅助结直肠癌手术:肠段游离和淋巴结清扫均在腹腔镜下完成,肠段切除和 / 或消化道重建经辅助小切口完成。该手术目前应用最多。

(3)手助腹腔镜结直肠癌手术:在腹腔镜结直肠癌手术的操作过程中,术者经腹壁小切口将手伸入患者腹腔进行辅助操作完成手术。该手术目前已较少应用。

2. 手术种类　主要包括腹腔镜右半结肠切除术、腹腔镜横结肠切除术、腹腔镜左半结肠切除术、腹腔镜乙状结肠切除术、腹腔镜直肠前切除术、腹腔镜腹会阴联合切除术及腹腔镜全结肠切除术等。

(四)手术切除范围与淋巴结清扫

1. 手术切除范围　与开腹手术相同:对于结肠癌,切缘距离肿瘤 ≥10cm;对于中高位直肠癌,远切缘距离肿瘤 ≥5cm;对于低位直肠癌,远切缘距离肿瘤 ≥2cm;对于 T_1~T_2 期直肠癌或 T_2N_0~T_4N_1 期且行新辅助治疗的中低位直肠癌,远切缘距离肿瘤 ≥1cm 亦可行。应将肿瘤原发灶、肠系膜及区域淋巴结一并切除。结肠癌根治术推荐遵循 CME 原则,直肠癌根治术推荐遵循 TME 原则。目前,腹腔镜结直肠癌根治术遵循上述原则时均可获得与开腹手术相当的疗效。

2. 淋巴结清扫　与开腹手术相同,以术前评估或术中探查发现的淋巴结转移情况或肿瘤浸润肠壁深度为依据。

对于术前评估或术中探查发现可疑淋巴结转移者,须行 D_3 淋巴结清扫。对于术前评估或术中探查未发现淋巴结转移者,依据肿瘤浸润肠壁深度决定淋巴结清扫范围,标准如下。

(1)对于 cT_1 期结直肠癌(浸润至黏膜下层)

患者,因其发生淋巴结转移的概率接近 10%,且常伴中间(第 2 站)淋巴结转移,须行 D_2 淋巴结清扫。

(2)对于 cT_2 期结直肠癌(浸润至固有肌层)患者,至少须行 D_2 淋巴结清扫,亦可选择行 D_3 淋巴结清扫。

(3)对于 cT_3、cT_{4a}、cT_{4b} 期结直肠癌患者,须行 D_3 淋巴结清扫。

对于由不同动脉系统(肠系膜上动脉或肠系膜下动脉)供血的结直肠癌,区域淋巴结清扫范围应遵循相应原则。

(五)手术入路

腹腔镜结直肠癌根治术的手术入路选择受肿瘤特点、解剖条件、术者习惯等多因素影响,包括初期借鉴传统手术的外侧入路,目前已成为共识、适用于绝大多数腹腔镜结直肠癌根治术的中间入路,以及近年来被提出的尾侧入路乃至经肛门入路等各种新型手术入路。

1. 直肠癌和乙状结肠癌腹腔镜根治术入路

(1)中间入路:于骶骨岬水平、Toldt's 线投影处打开乙状结肠系膜,拓展 Toldt's 间隙,解剖肠系膜下动、静脉根部或其分支,由中间向外侧游离乙状结肠系膜。该入路目前应用最广泛,适用于绝大多数直肠癌和乙状结肠癌腹腔镜根治术。

(2)外侧入路:由左结肠旁沟或乙状结肠腹壁附着处进入 Toldt's 间隙,由外向内游离结肠系膜,再处理肠系膜下动、静脉根部或其分支。该入路适用于绝大多数直肠癌和乙状结肠癌腹腔镜根治术。

2. 腹腔镜结肠癌根治术入路

(1)腹腔镜右半结肠癌根治术

1)中间入路:由右结肠动、静脉根部开始解剖,由内向外游离系膜和右半结肠。该入路适用于绝大多数腹腔镜右半结肠癌根治术。其优势在于遵循了无瘤手术原则,便于进行血管解剖和根部淋巴结清扫。中间入路分为完全中间入路、联合中间入路和"翻页式"中间入路。①完全中间入路:以回结肠动、静脉解剖投影为起点,以肠系膜上静脉为主线解剖血管;进入横结肠后间隙,向侧方拓展至右结肠后间隙;自下而上解剖至中结肠动、静脉和胃结肠干,解剖至胰腺下缘,由横结肠后间隙拓展进入网膜囊;②联合中间入路:

在中间入路的基础上,切开胃结肠韧带进入网膜囊,自上而下解剖中结肠动、静脉和胃结肠干;③"翻页式"中间入路:以肠系膜上静脉为解剖主线,显露结肠系膜中的各血管分支,自左往右,进入横结肠后间隙和右结肠后间隙。"翻页式"中间入路的优势在于可避免因解剖变异导致的误损伤或出血。

2)外侧入路:由右结肠旁沟进入解剖间隙,由外向内先游离结肠和系膜,再处理右结肠动、静脉。

3)尾侧入路:从肠系膜根部附着于右髂窝处切开并进入右结肠后间隙,向内、外及头侧拓展,离断结肠及其系膜。其优势在于以右侧肠系膜根部与后腹膜融合成的"黄白交界线"为入口,解剖标志明显,可准确进入右结肠后间隙,避免造成副损伤。

(2)腹腔镜左半结肠癌根治术

1)中间入路:由左结肠动、静脉根部开始解剖,由内向外游离系膜和左半结肠。

2)外侧入路:由左结肠旁沟进入解剖间隙,由外向内先游离结肠和系膜,再处理左结肠动、静脉。

3)前入路:从打开左侧胃结肠韧带起始,于胰腺下缘切开横结肠系膜,进入左侧横结肠后间隙,再由中间向侧方处理肠系膜下动、静脉及其分支,从外侧打开左结肠旁沟。

总之,根据腹腔镜技术的特点,就目前已有的循证医学证据和手术开展情况而言,中间入路仍是腹腔镜结直肠癌根治术的主流手术入路;在中间入路的基础上,产生了上述一系列改良入路,可作为经典手术入路的补充。腹腔镜直肠癌根治术经肛门入路是一种全新的手术入路,尚处于探索阶段。临床中,根据患者具体情况,合理联合应用上述入路,亦值得推荐。

(六)消化道重建

根据腹腔镜技术在消化道重建中的应用程度,消化道重建分为小切口辅助和完全腹腔镜两种方式;根据消化道重建吻合时所使用工具和手段的不同,又可将其分为器械吻合和手工吻合两大类。

1. 小切口辅助消化道重建

(1)结肠癌根治术消化道重建:右半结肠切

除术后消化道重建方式为回肠结肠吻合，横结肠和左半结肠切除术后消化道重建方式为结肠结肠吻合。上述吻合方式均分为端端吻合、侧侧吻合和端侧吻合。其中，手工吻合多采用端端吻合，器械吻合多采用侧侧吻合或端侧吻合。对吻合方式的选择多取决于吻合口张力和术者习惯。采用器械吻合后，亦可采用可吸收线行间断或连续缝合以加固吻合口。

（2）直肠癌根治术消化道重建：其吻合方式多采用端端吻合。目前，绝大多数结肠直肠端端吻合均采用双吻合器的器械吻合。对部分具有强烈保肛意愿的超低位直肠癌患者，可采用经括约肌间切除后结肠肛管经肛门手工吻合。

2. 完全腹腔镜消化道重建

（1）结肠癌根治术消化道重建：完全腹腔镜回肠结肠吻合和结肠结肠吻合中多采用直线切割缝合器行侧侧吻合，包括顺蠕动（Overlap 法）和逆蠕动功能性端端吻合（functional end to end anastomoses，FETE）法，对于其共同开口，可在腹腔镜下采用可吸收线行间断或连续缝合关闭，或采用倒刺线行连续缝合关闭。

（2）直肠癌根治术消化道重建：部分腹腔镜直肠癌或乙状结肠癌根治术借鉴经自然腔道内镜外科的理念和技术，采用经自然腔道取出标本、反穿刺或经肛门内镜显微技术等手段，完成常规腹腔镜淋巴结清扫和标本游离后，经肛门或阴道等自然腔道取出标本，再借助吻合器械完成腹腔镜消化道重建。这些技术在保证了肿瘤根治性的基础上，创伤更小、切口更隐蔽，但均在不同程度上存在手术适应证范围较窄（需肿瘤 T 分期较早、体积较小），腹腔内污染和肿瘤播散风险大等不足。有研究结果显示：接受腹腔镜结直肠癌根治术经自然腔道取出标本的患者在手术时间、术后疼痛程度方面均优于接受传统腹腔镜手术者，且腹腔镜结直肠癌根治术经自然腔道取出标本这一术式保证了远期肿瘤学疗效。

（七）无瘤操作原则

先在静脉和动脉根部结扎，同时清扫淋巴结，然后分离、切除标本。术中操作轻柔，应多用锐性分离，少用钝性分离，尽量做到不直接接触肿瘤以防止肿瘤细胞扩散或发生局部种植。推荐术后冲洗腹腔。直肠癌根治术肿瘤远端直肠冲洗的目的及方法为：确定直肠下缘离断位置后，离断前封闭肠管时，需常规冲洗远端直肠，有助于降低术后肿瘤局部复发率；推荐采用生理盐水冲洗，冲洗量 > 1 500ml。

（八）功能保护原则

在根治肿瘤的基础上，尽可能保留患者的生理功能，包括神经保护、肛门括约肌功能保留。

（九）肿瘤定位

由于腹腔镜手术中医师缺少手的触觉，故部分病灶不易被发现，术前采用钡剂灌肠、CT 检查、内镜下注射染料或钛夹标记定位，或术中采用肠镜检查等可帮助定位病灶。对于位于右半结肠、横结肠、左半结肠或乙状结肠的小病灶，术前影像学检查难以明确位置者，推荐采用内镜下注射染料或钛夹标记后行腹部 X 线平片检查，可在术中或术前明确病灶范围，以确定手术切除范围。对于位于直肠的小病灶，术中腹腔镜下难以精确定位者，推荐采用术中肠镜检查定位。对位于中下段直肠、指诊可触及病灶者，可在术中采用直肠指诊辅助确定肿瘤位置并确定切除范围。

二、腹腔镜结直肠癌根治术的进展

（一）保留左结肠动脉的腹腔镜直肠癌根治术

直肠癌外科治疗的原则包括全直肠系膜切除（total mesorectal excision，TME）、肠系膜下动脉（inferior mesenteric artery，IMA）根部淋巴结清扫，但并未明确肠系膜下动脉（inferior mesenteric artery，IMA）结扎部位，也未明确是否保留左结肠动脉（left colonic artery，LCA），对于是否保留 LCA 的争议主要集中于在不影响患者肿瘤学结局的前提下，保留 LCA 能否降低吻合口并发症发生率或减少术后功能损害。

1908 年，Miles 提出，在直肠癌手术中应进行肠系膜下动脉根部离断（即高位结扎）；1946 年，法国学者 D'Allaines 报道了手术中保留 LCA 的低位结扎方式。IMA 的终末支为直肠上动脉，沿途分出左结肠动脉及乙状结肠动脉，LCA 终末支与中结肠动脉左支间可形成交通血管（主要是 Riolan 动脉弓），虽不直接分支出滋养血管以供应结肠所需营养，但可改善降结肠的侧支循环。目前，尚无高质量研究明确 LCA 是否保留以及 Riolan 动脉弓是否缺如与吻合口瘘发生之间的关系。

进展期直肠癌沿 IMA 向上转移是最重要的淋巴转移途径,对于任何部位、任何进展期的直肠癌,在清扫上方淋巴结时,均必须清扫到 IMA 根部和腹主动脉前区域(第 253 组淋巴结),若将该区域淋巴结彻底清扫,保留 LCA 与否都能达到肿瘤学根治的效果。

研究发现,在保留与不保留 LCA 的两组患者中,第 253 组淋巴结清扫数目的差异无统计学意义。

尽管保留 LCA 可降低直肠癌手术吻合口瘘发生率的结论被多数研究支持,但这些研究多为回顾性队列研究,证据级别不高。

Singh 等对 5 项回顾性队列研究进行荟萃分析,共纳入 3 119 例患者。结果显示,IMA 根部结扎的生存获益人群是第 253 组淋巴结为阳性的患者。保留 LCA 可增加吻合口血运甚至降低发生吻合口瘘的风险,但其导致了淋巴结残留风险的存在。针对此问题,武爱文和于洋认为,需个体化清扫淋巴结,对存在以下吻合口瘘发生的高危因素的患者,建议保留 LCA:①血管条件差的高龄、高血糖、高血脂、高血压患者;②存在手术时间长、术野污染、营养不良等情况;③术前 CT 发现 Riolan 动脉弓缺失。而对于局部分期较晚、淋巴结转移风险较高的患者,则不建议保留 LCA。

保留 LCA 可改善近端吻合口血供,技术上可达到与 IMA 高位结扎相同的淋巴结清扫范围。但其是否影响患者生存、能否降低吻合口瘘发生率以及能否改善患者生活质量,尚需更多高级别研究的开展来提供高质量的临床证据。

(二)直肠癌侧方淋巴结清扫

由于低位直肠癌可能发生侧方淋巴结转移,因而日本学者常在 TME 手术中实施侧方淋巴结清扫,并认为有必要对病灶位于腹膜反折以下、Dukes 分期 C$_2$ 期以上的低位直肠癌患者行侧方淋巴结清扫;而欧美国家的学者则推荐术前新辅助放化疗联合 TME 的治疗方式,只有在影像学检查上可观察到受累或肿大的侧方淋巴结时才进行清扫。有报道显示,侧方淋巴结清扫在减少术后复发和延长患者生存时间方面没有特别的优势,但却与手术时间延长、失血量增加、围手术期并发症发生率升高和泌尿及性功能障碍发生率升高有关。

随着腹腔镜技术的广泛应用,通过利用其视野放大的优势,术者可对患者的盆腔侧方进行按层次、按程序且更精细的解剖,还可降低侧方淋巴结清扫的难度、减少出血量并减轻创伤。然而,腹腔镜手术存在学习曲线长的缺点,有开放手术行侧方淋巴结清扫经验的术者也需要较长时间的学习才能掌握,对一些不熟悉腹腔镜侧方淋巴结清扫的外科医师而言,更需要针对技术步骤进行适当的培训。

欧美学者认为新辅助放化疗足以预防侧方淋巴结复发,并且认为侧方淋巴结转移属于远处转移,并无必要清扫侧方淋巴结,应首选新辅助放化疗 + TME。一项研究表明,新辅助放化疗 + TME 组患者与 TME + 侧方淋巴结清扫组患者相比,5 年无病生存率的差异无统计学意义。另一项随机对照试验的结果表明,行新辅助放疗后的直肠癌患者再行侧方淋巴结清扫并未提高患者的总生存率和无复发生存率。正是基于这些研究,欧美学者不支持对直肠癌患者行侧方淋巴结清扫。而日本学者则认为,即使进行了术前放化疗,侧方淋巴结转移的发生率也较高,而侧方淋巴结清扫有助于改善行术前放化疗的晚期低位直肠癌患者侧方淋巴结转移的局部控制和远期存活情况。

研究表明,淋巴结对于术前放化疗有反应的患者无法从侧方淋巴结清扫中获益,因此,对于具有明显的侧方淋巴结转移的中低位直肠癌患者,应根据淋巴结对新辅助放化疗的反应来确定是否行侧方淋巴结清扫。Akiyoshi 等进行的一项单中心回顾性研究表明,新辅助放化疗前的 MRI 检查可用于预测侧方淋巴结转移,并可用于确定病例是否为行侧方淋巴结清扫的适应证。

东西方学者对于中低位直肠癌 TME 手术是否结合侧方淋巴结清扫仍然存在争议;对比腹腔镜或机器人辅助侧方淋巴结清扫与开放手术的相关研究仍停留在回顾性分析,尚且需要前瞻性队列研究进一步证实各自的优越性;新辅助放化疗能否代替侧方淋巴结清扫目前尚无定论。

(三)单孔腹腔镜结直肠手术

单孔腹腔镜手术(laparoendoscopic singlesite surgery,LESS 或 single-incision laparoscopic surgery,SILS)的初衷是以进一步减少创伤、提高美容效果为主。由于结直肠手术相对复杂,需行

根治性手术的肿瘤患者需要医师更加熟练精细的操作，故直到 2008 年，SILS 才首次在结直肠手术中被应用。已有的相关研究表明该技术可应用于特定的患者，其相较于传统腹腔镜技术短期安全、有效可行，而对于其潜在的术后疼痛轻、美容效果好的优势尚有争议，对于其远期预后是否令人满意尚无定论。

1. 单孔腹腔镜结直肠手术的意义　单孔腹腔镜技术是腹腔镜手术成熟、进一步发展的趋势，其隐匿型切口能够满足部分患者的美容要求，绕脐小切口手术在完成后基本可以达到腹部无痕化的视觉效果；接受单孔腹腔镜结直肠手术的患者的疼痛满意度更好，且其有助于患者术后的早期康复，符合加速康复外科（ERAS）的理念；在技术成熟且符合适应证的情况下，开展单孔腹腔镜结直肠恶性肿瘤根治手术不影响根治效果；开展单孔腹腔镜结直肠手术时，在传统腹腔镜结直肠手术的人员需求基础上可减少 1 位手术参与者，优化了人力资源分配；更多地开展单孔腹腔镜结直肠手术有利于促进手术器械的研发和改进。

2. 单孔腹腔镜结直肠手术的适应证与禁忌证　恶性肿瘤根治性手术的实施应符合传统腹腔镜手术的适应证，在此基础上，应满足以下条件：肿瘤最大径≤4cm；患者的 BMI＜30kg/m²；肿瘤位于结肠或中、高位直肠。单孔腹腔镜结直肠手术的禁忌证为：肿瘤最大径≥5cm；肿瘤位置过低（一般来说腹膜反折以下即为位置过低）；患者的 BMI≥30kg/m²。

3. 单孔腹腔镜结直肠手术的入路选择

（1）绕脐入路：最常见的入路方式，脐作为天然瘢痕对于切口有较好的掩饰作用，而且结直肠呈环绕脐行走，从脐置入手术器械可顺利到达结直肠各个部位，同时，肠系膜上动脉及肠系膜下动脉的位置分布均靠近脐，经脐操作较传统腹腔镜手术更有利于对血管根部淋巴脂肪组织进行显露及清扫。

（2）耻骨联合上切口入路：在处理中低位直肠病变时，可选择在耻骨联合上切口，以减少骶骨岬对视野及操作的影响，对于此切口，可通过会阴部阴毛以及衣物的遮盖而起到美容效果。

（3）造口或原切口入路：对于存在既往腹部手术史的患者，可根据具体情况选择原手术切口入路。当患者在术前已计划做造口时，也可选择在造口部位做切口入路，从而做到"无痕"。

4. 单孔腹腔镜结直肠手术的手术设备与器械

（1）操作平台

1）目前有多种单孔操作平台，包括国产的和进口的单孔道操作平台：SILSTM-port、STAR-port、TriportTM 及 R-portTM 等。

2）自制简易装置：小型切口保护套的外环套接无菌手套，根据需要剪去手套的 3～5 个手指部分，与常规 Trocar 相连，组装成简易操作平台。

（2）操作器械：以常规传统腹腔镜器械为主，同时可根据需要使用预弯曲的器械或前端可调节、弯曲的器械。

（3）镜头：可根据具体情况选择采用常规的 30°镜、四方向可弯曲镜、3D 腹腔镜等，优先推荐选用四方向可弯曲镜。

5. 单孔腹腔镜结直肠手术的技术难点和操作技巧

（1）单孔腹腔镜结直肠手术的技术难点主要包括以下内容。

1）丢失操作三角：传统的腹腔镜手术中，需要让镜头孔与术者左右手的操作孔尽可能分布成倒置的等边三角形。而 SILS 经单一切口置入所有器械的操作违反了这个重要的原则，即产生了所谓的"筷子效应"。

2）镜头与操作器械平行共轴：传统腹腔镜手术中的二维视野缺乏深度感，而在 SILS 中，镜头与操作器械平行进入腹腔，产生直线型的视野，术野层次感更加不足。

3）暴露困难：SILS 因其进入腹腔的空间有限，需尽可能减少操作器械，常无法由第一助手辅助进行术野的暴露，仅依靠扶镜手及主刀医师两人完成腹腔镜下的操作，这种情况下，有限的操作器械使得组织牵引不足，术野暴露困难。

4）共用支点：镜头与操作器械共用相同的支点，狭小的空间造成两者在患者体内经常发生碰撞，产生"打架"的现象，妨碍手术进程。

（2）单孔腹腔镜结直肠手术的操作技巧

1）练习三孔法：对三孔法的练习有利于术者熟悉无手术助手的手术操作模式，对于快速渡过单孔手术的学习曲线具有较大帮助。

2）交叉技术：利用器械在体内交叉及手在体

外交叉的技术可以重新建立手术操作三角，主要有内交叉和外交叉的手法。

　　3）合理的体位调整及悬吊技术：根据具体手术方式和部位为患者选择合适的体位，在进行直肠手术时可以利用膀胱或子宫悬吊技术帮助暴露术野。

　　6. 单孔腹腔镜结直肠手术的应用前景和展望　单孔腹腔镜结直肠手术是微创技术进一步提升的结果，单孔腹腔镜结直肠手术可以结合 3D 腹腔镜技术、机器人手术和 TaTME 手术等多种手术方式，目前已有单孔机器人手术应用于其他外科领域的报道，这种手术方式克服了传统机器人手术需要多个机械臂操作的缺点，我们相信单孔机器人手术也将为结直肠手术带来一场新的革命。另外，单孔腹腔镜手术联合 NOSES 手术可以作为 NOTES 技术发展的桥梁。

　　（四）经肛全直肠系膜切除术

　　经肛全直肠系膜切除术（transanal total meso-rectal excision，TaTME）指采用硬质或软质单孔操作平台在腔镜下经肛入路，进行全直肠系膜切除。TaTME 包括完全 TaTME 和腹腔镜辅助 TaTME 两种手术方式。

　　完全 TaTME 中完全经肛门自下而上游离直肠系膜。自肿瘤下缘采取荷包缝合隔离肿瘤，远端环形切开肠壁，由直肠后方游离进入直肠后间隙，自下而上环形游离直肠系膜，于前方打开腹膜反折，向近端游离并结扎肠系膜下动、静脉。腹腔镜辅助 TaTME 是指经肛门自下而上游离直肠系膜的同时或序贯在腹腔镜辅助下结扎肠系膜下动、静脉行直肠癌根治术。经肛门入路的直肠癌根治术主要适用于低位直肠癌，尤其对男性、前列腺肥大、肥胖、肿瘤最大直径 >4cm、直肠系膜肥厚、直肠前壁肿瘤、骨盆狭窄、新辅助放疗引起组织平面不清晰等具有困难骨盆的患者的治疗更具优势，有助于保证获得良好的环周切缘和更安全的远端切缘，为更多直肠癌患者提供了保留肛门括约肌的可能，其近期肿瘤学疗效和围手术期并发症发生率被认为与传统腹腔镜 TME 相当。经肛门入路的缺点在于：末端直肠系膜可能有肿瘤残留；先经肛门操作或完全经肛门手术者不能先处理、结扎供血血管根部，不能先探查腹腔；学习曲线较长，且尚缺乏高级别循证医学证据支持。

　　1. 手术所需特殊设备和器械　C 形肛门镜、肛门牵开器（盘状拉钩）、恒压气腹机或自制恒压气腹装置，各种经肛腔镜平台（包括 TEM、TEO、SILSTM-port 等）。

　　2. TaTME 手术基本原则　进行过程中首先采用荷包缝合封闭肠腔远端，用黏膜消毒液充分冲洗封闭后的肠腔，避免肿瘤细胞脱落，同时达到清洁肠管的目的。经肛门拖出标本时，建议采用标本袋进行肿瘤隔离。取出标本后，用注射用水冲洗创面。根治性切除手术的切除范围与经腹手术相同。行 TaTME 手术标本取出后，需检查系膜完整性，术后病理检查环周切缘或远、近切缘是否为阴性。

　　3. 标本取出方式

　　（1）经自然腔道取出标本：当肿瘤较小时可考虑经肛门或经阴道拖出标本，减少腹部切口。

　　（2）经腹部切口取出标本：当标本经自然腔道取出困难或肠管长度不足时，可考虑经腹取出标本；可采用下腹部耻骨联合上横切口或下腹部正中纵切口，如为需造口的患者也可以经造口切口取出标本。

　　4. 消化道重建　根治性切除后，可采用吻合器进行端端吻合或端侧吻合，缝合时注意缝合肠壁全层及缝至肛管周围肌肉组织，以免吻合口裂开、回缩。如考虑吻合器吻合张力较大，建议手工缝合，可采用可吸收线或倒刺线行间断或连续全层结肠肛管端端缝合。

　　5. 腹腔镜辅助 TaTME 术中关键问题　经肛腔镜手术中，操作空间狭小，容易受到气压波动的影响，这些因素导致术野扑动、不稳定。因此，首选恒压气腹机，在没有恒压气腹机的情况下，通过增加气腔外体积可以达到减少气压不稳定导致术野扑动的发生。

　　6. 腹腔镜辅助 TaTME 并发症　经肛腔镜手术与腹腔镜手术的视野方向完全相反，容易造成手术层次不清晰而导致并发症的发生。相对于常规腹腔镜手术，在经肛腔镜手术中需警惕以下并发症的发生。

　　（1）吻合口瘘：根据国内外文献报道，目前 TaTME 最常见的术后并发症为吻合口瘘，发生率为 7%～14%；引起吻合口瘘的高危因素主要有男性、糖尿病、既往有吸烟史、肥胖、肿瘤较大等。

（2）尿道损伤：经肛腔镜手术中，游离直肠前壁时，由于视野受限及男性尿道存在的生理性弯曲，故有时难以判断 Denonvilliers 筋膜后间隙位置及正确的游离方向。国外文献报道，TaTME 手术患者的尿道损伤发生率为 0～6.7%，因此，术者须提高警惕，特别是在切除距齿状线 2cm 范围内的肿瘤时。

（3）输尿管损伤：经肛腔镜手术中，尤其是完全经肛操作过程中，如游离平面过于靠近外侧，则损伤输尿管的概率会增大。

（4）骶前出血：经腹行 TME 手术时，在后方沿直肠后间隙进行游离。直肠后间隙的最低部是直肠脏层和壁层筋膜的融合处，即 Waldeyer 筋膜，位于 S_3 水平。经肛自下往上进行游离时，需要切开 Waldeyer 筋膜进入直肠后间隙。术者需注意在此处可能会游离过深，误进入骶前间隙而导致骶前出血。

（5）肺栓塞：经肛腔镜手术过程中，由于在狭小的空间内 CO_2 压强较大，尤其是在常规气腹条件下，这种情况更为严重。如果有血管出血，可能会导致 CO_2 进入血管而引起肺栓塞，因此，如术中发生出血，需及时提醒麻醉医师加以注意并处理。

（6）前列腺或阴道损伤：在经肛分离直肠前侧时应注意深度，过深易引起患者的前列腺（男性）或阴道后壁（女性）损伤，甚至是穿孔。

（7）皮下气肿：先经肛、后经腹的操作程序常会引起腹腔后壁腹膜软组织气肿，应避免持续长时间操作并控制 CO_2 进气压强在 12～15mmHg（1mmHg＝0.133kPa）范围内。

（8）术后排尿功能障碍：术中下腹下丛损伤容易导致术后患者排尿功能障碍。

从最初的 TEM 局部切除到如今的 TaTME 根治性手术，经肛腔镜手术经历了三十余年的发展。伴随着经肛操作平台、操作器械的不断优化及加速康复外科、经自然腔道手术等治疗理念在结直肠外科领域的推广，经肛腔镜手术得到了越来越多的应用。鉴于目前经肛腔镜技术仍处于尚未成熟的阶段，尤其是在远期肿瘤学疗效方面还缺乏足够的循证医学证据，因此，建议在临床研究背景下开展其应用，并加强医师的规范化培训。相信随着技术的成熟及仪器设备的发展，尤

其是随着机器人操作臂的小型化、单孔机器人设备的出现，经肛腔镜手术将有可能在未来的结直肠手术中占据越来越重要的地位。

（闻　浩）

参考文献

[1] 武爱文，于洋. 直肠癌手术保留左结肠动脉共识与争议[J]. 中国实用外科杂志，2020，40（3）：299-304.

[2] LI JM, WANG YN, LI GX, et al. Multidimensional analyses of the learning curve for single-incision plus one port laparoscopic surgery for sigmoid colon and upper rectal cancer[J]. Surg Oncol, 2018, 117（7）: 1386-1393.

[3] GUNDOGAN E, KAYAALP C, GUNES O, et al. A comparison of natural orifice versus transabdominal specimen extraction following laparoscopic total colectomy[J]. J Laparoendosc Adv Surg Tech A, 2019, 29（4）: 471-475.

[4] 中国经肛腔镜外科学院，中国医师协会外科医师分会 TaTME 专业委员会，中国直肠癌 TaTME 临床研究协作组，等. 中国经肛腔镜外科学院培训体系（第一版）[J]. 中华胃肠外科杂志，2018，21（3）：347-351.

第四节　全直肠系膜切除在直肠癌根治术中的应用及疗效评价

一、全直肠系膜切除术的历史

20 世纪初，欧洲国家和美国的绝大部分直肠癌患者均接受了经会阴直肠切除术。尽管这种手术相比于之前的手术有所改进，但是其治疗效果依然不佳。1908 年，伦敦圣马克医院的 William Ernest Miles 认识到，几乎所有直肠癌患者均在接受经会阴直肠切除术后 3 年内死于直肠癌复发。在尸检时，他注意到大多数复发均位于残留的直肠系膜和 / 或左髂总动脉附近的淋巴结中。Miles 将这些区域称为"向上扩散区"。因此，他认为经会阴直肠切除术是不充分的，因为它未消除局部复发的根本原因——位于直肠系膜的癌细胞残留，包括直肠系膜的淋巴、血管供应。

根据他的观察，Miles 设计了一种不同的手术，他将其描述为腹会阴联合切除术（abdominoperineal resection，APR）。APR 很快成为了治疗直

肠癌的首选手术方法。正如 Miles 所描述，APR 实际上包括腹部手术和会阴部手术两部分。APR 的腹部手术包括解剖直肠和直肠系膜并建立结肠造口；APR 的会阴部手术包括将直肠、肛门和肛提肌从泌尿生殖器官和与之相邻的直肠周围脂肪组织中分离出来。1910 年，Miles 在描述会阴部手术时强调，对于肛提肌，应该从白线开始向外分割，以便使切除范围包括侧面的肿瘤扩散区。与经会阴直肠切除术相比，这种新手术极大地改善了远期效果。

Miles 强调必须完整地切除直肠系膜，而这成为了全直肠系膜切除术（total mesorectal excision，TME）的指导原则。直到今天，TME 仍然是直肠癌手术的"金标准"。在 TME 中，需要对盆筋膜的脏层和壁层进行锐性而非钝性的分离，从而完整地切除直肠和直肠系膜。然而，在 Miles 所处的时代，大多数外科医师仍然进行传统的钝性分离，这限制了 APR 的获益，也导致了高达 25% 的环周切缘阳性率，使得患者的直肠癌复发率和病死率仍居高不下。

1982 年，Bill Heald 再次强调了锐利分离在直肠癌根治术中的重要性，即手术医师应沿着患者直肠深筋膜外的狭小间隙精准地切除整个直肠系膜。Heald 认为，直肠癌手术中应沿着可辨认的组织平面进行锐性分离。他将此平面描述为直肠癌手术"Holy plane"。TME 的目的是在完整的脏层筋膜内切除直肠和周围的直肠系膜，包括血管和直肠旁的淋巴结，并沿直肠上动脉和肠系膜下动脉完成淋巴结的整体切除，从而获得干净的切缘。

TME 原则强调了直肠切除术的两个关键部分：直肠系膜切除术的放射状切缘和远切缘。在直肠系膜周围的无血管平面上进行锐性分离，以便在筋膜中切除直肠系膜，获得更宽的环周切缘（circumferential radial margin，CRM），而这已被证明是避免直肠癌盆腔内复发的关键。尽管这一概念并不新颖，但鉴于文献中报道的局部复发率差异很大，使得人们重新开始关注直肠切除术的手术方法。1985 年，Quirke 及其同事证明，盆腔复发是 CRM 中肿瘤残留的结果，他们也是最早系统评估 CRM 的团队之一。自这篇论文发表以来，许多研究（包括前瞻性试验）证实，CRM 受累

是局部复发、远处转移以及不良预后的有力预测因素。

最初由 Heald 等所提倡的 TME 的第二个组成部分是切除肿瘤远端的整个直肠系膜。然而，切除肿瘤远端 4～5cm 以上的直肠系膜的必要性并没有得到病理研究的支持，而且过多地切除直肠系膜可能导致早期直肠癌患者术后吻合口瘘的发生率升高至 17%，相比于常规手术方法，这表明增加的切除范围可能带来更高的并发症风险。在一项大型临床回顾性研究中，也同样没有显示出过多地切除直肠系膜的益处。目前，许多研究 TME 的学者建议将直肠系膜切除范围限制在肿瘤远端的 4～5cm 内。尽管有些作者仍将这种手术方法称为"全"直肠系膜切除术，但其他研究团队将这种根据肿瘤位置确定直肠系膜切除范围的手术称为"肿瘤特异性直肠系膜切除术"，这一说法可能更准确。

二、直肠系膜的解剖结构

对直肠和直肠系膜解剖结构的理解是直肠切除术的基础。直肠位于大肠的末端，其肌肉壁由环状肌层和纵向肌层组成，形成了完整的肌层结构。它被一个环形包膜所包围，即直肠系膜。直肠系膜中包含直肠和上段肛管的淋巴、血管供应。它包绕着直肠上动脉的分支和直肠周围的淋巴结，这些淋巴结引流向肠系膜下动脉。直肠周围是一个无血管的平面，在术中可观察到呈蛛丝状的网状组织。

直肠系膜的分布是不对称的，在后方的部分较为发达，前方和两侧较为纤薄。前方的直肠系膜与被称为 Denonvilliers 筋膜的直肠生殖隔相接。在男性中，Denonvilliers 筋膜将直肠和直肠系膜与前列腺和精囊分开。在女性中，较薄的直肠阴道隔将直肠与阴道分开。腹膜反折下方和侧方的韧带与盆腔侧壁壁层筋膜相连。

由交感神经和副交感神经纤维组成的广泛的自主神经系统支配直肠和泌尿生殖道，控制排便功能和性功能。其中交感神经系统负责控尿和控制射精，而副交感神经控制排尿以及生殖器勃起和润滑。精确了解这个盆腔自主神经网络的解剖结构对开展直肠手术至关重要，因为在手术中对这些神经的损伤可能导致患者的性功能障碍和

尿失禁。交感神经丛起源于 $T_{12} \sim L_2$ 腰交感神经，它在主动脉前方通过，并在靠近肠系膜下动脉的起源处形成网络，这就是所谓的上腹下丛。上腹下丛在骶骨岬前方进入骨盆腔，分成结构清晰的左、右腹下神经。在结扎肠系膜下动脉时不慎损伤下腹下丛，或在游离肠系膜时损伤腹下神经，可导致尿失禁和逆行射精。腹下神经在直肠系膜的后外侧走行，最终与副交感神经（也被称为盆内脏神经）形成下腹下丛。加入交感系统的副交感神经起源于 $S_2 \sim S_4$ 骶神经根，沿直肠系膜后侧分布。保留盆腔内脏神经和下腹下丛，并将其与直肠小心分离，是直肠手术中最具挑战性的方面之一。下腹下丛与左、右腹下神经形成一个广泛、交错的交感神经纤维网络，而属于副交感神经的盆腔内脏神经位于盆腔侧壁。在男性中，部分神经离开下腹下丛进入直肠壁，另一部分神经血管束向前侧延伸至精囊、远端输尿管、输精管、膀胱、前列腺和海绵体；在女性中，下腹下丛的下部在类似的解剖区域中沿阴道下侧壁走行。

在侧面的直肠系膜有时并没有被一层筋膜完全覆盖，而且被直肠中血管（来自髂内血管，存在于 $10\% \sim 20\%$ 的患者体内）和来自下腹下丛的自主神经穿透。直肠系膜位于下腹下丛的下外侧，因此，对于此处的解剖更具挑战性，在处理时应小心地分离，以便将控尿和控制性功能的自主神经从直肠系膜的表面分离。

直肠系膜的后面是骶前筋膜，它沿着骶骨的陷凹分布。骶前筋膜是一个加厚的壁层筋膜，覆盖着骶前静脉和脂肪，向侧方延伸，在前方与 Denonvilliers 筋膜连接。在下方，直肠系膜在 $S_{3 \sim 4}$ 水平之间的中轴线处和骶前筋膜融合。连接这两个独立筋膜的厚结缔组织也被称为直肠骶骨筋膜或 Waldeyer 筋膜。Waldeyer 筋膜是游离直肠后部过程中的一个重要手术标志，这是因为它与腹下神经和下腹下丛的关系密切。在这个水平上的不当分离可能导致前方的直肠系膜破坏，后方的筋膜撕裂，继而导致骶前静脉的大出血。在直肠的最远端，直肠系膜逐渐变薄，在直肠的最后 1cm 处几乎消失。因此，远端直肠癌比近端直肠癌侵犯周围结构的风险更大，特别是盆膈、肛门外括约肌及阴道或前列腺，这些结构更易受到侵犯。

三、全直肠系膜切除术的适应证

全直肠系膜切除术（TME）目前已成为直肠癌根治术的"金标准"术式，适用于所有以根治为目的的直肠癌切除术，包括：①经术前影像、临床评估可行根治术的 $T_{1 \sim 3}$ 期直肠癌患者；②经肛门局部切除后，病理分期为 T_2 期及以上或有临床病理高危因素的患者；③接受新辅助治疗后，经评估可行根治术的直肠癌患者；④具有单纯性可切除肺转移或肝转移的直肠癌患者，经评估可接受手术者；⑤转移性直肠癌，经转化治疗后，经评估可接受手术的患者。

此外，随着综合治疗的不断完善，对于部分病例可考虑行直肠癌局部切除。最新的《美国 NCCN 临床实践指南：直肠癌》推荐的直肠癌经肛局部全层切除的标准包括：①肿瘤小于肠管环周径的 30% 或肿瘤最大径 <3cm；②肿瘤距离切缘 >3mm；③肿瘤可推动，未固定；④肿瘤距离肛缘 <8cm；⑤T_1 期肿瘤；⑥内镜切除的腺瘤合并癌或不确定肿瘤的病理学诊断；⑦无淋巴脉管侵犯或周围神经侵犯；⑧中、高分化腺癌；⑨术前影像学检查未发现淋巴结肿大。对于距离肛缘 >8cm 且符合以上其他标准的肿瘤，可考虑开展经肛门内镜显微手术（transanal endoscopic microsurgery，TEM）或经肛门微创手术（transanal minimanlly invasive surgery，TAMIS）。

四、全直肠系膜切除术的手术原则

1. 在盆筋膜脏层和壁层之间的无血管平面上，围绕直肠系膜进行锐性分离。

2. 识别并保留控制膀胱功能和性功能的自主神经丛。

3. 实现宏观和微观上无瘤的切缘。

4. 保留肛门括约肌复合体和盆膈，恰当地恢复肠道的连续性。

五、全直肠系膜切除术的手术质量评估

（一）直肠系膜完整性

手术质量是直肠癌治疗过程中的一个关键因素，具有良好的手术质量可预防局部复发，影响患者的远期生存。对切除的大体标本的病理评估已被证明是评估直肠癌手术质量的敏感方法。对

于 TME 手术的主要评估内容包括了对直肠系膜完整性的宏观病理评估，评估结果可分为完整、部分完整或不完整。系膜的完整性可用于准确预测局部复发和远处转移。

对新鲜标本的非腹膜化表面进行环周检查，并按下文所述对直肠系膜的完整性进行评分，以整个标本的最差区域作为打分依据。

1. 不完整 ①直肠系膜的体积很小；②直肠系膜的缺损深度达到固有肌层；③将标本横切后，环周切缘极不规则。

2. 接近完整 ①直肠系膜的体积适中；②直肠系膜表面不规则，缺损深度＞5mm，但没有延伸到固有肌层；③除肛提肌存在部位外，没有可见固有肌层的区域。

3. 完整 ①标本为完整的整块直肠系膜，表面光滑；②直肠系膜表面只有轻微的不规则；③直肠系膜表面没有深度＞5mm 的表面缺损；④标本的远切缘没有凹陷；⑤将标本横切后，环周切缘光滑。

（二）肿瘤切缘

远切缘是直肠癌手术中的一个重要考虑因素。虽然直肠的淋巴引流一般是朝向主要淋巴结的头侧方向进行的，但病理研究显示，直肠系膜的远端扩散最远可达肿瘤下缘以下 2～3cm。因此，对于直肠上段癌，直肠系膜切除范围应包括肿瘤下缘以下至少 4～5cm 的直肠系膜，垂直于直肠的走行方向进行肿瘤特异性直肠系膜切除。对于中低位直肠癌，若要在肿瘤下方 4～5cm 处对直肠系膜进行分离，则通常会达到盆腔底部。因此，只要能够切除整个直肠系膜，并获得肿瘤的阴性切缘，考虑对于远端直肠癌患者，采用全直肠系膜切除术联合结肠肛管吻合的策略是可行的。在这种情况下，足够的远端边缘的确切距离是目前仍存在的争议，但达到 1cm 的远切缘一般是安全的。

对直肠切除术标本的病理分析提供了关于肿瘤分期和生物学的重要预后信息。它也是评估手术质量的一种手段，这是因为标本边缘的状态与直肠系膜切除的质量以及患者的预后息息相关。美国病理学家学院（College of American Pathologists，CAP）已经实施了直肠癌标本的标准化评估。标准化的评估报告应包括对直肠系膜等级的主观评估和对 CRM 的定量测量（单位为 mm）。

如果原发肿瘤或受累的淋巴结延伸到切缘 1mm 以内，则认为 CRM 为阳性。

除了评估近端、远端切缘和 CRM 之外，病理学家还可以对直肠系膜标本的质量进行分级。这已被证明对预后具有意义。Quirke 等描述了一个分级系统，分级依据包括外科医师是否在正确的平面（直肠系膜切除平面）进行解剖；以及是否破坏直肠系膜，导致在盆壁上残留直肠系膜。这种直肠系膜分级系统已在随后的研究中得到评估，并被发现是盆腔局部控制情况的一个独立预测因素。一项研究报告称，即使是在 CRM 未受累的患者中，手术平面与生存率之间亦有明显的关联。这些研究也显示，手术平面的选择与 CRM 阳性率有关，沿直肠系膜平面实现锐性分离的患者的 CRM 阳性率最低。

（三）淋巴结检出

美国癌症联合委员会（American Joint Committee on Cancer，AJCC）和 CAP 建议应切除并检出至少 12 个淋巴结以对结直肠癌进行准确分期。然而关于准确识别早期（无淋巴结转移的Ⅱ期）直肠癌所需的最少淋巴结数目，目前仍有争议。检出的淋巴结数量可随患者年龄、性别、肿瘤等级和肿瘤部位的不同而变化。最近，在对监测、流行病学及预后（Surveillance，Epidemiology，and End Result，SEER）数据库中Ⅰ期或Ⅱ期直肠癌患者的分析中发现，检获的淋巴结数量越多，患者的生存期就越长。值得注意的是，在接受新辅助治疗的直肠癌患者中检获的淋巴结平均数量明显少于单纯手术治疗的直肠癌患者。一项研究发现，如果 12 个淋巴结被认为是对Ⅱ期直肠癌准确分期所需的数量，那么在接受新辅助治疗的病例中，只有 20% 的患者能达到这一标准。目前，对新辅助治疗后的病例进行准确分期所需的淋巴结数量尚不清楚。考虑到更多的淋巴结检出数量通常代表着更好的手术质量及更好的预后，而直肠癌转移淋巴结大部分位于直肠系膜内，因此，手术医师应尽可能完整地切除整块直肠系膜，并清扫直肠上动脉和肠系膜下动脉周围的淋巴结；如果存在发生侧方淋巴结转移的证据，还应清扫侧方淋巴结。

六、腹腔镜全直肠系膜切除术

腹腔镜全直肠系膜切除术（laparoscopic total

mesorectal excision，LaTME）是微创技术与现代直肠癌治疗理念相结合的产物。随着 LaTME 技术的成熟，近十余年间，多个国际前瞻性临床研究比较了腹腔镜直肠癌手术与开放直肠癌手术的治疗价值。一项 COLORⅡ、Ⅲ期临床研究报道，与开放手术相比，腹腔镜直肠癌手术出血量减少、患者住院时间缩短，但手术时间延长；两组患者在系膜切除完整性、环周切缘阳性率、并发症发生率、病死率等方面无显著差异；术后 3 年，两组患者的局部复发率均为 5%，无病生存率与总体生存率无显著差异。与此类似，CLASICC 研究同样发现腹腔镜组患者与开放手术组患者的 5 年局部复发率、无病生存率、总体生存率无显著差异。而 ACOSOG Z6051 和 ALaCaRT 研究着眼于从病理角度比较腹腔镜与开放手术的质量，纳入了环周切缘（> 1mm）、阴性远切缘、系膜切除完整性等指标；结果显示，两项研究中，腹腔镜组与开放手术组的上述指标间均无显著差异。由此可见，腹腔镜 TME 和开放手术有着相似的近期和远期效果，疗效不劣于开放手术，而腹腔镜手术还有其优势。据此，美国 NCCN 直肠癌实践指南（2022.V$_1$）推荐：有经验的外科医师对于适合的患者，可以进行 LaTME 手术。

目前一般认为，相较于开放手术，LaTME 具有诸多优势：①腹腔镜手术患者的腹部切口小、手术时间短、术中出血少、术后疼痛轻、肠道功能恢复快、切口感染发生率低、住院时间短；②对腹腔脏器的干扰、牵拉少，利于患者的肠道功能恢复、术后早期活动和心肺功能的恢复；③腹腔镜手术视野放大，操作更精准，出血量明显减少，对盆腔自主神经的保护更加确切。但是 LaTME 在术后肠梗阻、出血及吻合口瘘的发生率方面则与开放手术没有明显差异。

七、全直肠系膜切除术的远期疗效和争议

在 TME 理念的指导下，直肠癌术后患者的局部复发率显著降低、5 年生存率明显提高、保肛率提高，生活质量大大改善。多个国外单中心大样本研究（如美国纽约 Memorial Sloan-Kettering Cancer Center 和法国波尔多 Saint Andre Hospital 开展的研究等），以及国际多中心临床研究（如美国 NCCTG、德国 SGCRC 和荷兰 DCRCG 合作开展的研究等）的结果均支持这一结论。统计数据显示，TME 使直肠癌术后局部复发率由 20.8% 降至 5.9%，而患者的 5 年无瘤存活率由 60.4% 提高至 65.3%。同时，积累的相关基础研究结果也提示，TME 把直肠及其系膜视为一个完整的解剖单位，整块切除了直肠癌原发灶及所有的局部播散，最大化了手术标本切缘阴性的可能，是 TME 获得根治性切除、降低局部复发率的关键所在。自 2005 年起，美国国家综合癌症网络（National Comprehensive Cancer Network，NCCN）指南已将 TME 作为直肠癌的基本手术治疗方式予以推荐。

目前，与 TME 术式相关的争议主要集中于低位直肠癌的侧方淋巴结清扫（lateral lymph node dissection，LLND）的相关问题方面。有研究显示 LLND 并无显著的疗效优势，但是日本结直肠外科界对 LLND 持肯定态度，JCOG0212 报道显示，低位直肠癌患者的侧方淋巴结转移率为 7.4%，LLND 可以降低局部复发率。我国也有中心对 LLND 相关问题进行了长期的研究，荟萃分析结果显示，LLND 后患者的局部复发率降低，生存率提高，但这些证据级别均不高。此外，术前评估怀疑单侧侧方淋巴结转移时，另一侧是否应同时进行清扫也是国际上争论的话题。目前一般认为，当术前评估为可疑侧方淋巴结（lateral lymph node，LLN）转移时，仅清扫怀疑转移的一侧即可，不推荐常规行双侧 LLND。当影像学评估双侧均存在 LLN 转移的可能，或单侧有可疑转移淋巴结且同时合并多个临床危险因素时，才考虑行双侧 LLND。关于 LLND 的有效清扫范围、对神经功能与髂内动静脉的保护等方面的问题也存在争议。我们应当看到，外科临床的现状和特点限制了大样本随机对照试验（RCT）的开展，一些循证评价的信息量虽大，但多系非随机对照试验，且纳入对象时间跨度大、地域不同、操作者异质性明显，因此，现有资料尚不能客观评价 LLND 的相关问题。因此，目前的 NCCN 指南仍为施行 LLND 留下了空间，即"尽可能把清扫范围外的可疑转移淋巴结切除或活检"，同时却也强调"不建议常规扩大清扫范围至髂血管旁淋巴结，除非临床怀疑有转移"，这为 LLND 手术操作规范、统一纳入标准、随机对照、多中心临床试验的实施留下了空间。

八、总结

TME 降低直肠癌的复发率和提高患者长期生存率的效果已得到证实。无病生存率、无复发生存率和总生存率的相关改善，以及术后肠道、膀胱和性功能的改善，使 TME 和自主神经保留成为直肠癌的手术标准和结直肠外科培训的必要部分。彻底切除肿瘤和引流淋巴结是 TME 的基本原则。注意保留自主神经可以降低手术并发症的发生率，改善功能结果，并最大程度地提高患者的术后生活质量。但是要做到 TME 的所有环节均符合要求绝非易事，应多从盆腔解剖、手术操作、技术难点等方面来探讨 TME 的手术技巧与手术效果，以不断提高 TME 的手术疗效。

（黄美近）

参考文献

[1] MILES WE. A method of performing abdomino-perineal excision for carcinoma of the rectum and of the terminal portion of the pelvic colon(1908)[J]. CA Cancer J Clin, 1971, 21(6): 361-364.

[2] HEALD RJ. The 'Holy Plane' of rectal surgery[J]. J R Soc Med, 1988, 81(9): 503-508.

[3] MCCALL JL, COX MR, WATTCHOW DA. Analysis of local recurrence rates after surgery alone for rectal cancer[J]. Int J Colorectal Dis, 1995, 10(3): 126-132.

[4] QUIRKE P, DURDEY P, DIXON MF, et al. Local recurrence of rectal adenocarcinoma due to inadequate surgical resection. Histopathological study of lateral tumour spread and surgical excision[J]. Lancet, 1986, 2(8514): 996-999.

[5] NAGTEGAAL ID, QUIRKE P. What is the role for the circumferential margin in the modern treatment of rectal cancer?[J]. J Clin Oncol, 2008, 26(2): 303-312.

[6] KARANJIA ND, CORDER AP, BEARN P, et al. Leakage from stapled low anastomosis after total meso-rectal excision for carcinoma of the rectum[J]. Br J Surg, 1994, 81(8): 1224-1226.

[7] BOKEY EL, OJERSKOG B, CHAPUIS PH, et al. Local recurrence after curative excision of the rectum for cancer without adjuvant therapy: role of total anatomical dissection[J]. Br J Surg, 1999, 86(9): 1164-1170.

[8] 李春雨. 肛肠外科学 [M]. 2 版. 北京: 科学出版社, 2022: 100-102.

[9] QUIRKE P, DIXON MF. The prediction of local recurrence in rectal adenocarcinoma by histopathological examination[J]. Int J Colorectal Dis, 1988, 3(2): 127-131.

[10] MASLEKAR S, SHARMA A, MACDONALD A, et al. Mesorectal grades predict recurrences after curative resection for rectal cancer[J]. Dis Colon Rectum, 2007, 50(2): 168-175.

第五节　结直肠癌急性肠梗阻外科治疗的共识与争议

结直肠癌（colorectal cancer, CRC）的发病率和病死率均位居我国所有肿瘤的第四位，近年来，随着诊断和治疗手段的进步，结直肠癌的预后有所改善。结直肠癌患者时常因为出血、穿孔和梗阻等原因出现急危重症情况，需要及时进行外科治疗。结直肠癌急性肠梗阻（acute malignant colorectal obstruction, AMCO）发生率占所有结直肠癌病例数的 8%～15%，其中约 70% 发生在左半结肠。AMCO 患者可能发生穿孔、结肠坏死和感染性休克等致命性并发症，因此需要紧急处理。AMCO 往往导致患者短期内的高并发症发生率和病死率，其也是导致肿瘤学不良预后的危险因素之一。

急诊手术是 AMCO 传统的标准治疗方式，但是接受急诊手术的患者的并发症发生率和病死率都远高于没有梗阻状态的择期手术患者，并且近一半的急诊手术患者将面临永久性结肠造口，而这将严重影响患者的生活质量。没有肠造口的一期切除吻合是最优的选择，但是在 AMCO 的急诊状态下难以实施并且风险极高。因此，为了缓解梗阻的急性状态，提高手术安全性，近年来经内镜或介入下放置自膨胀金属支架（self-expandable metallic stent, SEMS）和经肛门结直肠减压导管（transanal colorectal tube, TCT）等新技术在临床得到了推广应用。本节结合肿瘤发生梗阻的部位、可切除性以及患者一般状况等因素简述 AMCO 外科治疗的目前共识以及尚存争议之处。

一、梗阻性左半结肠癌的外科治疗

本节中将左半结肠定义为远端横结肠至腹膜

反折的全部结直肠。由于左半结肠肠管较狭窄，绝大多数梗阻性结肠癌都发生在左半结肠的降结肠和乙状结肠部分，该部位梗阻的外科治疗措施较多，后文将根据肿瘤是否可行根治性切除分别论述。而腹膜反折及以下的直肠癌由于具有解剖结构狭窄、外科操作困难以及新辅助放化疗等多学科的治疗模式等特殊性，故单独论述。

（一）可根治性梗阻性左半结肠癌的外科治疗

评价梗阻性左半结肠癌（obstructive left colon cancer，OLCC）可切除性的方法多采用增强 CT，若初步评估为具有行根治性切除的可能，则对急诊外科治疗措施的选择主要围绕降低围手术风险、争取更好的肿瘤学疗效和提高患者生活质量等方面综合考虑。

1. 急诊外科手术 急诊外科手术依然是 OLCC 最常采用的外科治疗方式，具有代表性的手术方式为：①原发病灶切除、近端造口、远端封闭术（Hartmann 术）；②结肠襻式造口，择期行原发病灶切除吻合；③原发病灶切除一期吻合（resection and primary anastomosis，RPA）。

Hartmann 术仍然是梗阻性左半结肠癌急诊外科治疗中最常见的手术方式之一。既往普遍认为，Hartmann 术中既切除了肿瘤原发病灶，同时，近端结肠造口又避免了发生吻合口瘘等的风险，降低了急诊手术的病死率。但是必须注意的是，Hartmann 术后期的造口还纳依然是一项并发症发生率达 20%～50%，吻合口瘘发生率为 2%～7% 的大型手术。况且，由于术后必要的辅助治疗和 / 或疾病进展，因 OLCC 行 Hartmann 术的病例中大多数造口（高达 80%）无法还纳，严重影响患者总体生活质量。

先期单纯行结肠襻式造口能以最小的手术创伤达到结肠减压的效果，降低了未经肠道准备即行病灶切除吻合时的肠道污染风险，并为后期进行确定性手术前患者的充分复苏和对肿瘤进行精准分期提供了充裕的时间。一项关于 OLCC 急诊行 Hartmann 术（63 例患者）和结肠造口术后分期手术（58 例患者）近期和长期疗效的随机对照试验中发现，上述两种手术方法在患者的病死率、复发率和癌症特异性存活率方面没有差异。另一方面，Hartmann 术组患者的总住院时间（35d）比分期切除组患者（49d）短（$P = 0.01$）。其他回顾性和前瞻性研究也得出了相似的结论。

以往认为，术前须完全清除结肠内的粪便才能有效避免吻合口瘘发生的观念一直受到人们的质疑。通过在择期结直肠手术中对 ERAS 理念的实践，现在亦有大量的证据支持结肠中的粪便既不影响吻合口瘘的发生，也不影响吻合口瘘发生后并发症的严重程度。当然，OLCC 除了肠道内蓄存大量粪便外，近端结肠的水肿也是一个不可忽视的危险因素。

近年来，选择采取 OLCC 病灶切除一期吻合（resection and primary anastomosis，RPA）的趋势越来越明显，一些回顾性和前瞻性病例对照研究显示，在 OLCC 中，RPA 的吻合口瘘发生率为 2.2%～12%，这几乎与择期左半结肠手术后吻合口瘘发生率（2%～8%）相当。RPA 最主要的优势是避免了 Hartmann 术后端式造口还纳的二次大手术。尽管 RPA 具备这些无可置疑的优势，但在面对高危人群时，吻合口瘘可能会带来灾难性后果。因此，在决定进行结肠结肠吻合或结肠直肠吻合之前，应充分考虑外科医师的技术水平、近端结肠的水肿程度和患者的自身情况等诸多因素。众所周知，预防吻合口瘘的两个主要因素为：无张力吻合和吻合口边缘良好的血液供应。尽管外科医师的经验在评估这些因素时可能发挥着关键作用，但近年来发现，术中使用吲哚菁绿造影能更加有效地评估吻合口血液供应情况。另外，外科医师的个人经验和亚专业也是进行手术方式决策时的重要参考因素。有研究证实，结直肠专科医师或高年资医师施行 RPA 手术时，吻合口瘘发生率和患者病死率较普通外科医师和低年资医师明显降低。

令人遗憾的是，目前仍没有比较 Hartmann 术和 RPA 的 RCT 研究，因此缺乏强有力的证据支持某一种具体的手术方式具有优势，通常需要外科医师根据个人经验并结合患者情况进行个体化选择。总体来说，Hartmann 术可能优于结肠襻式造口术，而这是因为结肠襻式造口后还需再次手术以切除原发病灶，而多次手术可能导致更长的总住院时间，而不会降低总的围手术期并发症发生率。单纯结肠襻式造口更适用于无法切除的肿瘤（如果 SEMS 不可行）以及一般情况较差无法耐受大手术或全身麻醉的重症患者。在没有其他危险因素的情况下，RPA 可能是 OLCC 的首选治疗方案。Hartmann 术更适用于基础情况差的高危患者以及在急诊情况下由非结直肠专科医师进行手术时采用。

（1）RPA 手术时保护性造口的作用：目前尚缺乏聚焦于 OLCC 患者行 RPA 后预防性造口对近期疗效影响的高质量研究数据。基于 ERAS 理念、未行肠道准备的择期左半结肠手术的经验显示转流性造口并不降低发生吻合口瘘的风险以及其发生后的严重程度。Kube 等开展的回顾性分析中，743 例患者因 OLCC 行急诊根治性手术，其中 30% 为 Hartmann 术，58% 为 RPA，另外 12% 为 RPA 联合保护性造口；未行造口的 RPA 手术和联合预防性造口的 RPA 手术患者的并发症发生率和住院期间病死率没有显著差异，保护性造口不降低患者的吻合口瘘发生率（分别为 7% 和 8%）或再次手术率（分别为 5.6% 和 5.7%）。根据以往文献以及临床经验，学者认为保护性造口不会降低吻合口瘘的发生率，但会降低吻合口瘘发生后，肠内容物持续渗漏导致弥漫性腹膜炎而需再次手术的可能。因此，学者认为，若梗阻近端肠管水肿明显或患者一般情况较差，一旦发生吻合口瘘就会严重影响患者安全时，在原发灶切除吻合口后应加做预防性造口，提高患者的围手术期安全性。

（2）肠管切除范围——全结肠切除术 *vs* 节段结肠切除术：发生 OLCC 时，将结肠节段切除后，近端结肠扩张水肿和肠道内容物会影响吻合口愈合，因此有学者建议采用回肠直肠吻合的全结肠切除术作为替代手术方式，以免除造口。当结肠梗阻明确导致右侧结肠缺血、肠壁撕裂、穿孔，或术前检查提示同时存在近端结肠恶性肿瘤时，全结肠切除术具有绝对适应证。但是全结肠切除的主要缺点是手术具有技术挑战性、手术时间长和术后患者肠道功能较差，部分患者可能发生腹泻及电解质紊乱。一项关于结肠次全切除术与术中冲洗并吻合的 RCT 研究（SCOTIA 研究）将来自 12 个不同中心的 91 例患者随机分配接受全 / 次全结肠切除术（47 例患者）与节段结肠切除术并行术中冲洗（44 例患者）。结果发现，两组患者的并发症发生率和围手术期病死率均没有差异，但是行全 / 次全结肠切除术后患者的肠道功能明显更差。

因此，在没有近端肠壁撕裂、穿孔、缺血或同时伴有右侧结肠癌证据的情况下，不应认为全结肠切除术优于节段结肠切除术，因为其并不降低患者的并发症发生率和病死率，反而会导致更差的肠道功能。

（3）术中冲洗（intraoperative colonic irrigation，ICI）和手动减压（manual decompression，MD）：为了弥补 OLCC 手术无法进行肠道准备的缺点，部分研究者在术中进行 ICI 或 MD，以减少围手术期手术并发症的发生。目前只有一项 RCT 研究比较了 OLCC 术中行 ICI（24 例患者）和 MD（25 例患者）的效果。结果显示，MD 比 ICI 操作时间更短、操作更简单，并且两种方式在患者的围手术期病死率、并发症发生率和吻合口瘘发生率等方面无差异。然而，这项研究由于样本量太小，故证据级别较低。2009 年的一项系统综述也得出了相似的结论。

基于现有的证据级别较低的研究结果，ICI 和 MD 对患者在围手术期的病死率的影响没有显著差异，唯一区别是 MD 操作更简便。因此，是否进行 ICI 或 MD 以及采取何种方式取决于外科医师的经验和习惯。

2. 非手术减压后桥接手术（bridge to surgery，BTS）　对于 OLCC 患者，相比于急诊手术可能存在的高并发症发生率和病死率，经介入引导或者内镜直视下放置自膨胀金属支架（self-expandable metallic stent，SMES）或经肛门结直肠减压导管（transanal colorectal tube，TCT）解除梗阻后，将急诊手术转变为择期手术以降低手术风险似乎是理想的处理流程。该新技术推出后不久，使用 SEMS 的 BTS 被认为是结肠癌急性梗阻治疗措施中的关键变化，并在临床实践中迅速得到开展。

（1）自膨胀金属支架（SMES）：2012 年，Zhang 等对 8 项研究所纳入的共 601 例 OLCC 患者进行荟萃分析，结果显示，支架置入桥接手术组的患者在术后需 ICU 治疗、造口、完成吻合、总体并发症以及吻合口瘘等方面的指标全部显著优于直接手术组。而后，华中科技大学同济医学院附属同济医院对 94 例 OLCC 患者进行 SEMS-BTS 也显示出了非常好的短期疗效。然而，这种极其明显的优势并未得到其他 RCT 研究的证实，反而有研究报道了支架相关的肿瘤复发风险增加的趋势。

当较多 RCT 研究的结果出现后，SEMS-BTS 的总体疗效似乎不如以前所报道的那样优势明显。在 2008—2017 年的 10 年间总共有 7 项 RCT 研究被开展，其中三项因以下原因提前终止：SEMS-BTS 组患者的并发症发生率太高，急诊手术组患者的并发症发生率太高或置入 SEMS 的技术失败率太高。回顾这些临床研究结果，得以发现：首先，支架置入成功率从最初报道的超过 90% 下降到 70% 左右；其次，短期结果（特别是含桥接手术后并发症发生率和病死率、患者住院时间的情况下）在 SEMS-BTS 组和急诊手术组之间差异不大。但是所有 RCT 研究均表明，使用 SEMS 后再手术的患者中造口率明显降低，此外，进行腹腔镜手术的比例也增加了。

另一方面，使用 SEMS 是否增加了肿瘤的复发及转移仍然不确定。现有小样本量的 RCT 研究随访结果提示，使用 SEMS 对患者的总生存期（OS）没有显著影响，然而，其中也有部分研究提示患者的无病生存期（DFS）有下降的趋势。特别是 Alcantara 等报道使用 SEMS 后患者的复发率高达 53.3%（8/15），而急诊手术组患者的复发率为 15.4%（2/13）。此外，另一项病例对照研究也显示，SEMS 组患者中发生肿瘤处溃疡、神经周围侵犯和淋巴结侵犯者的比例显著高于急诊手术组，提示 SEMS 放置可能会对肿瘤部位产生严重的不利影响。与使用 SEMS 后潜在的复发风险增加相关的另一问题是穿孔的风险增高。既往研究显示，使用 SEMS 后患者肠壁的穿孔率高达 13%。此外，Pirlet 等在检查使用 SEMS 后的手术标本时发现，约 27% 的患者存在没有明显临床症状的穿孔。一项基于 RCT 研究的事后分析中发现，存在支架相关穿孔患者的 4 年 DFS 率为 0，而使用支架但没有穿孔患者的 4 年 DFS 率为 45%。虽然结果令人担忧，但是这些研究均不是以生存为主要研究终点而设计的，并且总体随访时间较短，目前，对于使用 SEMS 对患者生存期的影响如何尚无定论。

Matsuda 等进行了一项荟萃分析，旨在明确使用 SEMS 的患者的肿瘤学结果：其纳入 11 项研究，共计 1 136 例患者，结果显示，SEMS-BTS 组患者与急诊手术组患者的 OS 率（$RR=0.95$, $95\%CI$: $0.75\sim1.21$, $P=0.66$）和 DFS 率（$RR=1.06$, $95\%CI$: $0.91\sim1.24$, $P=0.43$）和复发率（$RR=1.13$, $95\%CI$: $0.82\sim1.54$, $P=0.46$）之间均没有差异。Ceresoli 等进行的荟萃分析也得出了类似的结果，共计 1 333 例患者的 17 项研究被纳入了这项分析。结果显示，SEMS-BTS 组患者与急诊手术组患者的复发率（$RR=1.11$, $95\%CI$: $0.84\sim1.47$, $P=0.47$）、3 年病死率（$RR=0.90$, $95\%CI$: $0.73\sim1.12$, $P=0.34$）和 5 年病死率（$RR=1.00$, $95\%CI$: $0.82\sim1.22$, $P=0.99$）之间均没有差异。虽然不同研究结果之间存在差异，但是目前尚无一项以生存为主要终点的"非劣效性"RCT 研究来评价 SEMS-BTS 与急诊手术的长期疗效，因此，尽管荟萃分析的结果令人鼓舞，但必须谨慎地对待对 SEMS-BTS 的应用。

不同荟萃分析的综合数据结果均证实，SMES 作为延期手术的桥梁，为患者提供了比直接紧急手术更好的短期结果，虽然围手术期总体并发症发生率相当，但造口率明显降低，采取腹腔镜手术操作者比例增加。两种手术方式——SEMS-BTS 和急诊手术的长期肿瘤学结果似乎具有可比性，但证据级别仍然欠佳，需要进一步研究。基于以上原因，作为 BTS 的 SEMS 置入不能被视为 OLCC 外科治疗措施中的首选治疗方法而被推荐使用，但对于经谨慎筛选后的部分病例以及诊疗能力较强的三级医院而言可以选择应用。

（2）经肛门结直肠减压导管（transanal colorectal tube，TCT）：经肛门放置结直肠减压导管是一种微创介入或内镜操作，其在理论上可以对阻塞的结肠进行减压以及冲洗，以安全地实施 RPA 手术。尽管这种用于桥接确定性手术的技术很有吸引力，但评价其疗效的高质量研究目前较少。有文献报道，置入 TCT 的技术成功率为 80%～100%，临床成功率为 72.5%～100%，穿孔等并发症并不常见（发生率为 0～10%）。然而，目前缺乏基于良好设计的试验来证实 TCT 的短期疗效和长期随访结果。理论上，使用 TCT 比 SEMS 更具有优势：可以通过减压导管灌洗而清洗结肠，对肿瘤部位刺激较小，成本可控。然而，没有 RCT 研究而只有少量回顾性研究比较了这两种技术的疗效并且没有显示出显著差异。对于具有相应临床操作经验的中心而言，可以将 TCT 作为 BTS 的有效替代选择，特别是在面对高危 OLCC 患者时。

（二）姑息性梗阻性左半结肠癌的外科治疗

经初步评估为梗阻性结肠癌局部无法切除和/或存在广泛远处转移时，治疗的目标转变为提高患者的生活质量和为后续可能进行的全身系统治疗创造条件。因此，OLCC 的姑息性外科治疗主要包含 SEMS 置入和结肠造口术两种治疗手段。

内镜下支架置入最初是被引入到对梗阻性上段直肠癌或直乙交界处癌的姑息治疗中的。随着 SEMS 置入技术的发展，现今已可以通过结肠镜或者在介入引导下将其使用场景扩展到各个部位的梗阻性结肠癌中，其不仅具有避免造口的姑息性意图，而且能在短时间内让患者恢复经口进食，以便开始后续的全身系统治疗。

Xinopoulos 等将 30 例患者随机分配为 SEMS 组和造口组。SEMS 组的 15 例患者中有 14 例（93.3%）成功放置支架，其中 8 例（57.1%）永久性解决了结肠梗阻的问题。两组患者均无手术相关死亡。SEMS 组患者的平均生存期为 21.4 个月，造口组为 20.9 个月。两组患者的总体费用相当，但是造口组的平均住院时间较长。Fiori 等随机分配两组共 22 例患者，结果显示，两组患者的并发症发生率相似，均无死亡发生，但是 SEMS 组患者恢复经口摄入、肠功能恢复和住院时间较短。几年后，研究者更新了长期随访结果：SEMS 组患者的平均生存期为 297d（125～612d），造口组患者的平均生存期为 280d（135～591d）。在生活质量方面，有造口的患者及其家属内心都无法接受；相反，行支架置入的患者或其家属均报告无手术有关的任何不便。然而，荷兰的一项关于支架置入的多中心研究在招募了 21 名患者后提前终止了该实验，研究者之所以做出该决定是因为在 10 例参加 SEMS 组的患者中发生了 4 次与支架相关的穿孔（分别是在支架放置后 12、24、44、106d 发生），导致了 3 例患者死亡。对于该研究中如此高的穿孔率尚无明确解释，后续其他研究中，支架置入患者的穿孔率约为 5%。急性或者慢性穿孔的发生不仅可能让患者再次面临急诊情况，而且须要中断化疗，可能也会间接影响患者的生存期。

必须注意的是，大量研究提示以贝伐珠单抗为基础的化疗可能增加支架置入后肿瘤部位穿孔的发生。一项纳入 86 项研究共计 4 086 例患者的荟萃分析证实，与不接受联合化疗者相比，接受贝伐珠单抗治疗患者的穿孔风险明显升高（12.5% vs 9.0%）。鉴于这一原因，最近发布的欧洲胃肠内镜学会（European Society of Gastrointestinal Endoscopy，ESGE）临床指南不建议对正在接受或预计将开始接受抗血管生成药物治疗的梗阻性结肠癌患者使用 SEMS。

总体来说，对于梗阻性左半结肠癌的姑息治疗，在具有支架置入诊疗能力的医疗机构中，在选择缓解 OLCC 的治疗方法时，SEM 置入应优先于结肠造口术。对于有可能接受以贝伐珠单抗等抗血管生成药物为基础治疗的晚期患者，由于发生慢性穿孔的风险增高，应考虑开展结肠造口术，因此，强烈建议在决策时有肿瘤科医师共同参与。

（三）腹膜外梗阻性直肠癌的外科治疗

对于肿瘤下缘位于腹膜反折处及以下的中低位局部进展期直肠癌，新辅助治疗序贯根治性手术的多模式综合治疗已经成为标准治疗方案。腹膜外直肠癌具有特殊的解剖部位和治疗模式，因此，对于其患者发生急性梗阻后的管理措施也有所不同。

腹膜外直肠癌导致了近端结肠急性梗阻发生时，多数情况下代表直肠癌已发展为局部进展期。影像学初步评估后，若判断具有行根治性手术的可能，则最佳治疗策略为新辅助治疗后序贯行根治性手术。此时，外科干预急性梗阻的目的是解除梗阻后尽快启动后续多学科协作诊疗。

虽然目前暂时缺少比较 SEMS 置入与造口转流两种方式治疗效果的临床研究，但是由于在中低位直肠放置 SEMS 会导致慢性疼痛、里急后重感以及患者生活质量降低等支架相关问题的产生，此外，在新辅助治疗后，随着肿瘤消退，远期还可能发生支架移位和肿瘤部位穿孔等并发症。因此，此部位的梗阻不是 SEMS 置入的适应证。在这种情况下，为了保障后续治疗的迅速进行，强烈推荐外科医师行临时转流性造口，并且应根据未来计划的手术方式来选择相应的造口类型和位置。

临时造口的类型和位置不仅要能解除当前的急性梗阻，也须根据便于后续根治性手术的操作以及最终造口的类型和位置来进行选择。既往关于择期直肠前切除术后回肠造口与结肠造口的研究显示，襻式回肠造口的转流效果以及其对患者生活质量的影响均可能更优。尽管如此，在急性直肠梗阻的情况下，只有当梗阻不完全或者回盲瓣功能不全时才考虑行末端回肠造口术，否则结肠扩张的问题将无法得到解决。在完全梗阻且回盲瓣功能良好的情况下，必须行结肠造口术。如上文所述，对结肠造口类型（端式或襻式）和部位（横结肠或乙状结肠）的选择应根据患者后续治疗计划和最终手术方式来进行，最常采用的是右侧横结肠襻式造口。若预计后续对患者行腹会阴联合切除术，乙状结肠端式造口则可能是一种有效的替代方式。

综上所述，中低位直肠癌患者一旦发生急性梗阻，为了获得更加准确的直肠癌局部分期和更加适宜的肿瘤治疗方案，对于外科急诊处理方式推荐选择右侧横结肠襻式造口以解除急性梗阻，后续尽快进行直肠癌局部精准分期以及开展以放化疗为主的综合治疗模式。

二、梗阻性右半结肠癌的外科治疗

本节中将右半结肠定义为近端横结肠至回盲部。与梗阻性左半结肠癌（obstructive left colon cancer，OLCC）不同，通常急诊手术是梗阻性右半结肠癌（obstructive right colon cancer，ORCC）的标准治疗方式。

（一）可根治性梗阻性右半结肠癌的外科治疗

一旦右半结肠癌导致急性梗阻，影像学初步评估为可根治性切除时，切除右半结肠同时进行小肠结肠吻合是最佳选择，当吻合不安全时，可以行末端回肠临时性造口转流。

关于ORCC外科治疗的研究远少于OLCC，这可能是因为右侧结肠的解剖结构使得右半结肠切除行一期吻合的外科治疗手段相对便捷可行，而其他替代治疗方式非常有限。右半结肠所具有的几个有利的解剖特征可以解释这种现象：①结肠右曲比结肠左曲更容易游离；②末端小肠的良好活动度使得外科医师无需过多手术操作就能进行小肠结肠吻合；③不同于左半结肠和直肠主要依靠边缘血管弓供血，右半结肠切除后回肠结肠吻合口是由边缘血管直接供血的，这为其提供了

良好的血供和无张力吻合。不管是支架置入还是置管减压，要经肛门到达右半结肠的操作难度均更大，这也使得手术外的替代治疗手段非常有限。正是以上原因使得右半结肠切除一期吻合成为了ORCC的主要治疗方式，尽管通常ORCC患者比OLCC患者年龄更大且局部分期更晚。

既往文献显示，与择期右半结肠切除相比，急诊行右半结肠切除后一期吻合的吻合口瘘发生率是可以接受的。急诊情况下吻合口瘘发生率为0.5%～4.6%，而择期手术吻合口瘘发生率为0.5%～1.4%。目前没有相关研究比较急诊右半结肠切除及吻合后，是否行近端回肠襻式造口的吻合口瘘发生情况、总体并发症发生情况和手术相关病死率的差异，因此术者应根据患者一般情况、吻合口的安全性等因素酌情决定是否行近端回肠造口。

对于ORCC的外科处理措施选择须特别关注其可行性和安全性。一项比较急诊手术（ES）与SEMS置入桥接择期手术后短期并发症和长期肿瘤学疗效的多中心回顾性研究结果显示，SEMS-BTS组的疗效不劣于ES组。普遍认为右半结肠支架置入在技术上更具有挑战性，未来需要设计更加严谨的研究来协助制订临床决策建议。目前，对于ORCC，SEMS置入后桥接择期手术不作为常规推荐，仅作为高风险患者的一种替代治疗选择。

（二）姑息性梗阻性右半结肠癌的外科治疗

对于初始评估为不可切除性ORCC的患者，治疗目的为提高其生活质量和争取尽早进行全身系统治疗，可以行末端回肠横结肠侧侧吻合或者行末端回肠襻式造口，此外，特别强调不应行盲肠造口术用于减压。

没有相关研究对比不同治疗方法对于不可切除性ORCC的疗效的优劣，但就患者生活质量而言，接受末端回肠横结肠侧侧吻合患者的生活质量优于接受回肠襻式造口术者。由于其术后功能障碍和并发症发生率较高，故应摒弃盲肠造口术。对于少部分一般情况极差的患者，可以选择进行经皮穿刺置管减压或者使用可扩张带膜金属支架。对于这类患者而言，使用支架在提高生活质量方面具有更多优势，例如能更快地恢复经口饮食、降低造口率和减少操作后住院时间。但对

于后续可能须要使用抗血管内皮因子靶向药的患者应谨慎使用 SEMS，因为其可能提升远期慢性穿孔的风险。

三、临床情况不稳定的梗阻性结直肠癌的外科治疗

结直肠癌合并梗阻可能引起液体丢失、电解质紊乱、细菌过度生长并穿过肠壁发生易位、弥漫性腹膜炎，与患者自身的合并症共同导致其临床情况极不稳定，面对这类患者时，首要的治疗原则就是短时间内复苏治疗后遵循损伤控制外科（damage control surgery，DCS）理念及时解除梗阻。

如果患者存在以下至少一项指标，则应将患者视为临床情况不稳定，即可以考虑进行 DCS 治疗：血液酸碱度（pH 值）<7.2；体核温度<35℃；碱剩余（base excess，BE）<-8mmol/L；实验室/临床证据显示凝血功能障碍；有任何败血症/感染性休克的迹象，包括需要应用血管活性药物。除此以外，Becher 等发现，年龄≥70 岁和合并多种疾病等也易使患者出现临床情况不稳定，而对于失代偿患者使用 DCS 治疗是能使其明确受益的。面对这种情况，急诊医师、外科医师和麻醉医师应牢记 DCS 理念，正确选择 DCS 手术方式，使患者最大限度地获益。如果患者临床情况不稳定，则应该延迟确定性治疗，而 DCS 治疗应在其复苏后尽快开始。Person 等对 291 例非创伤患者进行的回顾性分析证明，腹膜炎是最常见的急诊手术原因，并且接受 DCS 治疗的患者在进入急诊科时临床情况不稳定者占 29%。术前阶段的关键是正确识别可以从 DCS 治疗中获益的患者，从而及早开展手术、加快手术进程。

与在创伤环境中不同，DCS 在非创伤外科急诊中的应用需要在手术干预之前对患者进行初始复苏，以防止麻醉诱导时发生血流动力学不稳定。通常需要几个小时来为患者重新建立足够的（不一定是最佳的）器官灌注并开始应用广谱抗生素治疗。使患者在入院后 6h 内达到中心静脉压（central venous pressure，CVP）8～12mmHg、平均动脉压（mean arterial pressure，MAP）≥65mmHg、中心静脉血氧饱和度（SpO$_2$）≥70% 的目标。除了对患者进行容量复苏外，可能还需要血管活性药物的应用。一旦进入手术干预阶段，DCS 的主要目标就是及时解除梗阻，而病灶切除、吻合重建和腹部闭合都被视为次要目标，可以推迟至患者生理状态稳定后再进行。梗阻性结直肠癌是普通外科医师时常面对的急诊疾病，肿瘤引起的闭襻性结肠梗阻导致梗阻段肠管内细菌过度生长、黏膜屏障破坏和随后的细菌易位，患者的病情往往出现急剧变化。对于这类患者，外科治疗的近期目标是降低其围手术期病死率，远期目标是获得较好的肿瘤学疗效和提高其生活质量。外科医师应根据梗阻部位、肿瘤分期、患者的一般状况和可及的医疗资源选择适宜的外科治疗手段，使患者最大程度获益。

（肖 毅 徐 徕）

参考文献

[1] PISANO M，ZORCOLO L，MERLI C，et al. 2017 WSES guidelines on colon and rectal cancer emergencies：obstruction and perforation[J]. World J Emerg Surg，2018，13（1）：36-62.

[2] KRONBORG O. Acute obstruction from tumour in the left colon without spread[J]. Int J Colorectal Dis，1995，10（1）：1-5.

[3] KUBE R，GRANOWSKI D，STUBS P，et al. Surgical practices for malignant left colonic obstruction in Germany[J]. Eur J Surg Oncol，2010，36（1）：65-71.

[4] THE SCOTIA STUDY GROUP. Subtotal colectomy versus on-table irrigation and anastomosis. Single-stage treatment for malignant left-sided colonic obstruction：a prospective randomized clinical trial comparing subtotal colectomy with segmental resection following intraoperative irrigation[J]. Br J Surg，1995，82（12）：1622-1627.

[5] LIM JF，TANG CL，SEOW-CHOEN F，et al. Prospective，randomized trial comparing intraoperative colonic irrigation with manual decompression only for obstructed left-sided colorectal cancer[J]. Dis Colon Rectum，2005，48（2）：205-209.

[6] KAM MH，TANG CL，CHAN E，et al. Systematic review of intraoperative colonic irrigation vs. manual decompression in obstructed left-sided colorectal emergencies[J]. Int J Colorectal Dis，2009，24（9）：1031-1037.

[7] 韩加刚，王振军，戴勇，等. 可扩展支架联合新辅助化疗后择期手术治疗梗阻性左半结肠癌的前瞻性、

多中心、开放研究初步报告 [J]. 中华胃肠外科杂志，2018，21（11）：1233-1239.

[8]　李干斌，韩加刚，王振军，等. 不同治疗策略对完全梗阻性左半结肠癌患者术后肛门功能和生活质量影响的研究 [J]. 中华胃肠外科杂志，2021，24（4）：335-343.

[9]　ZHANG Y，SHI J，SHI B，et al. Self-expanding metallic stent as a bridge to surgery versus emergency surgery for obstructive colorectal cancer: a meta-analysis[J]. Surg Endosc，2012，26（1）：110-119.

[10]　CAO YH，DENG SH，GU JN，et al. Clinical effectiveness of endoscopic stent placement in treatment of acute intestinal obstruction caused by colorectal cancer[J]. Med Sci Monit，2019，25：5350-5355.

[11]　ALCANTARA M，SERRA-ARACIL X，FALCO J，et al. Prospective，controlled，randomized study of intraoperative colonic lavage versus stent placement in obstructive left-sided colonic cancer[J]. World J Surg，2011，35（8）：1904-1910.

[12]　SABBAGH C，BROWET F，DIOUF M，et al. Is stenting as "a bridge to surgery" an oncologically safe strategy for the management of acute，left-sided，malignant，colonic obstruction? A comparative study with a propensity score analysis[J]. Ann Surg，2013，258（1）：107-115.

[13]　PIRLET IA，SLIM K，KWIATKOWSKI F，et al. Emergency preoperative stenting versus surgery for acute left-sided malignant colonic obstruction: a multicenter randomized controlled trial[J]. Surg Endosc，2011，25（6）：1814-1821.

[14]　SLOOTHAAK DA，VAN DEN BERG MW，DIJKGRAAF MGW，et al. Oncological outcome of malignant colonic obstruction in the Dutch Stent- In 2 trial[J]. Br J Surg，2014，101（13）：1751-1757.

[15]　MATSUDA A，MIYASHITA M，MATSUMOTO S.et al. Comparison of long-term outcomes of colonic stent as "bridge to surgery" and emergency surgery for malignant large-bowel obstruction: a meta-analysis[J]. Ann Surg Oncol，2015，22（2）：497-504.

[16]　CERESOLI M，ALLIEVI N，COCCOLINI F，et al. Long term oncologic outcomes of stents as a bridge to surgery vs. emergency surgery in malignant left side colonic obstruction: a meta-analysis[J]. J Surg Oncol，2017，8（5）：867-876.

[17]　XINOPOULOS D，DIMITROULOPOULOS D，THEODOSOPOULOS T，et al. Stenting or stoma creation for patients with inoperable malignant colonic obstructions? Results of a study and cost-effectiveness analysis[J]. Surg Endosc，2004，18（3）：421-426.

[18]　FIORI E，LAMAZZA A，DE CESARE A，et al. Palliative management of malignant rectosigmoidal obstruction. Colostomy vs. endoscopic stenting. A randomized prospective trial[J]. Anticancer Res，2004，24（1）：265-268.

[19]　FIORI E，LAMAZZA A，SCHILLACI A，et al. Palliative management for patients with subacute obstruction and stage Ⅳ unresectable rectosigmoid cancer: colostomy versus endoscopic stenting: final results of a prospective randomized trial[J]. Am J Surg，2012，204（3）：321-326.

[20]　VAN HOOFT JE，FOCKENS P，MARINELLI AW，et al. Early closure of a multicenter randomized clinical trial of endoscopic stenting versus surgery for stage Ⅳ left-sided colorectal cancer[J]. Endoscopy，2008，40（3）：184-191.

[21]　VAN HALSEMA EE，VAN HOOFT JE，SMALL AJ，et al. Perforation in colorectal stenting: a meta-analysis and a search for risk factors[J]. Gastrointest Endosc，2014，79（6）：970-982.

[22]　HOOFT JE，VELD JV，ARNOLD，et al. Self-expandable metal stents for obstructing colonic and extracolonic cancer: European Society of Gastrointestinal Endoscopy（ESGE）guideline - update 2020[J]. Endoscopy，2020，52（5）：389-407.

[23]　BECHER RD，PEITZMAN AB，SPERRY JL，et al. Damage control operations in non-trauma patients: defining criteria for the staged rapid source control laparotomy in emergency general surgery[J]. World J Emerg Surg，2016，11（1）：10.

[24]　PERSON B，DORFMAN T，BAHOUTH H，et al. Abbreviated emergency laparotomy in the non-trauma setting[J]. World J Emerg Surg，2009，4（1）：41.

第六节　低位直肠癌手术技术的挑战与困惑

低位直肠癌通常是指位于腹膜反折以下的直肠癌，但对其的精确定义仍存在争议。既往认为，肿瘤下缘距肛缘＜7cm（或距齿状线＜5cm）的直肠癌属于低位直肠癌，而如今多将低位直肠癌定义为距离肛缘5cm以内的直肠癌。目前，外科手术仍是低位直肠癌最根本和最有效的治疗手段，全直肠系膜切除术（total mesorectal excision，TME）也已成为治疗低位直肠癌的标准术式。据统计，在我国，直肠癌手术约占所有大肠癌手术的 57.9%，而低位直肠癌手术占所有直肠癌手术的 53.9%。由于解剖位置的特殊性、手术操作的困难性和个体情况的复杂性，低位直肠癌的外科治疗中充满了困惑与挑战。相比于结肠癌和上段直肠癌，低位直肠癌的根治性手术中存在两个关键问题：局部复发率高和器官功能受损严重，而这两个问题的解决方法又是相互矛盾的。因此，在保证肿瘤学疗效的前提下，如何尽可能地保留器官功能、提高患者的生活质量，一直是低位直肠癌手术的技术难点和研究热点。此外，低位直肠癌患者的病情复杂、手术方式多样，如何根据患者的个体情况和术者的技术特长正确地把握手术指征、合理地选择手术方式，也存在较大争议。

一、低位直肠癌的手术指征

根据《中国结直肠癌诊疗规范（2020 年版）》和美国 NCCN 直肠癌临床实践指南（2022.V1），对于临床分期（cTNM 分期）为 I 期的低位直肠癌患者可直接行手术治疗，对于 II/III 期低位直肠癌患者则应先行新辅助治疗，再行根治性手术治疗。但对于局部复发风险较低的 cTNM II/III 期直肠癌患者可否直接手术，以及新辅助治疗后获得临床完全缓解（clinical complete response，cCR）的患者可否不接受手术，仍存有争议。

（一）直接手术还是先行新辅助治疗

新辅助治疗虽然可以提高 cTNM II/III 期直肠癌患者的 R_0 切除率和保肛率，降低局部复发率，但并不能显著改善其远期生存情况，还可能增加吻合口瘘和肠管功能障碍的发生率。因此，再加上考虑到新辅助治疗的不良反应，尤其是对肠道和泌尿生殖系统的损害，对于局部复发风险较低的 cTNM II/III 期直肠癌患者，越来越多的专家建议直接进行手术治疗。对此，《2017 版欧洲肿瘤学会（ESMO）直肠癌诊疗指南》推荐通过高分辨率 MRI 对直肠癌患者进行精确分期和危险度分级，并根据复发危险度对其进行精细化分层处理，以避免过度治疗。针对 M_0 期直肠癌患者的处理原则是：①极早期（极好）组患者，分期为

$cT_1SM_1N_0$，以局部切除手术为主；②早期（好）组患者，分期为 $cT_{1\sim2}$ 或肿瘤位于中 / 高位的 $cT_{3a/b}$ 期、cN_0 期（或肿瘤位于高位的 cN_1 期）、直肠系膜筋膜（mesorectal fascia，MRF）阴性且壁外血管侵犯（extramural vascular invasion，EMVI）阴性者，以根治性手术（TME）为主；③中期（中）组患者，肿瘤处于非常低位的 $cT_{3a/b}$、肛提肌清晰且 MRF 阴性者或肿瘤处于中 / 高位的 $cT_{3a/b}$、$cN_{1\sim2}$（非结外受累）且 EMVI 阴性者，当确保能行高质量 TME 时，可直接手术；④局部进展期（差）组患者，分期为 $cT_{3c/d}$ 或肿瘤处于极低位、肛提肌高危受累、MRF 清晰者，肿瘤处于中位的 $cT_{3c/d}$、$cN_{1\sim2}$（结外受累）、EMVI 阳性者，以及局限性 $cT_{4a}N_0$ 者，以新辅助治疗（短程放疗或长程放化疗）序贯 TME 手术为主；⑤晚期（极差）组患者，分期为 cT_3 伴任何 MRF 受累者、任何分期为 $cT_{4a/b}$ 者及侧方淋巴结阳性者，以新辅助治疗序贯 TME 手术为主。参照《2017 版欧洲肿瘤学会（ESMO）直肠癌诊疗指南》，《中国结直肠癌诊疗规范（2020 年版）》也推荐对 ≤cT_{3a} 期、$cN_{0\sim2}$（非癌结节）、MRF 阴性、肿瘤位于直肠后壁、EMVI 阴性的直肠癌患者直接行 TME 手术治疗，而不做术前的新辅助治疗。

需要指出的是，低位直肠癌手术中，除了要保证 R_0 切除，还面临着保肛的问题，所以更需要通过术前放化疗使肿瘤退缩，从而提高患者的保肛率。因此，《美国结直肠外科医师协会直肠癌诊疗临床实践指南（2020 版）》只建议对局部复发风险较低的上段直肠癌患者和 T_3N_0 或 $T_{1\sim2}N_1$ 期中段直肠癌患者，在新辅助治疗中省略盆腔放疗，而对于肿瘤距肛缘 5cm 以内的低位直肠癌患者仍应开展放疗。《中国结直肠癌诊疗规范（2020 年版）》也提出，对于保肛困难的低位直肠癌（分期为 $cT_{1\sim2}N_0$、$cT_{3\sim4}$ 或 N_+），如患者有强烈的保肛意愿，仍建议行新辅助同步放化疗。不仅如此，部分学者还建议强化患者的术前全身化疗和延长手术等待时间（从放疗结束到手术开始的间期），以达到最大限度的肿瘤退缩，这就是全程新辅助治疗（total neoadjuvant therapy，TNT）的理念雏形。《美国 NCCN 临床实践指南：结肠癌 / 直肠癌》自 2021.V1 版就已将 TNT 从传统新辅助治疗中独立了出来，并对于低危局部进展期直肠癌（locally advanced rectal cancer，LARC）患者推

荐 TNT 与传统新辅助治疗平行选择，而对于高危 LARC 患者则将 TNT 作为唯一的新辅助治疗模式，表明了 NCCN 专家组对这一新模式的推崇态度。不同于传统的"三明治"模式（放疗 - 手术 - 化疗），TNT（放疗 - 化疗 - 手术或化疗 - 放疗 - 手术）模式中的术前化疗强度增加，手术等待时间延长，双重作用使肿瘤退缩更为明显，从而进一步提高 R_0 切除率和患者的保肛率，降低其局部复发率；而且，TNT 模式中还避免了手术并发症、患者依从性差等原因造成的术后辅助化疗不足，有望降低远处转移率，提高患者的远期生存率。但 TNT 模式主要适用于复发风险高的 LARC 直肠癌患者，否则可能存在过度治疗或延迟治疗的嫌疑；而且，TNT 引起的盆腔组织纤维化还可能增加手术难度并提高围手术期并发症，特别是吻合口瘘的发生风险。目前，学界对于 TNT 的具体治疗模式、化疗药物种类和剂量、手术等待时间等仍缺乏共识，故该模式在我国还处在探索阶段，尚未被推广应用。

综上所述，对于 $\leqslant cT_{3a}$ 期且 MRF 和 EMVI 均阴性的低位直肠癌患者，如能保证实施高质量的 TME 并较好地保留肛门括约肌，则可选择直接手术，否则应先行新辅助治疗；对于复发风险高的低位直肠癌患者，如果保肛困难，可尝试采取 TNT 新辅助治疗模式，以获得最大程度的肿瘤退缩，进而提高 R_0 切除率和患者的保肛率，降低局部复发率。

（二）"观察 - 等待"还是直接手术

对于低位直肠癌，在行新辅助治疗后，部分患者可以获得临床完全缓解（cCR）。对于这部分患者，考虑到低位直肠癌根治手术的并发症发生率和器官功能障碍发生率较高，有学者提出了"观察 - 等待（watch and wait，W&W）"策略，即对接受新辅助治疗后达到 cCR 的低位直肠癌患者暂不实施根治性手术，而是进行密切地随访观察，以期获得持续的 cCR，从而避免不必要的手术。针对低位直肠癌患者实施"W&W"策略，有望在不降低肿瘤学疗效的前提下，减少不必要的手术创伤并降低并发症发生风险，提高患者的远期生活质量并增强其重返社会能力。目前，国内外的诊疗指南对这一策略褒贬不一。例如，美国 NCCN 指南专家组不推荐对 cCR 患者常规实施 "W&W" 策略，但在拥有肿瘤多学科协作诊疗团队和丰富诊疗经验的临床中心可以尝试实施 "W&W" 策略及开展临床研究。欧洲 ESMO 指南专家组的态度则相对积极，他们建议在患者充分知情同意且制订了缜密随访策略的前提下，可以谨慎实施 "W&W" 策略，必要时及时行补救手术。《中国结直肠癌诊疗规范（2020 年版）》和《中国临床肿瘤学会（CSCO）结直肠癌诊疗指南（2022）》提出：对于保肛困难的低位直肠癌（分期为 $cT_{1\sim2}N_0$、$cT_{3\sim4}$ 或 N_+），如新辅助治疗后获得 cCR 且患者有强烈保肛意愿，可采取 "W&W" 策略。综合上述意见，"W&W" 策略主要适用于局部复发和远处转移风险均较低且保肛意愿强烈的低位直肠癌患者；而对于局部复发或远处转移风险较高（如分期为 $T_{3c/d}$ 或 T_4，MRF 阳性，EMVI 阳性，G_4 级分化）的直肠癌患者中，须谨慎采用 "W&W" 策略；对于基础肛门功能差、保肛意愿不强、对 "W&W" 存有疑虑或无法接受 "W&W" 相关风险者，则不建议实施 "W&W" 策略。

二、低位直肠癌的手术方式

（一）手术分类

针对低位直肠癌的手术方式多种多样，通常根据是否保留肛门外括约肌，分为非保肛手术和保肛手术。非保肛手术以 Miles 术为代表，可根据其手术范围分为 3 类，即传统的腹会阴联合切除术（abdominoperineal resection，APR）、肛提肌外腹会阴联合切除术（extralevator abdominoperineal excision，ELAPE）和切除坐骨肛管间隙脂肪的腹会阴联合切除术（ischioanal abdominoperineal excision，IAAPE）；保肛手术则主要包括局部切除术（local resection，LR）、低位 / 超低位前切除术（low anterior resection，LAR）、经括约肌间切除术（intersphincteric resection，ISR）和 Hartmann 术等。

此外，根据手术范围不同，低位直肠癌手术还可被分为局部切除术、TME、扩大根治术（如侧方淋巴结清扫）和联合脏器切除术（如后盆腔脏器或全盆腔脏器切除）；根据手术入路不同，其可以被分为经腹手术、经肛手术、经会阴手术和经骶尾手术；根据是否使用腔镜设备，其可以被分为开放手术、腹腔镜手术和机器人手术。

（二）术式选择

如上所述，治疗低位直肠癌的术式繁多，每种术式均有其适应证和禁忌证，在如何根据患者的具体情况进行个性化选择的问题中，仍充满困惑和挑战。

1. 选择保肛手术还是非保肛手术？

随着手术理念、手术技术和手术器械的不断优化，低位直肠癌手术已经从单纯追求肿瘤根治发展为肿瘤学效果与功能保护并重。保肛手术中，在保证远切缘和环周切缘阴性的前提下，还尽可能保留了肛门括约肌的功能，而且术后局部复发率和患者的远期存活率不劣于传统的 APR。因此，外科医师应掌握保肛手术的适应证，尽可能为低位直肠癌患者施行保留肛门外括约肌的直肠切除手术。但需要强调的是：①不要刻意地、单一地追求保肛，患者的生命永远排在第一位，应在不影响患者生存的前提下，提高保肛率，改善其生活质量；②行保肛手术之前应充分评估患者的肛门功能情况，如术前肛门功能就很差，则不建议行保肛手术，这是因为保留一个控便不良的肛门的生活质量，有时尚不如行肠造口；③对于低分化或未分化的低位直肠癌患者，由于局部复发风险较高，故应首选 APR。

此外，在众多根治性保肛术式中，LAR 是目前效果最令人满意的术式，但其主要适用于距齿状线 2cm 以上的直肠癌；而对于肿瘤位置更低、浸润更深的患者，通常只能选择 ISR。Hartmann 术则适用于一般情况差、难以耐受 Miles 术或急诊情况（梗阻、出血、穿孔等）下不宜行 LAR 的直肠癌患者。

2. 选择局部切除术还是根治性手术？

相比于根治性手术，局部切除术具有独特的优势，因而是极早期直肠癌患者的首选术式，但要选择这一术式必须满足严苛的条件。《美国 NCCN 直肠癌临床实践指南（2021.V_1）》和我国的《中国结直肠癌诊疗规范（2020 年版）》均明确规定，如对 $cT_1N_0M_0$ 期低位直肠癌采取经肛门局部切除（非经腔镜或内镜下）必须满足如下要求：①肿瘤最大径 <3cm；②肿瘤侵犯肠周 <30%；③切缘距离肿瘤 >3mm；④肿瘤可活动，不固定；⑤无血管、淋巴管浸润或神经浸润；⑥高、中分化；⑦治疗前影像学检查显示无淋巴结转移征象；⑧切除

标本必须由手术医师展平、固定，标记方位后送连续切片病理学检查，以明确 CRM 阴性，否则须追加手术。需要指出的是，局部切除术后病理检查中，一旦出现环周切缘阳性、肿瘤低分化或脉管浸润等情况，患者的复发率将显著升高，而且就算进行了补救性根治手术，其长期生存率也将显著低于初始即行根治性切除的患者。因此，选择局部切除术之前，应先通过直肠指诊、MRI 和直肠腔内超声充分评估肿瘤的大小、活动度、浸润深度，确定满足上述条件以后慎重选择；如果对上述任何一个条件存疑，建议果断选择根治性 TME 手术。

此外，对于新辅助治疗后达到近临床完全缓解（near-cCR）或分期 $<ycT_2N_0$ 且保肛困难的低位直肠癌患者以及"W&W"过程中出现肿瘤局部再生且分期 $<ycT_2N_0$ 的患者，也可选择开展经肛局部切除术。与"W&W"策略的目标一致，实施局部切除术可在保证肿瘤学安全的基础上，降低手术风险并保留器官功能。但需要强调的是，局部切除术后须行补救性 TME 的患者比例较高，且局部切除术后产生的瘢痕会显著提升补救性 TME 的并发症发生率。因此，对于有潜在保肛可能且符合上述标准的患者，行 TME 或补救性 TME 才是标准治疗方法；而对于难以保肛的患者，则需要充分权衡利弊，谨慎选择局部切除术。

3. 选择开放手术、腔镜手术还是机器人手术？

腹腔镜直肠癌手术的安全性和有效性已被大量研究所证实，而且相比于开放手术，腹腔镜手术具有创伤小、出血少、患者术后疼痛轻、恢复快、住院时间短等优势。尽管腹腔镜技术在低位直肠癌手术中的应用仍缺乏高级别的循证医学证据支持，但国内专家普遍认为腹腔镜低位直肠癌手术是安全可行的，而且在腔镜的放大作用下，盆腔底部解剖结构显露更清楚，有利于术者寻找正确的解剖平面，从而有助于防止患者的内脏损伤，保护其盆腔自主神经。需要强调的是，低位直肠癌的腹腔镜手术对术者要求较高，学习曲线较长，故建议只在大的医学中心，由具有丰富腹腔镜手术经验的外科医师实施，以保证手术效果，降低手术风险。

相比于传统腹腔镜器械，机器人手术系统具有如下技术优势：①放大了 10 倍的高清三维图像能赋予手术视野真实的纵深感，从而增强了医师对手术的把控；②仿真多自由度机械臂（可进行

540°旋转)突破了双手的动作限制,提高了操作的灵活性;③计算机系统能自动滤除术者动作中的不自主颤动,从而增强了操作的稳定性。借助这些技术优势,手术机器人在盆腔的狭小空间内也能精确、迅速地进行切割、分离、缝合等操作,从而使低位直肠癌手术的难度大大降低,其学习曲线也短于传统腹腔镜手术。尽管目前对比机器人直肠癌手术和腹腔镜直肠癌手术的高质量研究较少,但初步研究显示,机器人手术可能在降低中转开腹率和环周切缘阳性率、缩短患者住院时间、保护器官功能等方面具有潜在优势。但目前的机器人系统(包括第4代达芬奇机器人Xi系统)仍缺少力/触觉反馈功能,仅依靠术者视觉判断牵拉张力,故容易导致患者组织损伤;此外,机器人手术的费用也较为昂贵,故在推广应用上存在一定难度。

4. 选择经腹手术还是经肛手术?

对于存在困难骨盆的直肠癌患者,传统经腹TME的开展仍存在较大困难,容易发生直肠系膜残留,增大标本切缘阳性和发生吻合口瘘的风险,甚至无法保留肛门。为了克服这些困难并获得更高质量的TME标本,有学者提出了经肛全直肠系膜切除术(transanal total mesorectal excision, TaTME)。在经过动物实验和尸体试验的反复论证后,TaTME于2009年底正式进入临床,并立即引起国内外学者的极大关注。2013年,TME理念的提出者Heald曾评价TaTME"利用自下而上的独特视角,可能成为解决老问题的新方法"。十余年的临床实践也表明,TaTME对于治疗存在困难骨盆的低位直肠癌患者具有潜在优势,有望降低切缘阳性率并提升超低位直肠癌患者的保肛率。需要强调的是,由于手术理念、操作路径和解剖层次不同,TaTME对医师的技术要求更高,手术难度更大,学习曲线更长。在开展初期,TaTME的术中及术后并发症可能更多,还有导致TME标本质量不佳、增加局部复发率和影响患者肛门功能的潜在风险。但不管从理论还是目前的实践来看,TaTME都有着较好的应用前景。尤其是对于低位直肠癌患者,TaTME是一种相对安全有效的补充术式。

5. 选择器械吻合、手工吻合,还是改良Bacon术?

消化道重建是低位直肠癌保肛手术的关键环节。由于低位直肠癌手术中所采取的多为低位或超低位吻合,较易发生吻合口相关并发症,而且一旦发生吻合口瘘,即使经保守治疗或手术治疗愈合,患者的肛门功能也会明显受损,甚至会影响其肿瘤学预后,因此,吻合方式的合理选择和吻合质量的技术把控尤为重要。低位直肠癌保肛手术的消化道重建方式主要有3种:器械吻合、手工吻合及改良Bacon术。3种吻合方式各有其适用条件和优缺点,建议根据患者肠管远端切缘的位置选择合适的吻合方式。

(1)当远端切缘距离齿状线≥1cm时,优先选择器械吻合。建议尽量使用直线切割缝合器和圆形吻合器,基于双吻合技术(double stapling)完成直肠的闭合、离断和吻合,以提高吻合质量和吻合口的安全性。如器械吻合有困难,可酌情采用适形切除保肛手术(conformal sphincter preservation operation, CSPO),以保留更多的对侧肠壁用于吻合。

(2)远端切缘距离齿状线<1cm或距离肛缘>0.5cm时,器械吻合往往不能实施,手工吻合反而更方便,而且在吻合中使用的可吸收线被吸收后不会残留异物,肛门舒适性可能更好。但常规手工吻合后较易发生吻合口瘘或吻合口狭窄,故可酌情采用套入式缝合法,其吻合口的抗张力性能可能更好,相关吻合口并发症可能更少。

(3)当远端切缘已接近肛缘,或虽位置略高,但合并其他吻合口瘘高危因素时(如不完全性肠梗阻、肠壁水肿、新辅助放疗后、术中层面不清及出血较多等),改良Bacon术也可作为一种选择。该术式将吻合口置于体外,故发生瘘的概率较小。但是改良Bacon术也存在一些弊端:①需要游离较长的近端肠管,术后有部分患者出现肠管回缩;②需要二次手术,住院时间更长,会加重患者的心理和经济负担;③在两次手术的间期,患者肛门不适感较明显,容易出现肛周皮肤损害(如湿疹);④患者的肛门括约肌功能不甚令人满意,控便功能差。

6. 是否行预防性肠造口?

预防性造口也称保护性造口或转流性造口,是指在低位前切除术后为达到粪便转流的目的,所进行的临时性的末端回肠造口或横结肠造口。预防性造口具有如下临床价值:①有可能降低术后吻合口瘘的发生率；②能够减轻吻合口瘘发生后腹盆腔感染的严重程度，降低吻合口瘘导致的二次手术率；③避免术后短期内的肛门功能较差影响患者的生活质量，同时也为患者肛门功能的恢复创造条件。此外，预防性造口并不会延长手术时间或增加术中出血量，也不会对患者的术后胃肠道功能恢复产生不良影响，亦不会增加其术后住院天数。低位直肠癌患者的保肛手术发生吻合口瘘的风险较高，因此建议行末端回肠预防性造口，尤其是接受新辅助治疗者，强烈推荐行预防性造口。但需要注意的是，预防性造口会给患者的身心造成诸多不利影响，尤其是在造口还纳时可能发生的诸多并发症，可能增加患者的手术风险并加重其经济负担；有些患者的预防性造口甚至无法还纳，成为永久性造口。

7. 是否行侧方淋巴结清扫？

侧方淋巴结转移是中低位直肠癌患者术后局部复发的主要原因之一，但东西方国家的学者对于中低位局部进展期直肠癌是否需要行侧方淋巴结清扫（lateral lymph node dissection，LLND）仍存在分歧。以欧美国家为代表的西方学者认为术前新辅助放化疗能有效控制侧方淋巴结转移，故推荐新辅助放化疗＋TME 模式；而以日本为代表的亚洲学者更强调外科手术的作用，故主张对 $T_{3\sim4}$ 期低位直肠癌（肿瘤中心位于腹膜反折以下）患者常规行 TME＋LLND。而之所以存在上述治疗策略的不同，可能与东西方文化差异和东西方人群对疾病认识的差异有关。令人遗憾的是，目前尚无高质量的多中心随机对照试验证实两种方法的优劣。

在我国，新辅助放化疗＋TME 是局部进展期中低位直肠癌的标准治疗方法，而实施 LLND 也早有文献报道，但其适应证大都为基于影像学怀疑或术中证实存在侧方淋巴结（lateral lymph node，LLN）肿大者。由此，我国学者在总结东西方经验和参考国内外同行研究结果的基础上，创新性地提出了以选择性 LLND 为核心的综合治疗策略，并初步形成了以下共识：①不建议常规行预防性 LLND，推荐对符合临床诊断标准（MRI 显示淋巴结短径测量值 >10mm）或临床疑诊标准（MRI 显示淋巴结短径测量值达到 5～10mm）的侧方淋巴结转移患者，采用新辅助放化疗联合

LLND 的策略；②对于新辅助放化疗后侧方淋巴结明显缩小甚至消失的患者，也可采用严密观察随访的策略；③ LLND 的清扫范围应包括髂内淋巴结（第 263D 组及第 263P 组）和闭孔淋巴结（第 283 组），不建议盲目扩大清扫范围；④不推荐常规行双侧 LLND，除非存在双侧转移证据；⑤清扫时尽可能识别和保留下腹下丛，以保护患者的排尿功能和性功能。

需要指出的是，实施 LLND 将额外延长手术时间并增加出血量；术中还容易损伤盆腔自主神经，造成患者的排尿功能障碍和性功能障碍；发生淋巴漏、盆腔感染和吻合口瘘的风险也有可能增高。但对于经验丰富的术者而言，LLND 不会显著提升 3 级或 4 级并发症的发生率；应用下腹下丛保护技术后，患者发生排尿功能障碍和性功能障碍的概率也未明显高于单纯行 TME 的患者。此外，腹腔镜和机器人等微创手术方式更容易进入盆腔侧方的深在狭窄间隙进行操作，也更有助于识别和保护盆腔自主神经，因而可作为 LLND 的优选术式，但推荐在大型医疗中心、由经验丰富的外科医师实施。

8. 是否保留左结肠动脉？

直肠癌根治术中，对于是高位结扎还是低位结扎肠系膜下动脉（inferior mesenteric artery，IMA）这一问题仍缺乏共识，而保留左结肠动脉（left colic artery，LCA）是否能够降低吻合口并发症发生率以及是否影响肿瘤学疗效也还存在争议。在低位直肠癌手术的消化道重建中，既要保证吻合口的良好血运，又要兼顾吻合口的无张力，所以上述问题显得尤为突出。目前初步的专家共识建议为：①对于高龄或合并代谢性疾病的患者、接受新辅助治疗后的患者、存在多原发结直肠癌患病风险的患者或降结肠旋转（persistent descending mesocolon，PDM）患者等，建议保留 LCA；②对于 IMA 根部淋巴结转移风险较高或评估为吻合口张力过高者，不推荐保留 LCA。

三、低位直肠癌的手术并发症

低位直肠癌的解剖位置特殊、毗邻结构复杂、肛周血运丰富，加上盆腔空间狭小、视野显露不清，术中可能发生骶前出血、前列腺损伤、尿道（男性）或阴道（女性）损伤等并发症；当行腹腔镜

手术或机器人手术时，由于盆腔内注入气体后压力过高且患者采取头低足高位，还可能诱发 CO_2 栓塞，威胁患者生命。低位/超低位保肛的直肠癌患者，术后可能出现吻合口相关并发症，包括吻合口瘘、吻合口狭窄、吻合口出血等；有肛门括约肌和盆腔自主神经损伤的患者，术后可能发生器官功能障碍，包括排便功能、排尿功能和性功能障碍等；低位直肠癌手术常需经肛操作以及进行肠管的离断和吻合，属于污染手术，术后患者可能发生手术部位感染，包括切口感染、盆腔脓肿、肛周感染等。在上述并发症中，吻合口瘘和器官功能障碍是低位直肠癌手术后最常见和最重要的并发症，也是最难处理的并发症。

（一）吻合口瘘的预防

吻合口瘘（anastomotic leakage，AL）是直肠癌保肛手术的常见严重并发症，其发生率为 2.4%～24%，相关病死率可达 6%～26%。低位直肠癌患者的保肛手术中，由于存在低位/超低位吻合、新辅助放化疗后吻合等吻合口瘘的高危因素，故发生吻合口瘘的风险更高。吻合口瘘不仅影响患者的术后恢复，还会导致患者的造口无法还纳、肛门功能不良等生活质量问题，甚至会影响肿瘤学预后。因此，如何降低吻合口瘘的发生率以及减轻吻合口瘘发生后的危害，一直是结直肠外科领域的热点问题。关于吻合口瘘的预防，我国专家形成的初步共识如下。

1. 术前预防

（1）积极纠正术前高危因素：①患者须戒烟戒酒，对于有合并症的患者，应积极改善其全身状况；②对患者酌情停用抗血管生成药物（如贝伐珠单抗）、非甾体抗炎药或其他免疫抑制药。

（2）术前可进行机械性肠道准备联合口服肠道不吸收的抗生素。

2. 术中预防 ①建议行预防性造口，尤其是接受了新辅助放化疗者，强烈推荐行预防性造口；②避免损伤边缘动脉，保证吻合口血供良好；尽量保留左结肠动脉，增加吻合口血供；③酌情松解结肠左曲，降低吻合口张力；④尽量采用器械吻合，提高吻合质量；⑤尽量减少切割闭合器的使用数目（≤2 个），如果操作方便，则建议对吻合口进行缝合加固；⑥常规留置盆腔引流管，并将引流管放置于吻合口旁以及盆腔的最低处；

⑦酌情预置肛管引流。

总之，肠管血运良好、吻合无张力、吻合操作规范是保证吻合口质量、预防吻合口瘘发生的关键因素。此外，预防性造口和防止感染发生也是预防吻合口瘘发生的重要举措。

（二）器官功能障碍的预防

目前，直肠癌患者的 5 年总体生存率已超过 60%，早期直肠癌患者的 5 年生存率甚至可达90%。随着生存期的延长，患者对生活质量的要求也越来越高，因此，手术导致的器官功能障碍已成为影响患者术后生活质量的重要问题。直肠癌患者术后排便功能障碍、排尿功能障碍和性功能障碍的发生率分别高达 60%～90%、30%～60% 和 50%～70%。低位直肠癌患者术后是否发生器官功能障碍以及功能障碍的严重程度与手术方式、手术入路、手术范围以及是否行术前放化疗密切相关，故可从这些方面着手进行预防。

1. 对符合标准的患者，尽量实施局部切除术。

2. 对须行根治性手术的患者，尽可能施行LAR、ISR 等保肛手术。

3. 条件允许的话，尽量实施腹腔镜手术或机器人手术。

4. 采用经肛入路时，应避免长时间的肛门牵拉和不恰当的经肛操作。

5. 采用无菌操作技术，防止盆腔和肛周感染。

6. 对须行 LLND 的患者，尽量保留其盆腔自主神经。

7. 对于局部复发风险较低的患者，不开展新辅助放化疗或直接行 TME。

8. 术中盆腔神经监测有助于对神经的识别和对功能的保护。

四、总结和展望

综上所述，低位直肠癌在手术指征、术式选择和并发症防治等方面，仍充满了困惑与挑战。重视对初学者的结构化培训和开展高质量的临床研究，将有助于保障低位直肠癌手术的安全实施及获得高级别的循证医学证据，进而有助于规范低位直肠癌手术的临床实践。目前，低位直肠癌手术已经进入肿瘤学疗效与功能保护并重的时代。通过以高分辨率 MRI 为基础的术前检查对低位直肠癌进行精确分期和精细分级，进而施行个体化精准治疗,将是保障疗效和保护功能的最优治疗策略。

在未来,低位直肠癌手术的发展趋势将是"从大变小,从小变无":①全程新辅助治疗(TNT)模式的提出和发展将使低位直肠癌患者获得最大限度的肿瘤退缩,更多初始需要行 APR 的患者可改为行括约肌保留性 TME;②对于新辅助治疗或 TNT 治疗后获得近临床完全缓解(near-cCR)的患者,还可以将根治性手术转变为局部切除术;③创新性保肛术式[如 TaTME、经前会阴超低位直肠切除术(anterior perineal plane for ultra-low anterior resection of the rectum,APPEAR)、CSPO]的提出和发展以及机器人手术的推广应用,也会使更多低位直肠癌患者获得保肛的机会;④"观察 - 等待(W&W)"策略的提出和发展将使更多新辅助治疗或 TNT 治疗后获得 cCR 的患者免除不必要的手术。然而,这种变化趋势也对结直肠肛门外科医师提出了更高的要求:结直肠肛门外科医师不仅要有高超的手术技巧、丰富的手术经验,更要有严谨的分析力和科学的判断力,只有这样才能为低位直肠癌患者制订最佳的治疗方案,并保证肿瘤学和功能学疗效。

(李小荣　胡桂　龙飞)

参考文献

[1] 汪建平. 中华结直肠肛门外科学 [M]. 北京:人民卫生出版社,2014:531-563.

[2] 陈孝平,汪建平,赵继宗. 外科学 [M]. 9 版. 北京:人民卫生出版社,2018:392-393.

[3] 中华人民共和国国家卫生健康委员会. 中国结直肠癌诊疗规范(2020 年版)[J]. 中华外科杂志,2020,58(8):561-585.

[4] 龙飞,胡桂,马敏,等. 2021.V1 版 NCCN 临床实践指南:结肠癌 / 直肠癌更新解读(外科部分)[J]. 临床外科杂志,2021,29(5):401-404.

[5] 中华医学会外科学分会结直肠外科学组,中华医学会外科学分会腹腔镜与内镜外科学组. 中低位直肠癌手术消化道重建中国专家共识(2021 版)[J]. 中国实用外科杂志,2021,41(10):1081-1089.

[6] 汪建平,陈兰,唐和春,等. 2020 年美国结直肠外科医师协会直肠癌诊疗临床实践指南要点解读 [J]. 中华胃肠外科杂志,2021,24(1):27-34.

[7] 中国直肠癌新辅助治疗后等待观察数据库研究协作组,中国医师协会外科医师分会中国医师协会肛肠医师分会,中华医学会外科学分会结直肠外科学组,等. 直肠癌新辅助治疗后等待观察策略专家共识(2020 版)[J]. 中华胃肠外科杂志,2020,23(1):1-9.

[8] 中国医师协会结直肠肿瘤专业委员会机器人手术专业委员会,中国研究型医院学会机器人与腹腔镜外科专业委员会. 机器人结直肠癌手术中国专家共识(2020 版)[J]. 机器人外科学杂志(中英文),2021,2(3):225-240.

[9] 李亮,龙飞,林昌伟,等. 经肛全直肠系膜切除术的争议和展望 [J]. 中华胃肠外科杂志,2021,24(8):727-734.

[10] 龙飞,欧阳军. taTME 消化道重建的相关问题探讨 [J]. 结直肠肛门外科,2022,28(1):5-9.

[11] 中国医师协会肛肠医师分会造口专业委员会,中国医师协会肛肠医师分会,中华医学会外科学分会结直肠外科学组,等. 中低位直肠癌手术预防性肠造口中国专家共识(2022 版)[J]. 中华胃肠外科杂志,2022,25(6):471-478.

[12] 中国医师协会内镜医师分会腹腔镜外科专业委员会,中国医师协会结直肠肿瘤专业委员会腹腔镜专业委员会,中华医学会外科学分会结直肠外科学组. 中国直肠癌侧方淋巴结转移诊疗专家共识(2019 版)[J]. 中华胃肠外科杂志,2019,22(10):901-912.

[13]《保留左结肠动脉的直肠癌根治术中国专家共识》编审委员会,中国医师协会肛肠医师分会大肠癌综合治疗组,中西医结合学会普通外科专业委员会直肠癌防治专家委员会. 保留左结肠动脉的直肠癌根治术中国专家共识(2021 版)[J]. 中华胃肠外科杂志,2021,24(11):950-955.

[14] 中国性学会结直肠肛门功能外科分会,中国医师协会结直肠肿瘤专业委员会器官功能保护学组,中国医师协会外科医师分会结直肠外科医师委员会. 直肠癌手术盆腔器官功能保护中国专家共识 [J]. 中华胃肠外科杂志,2021,24(4):283-290.

[15] 中华医学会外科学分会结直肠外科学组. 中国直肠癌手术吻合口漏诊断、预防及处理专家共识(2019 版)[J]. 中华胃肠外科杂志,2019,22(3):201-206.

第七节　结直肠息肉癌变外科治疗的现状与方法选择

结直肠癌(colorectal cancer,CRC)是常见的恶性肿瘤之一,2020 年全球癌症统计数据显示,其发病率和病死率分别位居第三位和第二位。而且在东欧以及亚洲的许多国家,结直肠癌的发病率和病死率仍呈上升趋势,严重威胁着人类健康。我国结直肠癌的现状是发现患者时其肿瘤多为进展期,而中晚期结直肠癌是导致治疗失败和癌症相关死亡的主要原因,因此,这在很大程度上影响了我国结直肠癌患者的治疗和生存。《中国结直肠癌早诊早治专家共识》(2020版)指出,得到诊断的结直肠癌患者中,早期结直肠癌患者仅占20%~30%,因此,如何做到结直肠癌的早期发现、早期诊断以及早期治疗仍然是我们需要面对的问题。结直肠息肉癌变是结直肠癌的早期事件之一,而如何对其进行合理的诊治就显得尤为重要。目前,对于结直肠息肉癌变,根据其病变大小以及类型,存在着不同的治疗方法,本节将对结直肠息肉癌变的外科治疗现状与方法选择进行概述。

一、结直肠息肉癌变的定义和分级

(一)结直肠息肉癌变的定义

结直肠息肉癌变是指在结直肠癌组织内部或者表面存在残留的腺瘤结构,其腺瘤癌变的主要特点为细胞增生异型性显著,极性消失并向间质呈浸润性生长,腺管呈不规则排列,癌细胞浸润至黏膜下层以及黏膜肌层,无论有无淋巴结转移,若继续向深层侵犯,均可能会变成典型的浸润性癌。结直肠息肉癌变通常是由最开始的良性息肉随着时间的进程与炎症的进展所导致的。一些息肉虽是良性,但往往有不同程度的异型增生,随着时间的推进,一些癌前病变如重度异型增生、黏膜内癌和原位癌可能会转变为浸润性恶性肿瘤,其转变为肿瘤的概率与息肉异型增生的程度、息肉大小等因素息息相关。Muto等发现最大径<1cm的腺瘤发生癌变的概率是1.3%,最大径1~2cm者癌变的概率是9.5%,最大径>2cm者癌变的概率是46%。

(二)结直肠息肉癌变的分级

结直肠息肉癌变Haggitt分级标准如下。

0级:未浸润(重度不典型增生)。

1级:癌浸透黏膜肌层,浸润至黏膜下层,但局限于有蒂息肉的上端。

2级:癌浸润至有蒂息肉的颈部。

3级:癌浸润至有蒂息肉的柄。

4级:癌浸润柄的下部直至肠壁的黏膜下层。

所有的伴浸润性癌的无蒂息肉均被定义为4级。

0级病变等同于原位癌或黏膜内癌,它们不具有侵袭性,同时,由于结肠和直肠的黏膜层没有淋巴管,故内镜下的完整切除是理想的。基于Haggitt分级淋巴结转移的风险,Haggitt分级为4级的息肉,无论是有蒂的还是固定的,都有12%~25%的概率发生淋巴结转移(表2-2)。

表2-2 Haggitt分级淋巴结转移的风险

Haggitt分级	淋巴结转移的概率
1	<5%
2	<5%
3	2%~5%
4	12%~25%

二、结直肠息肉癌变的术前诊断和评估

(一)肠镜

通过肠镜可以清晰地观察到肠管内的黏膜面,对隆起的息肉具有良好的诊断效能,目前,肠镜检查是诊断早期结直肠癌和癌前病变的重要手段,依据《中国结直肠肿瘤综合预防共识意见(2021年,上海)》,肠镜病理活体组织检查仍是结直肠癌筛查、诊断和随访的"金标准",尽早进行肠镜检查可使结直肠癌的发病率降低76%~90%,病死率降低53%。然而,肠镜检查存在一定漏诊率,且由于这种检查方法具有侵入性且需充分的肠道准备,我国国人对人群组织性筛查的参与率依然较低,因此,降低肠镜漏诊率以及提高我国人群对肠镜检查的依从性是早期发现结直肠癌并早期开展治疗的关键。

(二)超声内镜(endoscopic ultrasonography, EUS)

EUS结合了超声检查与常规内镜的优点,不仅可直接观察患者肠管内息肉病变的形态、大小,还可获取其病变位置、肿瘤性质、病灶与周围邻近脏器的关系等信息。在消化道早期癌症的诊治中,EUS具有良好的诊断效能,其在病变良恶性鉴别、手术指导等方面均有一定的应用价值。

（三）窄带成像技术（narrow-band imaging, NBI）

NBI 是一种高分辨率的内镜技术，无需染色即可强化对于黏膜表面的微小结构的辨识，被用于评估结肠黏膜的血管模式和表面结构。NBI 可以发现黏膜下深部浸润的证据，包括完全不清晰或无定形的表面图案、毛细血管的厚度和排列极其不规则以及无血管或松散的微血管区域。研究发现，NBI 诊断浸润性病变的灵敏度为 77%，特异性为 98%。

（四）计算机断层成像（CT）或磁共振成像（MRI）结肠镜检查

计算机断层成像（CT）或磁共振成像（MRI）结肠镜检查是一种较新的检查肠管的形式，目前，它在检查和早期监测中的地位仍有待确定。多层 CT 成像扫描层厚为 1～2mm，通过软件处理图像，可以将整个结肠以 2D 或 3D 的形式展示，以鉴定任何息肉有无病变。计算机断层扫描结肠成像（CTC）主要用于检测息肉和肿瘤，但辐射剂量较大。多中心、前瞻性、随机研究中发现，其对最大径≥10mm 息肉病变的诊断率为 6.3%，灵敏度和特异性分别为 50% 和 99.1%。MRI 结肠镜检查诊断最大径≥10mm 息肉病变的灵敏度为 77%，特异性为 93%。

三、结直肠息肉癌变的早期内镜下分型

对于结直肠息肉癌变的早期内镜下分型，根据其发育形态分为隆起型、平坦型和浅表凹陷型。

（一）隆起型

病变明显隆起于肠壁，基底部最大径明显小于病变的最大径（有蒂或者亚蒂）；或病变呈半球形，其基底部最大径明显大于其头部最大径。

1. **Ip 型**　即有蒂型，病变基底部有明显的蒂与肠壁相连。

2. **Isp 型**　即亚蒂型，病变基底部有亚蒂与肠壁相连。

3. **Is 型**　病变明显隆起于黏膜面，但疾病基底无明显的蒂结构，基底部最大径明显大于病变头端的最大径。

（二）平坦型

病变高度低平或者为平坦隆起型者统称平坦型。

1. **IIa 型**　病变最大径 <10mm，平坦型病变或者与周围黏膜相比略高者。

2. **IIb 型**　病变与周围黏膜几乎无高度差者。

3. **IIa + dep 型**　在 IIa 型病变上有浅凹陷者。

4. **非颗粒型 LST**　最大径 >10mm、以侧方发育为主的肿瘤统称为侧方发育型肿瘤（laterally spreading tumor，LST），其中表面没有颗粒及结节者称为非颗粒型 LST，非颗粒型 LST 又可被进一步分为平坦隆起型和伪凹陷型。

5. **颗粒型 LST**　即以前所称的颗粒集簇样病变、结节集簇样病变、IIa 集簇样病变等，可分为颗粒均一型和结节混合型。

（三）浅表凹陷型

病变与周围黏膜相比明显凹陷者。

1. **IIc 型**　病变略凹陷于周围正常黏膜。

2. **IIc + IIa 型**　凹陷病变中有隆起区域者。

3. **IIa + IIc 型**　隆起型病变中有凹陷区域，但是隆起相对平坦者。

4. **Is + IIc 型**　隆起型病变中有凹陷区域，但是隆起相对较高者。

四、结直肠息肉癌变的处理原则

（一）内镜切除的原则

1. **适应证**　①结直肠腺瘤；②黏膜内癌；③黏膜下层轻度浸润（黏膜下浸润深度 <1mm）的结直肠癌。内镜治疗中应以整块切除早期结直肠癌病变，内镜治疗前应根据相关检查进行临床分期，排除浸润至 / 超过肌层、有区域淋巴结转移或远处转移的患者。应用 pit pattern 分型、Sano 分型、NICE 分型、黏膜下注射是否有"抬举征"及超声内镜检查，综合确定结直肠病变浸润深度以指导治疗方案选择。

2. **禁忌证**　①不能取得患者同意；②患者不配合；③有出血倾向或正在使用抗凝药物；④有严重心肺疾病，不能耐受内镜治疗；⑤生命体征不平稳；⑥有可靠证据提示肿瘤已浸润至固有肌层；⑦怀疑黏膜下深浸润者。

（二）外科切除的原则

1. **适应证**　①在内镜下发现结直肠息肉伴深层黏膜下浸润（黏膜下层浸润深度≥1mm）或有黏膜下层侵犯的迹象；②切除标本侧切缘和基底切缘阳性（距切缘不足 0.5mm）；③组织病理提示

肿瘤组织为低分化腺癌、未分化癌、印戒细胞癌、黏液腺癌等；④影像学提示有淋巴、血管或神经侵犯的证据；⑤脉管侵袭阳性；⑥影像检查怀疑系膜淋巴结转移；⑦有肿瘤出芽（指在息肉的侵袭边缘间质内可见孤立的癌细胞或者一簇 <5 个癌细胞）且肿瘤出芽分级 G_2 以上，国际肿瘤出芽共识会议（International Tumor Budding Consensus Conference，ITBCC）发布的推荐意见中，提出肿瘤出芽是恶性息肉淋巴结转移的独立预测因素。

2. 禁忌证 ①不能取得患者同意；②患者不配合；③有出血倾向或正在使用抗凝药物；④有严重心肺疾病，不能耐受手术治疗；⑤生命体征不平稳；⑥全身肿瘤转移。

（三）内镜治疗

对于最大径 <5mm 的结直肠病变可以采用热活检钳钳除术进行治疗，但由于热活检钳钳除术会破坏组织，所以应谨慎使用。结直肠息肉内镜下圈套切除术适用于隆起型病变中的Ⅰp型、Ⅰsp型以及Ⅰs型病变，其分为热圈套器息肉切除术（hot snare polypectomy，HSP）和冷圈套器息肉切除术（cold snare polypectomy，CSP），HSP可能导致肠穿孔，而 CSP 适用于比 HSP 或内镜下黏膜切除术更浅的息肉病变，CSP 的缺点在于易出现早期浸润性肿瘤的垂直切缘阳性和肿瘤复发。内镜下黏膜切除术适用于完全切除Ⅱa型、Ⅱc型及部分Ⅰs型病变，通过 EMR 切除结直肠肿瘤能获得足够的横向和纵向边缘。当病灶最大径 <2cm 时，通过 EMR 可以整块切除；当病灶最大径 >2cm 或由于病灶的形态和位置而难以实现 EMR 整块切除时，应考虑开展内镜黏膜下剥离术（endoscopic submucosal dissection，ESD）。根据欧洲胃肠道内镜学会（European Society for Gastrointestinal Endoscopy，ESGE）指南及日本结直肠癌研究学会对于治疗结直肠癌的指南，为保证整块切除，应限制 EMR 的应用范围为位于结肠且最大径≤20mm 和位于直肠且最大径≤25mm 的病灶。内镜黏膜下剥离术主要适用于局限在黏膜或黏膜下层浅表的早期浸润性病变，且病变应满足最大径 >20mm、不能采用 EMR 整块切除、属于非颗粒性 LST、属于大型凹陷型肿瘤的条件。也可考虑将 ESD 用于治疗最大径 <20mm 且伴有显著黏膜下纤维化的浅表

黏膜下浸润癌。目前的指南推荐将 ESD 用于切除高度怀疑有浅表黏膜下浸润的结肠肿瘤。ESD 的主要并发症包括出血和穿孔。通过整体切除早期结直肠息肉癌变，ESD 提供了很高的阴性切除率。内镜全层切除术（endoscopic full-thickness resection，EFTR）适用于治疗难以切除、最大径≤2cm 的结直肠病灶，也可以被用于治疗一部分早期癌变患者。一项多中心回顾性研究显示其成功率为 92.3%，R_0 切除率为 71.8%。因此，早期结直肠癌变的 EFTR 是一种可行、有效且安全的技术。

五、结直肠息肉癌变的外科治疗

（一）散发性息肉癌变

本部分以直肠息肉癌变为例，介绍其外科治疗现状与方法选择。

（1）经肛门内镜显微手术（transanal endoscopic microsurgery，TEM）/经肛门内镜手术（transanal endoscopic operation，TEO）：根据《中国结直肠癌早诊早治专家共识》（2020 版），对于距离肛缘 <20cm 的结直肠肿瘤，可选择经肛门内镜显微手术（TEM），其适用于对距肛缘 4~20cm 范围内体积大且无蒂的或基底部最大径较大的直肠腺瘤、复发腺瘤、低风险直肠癌（病变占肠周范围 <30%、最大径 <3cm、肿瘤移动度好、高或中分化、影像学提示没有淋巴结转移和血管神经浸润、分期为 T_1 期）的治疗。其对于一些有特定指征的 T_2、T_3 期直肠肿瘤也是适用的。有研究发现，TEM 的阴性切缘率为 98%，复发率为 8%。与传统的经肛门切除相比，TEM 能获得更为完整的标本及更低的复发率。其绝对禁忌证为：患者无法耐受手术；距肛缘 >20cm 的结直肠病变；患者肛门狭窄无法置入 TEM 直肠镜。

（2）经肛门微创手术（transanal minimally invasive surgery，TAMIS）：经肛门微创手术是一种介于经肛门内镜显微手术（TEM）和单孔腹腔镜手术之间、由此混合开发出来的用于切除直肠局部病变的技术，这一术式是利用 TEM 或经肛门微创外科手术平台，采用"由下而上"逆向解剖的操作路径而完成的。对于直肠早期病变的治疗适合采取经肛门手术，但传统的经肛门手术中只能对距离肛缘 5cm 以内的病变进行治疗，而位于中

段以上的直肠病变距离肛门较远，已经超越了传统经肛门手术的极限。自经肛门微创手术出现，其就常被应用于对距离肛缘 5～15cm 的直肠早期病变的局部切除，其主要适用于侵犯黏膜下层 1/3 以内、病理学特征良好的 T_1 期直肠癌的局部切除，并且可以进行创面的关闭，具有安全有效、学习曲线短、成本低、并发症少、患者住院时间短等优点。根据《中国结直肠癌早诊早治专家共识》(2020 版) 的建议，可在有经验的中心谨慎开展 TAMIS，但此手术不适用于肛门狭窄或有损伤史的患者，也不适用于高位肿瘤患者。且研究显示，与传统的经肛门手术相比，其显微镜下切缘阳性率及病变复发率更低。由于该手术技术难度大，远期随访数据不充分，故须严格把握其手术适应证及禁忌证，推荐在大型三甲医院，由具有丰富手术经验的专科医师实施。

(3) 经肛全直肠系膜切除术 (transanal total mesorectal excision, TaTME)：腹腔镜手术已逐渐成为结直肠癌治疗的主流方式，但对于骨盆狭窄的中低位直肠癌患者实施腹腔镜手术仍具有挑战性。为了克服中低位直肠癌患者接受腹腔镜的局限性，Sylla 等提出了 TaTME 作为直肠癌外科治疗的新方法。这是一种结合了腹腔镜和经肛门内镜手术的复杂技术，其优势在于：更好地显示肠系膜平面、直接显示远端切缘 (distal resection margin，DRM) 与环周切缘 (circumferential resection margin，CRM) 以及其在狭窄的骨盆间隙具有更好的可行性。TaTME 避免了与腹部入路相关的挑战及限制，如关键结构的可视化差、空间狭小、DRM 显示不足等问题，但同时我们应认识到 TaTME 的局限性，如学习曲线长，具有导致特殊的尿道损伤并发症和气栓的风险。

(4) 微创直肠癌根治术：对于内镜下无法切除的直肠息肉、早期直肠癌、小类癌和其他低风险肿瘤，适合使用以腹腔镜手术为代表的微创手术进行治疗。目前，直肠癌根治术的微创方式主要借助于 2D 腹腔镜、3D 腹腔镜、4K 腹腔镜以及达芬奇手术机器人等微创手术设备而实现。与普通腹腔镜相比，3D 腹腔镜技术的优势在于体现了盆腹腔内脏器的层次感和立体感，让术者有了身临其境的手术感觉，利于术者更好地掌握解剖层次。由于 3D 成像系统提供的盆腔底部解剖结构图像更为清晰，使术者在术中更好地识别狭窄的盆腔底部空间，故能有效保护盆底神经、血管束、肛提肌及肛门内外括约肌，在一定程度上降低发生医源性损伤的风险。达芬奇机器人手术系统的出现是外科领域中的重大变革，其弥补了传统腹腔镜手术的多种技术缺陷，对于结直肠手术来说，其操作更为精确、稳定、安全。其高清的成像视野与灵活的器械臂可以更加有效地矫正动作，还能在狭小的空间内完成精准的操作，这种得天独厚的优势将结直肠肿瘤微创手术的质量提升至新的高度。

(5) 直肠癌经自然腔道取标本手术 (natural orifice specimen extraction surgery, NOSES)：是指使用腹腔镜、机器人、经肛门内镜显微手术 (TEM) 器械或软质内镜等设备平台完成腹盆腔内各种常规手术操作 (切除与重建)，经人体自然腔道 (直肠、阴道或口腔) 取标本的腹壁无辅助切口手术。其与常规腹腔镜手术的区别在于取标本的途径和消化道重建的方式。与常规腹腔镜手术相比，直肠癌 NOSES 避免了辅助切口及发生相应切口并发症的风险，具有创伤小、恢复快、疼痛轻、腹壁美容效果好等优势，体现了其"微创中的微创"的特点。直肠癌 NOSES 的整体适应证要求肿瘤浸润深度以 T_2～T_3 为宜，经肛门取标本要求标本最大环周径 <5cm 为宜，经阴道取标本要求标本最大环周径在 5～7cm 内为宜。其相对禁忌证包括肿瘤病灶较大、肠系膜肥厚、患者过度肥胖 (BMI≥30kg/m^2)。此外，对于合并肛周疾病或肛门狭窄者不建议开展经直肠 NOSES，对于合并妇科急性感染、阴道畸形或未婚未育以及已婚计划生育的女性患者，不建议开展经阴道 NOSES。根据直肠癌病变位置及取标本途径，将直肠癌 NOSES 手术方式划分 NOSES Ⅰ～Ⅴ式五类，其中 NOSES Ⅰ式又被细分为 7 种操作方式：NOSES Ⅰ式 A 法 (外翻法)、B 法 (改良外翻法)、C 法 (Parks 法)、D 法 (ISR 法)、E 法 (Bacon 法)、F 法 (Petr 法)、G 法 (适形切除)。NOSES Ⅱ式和Ⅲ式被细分为 A 法和 B 法，A 法为先拉出后离断，B 法为先离断标本后依次拉出标本和近端肠管。因此，直肠癌 NOSES 手术方式目前共有 5 类 13 种，每种术式又具有其特有的适应证及禁忌证，具体术式及每种术式的适应证、禁忌证详见

本书"经自然腔道取标本手术在结直肠肛门外科中的应用现状与前景"章节。

（二）结肠息肉癌变

1. 微创结肠癌根治术 结肠癌根治术的微创方式主要借助于 2D 腹腔镜、3D 腹腔镜、4K 腹腔镜以及达芬奇机器人等微创手术设备而实现，不同操作平台各具优势。与传统开腹结肠癌根治术相比，微创结肠癌根治术具有创伤小、恢复快等优势，目前已得到推广及普及。根据结肠癌病变部位，目前的结肠癌根治术包括乙状结肠癌根治术、左半结肠癌根治术、横结肠癌根治术以及右半结肠癌根治术。结肠癌根治术的整体手术原则遵循肿瘤功能外科原则和损伤效益比原则，首选的手术切除范围是相应结肠肠段的切除加区域淋巴结清扫，从而达到根治和器官功能保护兼顾。除此之外，结肠癌根治手术应遵循无瘤原则，包括由远及近地全面探查腹盆腔、使用锐性分离技术及尽量避免直接接触肿瘤等。具体手术方式如下。

（1）右半结肠癌根治术：适用于位于盲肠、升结肠、结肠右曲的病灶。对于盲肠癌和升结肠癌，切除范围包括右半横结肠、升结肠、盲肠以及长15～20cm 的回肠末段，实施回肠与横结肠吻合。

（2）横结肠癌根治术：适用于横结肠癌。切除包括结肠右曲或结肠左曲的整个横结肠，实施升结肠与降结肠吻合。

（3）左半结肠癌根治术：适用于位于结肠左曲的肿瘤和降结肠癌。切除范围包括横结肠左半、降结肠，并根据降结肠癌位置高低切除部分或全部乙状结肠，然后实施结肠间或结肠与直肠吻合。

（4）乙状结肠癌根治术：要根据乙状结肠的长短和肿瘤所在的部位，切除整个乙状结肠和全部降结肠，或切除整个乙状结肠、部分降结肠和部分直肠，实施结肠与直肠吻合。

2. 结肠癌经自然腔道取标本手术（NOSES） 同直肠癌经自然腔道取标本手术。

（三）家族性腺瘤性息肉病（familial adenomatous polyposis，FAP）

家族性腺瘤性息肉病（FAP）是一种常染色体显性遗传病，主要由腺瘤性息肉病（adenomatous polyposis coli，*APC*）基因突变引起，其主要特征为患者的结直肠内遍布大量腺瘤性息肉，其癌变风险极高。对于家族性腺瘤性息肉病的诊断主要包括临床诊断及基因诊断，其中，结肠镜检查是 FAP 临床诊断的可靠标准之一，而基因诊断对确诊 FAP 具有重要价值。FAP 患者的手术治疗方式大致分为 3 类：①全结直肠切除术联合回肠末端造瘘术（end ileostomy，EI），其特点是并发症多，可能导致患者的性功能和生育功能降低，且需要永久性造瘘，但无需随访；②全结直肠切除术＋回肠储袋肛管吻合（ileal pouch anal anastomosis，IPAA），其特点是常见术后残余肠黏膜息肉，需每年检查储袋和肛管，可能导致患者的性功能和生育功能降低，但其并发症较少，肛门功能因个人情况而异；③全结肠切除术（TAC）联合回肠直肠吻合（IRA），其缺点也是常见术后残余肠黏膜息肉。

（汤坚强　靳尚坤）

参考文献

[1] 中华医学会肿瘤学分会早诊早治学组. 中国结直肠癌早诊早治专家共识[J]. 中华医学杂志，2020，100（22）：1691-1698.

[2] MUTO T，BUSSEY HJ，MORSON BC. The evolution of cancer of the colon and rectum[J]. Cancer，1975，36（6）：2251-2270.

[3] 房静远，李延青，陈䔮珇，等. 中国结直肠肿瘤综合预防共识意见（2021 年，上海）[J]. 胃肠病学，2021，26（5）：279-311.

[4] CASH BD，FLEISHER MR，FERN S，et al. Multicentre，prospective，randomised study comparing the diagnostic yield of colon capsule endoscopy versus CT colonography in a screening population（the TOPAZ study）[J]. Gut，2021，70（11）：2115-2122.

[5] HASHIGUCHI Y，MURO K，SAITO Y，et al. Japanese Society for Cancer of the Colon and Rectum（JSCCR）guidelines 2019 for the treatment of colorectal cancer[J]. Int J Clin Oncol，2020，25（1）：1-42.

[6] TANAKA S，KASHIDA H，SAITO Y，et al. Japan Gastroenterological Endoscopy Society guidelines for colorectal endoscopic submucosal dissection/endoscopic mucosal resection[J]. Dig Endosc，2020，32（2）：219-239.

[7] SYLLA P，RATTNER DW，DELGADO S，et al. NOTES

transanal rectal cancer resection using transanal endo-scopic microsurgery and laparoscopic assistance[J]. Surg Endosc，2010，24（5）：1205-1210.

[8] 汤思哲，王仆，孔大陆. 达芬奇机器人手术系统结直肠癌根治术的现状和展望 [J]. 中国肿瘤临床，2019，46（7）：370-374.

[9] 中国 NOSES 联盟，中国医师协会结直肠肿瘤专业委员会 NOSES 专委会. 结直肠肿瘤经自然腔道取标本手术专家共识（2019 版）[J]. 中华结直肠疾病电子杂志，2019，8（4）：336-342.

第八节　结直肠癌早期诊断的方法和意义

结直肠癌是威胁我国居民生命健康的主要癌症之一，2015 年，我国结直肠癌导致的死亡病例数达到平均每月 18.71 万例，占全部因恶性肿瘤死亡人数的 8.01%。从过去 20 年的随访结果中可以看出，开展结直肠癌筛查有助于降低患者的病死率。据估计，通过预防和早期发现可以延长大约 50% 患者的生存期。

2004—2013 年，美国的结直肠癌发病率平均每年下降 3%，整体病死率平均每年下降 2.7%，在这种发病率和病死率双下降的趋势中，一级预防发挥了 35% 的作用，二级预防即筛查和早期诊断发挥了 53% 的作用，作为三级预防的规范性治疗仅发挥了 12% 的作用。

结直肠癌患者之所以能够从筛查中获益，主要是由于结直肠癌的发生、发展大多遵循"腺瘤 - 癌"顺序，其从癌前病变进展到癌一般需要 5～10 年的时间，为早期诊断和临床干预提供了重要的时间窗口。

结直肠癌的筛查非常重要，这是因为其预后与癌症的发现时间，即临床分期紧密相关，Ⅰ期结直肠癌患者的 5 年相对生存率高达 90%，而发生远处转移的Ⅳ期结直肠癌患者的 5 年相对生存率低于 20%。

一、危险因素

结直肠癌的病因尚不明确，但大量研究证据表明，结直肠癌的发生与发展是遗传、环境和生活方式等多方面因素共同作用的结果。目前，通过研究已经确定的危险因素如下。

1. 饮食因素　如高脂肪低纤维饮食；摄入的动物蛋白等食物中亚硝胺及其衍生物含量高；摄入酒精；摄入油炸食品；维生素 A、C、E 及微量元素硒缺乏等。在结直肠癌发病过程中，饮食因素被认为是极为重要的因素。在美国，20 世纪 50 年代起，倡导改变饮食习惯导致结直肠癌发病率下降同样证实了这一点。

2. 肠道的某些良性病变　如慢性溃疡性结肠炎、结肠腺瘤、家族性腺瘤性息肉病、血吸虫病、肠息肉等。患慢性溃疡性结肠炎超过 10 年者发生结肠癌的风险较一般人群高数倍；结肠息肉患者发生结直肠癌的相对危险度是无息肉者的 22 倍。

3. 遗传因素　据估计，约 20% 的结直肠癌患者的发病过程中，遗传因素可能起到了重要作用，例如，家族性腺瘤性息肉病及林奇综合征是最常见的遗传性大肠癌危险因素。研究发现，结直肠癌患者的子女患结直肠癌的风险比一般人高 2～4 倍，10%～15% 的结直肠癌发生在一级亲属有结直肠癌病史的人群中。

4. 职业因素与卫生习惯　缺少体力活动可增加患结肠癌的风险。但一般不认为结直肠癌是一种职业病。

为了判定患者罹患结直肠癌的风险，并给予适当的随诊措施，医师需要知道患者个人以及其家庭成员的健康历史状况。对于无上述高危因素的人群而言，只有年龄是患病的危险因素，因而这一人群应从 45～50 岁时开始定期的检查。对患病风险高于正常水平的人群，应从家族中曾经诊断的病例的发病年龄前 10 年或 40 岁两者中选择较早的一个开始定期筛查。

能够降低结直肠癌发病风险的因素包括进食水果或蔬菜，进行规律的体育运动，绝经后女性接受雌激素替代治疗，以及服用阿司匹林或其他非甾体抗炎药。

二、早期诊断方法

1. 结肠镜检查　目前的临床诊治中，结肠镜是结直肠癌早期诊断中普遍应用的"金标准"。通过结肠镜可以在可视下完整地检查整个结直肠的情况，对于可疑病变可以进行组织活检，进一步明确病理诊断。此外，通过结肠镜，可以完整地切除某些早期病变。

2. 乙状结肠镜检查 通过乙状结肠镜可以检查降结肠、乙状结肠和直肠，这种检查方法对肠道准备的要求较低，但在我国的结直肠癌筛查和早期诊断中应用较少。

3. 免疫法粪便隐血试验（FIT） 传统的愈创木脂化学法检测粪便血红蛋白是利用对过氧化物酶活性进行检测的一种间接方法，在多种食物中均存在非血红蛋白过氧化物酶催化成分，会引起假阳性，这种现象降低了该种方法的应用价值。FIT 是利用单克隆或多克隆抗体直接检测人粪便中的血红蛋白的方法，不受进食食物的影响。定性 FIT 是在粪便中血红蛋白含量超过一定阈值后会产生可视性的颜色变化，通过定量 FIT 则可测量血红蛋白含量的数值，当其超过一定的正常值范围后被定义为阳性。与传统的粪便隐血试验方法相比较，通过免疫化学方法直接对粪便中的血红蛋白进行检测具有很多优势。

4. 结肠 CT 成像 又称 CT 仿真结肠镜，是受检者在进行肠道准备后，用气体充盈扩张清洁的结肠，然后进行全腹 CT 扫描，对获得的二维图像进行三维重建，观察肠道情况。虽然此检查具有无创的优点，但由于需要严格的肠道准备，以及设备条件的限制，目前仅适用于无法完成肠镜检查的人群或者临床辅助诊断。

5. miR-92a 检测（实时荧光 RT-PCR 法） 通过提取粪便中脱落肠上皮细胞的 RNA，检测粪便中 miR-92a 的含量，从而评估结直肠病变风险，该检测技术获得 2016 年度国家自然科学奖二等奖。miR-92a 是肠管病变进展的标志，通过对其检测可有效发现早期肠癌及癌前病变（包括息肉和腺瘤），做到早发现和早治疗，有利于对早期肠癌的预防和对患癌风险的控制，是我国首个获批的基于粪便的结直肠癌分子诊断方法。

6. 多靶点粪便 FIT-DNA 检测 多靶点粪便 FIT-DNA 检测是通过实验室技术检测粪便中脱落细胞中的 DNA 突变，并联合 FIT 形成个体综合风险评分的检测方法，对于评分超过预设阈值的受检者，将其定义为高风险人群，该人群需要接受进一步的结肠镜检查。该检查在大规模筛查中的应用效果仍有待进一步证实，但可用于无法接受肠镜检查者。

7. 钡灌肠造影 钡灌肠造影是主要用来诊断结肠病变的一种方法，即从肛门插进一个导管、灌入钡剂再进行 X 线检查，受检者须彻底地清除大肠内的粪便，减少粪便对病变显示的干扰以在早期发现较小的病变，同时最大程度地显示病变的形态、大小、边缘，显示大肠黏膜的改变，以及大肠蠕动的情况。钡灌肠造影优于粪便隐血试验筛查，并且其观察范围超过了乙状结肠镜，而它的视野和结肠镜一样能够显示全结肠的情况。但其操作复杂，对小病变易漏诊。这种检查方法同样适用于无法耐受肠镜的受检者。

对结直肠癌筛查时间间隔的设置必须考虑检查的功效和安全性，也要考虑费用、患者接受度和有效性（表 2-3）。

三、结直肠癌筛查及早期诊断指导建议

普遍认为对无症状成年人开展的结直肠癌筛查应该从 45～50 岁开始。结束筛查的时间尚未确定，但可以确定的是，其他严重疾病发生时是恰当的结束筛查时间。同时要考虑受检者接受筛查程序的能力或愿望（表 2-4）。

被认为具有一般风险的是那些没有症状，且没有可把他们归为中度或高度风险的个人健康史或家族健康史特征的人。任何有症状的人都应接受诊断性检查。没有症状但有腺瘤性息肉或癌症病史，包括卵巢、子宫或结直肠癌病史的人患结直肠癌的风险更高。对这些人和高危人群的筛查应变得更积极：应该更早开始，执行更频繁，或使用更敏感的方法。具有高度风险的人群需要更高水平的检查和相关干预，以便通过这些方法摘除腺瘤。对于炎症性肠病患者而言，在其肠道疾病持续时间和范围内，都可能罹患结直肠癌。

四、筛查及早期诊断的依从性及展望

早筛早诊是提高结直肠癌患者生存率的根本，早期发现肿瘤时，做一个小手术，或者再采取一些适当的辅助治疗，患者的 5 年生存率可以达到 80%～90%。但是一旦肿瘤发展到晚期，甚至出现转移，就会导致患者面临死亡的风险，而且还肩负着沉重的医疗费用负担。同时，患者在对中晚期肿瘤的治疗过程当中，有很强的被动性和盲目性。

表 2-3　筛查技术的性能参数、人群获益分析、检查方式、检查周期及推荐场景

筛查技术		结肠镜检查	FIT	乙状结肠镜检查	miRNA-92a 检测	多靶点粪便 FIT-DNA 检测
性能参数	结直肠癌灵敏度	100%	83%	100%	92.61%	96%
	进展期腺瘤灵敏度		36%		84.60%	64%
	特异性		90%		91.96%	87%
人群获益分析		发病率降低 56%，病死率降低 57%	病死率降低 52%	发病率降低 31%，病死率降低 46%	100%	每 3 年一次多靶点粪便 FIT-DNA 检测可达到每 10 年一次结肠镜筛查者寿命年获益的 88%
检查方式		肠道准备，侵入性检测	粪便检测	肠道准备，侵入性检测	粪便检测	粪便检测
检查周期		每 5～10 年一次	每 1 年一次	每 3～5 年一次	每 3 年一次	每 3 年一次
推荐场景		筛查普遍应用的"金标准"	低成本且适用于非侵入性人群	建议在有条件地区开展基于乙状结肠镜的筛查工作	倾向于非侵入性筛检技术且居家使用	倾向于非侵入性筛检技术且有检测条件的受检者使用

表 2-4　无症状人群结直肠癌风险分级

因素	一般（占所有病例的 70%～80%）	中度（占所有病例的 15%～20%）	高度（占所有病例的 5%～10%）
年龄	≥50 岁	任何年龄	任何年龄
个人健康史		腺瘤性息肉 结直肠癌 卵巢癌或子宫癌	溃疡性结肠炎 克罗恩病
家族健康史		一个 <60 岁的一级亲属或两个及以上任何年龄的一级亲属有下列一种病史：腺瘤性息肉、结直肠癌	家族史 家族性腺瘤性息肉病 遗传性非息肉性结直肠癌

结直肠癌是一种适合早筛早诊的疾病，提高早期筛查率及早期诊断率，才能对患者进行早期的治疗，规避发展到晚期肿瘤阶段，提高患者的治愈率及生存率。

（李　明）

参考文献

[1] AMERICAN CANCER SOCIETY. Cancer facts and figures-1999[M]. Atlanta: American Cancer Society, 1999: 18-23.

[2] MARKOWITZ AJ, WINAWER SJ. Screening and surveillance for colorectal cancer[J]. Semin Oncol, 1999, 26: 485-498.

[3] 国家癌症中心中国结直肠癌筛查与早诊早治指南制定专家组. 中国结直肠癌筛查与早诊早治指南（2020，北京）[J]. 中华肿瘤杂志, 2021, 43（1）: 16-38.

[4] 中国临床肿瘤学会指南工作委员会. 中国临床肿瘤学会（CSCO）结直肠癌诊疗指南 2021[M]. 北京：人民卫生出版社, 2021.

[5] Harvard Center for Cancer Prevention. Harvard report on cancer prevention: causes of human cancer[J]. Cancer Causes Control, 1996, 7（Suppl 1）: S7-S15.

[6] National Comprehensive Cancer Network.（NCCN）guidelines for patients: colorectal cancer screening（Version 1. 2022）（2022-2-8）. https://www.nccn.org/patients/guidelines/content/PDF/colorectal-screening-patient.pdf.

第九节 结直肠癌早期筛查中存在的问题与解决对策

结直肠癌是常见的消化道恶性肿瘤。近年来，随着人民生活水平的逐步提高，饮食结构和生活习惯的改变，我国的结直肠癌发病率和病死率快速增长。结直肠癌治疗的疗效与肿瘤的分期密切相关。早期结直肠癌患者的5年生存率可达90%。然而，大多数患者并不能在早期被发现。大约25%结直肠癌患者初次就诊时就已经发生了转移。另外，近50%初始诊断为局部进展期的患者最终进展为转移性结直肠癌。一旦发生了远处转移，患者的生存时间和治愈率就会大大降低。因此，结直肠癌筛查和早期防治至关重要。及时发现早癌或腺瘤性息肉并对患者进行早期治疗，能在最大程度上改善结直肠癌防治现状。

疾病预防分为三级预防。对于结直肠癌的早期防治，也应从这三个方面阐述。其中，一级预防和二级预防均是结直肠癌早期防治的重要内容。

（一）一级预防

一级预防即是病因预防。结直肠癌的病因复杂，其发生多是由多种危险因素共同作用引起的。这些危险因素包括遗传因素和非遗传因素。

1. 遗传因素

（1）在散发的大肠癌中，导致结直肠癌发生的病因中遗传因素占30%，多个癌基因与其发生密切相关，但对其发生机制的研究并不明确。具有结直肠癌家族史的家族成员罹患结直肠癌的风险明显增高。结直肠癌患者的患病年龄越小，其一级亲属发生结直肠癌的风险就越高。

对策：目前，某些遗传性家系因家族成员少，不能表现出明显的家系遗传特征。对于某些家族聚集发病的患者，或者发病年龄<40岁者，均应高度重视，并追查其家族发病系谱图，必要时进行基因检测来明确是否为遗传性疾病，或对家族中受到影响的成员采用更积极的肠镜筛查以排除发病风险。另外，对于有结直肠癌家族史的非遗传病患者，其家族成员患病风险高于普通人群，应更早地接受结肠镜筛查。

目前，已明确的与结直肠癌相关的遗传性疾病为家族性腺瘤性息肉病（familial adenomatous polyposis，FAP）和林奇综合征（Lynch syndrome）。

（2）家族性腺瘤性息肉病（FAP）是一种常染色体显性遗传病。其是以结直肠多发性息肉为主要特征的。FAP的息肉属于癌前病变，极易发展成为结直肠癌。FAP是由APC基因（属于抑癌基因）突变引起的。80%以上的FAP患者体内可以检测到多种类型的APC基因突变。FAP最典型的表现是结直肠的多发性息肉，通常可达成百上千枚，遍布于整个结肠。患者常常表现出腹痛、腹泻、黏液血便等不典型的肠道症状。FAP通常起病于青年时期，患者一般在15～25岁开始出现临床症状，多数患有FAP的家族成员在40岁左右发生癌变。偶尔可见FAP患者同时发生小肠腺瘤或胃息肉，也要警惕其出现恶变。

对策1：FAP的发病年龄较小，因此应该从青春期开始，即对已明确诊断为FAP的患者进行结肠镜检查。息肉越大，癌变风险越高。在发病初期的结肠镜检查中，对已发展为腺瘤的息肉一律切除并进行活检。随着病情的进展，结肠镜的检查间隔时间也要缩短。

对策2：研究表明，一些非甾体抗炎药可以通过抑制COX-2和前列腺素的合成来促进结肠息肉的消退。对FAP患者，可应用阿司匹林及塞来昔布等药物延缓结直肠息肉的发展。

对策3：随着病情进展，FAP患者结直肠内的腺瘤数量增多，不能通过结肠镜全部切除，而这些腺瘤最终都将转变为结直肠癌。从病因预防的角度，通过外科手术切除全结直肠是预防FAP患者发生结直肠癌的唯一途径。FAP患者的手术治疗方式多样。根治性最高的手术方式是全结直肠切除术，切除结直肠及肛管，即完整切除了结直肠癌可能发生的部位。而目前临床上最常用的术式是结直肠切除＋回肠贮袋肛管吻合术，切除了结直肠息肉的发生部位，并降低了发生排便频繁的风险。另外，对于某些直肠息肉少的患者也可采用全结肠切除＋回肠直肠吻合，但术后应对保留的直肠密切进行肠镜随访并及时切除新发的直肠息肉。

对策4：FAP属于常染色体显性遗传病，患者的父母中必有一人患病，其子女和兄弟姐妹则有1/2的患病风险。这样的遗传特征会导致其有家族聚集发病的表现。具有患病风险的家族成员均应接受遗传咨询，及时行结肠镜检查或基因检测，明确是否为患病状态，并及时进行密切随访和预防性手术切除等病因预防治疗。

（3）林奇综合征也是一种常染色体显性遗传病。它是由错配修复基因种系突变引起的，因此，林奇综合征患者表现出多个器官易发生恶性肿瘤的特征。结直肠癌是林奇综合征患者最易发生的实体瘤，其发生率约为75%。女性患者也常常发生子宫内膜癌，发生率为70%～90%。另外，患者其他器官的肿瘤（如胃癌、卵巢癌、肾癌等）也有较高的发生率。林奇综合征相关的结直肠癌，因为其发展到进展期结直肠癌的时间很短，往往不能观察到结直肠息肉的阶段，因此曾被称为遗传性非息肉病性结直肠癌（hereditary nonpolyposis colorectal cancer，HNPCC）。

对策1：对多次患癌或患有双原发癌的结直肠癌患者，以及家族中有多位成员患有结直肠癌或者其他林奇综合征相关癌症的，可完善其家族患病系谱图，并观察该谱系图是否符合阿姆斯特丹标准Ⅱ。对于因家族成员少而不能表现出家系遗传特征的患者，可进行基因检测明确诊断林奇综合征的家系。

对策2：对所有新诊断的结直肠癌患者及50岁以下的子宫内膜癌患者等，均应进行病理免疫组化检测。对错配修复基因编码的蛋白（MLH-1、MSH-2、MSH-6、PMS-2等）缺失者推荐进行基因检测，明确诊断出林奇综合征的家系。

对策3：林奇综合征是常染色体显性遗传病，患者的父母中必有一人患病，其子女和兄弟姐妹则有1/2的患病风险。林奇综合征患者发生肿瘤癌变迅速，在肿瘤发生前无特异性表现。推荐林奇综合征家系中受累的家族成员接受基因检测，明确是否为林奇综合征患者。

对策4：无论是林奇综合征患者，还是家系中尚未发病的受累家族成员，都应当接受遗传咨询和科学、规律的随访。因林奇综合征可引发多器官肿瘤，故其筛查方式和频率均不相同。例如：20～25岁后，受检者应每1～2年进行一次结肠镜检查以筛查结直肠癌；30～35岁后，受检者应每年接受妇科检查或子宫内膜活检以筛查子宫内膜癌；30～35岁后，受检者应每2～3年进行一次胃镜检查以筛查胃癌等。

对策5：对于患有林奇综合征的结直肠癌患者，并不应推荐预防性全结直肠切除术，这种手术会降低患者的生活质量。但某些患者存在同时性双原发结直肠癌时，可考虑行全结直肠切除术。对于女性患者，因妇科恶性肿瘤发生率极高，因此可对无生育要求者考虑行预防性子宫切除和双附件切除。

2. 非遗传因素 大部分结直肠癌患者为散发病例。对于这些患者的发病过程，非遗传因素起到了更重要的作用。

（1）高蛋白、高脂肪、低纤维素饮食：饮食中的高蛋白、高脂肪和低纤维素是结直肠癌发生的危险因素。在西欧国家和美国等发达国家，居民饮食结构以高脂肪、高蛋白食物为主，其结直肠癌发病率也相应较高。而生活在该地区的华侨，因为他们的饮食结构发生了改变，其结直肠癌的发病率也明显升高，与当地人相近。由此可见，高蛋白、高脂肪饮食与结直肠癌的发生密切相关。同时，也有研究表明，增加纤维素的摄入，可以起到有效的保护作用。随着我国经济的发展和人民生活水平的提高，居民的饮食结构也逐渐由高纤维素、高碳水化合物转变为高蛋白、高脂肪饮食。这也是我国结直肠癌发病率快速增长的重要原因。

对策：既然明确了饮食结构与结直肠癌发生的关系，就可以进行饮食结构调整，倡导健康饮食，控制体重，减少肥胖，即可减少导致结直肠癌发生的危险因素。

（2）吸烟和饮酒：吸烟是目前已知的多种癌症的危险因素，如肺癌、食管癌、膀胱癌等的发生均与吸烟密切相关。结直肠癌的发生也与吸烟有相关性。研究表明，吸烟人群罹患结直肠癌的风险增加了14%～17%。随着吸烟量增大及吸烟时间延长，罹患结直肠癌的风险也越来越高。过度饮酒也是结直肠癌公认的危险因素之一，特别是对年轻的结直肠癌患者而言更是如此。长期饮酒可使年轻的酗酒人群患结直肠癌的风险增加85%，大大高于普通人群中结直肠癌的发病率。

对策：吸烟会提升结直肠癌患病的风险，同时，也有研究表明戒烟对结直肠癌的发生具有保护作用。因此，及时戒烟是吸烟人群降低结直肠癌发病率的主要措施。同样，戒酒和减少酒精摄入量也会降低酗酒人群（尤其是年轻人群）的结直肠癌发生风险。

（3）炎症性肠病：炎症性肠病是一类病因不明的肠道慢性非特异性炎症，包括溃疡性结肠炎和克罗恩病。在结直肠癌中，炎症性肠病相关的结直肠癌病例数所占比例较低，在 4% 以下，且近年呈现明显的下降趋势。但是，炎症性肠病是结直肠癌发病的危险因素，溃疡性结肠炎所导致的异型增生病变更是明确的结直肠癌的癌前病变。研究显示，炎症性肠病患者的病灶发生癌变的平均病程在发病 12 年，该人群结直肠癌发病率是正常人群的 2～4 倍。随着病程的延长，其结直肠癌的发病率也逐渐增高。荟萃分析显示，溃疡性结肠炎的 10、20、30 年癌变率分别为 2%、8%、18%。另外，炎症性肠病如溃疡性结肠炎等恶变引起的结直肠癌，更多地表现为高度异型性的黏液腺癌或印戒细胞癌，恶性程度高，比其他类型的散发结直肠癌更早发生远处转移，所以发现其恶变时多处于进展期或晚期。因为炎症性肠病患者中黏液腺癌和印戒细胞癌所占的比例较高，所以其预后比普通人群的结直肠癌更差。

对策 1：应用 5- 氨基水杨酸可以促进炎症性肠病患者的黏膜愈合，这也是近年来炎症性肠病相关结直肠癌发病率降低的重要原因。因此，炎症性肠病患者应接受规范的治疗，这不但可以缓解其肠道症状，还能降低癌变的发生率。

对策 2：药物控制效果不佳、病变范围广泛的炎症性肠病患者发生癌变的风险大大增加，其肠黏膜发生多灶性异型增生，同时也会发生肠狭窄等并发症。对于这些患者可考虑开展预防性全结直肠切除术来预防结直肠癌的发生。

对策 3：定期结肠镜检查是预防炎症性肠病癌变的最有效方法。通过定期筛查，可以及时发现不典型增生和早期癌变，并尽早在内镜下处理。许多国家都有针对炎症性肠病患者的结肠镜筛查指南。例如，美国的指南建议，低危患者每 2 年进行一次结肠镜筛查，高危患者每 1 年进行一次筛查。在我国，炎症性肠病发病率较低，可参考国外指南进行筛查。通过增加结肠镜检查的频率，在内镜下发现并切除腺瘤样增生病变，这些措施的出现与应用使得预防性全结肠切除逐渐被结肠镜筛查替代。

（4）胆囊切除：大多数研究表明，胆囊切除是结直肠癌发生的危险因素。胆囊切除被认为可能提升右半结肠癌的发生率，而与左半结肠癌和直肠癌的发生无相关性。胆囊切除术诱发结直肠癌的机制研究并不明确，研究人员提出了胆酸盐学说、基因突变学说、体液因子学说等不同的解释，但均未得到广泛认可。甚至也有学者认为两者之间无因果关系，而是仅因为都与肥胖、高脂饮食等有关，造成两者具有统计学的相关性。

对策：大多数研究人员支持胆囊切除对结直肠癌发生有促进作用这一观点，认为胆囊切除可能是诱发结直肠癌的独立危险因素。因此，胆囊切除术后的患者应接受定期随访，以便及时发现结直肠癌。在行胆囊切除术前，医师应权衡利弊，减少不必要的手术治疗。

（5）下腹部放疗史：某些癌症患者接受过下腹部放疗，使得腹盆腔脏器暴露于射线下，这部分患者在未来罹患结直肠癌的风险将增高。尤其是对于放疗后生存期较长的患者，要警惕第二原发肿瘤的发生。研究表明，接受过下腹部放疗的患者的腺瘤性息肉检出率明显增高。

对策：对于有下腹部放疗史的患者，要警惕其受到放射的结直肠再次发生肿瘤的风险。可考虑对其规律地进行肠镜检查和息肉切除来预防结直肠癌的发生。

（二）二级预防

二级预防是早期发现、早期诊断、早期治疗，也被称为三早预防。

导致结直肠癌发生、发展的病因尚不完全明确。因此，开展病因预防对结直肠癌的防治作用有限。结直肠癌要发展到进展期需要 10～15 年时间，并要经历多个阶段才能形成。在此期间，癌前病变和早癌可以通过早期筛查被发现和处理。因此，二级预防是结直肠癌早期防治中最重要的手段，也是降低结直肠癌发病率和病死率的根本方式。由于结直肠癌在早期缺乏特异的症状，往往起病较隐匿，故不能被及时发现。近年来，我国结直肠癌的早期筛查率较从前有一定的提高，但仍处于较低水平。

1. 筛查手段

（1）粪便隐血试验：粪便隐血试验是结直肠癌筛查中最经济、最普及的手段。目前多采用免疫法粪便隐血试验（fecal immunochemical test，FIT），这种方法在我国居民体检中被广泛采用。研究发现，粪便隐血试验可降低 52% 的结直肠癌病死率，是有效的筛查手段。但其假阳性率和假阴性率均较高，必须配合其他检查才能提高检出率。

（2）癌胚抗原（carcinoembryonic antigen，CEA）检测：癌胚抗原是结直肠癌相关性最高的肿瘤标志物。近年来，我国居民体检中多包含此种检查。癌胚抗原阳性对进展期结直肠癌或其他相关肿瘤具有提示作用，对癌胚抗原阳性者，推荐进行结肠镜及影像学检查以明确诊断。但癌胚抗原对发现早癌、癌前病变及结直肠息肉等意义不大。癌胚抗原作为血清学指标，在结直肠癌患者中的阳性率为 40%～70%。因此，癌胚抗原作为筛查手段的作用有限。

（3）结肠镜检查：结肠镜检查是结直肠癌筛查的最有效手段。内镜下活检病理检查是诊断结直肠癌的"金标准"。同时，结肠镜检查在结直肠癌早癌、癌前病变和结直肠息肉的治疗中具有不可替代的作用。结肠镜检查具有其他方法不可比拟的筛查优势，但其在我国结直肠癌筛查中的开展率并不高。其主要原因是结肠镜作为一项有创检查，成本较高，还有少数受检者有发生穿孔和出血的风险；同时，肠道准备和肠镜检查带来的不适感使许多人拒绝接受结肠镜检查。

（4）其他检测手段：近年来出现了多种其他检测手段，如胶囊内镜、循环肿瘤细胞检测、血液及粪便筛查试剂盒等。这些手段的有效性尚无明确证据支持，其应用于临床的作用不明确，尚不能替代结肠镜检查的作用。

2. 筛查指南

（1）国外指南：许多国家都制订了自己的结直肠癌筛查指南。各国指南略有不同，这与各国的经济、医疗水平相关。例如，美国 2021 版结直肠癌筛查指南（*NCCN guidelines for patients：colorectal cancer screening*）规定：对于无高危因素的无症状人群，推荐其中的 45～75 岁者参加结直肠癌筛查；76～85 岁者根据其实际情况和个人意愿决定是否参加结直肠癌筛查；86 岁及以上者不建议参加结直肠癌筛查。可选择的筛查项目有：每年一次粪便隐血试验，每 1～3 年一次多靶点粪便 FIT-DNA 检测，每 10 年一次结肠镜检查，每 5 年一次结肠 CT 成像，每 5 年一次软式乙状结肠镜检查，每 10 年一次软式乙状结肠镜检查＋每年一次 FIT。美国指南中可选项目较多，有利于提高受检者对筛查的依从性。

（2）中国指南：《中国结直肠癌筛查与早诊早治指南（2020，北京）》规定，中风险人群应在 50～75 岁间参加结直肠癌筛查，高风险人群应将开始筛查的年龄提前至 40 岁。该指南提供的筛查项目也有多种：每 5～10 年一次结肠镜检查，每年一次 FIT，每 3～5 年一次乙状结肠镜检查，每 5 年一次结肠 CT 成像，每 3 年一次多靶点粪便 FIT-DNA 检测。该指南与国外略有不同，结合了我国国情，有利于临床实践。

（3）筛查现状及问题：我国的结直肠癌筛查和早期防治较从前有了一定的进步，但仍有很多问题亟待解决。首先，人民群众对结直肠癌的认知不足，防癌意识严重不足，尤其是很多无症状患者认为结肠镜检查无意义。其次，结肠镜检查和肠道准备的不适感受让患者心生畏惧，存在一定的心理障碍，不愿意完成筛查项目。另外，某些患者因经济原因，在无明显症状的情况下不愿进行结直肠癌筛查。这些情况都造成了我国群众参加结直肠癌筛查和早期防治的积极性低、依从性差。

（4）改善筛查现状的对策：我国人口众多，各地区经济、文化水平差异大。因此，要根据我国的实际国情和各地区差异制订相应的结直肠癌筛查策略，并根据实际情况选择不同的筛查项目。开展结直肠癌筛查及早诊早治的卫生经济学优势明显，因此，大力推行结直肠癌筛查有利于减少医疗支出。另外，还要增加结直肠癌筛查和早期防治相关的科普宣传力度，加强人民群众对结直肠癌的认知，提高其参与结直肠癌筛查的积极性。

（三）三级预防

三级预防是指临床后期预防。即在疾病的临床期采取积极的治疗措施，有效防止病情恶化。

结直肠癌发病隐匿，早癌和癌前病变常无典型症状，当出现便血、腹泻等临床症状时通常已发展至进展期。因此，三级预防并不属于结直肠癌的早期防治，而是针对进展期结直肠癌进行治疗。对结直肠癌的治疗应采用以外科手术为主要手段的综合治疗。对进展期结直肠癌的治疗应遵循结直肠癌的治疗指南和诊疗规范。规范化治疗和多学科治疗的推广能使进展期结直肠癌患者更大程度地获益。

（李　明　张大奎）

参考文献

[1] 中国临床肿瘤学会指南工作委员会. 中国临床肿瘤学会（CSCO）结直肠癌诊疗指南 2021[M]. 北京：人民卫生出版社，2021.

[2] 国家癌症中心中国结直肠癌筛查与早诊早治指南制定专家组. 中国结直肠癌筛查与早诊早治指南（2020，北京）[J]. 中华肿瘤杂志，2021，43（4）：16-38.

[3] AMERICAN CANCER SOCIETY. Cancer facts and figures, 1999[M]. Atlanta: American Cancer Society. 1999: 18-23.

第十节　结直肠癌新辅助治疗的现状、困境与展望

结直肠癌是全球范围内最常见的恶性肿瘤之一。在我国，随着经济发展及人民生活水平的提高，人民的饮食习惯趋向于高蛋白、高脂肪及低纤维素的饮食结构，结直肠癌发病率呈上升趋势，大约每年增加 4%。据推测，我国结直肠癌发病率及病死率在今后一段时间内将进一步升高，结直肠癌有可能成为我国最常见的恶性肿瘤之一。结直肠癌治疗失败的最主要原因是浸润深度大、淋巴结转移、远处转移及术后复发等。30%～60% 的结直肠癌患者初次就诊时就存在局部和 / 或远处转移灶。淋巴结转移是结直肠癌的主要转移方式之一，发生率为 40%～50%，与肿瘤大小、浸润深度以及分化程度有关。结直肠癌患者一旦出现淋巴结转移，其预后明显不良，5 年生存率自 90%～65% 降至 30%。肝是结直肠癌最常见的转移器官，新发结直肠癌病例中，约 20% 发生肝转移，因肝转移而死亡的患者约占 65.6%，是结直肠癌患者最主要的死亡原因。结直肠癌根治性切除术后 5 年内，近 50% 的患者发生肝转移，即使将转移灶完整切除，仍有 60%～70% 的患者复发。因此，单纯依靠手术治疗难以解决根本问题。人们探索应用放、化疗等措施作为提高结直肠癌疗效的辅助手段，但依然未能解决结直肠癌患者多数死于复发与转移这一世界性难题。

结直肠癌新辅助治疗是在传统术后化疗的基础上发展起来的一种治疗方式，即于术前予以一系列治疗手段，包括化疗、放疗、靶向治疗、免疫治疗及联合治疗等，目的是在局部治疗前使肿瘤细胞减少或消失，以便于获得手术成功或相对缩小手术范围，使不可切除的病灶变得可切除，降低术后复发率，提高患者生存率。

一、结直肠癌新辅助治疗的现状

越来越多的研究显示，新辅助治疗可使患者获得比直接手术联合辅助治疗更好的肿瘤学结局。新辅助治疗在对局部进展期结肠癌和可切除的转移性复发性结直肠癌的治疗中应用较多，多以药物治疗为主，包括化疗药物和靶向药物等；直肠癌新辅助治疗以放疗为基础，联合化疗或靶向药物治疗。近年来，随着基础医学研究和药物研发的快速发展，相应的新辅助治疗方案也在蓬勃发展。

（一）结直肠癌新辅助化疗

1. 结直肠癌新辅助化疗的作用原理　新辅助化疗（neoadjuvant chemotherapy，NAC）于 20 世纪开始被应用于临床，最初被用于晚期乳腺癌手术切除困难者，近年来开始被应用于对进展期消化道恶性肿瘤的治疗中。新辅助化疗的作用原理主要为：①可使肿瘤形成后首次受到抗癌药物的杀伤，此时肿瘤耐药性较低，化疗可有效地杀灭处于增殖周期的癌细胞，可以不同程度地控制和 / 或减小肿瘤原发灶，减轻患者的肿瘤负荷，降低临床分期，也可能使肿瘤体积缩小，更易于通过手术将其切除，使不能切除的肿瘤变为可切除，提高手术治愈率，降低复发率；②可杀灭侵入血管、淋巴管及腹腔中游离的癌细胞，减少、消除微小及潜在的转移灶，减小医源性种植转移及术后转移复发的概率；③可作为药物敏感试验，在化疗后，通过影像学及病理学检查，选择有效的方案及药物剂量作为术后化疗的首选；④作为肿瘤发生后首次受到化疗药物的攻击，不受手术瘢痕及血管改变的影响，效果优于术后化疗；⑤对于伴有肝转移的患者，可以清除增殖活跃且易发生转移的癌细胞，清除肝内的微小转移灶，使不

可切除的病灶变为可切除的，并且可以缩小肝的切除范围，最大限度地保留肝的体积与功能。

2. 结直肠癌新辅助化疗的途径选择　新辅助化疗主要包括全身静脉化疗、动脉灌注化疗、区域静脉灌注化疗、经腹腔灌注化疗。任何药物发挥作用都是依靠足够的血药浓度，多数化疗药物的细胞杀伤作用在一定范围内是呈浓度依赖性的，即局部浓度增高 1 倍，杀灭癌细胞的数量可增加约 10 倍，药物作用时间越长，疗效越好。选择肿瘤主要供血动脉置泵灌注化疗，可明显提高肿瘤局部及肿瘤细胞转移路径上的化疗药物浓度，提高疗效。但是目前由于技术等多种原因，其他化疗途径的应用受到限制，临床上使用的主要是全身静脉化疗。

3. 结直肠癌新辅助化疗的治疗原则　对于初始可切除肿瘤的转移性结直肠癌患者的治疗原则，首先需要明确患者是直接进行手术切除还是先接受新辅助治疗后再予以手术切除，在美国国立综合癌症网络（NCCN）对于结直肠癌的临床实践指南中，针对这部分的推荐较为模糊，但是欧洲肿瘤内科学会（ESMO）的结直肠癌临床实践指南对于这部分进行了整理与规范化的描述：采用临床风险评分（CRS）对患者进行评分。研究发现，CRS 评分越高，患者术后复发风险越高，其围手术期化疗越能获益。因此，指南中根据 CRS 评分界定了结直肠癌肝转移的治疗模式。2022 年版中国临床肿瘤学会（CSCO）结直肠癌指南提出，对 CRS 0～2 分者行转移灶切除＋术后辅助化疗，而对 CRS 3～5 分者则行术前或同期新辅助化疗＋转移灶切除＋术后辅助化疗。简而言之，对于预后较好、病灶容易切除的患者可以考虑直接手术；反之，则需要进行新辅助治疗。此外，开展新辅助治疗还有助于判断患者肿瘤的生物学行为，对于接受新辅助化疗期间仍出现疾病进展的患者，手术切除的意义十分有限。CRS 评分标准如下：

原发肿瘤淋巴结转移阳性。

同时性或异时性肝转移发生时间距离原发灶手术时间 <12 个月。

肝转移肿瘤数目 >1 个。

术前 CEA 水平 >200ng/ml。

肝转移肿瘤最大径 >5cm。

以上每个项目为 1 分，0～2 分为 CRS 评分低；3～5 分为 CRS 评分高。

2022 年版 CSCO 结直肠癌诊疗指南中提出：①对于初始可切除转移性结肠癌的治疗，外科手术切除是可能将其根治的治疗方法，如肝转移灶数目 >5 个则按照初始不可切除结肠癌处理原则进行治疗。局限性肺转移预后相对较好，但关于其综合治疗的研究数据相对有限，建议在多学科协作诊疗团队（MDT）讨论下参照肝转移患者的治疗原则开展治疗。新辅助化疗可减小初始可切除转移性结肠癌患者术前肿瘤体积并降低体内微小转移的发生率，从而可提高手术的 R_0 切除率。为了减少药物性肝损害的发生，疗程一般限于 2～3 个月。推荐新辅助化疗方案首选以奥沙利铂为基础的方案（FOLFOX 方案 /CapeOX 方案），但根据患者的个体情况，也可选择以伊立替康为基础的方案（FOLFIRI 方案）。②对于初始不可切除转移性结肠癌的治疗方案如下。对于潜在可切除的患者应选用 5-FU/LV（或卡培他滨）联合奥沙利铂或伊立替康的方案加分子靶向治疗，对于其中的高选择性患者亦可谨慎使用强力的 FOLFOXIRI ± 贝伐珠单抗方案。③对于术后复发转移性结肠癌的治疗方案如下。对于转移灶可切除的结肠癌的治疗原则参照初始可切除转移性结肠癌患者的治疗原则，对于转移灶不可切除的结肠癌的治疗原则参照初始不可切除转移性结肠癌的治疗原则。④对 cT_3/cT_4 或 N_+ 期直肠癌的治疗原则如下，术前放、化疗的治疗策略仍是中低位局部进展期直肠癌（Ⅱ、Ⅲ期）的标准治疗策略。

此外，还应特别注意，有一小部分接受新辅助化疗的患者在治疗中会出现疾病进展，通常提示这部分患者预后较差，此时如果仍存在 R_0 根治的可能，Famularo 等研究提示应尽快进行手术切除，虽然术后可考虑更换化疗方案进行辅助治疗，但因综合考虑到患者从化疗中获益的可能极小，故更主张术后随访观察。

4. 结直肠癌新辅助化疗的临床效果　Warrier 等完成的荟萃分析显示，752 例局部进展期结肠癌患者接受 NAC（FOLFOX 方案或 XELOX 方案），并于 NAC 结束后 16～31d 进行手术，吻合口瘘发生率为 0～4.5%，术后病死率为 0，R_0 切除率为 96.1%，这些数据证实了 NAC 可以使局部进展期结肠癌降期并提高 R_0 切除率。另一项由 Arredondo 等完成的荟萃分析证实接受 NAC 的 1 232 例局部进展期结肠癌患者中的 97.2%～100% 完成了手术治疗，肿瘤体积缩小率为 62.5%～63.7%，吻合口瘘发生率为 0～7%，无术后死亡病例，R_0 切除率为 84%～100%，T_{4b} 期肿瘤患者的生存期明显延长。Lin 等完成的一项关于 NAC 与新辅助放化疗（neoadjuvant chemoradiotherapy，NACRT）对局部进展期直肠癌影响的荟萃分析中，NAC 组共有 677 例患者，NACRT 组有 12 135 例患者，两组患者在病理完全缓解（pathological complete response，pCR）率、淋巴结降期、R_0 切除率以及局部复发率方面无差别；在完全反应率和 T 降期方面，NACRT 存在优势，但在保留肛门括约肌方面 NAC 反而更优（$OR = 1.87$，95%CI：1.24～2.81），而且 NAC 组患者的远处转移率较低（14.3% vs 20.4%）。因此，NAC 对局部进展期结直肠癌降期、提高保肛率及降低远处转移率方面均具有一定的积极作用。

（二）结直肠癌新辅助化疗联合靶向治疗

首先要明确结直肠癌患者应接受新辅助化疗还是化疗联合靶向治疗。在对潜在可切除的肝和／或肺转移的结肠癌患者的治疗中，有研究显示化疗联合西妥昔单抗提高了手术切除率。在局部肝转移不可手术切除的结直肠癌病例中，化疗联合西妥昔单抗也明显提高了肝转移灶的 R_0 切除率。研究分析提示，除了 KRAS 基因外显子 2 之外，KRAS 基因外显子 3、4 和 NRAS 基因外显子 2、3、4 若存在突变，均会导致抗表皮生长因子受体（epidermal growth factor receptor，EGFR）单抗治疗无效，甚至还存在治疗有害的风险。因此，对所有拟行抗 EGFR 单抗新辅助治疗的患者均应进行 KRAS/NRAS/BRAF 基因的检测。如 RAS 基因无突变，则可以选择给予 FOLFOX 或 FOLFIRI 联合西妥昔单抗或帕尼单抗的治疗。一项 Meta 分析纳入了 7 项探讨可切除转移性结直肠癌患者予以 NAC 或 NAC 联合西妥昔单抗疗效的研究，结果显示，两组患者的 R_0 切除率及 OS 均无差别，但 NAC 联合西妥昔单抗组患者的无进展生存期（progression free survival，PFS）轻度延长。然而，Köhne 等报道，较单纯予以 FOLFIRI 方案

治疗而言，西妥昔单抗联合 FOLFIRI 方案治疗明显提高了 RAS 或 KRAS 为野生型的可切除肝转移结直肠癌患者的 PFS、客观缓解率、OS 及 R_0 切除率；对于无肝转移的 RAS 或 KRAS 为野生型的结直肠癌患者，NAC 联合西妥昔单抗亦明显提高了其 PFS、OS 及 R_0 切除率。

如患者的 RAS 基因存在突变，则可考虑给予 CapeOX/FOLFOX/FOLFIRI 方案联合贝伐珠单抗的新辅助治疗，也可以选择 FOLFOXIRI 方案的三药化疗。尽管三药化疗可以提高客观有效率，但是其血液学毒性显著加强，而腹泻等相关不良反应也明显增加。因此，FOLFOXIRI 方案适用于一般情况比较好、相对年轻的患者，同时，在治疗过程中要严密观察患者的不良反应，并给予及时处理。此外，荟萃分析显示，FOLFOXIRI 联合贝伐珠单抗方案能提高不能手术的转移性结直肠癌患者的总生存率，6 项试验中患者的中位总生存时间为 30.2 个月，9 项试验中患者的中位无进展生存时间为 12.4 个月。FOLFOXIRI 联合贝伐珠单抗方案的客观有效率为 69%，总手术转化率为 39.1%，可手术切除率为 28.1%。因此，针对合适的人群，四药联合的治疗方案也可考虑尝试。但应注意患者接受贝伐珠单抗治疗后若进行择期手术，应密切监测围手术期出血、切口愈合缓慢、瘘管形成及动静脉血栓事件等相关不良事件的发生风险。目前，NCCN 指南建议，贝伐珠单抗停药至少 6 周以上方可行手术切除，以期不提升围手术期并发症风险。

（三）直肠癌新辅助放疗及联合化疗

1. 新辅助放疗的作用原理 直肠癌的治疗较之结肠癌治疗，最大的区别就在于对放疗的应用。20 世纪 70 年代后期和 80 年代早期，直肠癌术后辅助放疗开始被应用于临床，其原理是放疗对局部控制有一定的作用。相对于术后放疗，术前放疗有其临床和生物学上的优点，主要有：①放疗后肿瘤退缩、降期，可提高切除率；②对低位直肠肿瘤患者而言，肿瘤的退缩可能增大其保留肛门括约肌的概率；③术前放疗能减小术中播散的概率；④术前，肿瘤乏氧细胞少，对术前放疗较术后放疗更敏感；⑤术前，小肠的蠕动幅度较术后大，且未坠入盆腔，治疗的不良反应发生率较低。

2. 直肠癌新辅助放化疗的原则 直肠癌新辅助放疗的原则主要针对分期为Ⅱ/Ⅲ期（T_3、T_4或N_+）。长程同步放化疗结束后，推荐间隔5~12周接受根治性手术；患者等待手术期间须接受新辅助化疗，对于这一原则，推荐用于具有高危复发因素的T_3、T_4或N_+直肠癌。对于短程放疗，则在放疗完成后1周接受根治性手术，推荐将这一原则应用于经MRI或超声内镜诊断的可切除的T_3期直肠癌。

2022年版NCCN结直肠癌临床实践指南推荐，在肝或肺转移瘤数目有限的结直肠癌患者中，对经严格筛选出的患者或在临床试验背景下，可考虑对转移部位进行放疗，但放疗不应替代手术切除，放疗方案应为高度适形放疗、立体定向放疗或调强放疗。

在关于选择单纯放疗或放、化疗联合的研究中，放、化疗组患者的临床完全缓解率更高。2004年，德国的研究结果显示，新辅助放化疗在降低局部复发率及提高患者的保肛率方面均有非常显著的益处。对于有强烈保肛意愿的低位直肠癌患者，建议可先进行放、化疗，如果肿瘤对放、化疗敏感，达到临床完全缓解，可考虑"等待-观察"的治疗策略；对于未达临床完全缓解者，建议行根治性手术。对于复发/转移但又具有潜在根治可能的直肠癌患者，如直肠病灶局部复发且切除困难，且之前未接受过放疗，可考虑开展局部放疗使之转化为可切除病灶再行手术治疗。在新辅助放、化疗中，推荐化疗方案首选卡培他滨单药或持续灌注5-FU、5-FU/LV，在长程放疗期间予以同步化疗。

无论是NCCN指南还是ESMO指南，均明确推荐局部进展期直肠癌（locally advanced rectal cancer，LARC）的治疗"金标准"为"夹心饼"模式，即新辅助同步放化疗+全直肠系膜切除术+术后辅助化疗。这一模式还在不断优化中，在优效性方面的目标，主要是追求更显著的肿瘤退缩，以期获得更高的R_0切除率、更高的保肛率、更好的长期获益以及临床完全缓解后的局部切除（避免腹会阴联合切除术）；在非劣效性方面的目标，主要是减少放疗相关不良反应，方法包括对靶区及剂量的优化以及低危患者去放、化疗化。

3. 直肠癌新辅助放、化疗的临床效果 总体而言，新辅助放化疗可降低直肠癌的局部复发率，提高患者的保肛率及5年DFS，但OS无明显延长。

（四）直肠癌全程新辅助治疗

全程新辅助治疗（total neoadjuvant therapy，TNT）是针对LARC的一种新治疗策略，意即在手术之前完成系统化疗及新辅助放化疗。有文献报道TNT具有以下优势：①在较早阶段干预微转移，降低肿瘤分期，提高R_0切除率及器官保留率；②避免放疗及手术对肿瘤的破坏，通过保留肿瘤血供，提高了药物灌注率；③可在早期控制症状，具有较高的患者依从性和耐受性，从而能确保剂量强度；④通过TNT，可以评估肿瘤及患者机体对化疗药物的敏感性；⑤减少手术对肿瘤的刺激；⑥避免术后化疗延迟；⑦缩短需做保护性造口患者的造口期；⑧对于病理完全缓解（pCR）患者，可"等待-观察"。因此，TNT已成为极具潜力的治疗手段。TNT尚存以下缺点：术前治疗期延长，增加了无反应患者的潜在进展风险；影响患者免疫状态，降低其手术耐受性；有可能增加围手术期并发症发生风险。

Kong等进行的Meta分析显示，与常规新辅助放化疗（$n=2\,437$）相比，TNT组患者（$n=2\,284$）的pCR率较高（22.3% vs 14.2%）、局部复发率与前者类似、远处转移发生率降低（$OR=0.81$，$P=0.02$）、3年DFS及OS提高（70.6% vs 65.3%，$P<0.001$；84.9% vs 82.3%，$P=0.006$）。Kasi等报道，病理完全缓解（pathological complete response，pCR）在TNT组患者中为29.9%，在常规新辅助放化疗+术后辅助化疗组患者中为14.9%；两组患者的保肛率及回肠造口率无差别；TNT组患者的DFS较长（$OR=2.07$，$95\%CI$：1.20~3.56）。因此，对于LARC患者而言，TNT策略似乎是一个令人充满希望的处置手段。

（五）结直肠癌新辅助免疫治疗

继手术、放疗、化疗及靶向药物治疗之后，免疫检查点抑制剂（immune checkpoint inhibitors，ICIs）是近年来肿瘤治疗领域的最大突破，该类药物已在多种实体肿瘤治疗中显示出卓越疗效，其最大的优势在于可产生持久应答，给患者带来长期生存获益。ICIs的主要机制是通过抗体抑制免疫检查点（如PD-1/PD-L1/CTLA-4）的活性，恢复并提高效应T细胞特异性识别和杀伤肿瘤细胞的能力，从而增强患者全身的抗肿瘤免疫应答反应。

具有错配修复缺陷（mismatch repair deficient，dMMR）和微卫星高度不稳定（microsatellite instability-high，MSI-H）特征的结直肠癌患者占比为 15%～20%，这类患者具有免疫原性高、肿瘤微环境淋巴细胞浸润性强、预后好和对常规放化疗有抵抗性等特点。术前，dMMR 肿瘤中存在较多表达 ICIs 靶标的细胞，接受免疫治疗时，大量的肿瘤抗原有助于激活大量肿瘤浸润淋巴细胞，从而引发持久的抗肿瘤效应。术前诱导的系统性免疫反应可使机体产生长期免疫记忆，预防肿瘤复发，而术后才接受免疫治疗的患者则因肿瘤的切除而无法产生免疫介导的持续的抗肿瘤效应。肿瘤微环境随着疾病的进展进一步发生免疫抑制性变化，在早期，肿瘤免疫微环境更有利于 T 细胞浸润并杀伤肿瘤细胞，新辅助免疫治疗可在早期建立免疫记忆，有助于消除微小转移灶，所以越早应用免疫治疗的患者可能获益越大。2020 年，针对结直肠癌的 NICHE 研究表明，100% 早期 dMMR 结直肠癌患者可以从新辅助免疫治疗中获益。2021 年，欧洲肿瘤学会（ESMO）发布了关于术前新辅助抗 PD-1 单药免疫治疗伴有 dMMR/MSI-H 的局部进展期结直肠癌患者，并获得了 69% 的 pCR 率、25% 的临床完全缓解率的可喜成果。基于此类患者接受新辅助免疫治疗后较高的缓解率，2021 年版 CSCO 结直肠癌诊疗指南推荐对 $cT_{4b}M_0$ 的 MSI-H 局部晚期结肠癌患者采用新辅助免疫治疗。2022 年版 NCCN 结肠癌临床实践指南推荐，对于 MSI-H/dMMR 的 cT_{4b} 局部晚期结直肠癌患者，其新辅助治疗可使用 PD-1 抑制剂免疫治疗。2022 年版 CSCO 结直肠癌诊疗指南提出，对于具有 MSI-H/dMMR 特征的潜在可切除肿瘤患者，在转化治疗中可考虑给予 ICIs（PD-1 抑制剂）。

综上所述，具有 dMMR/MSI-H 特征的结直肠癌患者能从 ICIs 治疗中获益，对 ICIs 的应用有望进一步提高以放、化疗为基础的传统新辅助治疗的效果。ICIs 治疗的不良反应可接受、可预期、可控制，且结直肠癌患者尚有不断增长的多样化诉求有待满足。因此，在结直肠癌领域中采用新辅助免疫治疗具有较大的发展空间。

二、结直肠癌新辅助治疗后的疗效评估

结直肠癌新辅助治疗后的不同肿瘤消退反应可被用于指导及调整后续治疗方案，包括评估患者是采取进一步的治疗（如手术）还是"等待 - 观察"，此时，新辅助治疗后的疗效评估显得尤为重要。但由于肠管为空腔脏器，难以对原发病灶进行准确测量，故新辅助治疗后的疗效评估更加困难。目前尚缺乏统一的、有针对性的、效果明显的评价系统和标准，现有的主要评估方法包括评估患者的临床表现、实验室检查、影像学检查、超声内镜检查、病理学及分子学检查。评估患者的临床表现时的主观性很强，因此其对于疗效评价的价值有限。实验室检查如对肿瘤标志物中的癌胚抗原的检测灵敏度及特异性较高，但其升高并不一定意味着存在复发或转移。对于新辅助治疗后的再分期，通常采用盆腔磁共振成像（MRI）、螺旋 CT 成像、PET-CT、超声内镜等检查，通过这些检查可以了解原发肿瘤的层次、直肠系膜的界限以及直肠系膜淋巴结转移情况，但是这些方法对明确 T 分期和检查淋巴结受累的准确性有一定的局限性。

结直肠癌新辅助治疗后的病理学评估中可见 50%～60% 的患者病理降期，目前的研究已经证实，对于 LARC 新辅助放化疗后样本的评估应主要依据残留肿瘤成分及纤维化的成分来进行病理学退缩的分级。NCCN 结直肠癌临床实践指南推荐，对结直肠癌新辅助治疗效果的病理评估应包括病理学分级评分，即肿瘤消退等级（tumor regression grade，TRG）评分（表 2-5）。Dede 等发现 TRG 评分和肿瘤厚度是用于病理学反应评估的最有价值的方法，可较准确地评估结肠癌肝转移患者新辅助化疗的效果。在病理学反应评估中，2022 年版 CSCO 结直肠癌诊疗指南根据 Mandard 标准制订了直肠癌 TRG 的 MRI 诊断标准（表 2-6）。

结直肠癌新辅助治疗后分子生物学评估指标：①循环肿瘤 DNA（circulating tumor DNA，ctDNA），作为一种辅助判断技术，可以增加临床疗效判断的维度，进一步提高临床疗效判断能力；②循环肿瘤细胞（circulating tumor cell，CTC）是转移性结直肠癌的独立预后因子，Magni 等的

表 2-5　TRG 评分标准

肿瘤退缩评级	分级标准
0（完全退缩）	镜下无可见的肿瘤细胞*
1（接近完全退缩）	镜下仅见单个或小灶肿瘤细胞*
2（部分退缩）	有明显退缩但残余肿瘤多于单个或小灶肿瘤细胞*
3（退缩不良或无退缩）	残余肿瘤范围广泛，无明显退缩

　　TRG 评分仅限于原发肿瘤经放、化疗后的病灶评估；*肿瘤细胞是指存活的细胞，不包括变性、坏死细胞；无细胞成分的黏液湖不能被评估为肿瘤残留。

表 2-6　直肠癌 TRG 的 MRI 诊断标准

MRI 肿瘤退缩分级	MRI 肿瘤退缩分级诊断标准
mrTRG1	无残余肿瘤
mrTRG2	大量纤维成分，少量残余肿瘤
mrTRG3	纤维/黏液成分与残余肿瘤各约占 50%
mrTRG4	少量纤维/黏液成分，大部分为残余肿瘤
mrTRG5	肿瘤未见明确变化

研究中发现 CTC 可作为新辅助治疗疗效评价的一种方法；③微卫星不稳定（microsatellite instability，MSI）检测在临床工作中主要被用于林奇综合征的筛查和诊断、判断结直肠癌预后及对放化疗方案的疗效预测。

　　综上所述，影像学检查和病理学评估是判断新辅助治疗后近期疗效的主要手段，在目前精准医学的背景下，如何将结直肠癌的分子分型与治疗手段完美结合、将其分子标志物及功能影像等信息用于指导和评价治疗方案的可行性、制订适合结直肠癌新辅助治疗的疗效评价标准，是未来结直肠癌治疗个体化和综合治疗的发展重点和重要依据。

三、结直肠癌新辅助治疗面临的困境

（一）结直肠癌新辅助化疗面临的困境

　　新辅助化疗在提高进展期结直肠癌患者的 R_0 切除率、保肛率和降低术后远处转移率方面均存在优势，但仍存在许多问题：①化疗药物本身会导致不良反应，使患者出现恶心、呕吐及腹泻等消化道不良反应，增加其痛苦，同时亦可导致患者出现白细胞和血小板减少等骨髓抑制症状，严重者会出现全身感染、出血等风险；②目前，尚不能在化疗前有效预测患者对化疗药物的敏感性，对于部分对化疗不敏感的患者，化疗可能不但无法使肿瘤降期，还可能会延误手术时机，只有筛选出真正能从化疗中获益的优势人群，结直肠癌新辅助化疗才可能真正延长患者的 DFS 和 OS；③对于新辅助化疗后手术时间的选择在临床上仍存在争议。

（二）结直肠癌新辅助放化疗面临的困境

　　目前，LARC 的"夹心饼"治疗模式虽然能够提高患者的保肛率并降低 LARC 的局部复发率，但是并未延长患者的 OS 且具有较高的远处转移率（35%）。于是有学者提出结合全身化疗及放疗以加强术前治疗，即将标准模式中的辅助治疗前移，但这是否可以真正改善患者的远期预后仍存争议，此外，对于部分患者是否会因过度治疗而降低疗效这一问题也还未达成共识。PRODIGE 研究发现，新辅助 mFOLFIRINOX 联合长程同步放化疗可显著延长患者的无病生存期及无转移生存期，表明较早暴露于高强度化疗之下可能给患者带来了一定的生存获益。

　　目前，在国际上尚无统一的 LARC 放疗标准方案，在放疗方式及剂量选择上还存在分歧。NCCN 结直肠癌临床实践指南首推长程同步放、化疗，但在临床实际工作中，较高的医疗费用及时间成本使其在医疗资源匮乏的地区开展受限；而北欧国家的学者倾向采用术前短程放疗（SCRT）。近年来涌现出大量 SCRT 与长程同步放化疗的对比研究，Ngan 等的研究表明，T_3 期直肠癌患者接受短程放疗后，与接受长程同步放化疗者相比，两组患者在局部复发率和总生存期方面的差异无统计学意义。Ansari 等在研究中发现，接受短程放疗的 T_3 期直肠癌患者的急性不良事件发生率明显低于接受长程同步放化疗者。此外，由中国医学科学院肿瘤医院牵头开展的 STELLAR 研究进一步证实了 SCRT 联合化疗可使 17.2% 的 LARC 患者获得病理完全缓解。有研究证实了同期加量调强放疗在直肠癌新辅助治疗中的有效性，但其远期疗效及不良反应仍需多中心、大样本的随机对照试验予以证实。目前，NCCN 结直肠癌临床实践指南建议,调强放疗仅适宜在临床试验的背景下或在特殊的临床情况下使用。

(三)直肠癌全程新辅助治疗面临的困境

TNT 模式与传统的"夹心饼"模式相比,由于延长了术前新辅助治疗时间,其治疗模式选择、治疗反应评估以及阶段性决策难度更高,且 TNT 模式中,医师还面临着对直肠癌患者的个体化治疗和规范化治疗,仅有单一专科医师参与则会捉襟见肘,而以结直肠外科为核心的肿瘤多学科协作诊疗在一定程度上可改善这种状态。

(四)结直肠癌新辅助靶向治疗面临的困境

对于靶向药物而言,在潜在可切除转移性结肠癌患者围手术期治疗中应用的主要目的就是最大程度地缩小肿瘤,为 R_0 切除提供可能。当前多项临床研究的结果尚缺乏一致性甚至存在矛盾,这也与这类患者间异质性较大及手术这个混杂因素有一定关系。在可切除肝和/或肺转移结直肠癌的新辅助治疗中目前也存在较多争议,如哪些患者需要新辅助治疗?哪些患者接受新辅助治疗时需要联合应用靶向药物?最近报道的 New EPOC 研究却显示出西妥昔单抗联合化疗的新辅助治疗未能使存在可切除肝转移的结直肠癌患者获益,更出乎意料的是,这些患者在总生存期方面反而更差。因此,西妥昔单抗在该情况下不能使用。在临床实际应用中,须要筛选出符合 New EPOC 研究的入组人群特征的患者,如转移灶数目较少、技术层面可切除、危险程度较低的患者仅需接受新辅助化疗。但对于预后较差、技术上不可切除、CRS 评分 > 3 分的患者,ESMO 结直肠癌临床实践指南仍推荐其接受化疗联合靶向治疗的新辅助治疗。目前,对于可切除的肝和/或肺转移结直肠癌,开展新辅助治疗时是否应该联合靶向药物治疗以及如何选择其与化疗配伍的方案,尚不能一概而论,而是应该在多学科协作诊疗的平台上,在规范化治疗原则指导下,结合患者的具体特点,为其制订更加个体化的治疗策略。

(五)结直肠癌新辅助免疫治疗面临的困境

传统新辅助治疗的疗效尚需进一步提高,而免疫治疗有可能改善原本接受传统新辅助治疗后效果不佳的部分结直肠癌患者的临床结局。但实际上,将免疫治疗用于结直肠癌新辅助治疗的相关数据尚少,亦存在较多争议。

1. 现有标志物预测免疫治疗效果尚不理想 并非所有患者都能从免疫治疗中获益,故筛选免疫治疗的疗效预测生物标志物显得尤为重要。在这些生物标志物中,近年研究较多的包括 MSI-H 与 PD-L1 过表达、肿瘤突变负荷高(tumor mutation load-high,TMB-H)、*POLE* 或 *POLD1* 基因突变等。dMMR 和 MSI-H 是公认的 ICIs 疗效预测标志,也是最早被发现的泛瘤种的免疫治疗效果预测标志。现有证据表明,PD-L1 表达无法被用于预测结直肠癌的免疫治疗价值,无论是近期肿瘤退缩还是远期结局无法被预测。TMB 在多种实体瘤中被证实是 ICIs 的疗效预测指标,且这一预测指标独立于 MSI 状态和 PD-L1 表达。TMB 越高,肿瘤免疫原性越强,对 ICIs 的免疫应答更容易发生,TMB 可能是微卫星稳定型转移性结直肠癌(MSS mCRC)免疫治疗疗效的潜在预测指标,但在结直肠癌相关研究中,针对 TMB 与免疫治疗疗效关系的研究较少,且研究样本量小,故关于 TMB 的阈值仍存在较多争议。即便是已获得共识的 dMMR 或 MSI-H,其对于结直肠癌免疫治疗疗效预测也并不完全准确,而这是因为结直肠癌仍存在一定的异质性,表现为免疫治疗疗效的不一致性。目前,在所有的免疫治疗疗效预测标志物的应用中,均存在检测方法、结果判断和技术平台的不一致性,另外,肿瘤亦存在异质性,或可部分解释免疫治疗疗效预测不理想的原因。

2. 结直肠癌新辅助治疗联合免疫治疗的最佳模式亟待探索 针对 pMMR 或 MSS 结直肠癌患者这个异质性较强的群体,单独使用免疫治疗的效果较差,如何提高 MSS 或 pMMR 患者的治疗效果是最大的挑战。MSS 或 pMMR 结直肠癌虽然属于对免疫治疗不敏感的"冷肿瘤",但为了让免疫治疗能惠及更多的结直肠癌患者,目前对 MSS 或 pMMR 结直肠癌患者的临床策略多为免疫治疗联合化疗、放疗和靶向治疗药物等。在联合治疗的过程中,免疫治疗会在杀伤肿瘤细胞的同时产生细胞因子,诱导免疫微环境发生改变,包括免疫刺激细胞因子如 IFN-γ 的变化、树突状细胞(dendritic cell,DC)的成熟及活化、M1 巨噬细胞的增加以及对 CD8$^+$T 细胞的刺激和募集等,这提示放、化疗具有潜在的启动抗肿瘤免疫反应的功能。总之,联合免疫治疗的结直肠癌新辅助治疗方兴未艾，其疗效尚需更多的临床研究予以证实。

（六）结直肠癌新辅助治疗评估面临的困境

近年来，保留器官功能成为直肠癌新辅助治疗的新重点，包括接受非手术治疗（"等待 - 观察"）的患者和行局部切除者。对传统放、化疗后直肠癌病灶的评估手段包括直肠指诊、内镜检查、MRI、血液 ctDNA 等。对于评估达到或近临床完全缓解的患者，可考虑在密切随访的前提下予以"等待 - 观察"；对有明确肿瘤残留的患者，建议尽早进行根治性手术。与放、化疗及靶向治疗不同，免疫新辅助治疗的特点之一是患者的影像学评估结果与病理评估结果可能差异很大。由于免疫细胞浸润等原因，对于很多患者，影像学上并没有观察到其肿瘤退缩，而是维持稳定甚至有些增大，但病理检查会发现大量肿瘤细胞坏死。

至今尚无直肠癌新辅助放、化疗效果的影像评价标准。进行影像组学评估时须综合临床、影像以及病理等多种因素以建立治疗效果评价模型，这可能是未来发展的方向。关于 ctDNA 应用于术前新辅助治疗方向的探究也非常值得进一步开展。现在亟待解决的问题是 ctDNA 检测的标准化，目前，开展 ctDNA 检测的机构较多，如何确定同一个检测标准是目前的主要问题。此外，ctDNA 检测过程中须要进行多次动态监测，所以其价格亦应下调，以使患者尚能接受。

四、展望

对于结直肠癌的治疗方法已由原来的单纯手术治疗演进为如今的围手术期治疗，其中，结直肠癌多学科协作诊疗团队（MDT）的通力合作起到了至关重要的作用。然而，还有很多的科学问题亟待解决，如对 II 期结肠癌的辅助治疗适应证范围的确定以及联合方案或单药方案的选择，对 III 期结肠癌辅助治疗时间的设定以及对结肠癌新辅助化疗、放疗、直肠癌新辅助治疗模式的优化等；在免疫治疗领域，术前新辅助免疫治疗适用于 dMMR/MSI-H 的局部进展期结直肠癌患者，未来有望通过此高效且安全的新策略带给患者满意的疗效而避免常规放、化疗甚至手术，但尚需探索疗效预测标志物、筛选获益人群、优化治疗模式、关注疗效评估及新的治疗终点等。期待未来可以开发出更多的危险度评分指标，对结直肠癌患者予以更加精准的分层、精细化管理并精准地进行新辅助治疗，以期进一步改善结直肠癌患者的预后。重视临床研究的规范性和安全性，关注患者的利益和法律伦理诉求，是保障医疗安全及提高疗效的前提和基础。

（王天宝）

参考文献

[1] 国家卫生健康委员会医政司，中华医学会肿瘤学分会. 中国结直肠癌诊疗规范（2023 版）[J]. 协和医学杂志，2023，14（4）：706-733.

[2] 中国医师协会外科医师分会，中华医学会外科分会胃肠外科学组，中华医学会外科分会结直肠外科学组，等. 中国结直肠癌肝转移诊断和综合治疗指南（V2023）[J]. 中华胃肠外科杂志，2023，26（1）：1-15.

[3] FIDLER MM，BRAY F，SOERJOMATARAM I. The global cancer burden and human development: a review[J]. Scand J Public Health，2018，46（1）：27-36.

[4] ARGILÉS G，TABERNERO J，LABIANCA R，et al. Localised colon cancer: ESMO clinical practice guidelines for diagnosis，treatment and follow-up[J]. Ann Oncol，2020，31（10）：1291-1305.

[5] 中国临床肿瘤学会指南工作委员会. 中国临床肿瘤学会（CSCO）结直肠癌诊疗指南 2023[M]. 北京：人民卫生出版社，2023.

[6] 国家癌症中心，国家肿瘤质控中心结直肠癌质控专家委员会. 中国原发性结直肠癌规范诊疗质量控制指标（2022 版）[J]. 中华肿瘤杂志，2022，44（7）：623-627.

[7] FAMULARO S，MILANA F，CIMINO M，et al. Hepatectomy versus chemotherapy for resectable colorectal liver metastases in progression after perioperative chemotherapy: expanding the boundaries of the curative intent[J]. cancers（Basel），2023，15（3）：783.

[8] GOSAVI R，CHIA C，MICHAEL M，et al. Neoadjuvant chemotherapy in locally advanced colon cancer: a systematic review and meta-analysis[J]. Int J Colorectal Dis，2021，36（10）：2063-2070.

[9] LIN H，WANG L，ZHONG X，et al. Meta-analysis of neoadjuvant chemotherapy versus neoadjuvant chemoradiotherapy for locally advanced rectal cancer[J]. World J Surg Oncol，2021，19（1）：141.

[10] KONG Y，HONG L，XU X. Potentially resectable mCRC-treated with cetuximab combined with chemotherapy[J].

J Coll Physicians Surg Pak，2020，30（11）：1206-1212.

[11] KÖHNE CH，POSTON G，FOLPRECHT G，et al. FOLFIRI plus cetuximab in patients with liver-limited or non-liver-limited RAS wild-type metastatic colo-rectal cancer：a retrospective subgroup analysis of the CRYSTAL study[J]. Eur J Surg Oncol，2016，42（10）：1540-1547.

[12] TOMASELLO G，PETRELLI F，GHIDINI M，et al. FOLFOXIRI plus bevacizumab as conversion therapy for patients with initially unresectable metastatic colorectal cancer：a systematic review and pooled analysis[J]. JAMA Oncol，2017，3（7）：e170278.

[13] FEENEY G，SEHGAL R，SHEEHAN M，et al. Neo-adjuvant radiotherapy for rectal cancer management[J]. World J Gastroenterol，2019，25（33）：4850-4869.

[14] 孙培焱，吴刚，孙培春. 直肠癌治疗新模式：全程新辅助治疗 [J]. 肿瘤防治研究，2018，45（9）：701-706.

[15] KONG JC，SOUCISSE M，MICHAEL M，et al. Total neoadjuvant therapy in locally advanced rectal cancer：a systematic review and metaanalysis of oncological and operative outcomes[J]. Ann Surg Oncol，2021，28（12）：7476-7486.

[16] KASI A，ABBASI S，HANDA S，et al. Total neoad-juvant therapy vs standard therapy in locally advanced rectal cancer：a systematic review and meta-analysis[J]. JAMA Netw Open，2020，3（12）：e2030097.

[17] DEDE K，SALAMON F，LANDHERR L，et al. Patho-logic assessment of response to chemo-radiotherapy in colorectal cancer liver metastases after hepatic resec-tion：which method to use?[J]. Patho Oncol Res，2015，21（1）：173-179.

[18] RUBINKIEWICZ M，CZERWIŃSKA A，ZARZYCKI P，et al. Comparison of short-term clinical and patho-logical outcomes after transanal versus laparoscopic total mesorectal excision for low anterior rectal resec-tion due to rectal cancer：a systematic review with meta-analysis[J]. J Clin Med，2018，7（11）：448.

[19] NGAN SY，BURMEISTER B，FISHER RJ，et al. Ran-domized trial of short-course radiotherapy versus long-course chemoradiation comparing rates of local recur-rence in patients with T3 rectal cancer：Trans-Tasman Radiation Oncology Group trial 01.04[J]. J Clin Oncol，2012，30（31）：3827-3833.

[20] ANSARI N，SOLOMON MJ，FISHER RJ，et al. Acute adverse events and postoperative complications in a randomized trial of preoperative short-course radio-therapy versus long-course chemoradiotherapy for T3 adenocarcinoma of the rectum：Trans-Tasman Radiation Oncology Group trial（TROG 01.04）[J]. Ann Surg，2017，265（5）：882-888.

[21] JIN J，TANG Y，HU C，et al. Multicenter，randomized，phase Ⅲ trial of short-term radiotherapy plus chemo-therapy versus long-term chemoradiotherapy in locally advanced rectal cancer（STELLAR）[J]. J Clin Oncol，2022，40（15）：1681-1692.

第十一节 结直肠癌肝转移外科治疗的价值与困惑

结直肠癌（colorectal cancer）是临床上最为常见的恶性肿瘤之一，世界卫生组织（World Health Organization，WHO）最新发布的 2020 年全球癌症数据显示，结直肠癌在全球所有恶性肿瘤中发病率排第 3 位、相关病死率排第 2 位，其在我国恶性肿瘤中的发病率排第 2 位、相关病死率排第 5 位，且其发病率随着年龄增长逐渐上升。在结直肠癌的发生与发展过程中，肝是结直肠癌血行转移的主要靶器官，肝转移也是结直肠癌患者死亡的主要原因。对于结直肠癌肝转移（colorectal cancer liver metastasis，CRLM）患者来说，对于其肝转移灶的治疗决定了肿瘤患者在切除原发肿瘤后的治疗效果。外科技术手段发展至今，针对结直肠癌肝转移患者的外科治疗已经较为完善，本节旨在对结直肠癌肝转移外科治疗的诸多手段和它们的价值进行阐述，同时，对当前外科治疗中的争议与困难进行讨论。

一、结直肠癌肝转移外科治疗的价值

据统计，未经系统治疗的结直肠癌肝转移患者的中位生存期仅为约 6.9 个月，转移灶无法切除的患者的 5 年生存率低于 5%。直肠癌能分泌高水平的血癌胚抗原（CEA），它具有介导、识别和黏附功能，当癌细胞在转移过程中经过门静脉血流入肝后，其介导癌细胞与肝脏中库普弗细胞膜上的 CEA 受体结合、黏附、着床并增殖、发展为肝转移灶。据统计，大约 50% 的结直肠癌患者在疾病的进展过程中会发生同时性或异时性的肝

转移,而 15%～25% 的结直肠癌患者在确诊时即已发生了肝转移,对于超过三分之一的结直肠癌患者而言,肝脏是其唯一的远处转移灶,CRLM 患者经过手术治疗后,其 5 年生存率可以达到 50%,而 10 年生存率可以达到 20%,但仅有约 25% 的 CRLM 患者可以接受外科手术治疗,大量 CRLM 患者无法接受外科手术治疗的原因主要有:肿瘤伴有肝外转移、残余肝脏体积不足以及肝脏解剖位置不利于手术等。

(一)结直肠癌肝转移手术治疗的发展

1888 年,Langenbuch 报道了世界上第一例择期肝切除病例,标志着肝脏外科的诞生,经历了 130 多年的发展,肝脏外科手术已高度成熟,患者的预后不断得到改善,同时,结直肠癌肝转移患者的肝转移灶切除的手术禁忌证也在被不断突破,最初的结直肠癌肝转移手术禁忌证是在 1986 年由 Ekberg 等在对于 72 例结直肠癌肝转移患者的生存分析中提出的,该研究中所提出的手术禁忌证为:①肝转移瘤≥4 个;②存在肝外转移病灶;③肝转移瘤切缘 <1cm。相当长的一段时间内,绝大部分外科医师均以此作为指导其外科治疗的原则,然而,随着结直肠癌综合治疗的发展,特别是外科技术与肿瘤放化疗的发展,以上三种手术禁忌证已被逐步突破,任何一条均不再是目前外科手术的禁忌。随着外科治疗策略及手术方式的不断进步,临床研究表明通过手术切除肝转移灶可以实现根治。目前的相关指南及共识均认为手术治疗是结直肠癌肝转移患者的首选治疗方式,外科手术也是唯一可能治愈这类患者的途径。经过不断发展,目前结直肠癌肝转移的手术禁忌证为:①结直肠癌原发灶不能行根治性切除;②出现不能切除的肝外转移;③预计术后残余肝脏体积不足;④患者全身状况欠佳,无法耐受手术。而结直肠癌肝转移的手术适应证逐步演变为:①结直肠癌原发灶能够或者已经根治性切除;②根据肝脏解剖学基础和病灶范围,肝转移灶可完成 R_0 切除,且要求切除转移灶后留有足够的功能性肝组织,残余肝脏体积≥30%;采用三维 CT、三维数字成像技术等方法有助于评估残余肝脏体积;③患者全身状况允许开展手术,没有不可切除或毁损的肝外转移病变或仅有肺部结节性病灶,但不能影响肝转移灶的切除策略。

(二)结直肠癌肝转移外科治疗的手术方式选择

1. 保留肝实质的肝切除术(parenchymal sparing hepatectomy,PSH)　解剖性肝切除术(anatomic resection,AR)的手术方式适用于对原发性肝细胞癌(hepatocellular carcinoma,HCC)的治疗性切除,这是因为原发性肝细胞癌由于其肿瘤学特性而易于产生周围脉管侵犯,相关实验也已证实 AR 能够减少肝细胞癌术后复发,同时能使患者获得更好的生存预后。但结直肠癌肝转移的肿瘤学特性与原发性肝细胞癌不同,其肝内转移瘤多为膨胀性生长,很少出现转移灶周围的微转移,而肝脏作为远处转移器官,转移灶可能在肿瘤发展的早期阶段就已存在,与原发灶的发生几乎同步,术后残余肝内也可能被微小转移灶渗透,异时性肝转移的发生则是对这些微转移病灶免疫检测失败的结果。且由于结直肠癌肝转移患者往往行术前化疗,所使用的主要化疗药物奥沙利铂及伊立替康会造成肝血窦阻塞和脂肪性肝炎,因此,肝切除术后肝功能的顺利恢复就成为了一个突出的问题。此外,学界对于手术切缘的认识也在逐渐更新,经临床研究验证,1～4mm、5～9mm 或 10mm 以上切缘对于结直肠癌肝转移患者预后的影响并无差异,而采用 1mm 切缘的患者预后则明显好于 R_1 切除者。基于以上诸多理论,近年来,专门用于结直肠癌肝转移外科治疗的保留肝实质的肝切除术(PSH)的新概念逐渐成为主流。扩大的肝切除并不是结直肠癌肝转移外科治疗的好选择,相反,其可能会增加术后并发症发生及死亡的风险。实际上,在临床实践中,大部分结直肠癌肝转移患者的转移灶属于多发肝内转移瘤,通常需要进行术前的三维 CT 重建、三维数字成像等评估,这些方法有助于评估残余肝脏体积以及明确转移瘤与脉管之间的解剖关系,从而尽量避免在手术过程中损伤脉管,以便采用局部切除的方式,如果不慎损伤脉管则可能需被迫行解剖性肝段、肝叶切除。另外,对于最大径 <2cm 的转移灶,可以在术中或术前通过射频消融的方式消灭病灶,避免开展手术而损失更多的肝实质,要开展保留肝实质的肝切除术则必须考虑有效肝实质的损失量,而不仅仅是标本的绝对体积。有时,解剖性肝切除术与保留肝实质的肝

切除术并不是绝对对立的概念,两者并非无法转换,例如,对位于肝脏 V 段的最大径为 5cm 大小的转移灶进行手术治疗时就是如此。此时,肝 V 段的 AR 同时也是 PSH,这种对于手术方式的理解需要手术医师对肝脏解剖及手术操作有着深刻的认识。

2. 两期肝切除术(two-stage hepatectomy,TSH) 两期肝切除术适用于肝的左右两叶均存在多发转移灶的 CRLM 患者,这是因为行一期手术完整切除多发病灶极可能使患者在术后因为残余肝脏体积不足而出现肝功能不全乃至肝衰竭等并发症,严重威胁患者的生命健康安全。基于以上临床现状,Adam 等于 2000 年最早提出 TSH 这一概念。手术的具体操作分为两期手术,第一期:使用 PSH 的手术方式,选择转移情况相对不严重的肝叶中的转移灶进行切除,同时,结扎并使用无水乙醇栓塞对侧肝叶中的门静脉,从而诱导未来残余肝脏(future remnant liver,FRL)发生代偿性增生肥大,通常 4～8 周内即可使对侧肝叶体积增长 27%～39%。第二期:当 FRL 体积增长至足够大时(FRL 体积 / 肝脏总体积 > 30%,全肝或 FRL 质量 / 体重 > 0.5%),进行对侧肝叶的切除,从而完成肝转移灶的手术切除。开展广义上的 TSH 时,在第一期手术中部分切除难度较小、情况乐观的肝转移灶后,后续可以根据实际情况进行多次手术切除直至将肝内转移灶彻底切除,并非仅局限于二期手术。临床试验证实,接受 TSH 患者的 OS 率可以得到明显提升,既往研究中显示其 5 年 OS 率为 32%～64%,中位生存时间为 24～44 个月,较接受单纯化疗的患者有着明显的提高。

3. 联合肝脏离断和门静脉结扎的分阶段肝切除术(associating liver partition and portal vein ligation for staged hepatectomy,ALPPS) 尽管 TSH 的提出在 CRLM 患者的外科治疗中极具意义,但是随着时代的发展,TSH 手术的弊端逐渐显现,在第一期与第二期手术之间的诱导等待期内,肿瘤可能会继续发展,从而使患者失去实施第二期手术的机会。为了更快地诱导 FRL 体积增大,并通过物理方式阻止转移灶肝内转移的发生,进一步提高肝转移灶切除率,Andreas 等在 2012 年首次报道了 ALPPS 技术,ALPPS 技术最

显著的特点就是可以快速诱导 FRL 增生肥大,患者通常在第一期手术后 10d 即可实施第二期手术,临床研究证实,对于经历了 ALPPS 第一期手术后的 25 例患者,在 9d 的时间中,其 FRL 体积平均增加了 74%,从而大大降低了两期手术之间的等待时间,提高了二次手术的肝转移灶切除率。ALPPS 的具体操作步骤为,第一期手术:切除 FRL 所在肝叶或肝段中的转移灶,结扎拟切除肝叶中的门静脉并离断相应的肝脏实质;第二期手术:待 FRL 增长体积足够时,行肝叶切除或扩大切除。研究结果证实,接受 ALPPS 的患者在术后并发症发生率、肝衰竭发生率及短期病死率上与接受 TSH 的患者无统计学差异,而肝转移灶切除率却明显高于接受 TSH 的患者,且 OS 与 DFS 也相比接受 TSH 的患者有所延长。

4. 术中超声引导下增强型一步肝切除术(enhanced one-stage hepatectomy,e-OHS) 无论是 TSH 技术还是 ALPPS 技术,均须要完成两次甚至多次手术切除治疗,患者需要承担多次手术及术后并发症的风险,尤其是采取这两种手术方式时均存在着肿瘤进展导致无法完成后期完全切除的风险。因此,针对较为复杂的多发病灶,Torzilli 等提出了 e-OHS 技术。该技术是在超声引导下使用 PSH 切除技术,病灶与周围脉管的 R_0 及 R_1 切除均是可以接受的,只在胆管明显存在浸润或上段胆管明显扩张的情况下才切除主胆管;对于肝静脉,如果无明显血栓形成或病灶未包绕其 2/3 以上周径,则避免切除肝静脉或进行切线切除并进行血管重建(缝合或补片)。开展 e-OHS 时,是通过避免进行肝静脉切除,并进行精准的血流分析以识别肝静脉之间的交通支以最大程度地保留肝脏实质。据统计,在相似的肿瘤负荷之下,e-OHS 技术与二期肝脏切除术相比,肿瘤的 R_0 切除率以及患者的 OS 间的差异无统计学意义,但出血量、严重并发症发生率以及肝脏相关并发症发生率明显降低,这标志着 CRLM 外科治疗的进一步发展。

5. 肝移植技术 结直肠癌肝转移患者中大约仅有 25% 的患者具备实施肝转移灶切除术的条件,至于其原因,一方面是多数患者的全身状况无法耐受手术、存在肝转移灶之外的其他远处转移等基础条件不足,另一方面则是手术切除后

残余肝实质不足导致术后患者因肝功能不全乃至肝衰竭等一系列肝脏并发症的发生而失去手术根治性切除的机会，因此，国内外许多研究中心不断探索、实践，试图应用肝移植技术来解决这一难题，在早期的临床研究中，不可手术切除的结直肠癌肝转移患者行肝移植术后的 5 年生存率仅为 12% 左右，未能达到预期的效果，使得肝移植技术在 CRLM 患者中的应用迟迟未有显著进展。在 2006 年，挪威奥斯陆大学医学院进行了一项关于肝移植治疗 CRLM 的前瞻性研究，患者入组标准为：①原发病灶 R_0 切除；②接受至少 6 周化疗；③无肝外转移的不可切除结直肠癌肝转移患者。共 25 例患者入组，因相关原因排除 4 例患者，最终 21 例患者的术后 1、3、5 年生存率分别达到了 95%、68%、60%，尽管研究的样本量较小，但结果依然具备积极的揭示作用，显示了肝移植技术治疗 CRLM 的可行性。

6. 微创技术在结直肠癌肝转移外科治疗中的应用　随着手术技术的逐渐进步，腹腔镜肝切除术已经越来越多地被应用到 CRLM 患者的肝转移灶切除中，2009 年，最早的关于腹腔镜技术应用于 CRLM 患者的研究报道被发表，OSLO-COMET 试验及 LapOpHuva 试验证实，腹腔镜微创技术的应用可以减少切口较大所导致的相关术后并发症的发生，减轻手术创伤的疼痛，缩短患者住院时间，并且能促进患者术后肝功能的恢复，减少腹腔粘连，确保围手术期肠道功能的恢复，为未来重复肝切除带来优势。在腹腔镜微创治疗经验丰富的医疗单位，对于部分 CRLM 患者，同时行全腹腔镜切除原发结直肠肿瘤病灶及肝转移灶也是安全可行的。对于基础状态较差、伴有多种基础疾病以及高龄患者而言，腹腔镜手术相对于传统开腹手术具有明显的优势。3D 腹腔镜技术也在不断发展，与传统腹腔镜技术相比，3D 腹腔镜下更容易进行切割、分离及缝合等外科治疗操作，尤其对于靠近肝膈面的肝转移灶更加便于行手术切除。随着技术的进步，为了更加精准地定位手术部位，术中还可以采用吲哚菁绿（ICG）荧光成像技术实时明确肿瘤的部位、最大径及数目，为患者的 R_0 切除提供依据，并降低手术操作的风险及术后并发症发生率，改善患者的预后。

（三）结直肠癌肝转移外科治疗的患者获益

综上所述，CRLM 尽管是结直肠癌外科治疗的重点和难点，但随着外科治疗技术的不断发展，时至今日也已具备了较为完善的外科治疗手段。保留肝实质的肝切除术（PSH）为结直肠癌肝转移的外科治疗奠定了手术基础，通过这一术式，一方面可以尽可能地保留肝实质从而提高手术切除的安全性，降低术后肝脏并发症的发生率，改善患者预后，另一方面也为以后肝内复发的再治疗保留了更多的余地，增强了患者肝脏对于化疗的耐受性并提高了肝内复发再切除的可能性，使更多的患者可以实现结直肠癌肝转移的手术根治。而 TSH 的提出在结直肠癌肝转移的外科治疗中颇具价值，属于创新性的发展，在其第一步手术切除后可以迅速减轻患者的肿瘤负荷，且避免了一次手术切除过多肝实质带来的手术风险较高、对患者身体状况打击较大及术后并发症发生可能性较大等诸多问题，并且使更多 CRLM 患者的手术切除肝转移灶成为了可能。随着技术的不断进步，ALPPS 技术开始崭露头角，从外科治疗的角度来说，ALPPS 技术最大的优势在于其缩短了 CRLM 患者两次手术之间等待的时间，提高了手术切除率，降低了大范围肝转移灶切除术后发生肝衰竭的风险，同时也有利于术后开展新辅助化疗等转化治疗，随着 ALPPS 技术的逐渐成熟，它将为不可切除的肝转移患者的手术治疗带来希望。与此同时，e-OHS 技术和肝移植技术治疗 CRLM 的提出也给结直肠癌肝转移外科治疗未来的发展提供了新的方向和思路。

二、结直肠癌肝转移外科治疗中的困惑与争议

肝转移是结直肠癌治疗失败的主要原因，其发生率高达 40%～50%。外科切除在结直肠癌肝转移的多学科综合治疗策略中占据主导地位，但学界对此目前仍有很多疑惑，以下内容中将对当前结直肠癌肝转移外科治疗中存在的困惑和争议进行阐述。

（一）手术方案的选择

对于初始可以切除的肝转移灶，如何选择合适的手术方案存在着一定的争议。手术方案一般分为同期手术切除或者分期手术切除。通常情况

下，开展分期手术时，手术医师会选择在第一期手术中切除肠道原发灶肿瘤，在第二期手术中切除肝转移灶。同期手术切除的目的是通过一次手术彻底清除全部肿瘤病灶，以避免随着肿瘤进展而失去彻底切除肝转移灶的机会。临床研究证实，接受同期切除的患者与接受分期切除者在远期预后方面并无明显差异。但其他的研究则得出了不一致的结论，其结果显示，同时切除消化道原发病灶与肝转移灶会使患者的病死率提高8%，并使其术后并发症发生率提高36%。Reddy等发现，同时切除肠道原发病灶与肝转移灶患者的术后病死率以及并发症发生率是仅行肝转移灶切除者的3倍以上。这些研究显示，同期切除只适用于较小范围的肝切除，对于较大范围的肝切除应谨慎使用。在以下情况下，应避免采用同期切除的手术方式：①在某些紧急情况下发现的可切除的肝转移灶，如患者出现结直肠穿孔、梗阻以及出血等突发情况；②术后发生肝功能衰竭风险较高的患者；③肝切除后，剩余肝功能不足者。Thelen等的研究结论表明，对于年龄>70岁或行肝大部切除术的患者，接受同期切除者的术后病死率高于接受分期切除者。还有研究表明，对于病情进展迅速的患者应避免开展肝切除。同时，有研究表明同期切除对于患者的无病生存不利。综上所述，同期手术切除的限制条件较多，而目前尚无足够权威及准确的临床试验对此两种手术方案的优劣作出准确评判，因此，在选择对可切除结直肠癌肝转移患者的手术治疗方案时，我们应当在多学科综合讨论分析患者的具体病情后，再决定对具体手术方案的选择。

（二）初始外科治疗顺序的选择

对于初始可以行手术切除的结直肠癌肝转移患者，对于先行手术切除治疗还是先行化疗的选择上存在着一定的争议。先行手术切除治疗的优点为：直接进行手术切除治疗时患者的身体状态要优于行化疗后再行手术切除治疗时，因此对于手术打击的耐受性更好，同时，手术切除可以迅速地、最大程度地先将患者的肿瘤负荷减轻，从而大大降低后续行相关辅助治疗的难度。先行手术切除治疗的缺点为：①对于某些肿瘤生物学特性较差的肿瘤，在其转移灶附近可能会存在微小转移灶，而手术的打击会使患者身体状况及免疫

力明显下降，故术后肿瘤可能会发生爆发式的反弹生长，不利于后续的治疗甚至引发严重的术后并发症；②手术切除后，无论是R_0切除还是R_1切除，影像学检查中均无法发现确切的肿瘤影像，不利于对术后辅助化疗疗效的评估。先行化疗的优点为：对于某些转移灶较大、较为复杂或肿瘤生物学行为较差的肿瘤，先行化疗不但可以有效地缩小肿瘤病灶，及时消除转移灶的其他周围微小转移灶，便于成功实施手术切除，还可以将对化疗反应较差的患者筛选出来，为其后治疗方案的决定及更改提供依据，改善患者的预后并延长患者的生存期。先行化疗的缺点为：①化疗药物可能对肿瘤杀伤效果不佳，从而延误肝切除的最佳时间，同时有让其发展为不可切除肝转移灶的风险；②化疗药物可能会造成肝血窦阻塞及脂肪性肝炎等肝损伤，而患者全身状况变差会导致手术风险及术后并发症发生率升高，且有可能使患者错过手术"最佳窗口期"；③对于一些预后较为乐观的肝转移灶，开展化疗可能会使其无法在手术或影像学观察中被发现准确瘤体，从而使对病灶位置及范围的确定变得异常困难，而据临床统计，这些无法准确定位的瘤体几乎无一例外会在术后复发。目前对于CRLM患者的初始治疗顺序还存在一定的争议，相关的临床研究也得出了截然相反的临床结论，因此，针对这一情况，医师须要在多学科讨论、综合进行准确评估后，再确定具体治疗方案。

（三）无法切除的肝转移灶以及无症状原发肿瘤

目前，外科治疗中针对合并无法切除转移灶的无症状结直肠原发肿瘤的主要治疗方式是将原发肿瘤切除同时行系统化疗。这种治疗的理论基础为，及时行原发肿瘤切除可以避免随原发肿瘤进一步生长而出现梗阻、穿孔及出血等严重并发症，从而提高患者的生活质量。切除原发肿瘤还会降低新转移灶出现的风险。有回顾性研究证明了切除原发肿瘤的患者的生存时间长于未切除的患者。接受系统化疗的患者更易发生并发症，从而影响手术实施。系统化疗中最常见的并发症为肠梗阻，发病率为5.6%～29%，原发肿瘤出血的发病率为3%～5%。系统化疗安全可行，接受化疗的患者的病情可得到有效缓解。有研究表明，

93% 接受系统化疗的患者不会再需要紧急手术。还有实验证实了原发肿瘤切除后，转移肿瘤细胞的生长和分化会增强，其可能的原因是缺乏由原发肿瘤产生的能抑制血管生成、增加细胞凋亡、抑制转移灶进展的抗血管生成因子。这些证据都表明，通过切除原发灶避免转移灶进展对患者的长期生存并无影响。因此，对于这些患者，外科手术已不被作为常规治疗方式。

综上所述，结直肠癌肝转移（CRLM）作为整个结直肠癌外科治疗的重点与难点之一，其外科治疗方式经过不断的发展已经衍生出各种不同形式的治疗手段，各自具有其独特的适用条件及治疗价值；但总而言之，结直肠癌肝转移的治疗需要综合化处理，根据患者的不同情况而个体化地进行方案制订，争取为患者的生存预后做到最大程度的保障。与此同时，随着研究的不断深入，我们相信目前仍然存在的结直肠癌肝转移系统治疗中的困惑与争议将被逐步解决、完善。

（张光永）

参考文献

[1] 中国医师协会外科医师分会, 中华医学会外科分会胃肠外科学组, 中华医学会外科分会结直肠外科学组, 等. 中国结直肠癌肝转移诊断和综合治疗指南（2020版）[J]. 临床肝胆病杂志, 2021, 37（3）: 543-553.

[2] ALI DEEB A, RAUCHFUβ F, GAβLER N, et al. Liver regeneration after two-stage liver transplantation is more effective than after other preconditioning procedures in colorectal liver metastases[J]. J Hepatobiliary Pancreat Sci, 2022, 30（5）: 615-624.

[3] RADA M, HASSAN N, LAZARIS A, et al. The molecular mechanisms underlying neutrophil infiltration in vessel co-opting colorectal cancer liver metastases[J]. Front Oncol, 2022, 12: 1004793.

[4] 崔云龙, 李慧锴, 高春涛, 等. 精准肝切除在结直肠癌肝转移中的应用价值 [J]. 中华消化外科杂志, 2011, 10（1）: 26-28.

[5] JIANG YJ, ZHOU SC, CHEN JH, et al. Oncological outcomes of neoadjuvant chemotherapy in patients with resectable synchronous colorectal liver metastasis: a result from a propensity score matching study[J]. Front Oncol, 2022, 12: 951540.

[6] DUELAND S, SMEDMAN TM, GRUT H, et al. PET-uptake in liver metastases as method to predict tumor biological behavior in patients transplanted for colorectal liver metastases developing lung recurrence[J]. Cancers（Basel）, 2022, 14（20）: 5042.

[7] BEPPU T, YAMAMURA K, SAKAMOTO K, et al. Validation study of the JSHBPS nomogram for patients with colorectal liver metastases who underwent hepatic resection in the recent era - a nationwide survey in Japan[J]. J Hepatobiliary Pancreat Sci, 2023, 30（5）: 591-601.

[8] GRIFFITHS CD, KARANICOLAS P, GALLINGER S, et al. Health-related quality of life following simultaneous resection for synchronous colorectal cancer liver metastases[J]. Ann Surg Oncol, 2023, 30（3）: 1331-1338.

[9] JIN XIN, WU YIBIN, FENG YUN, et al. A population-based predictive model identifying optimal candidates for primary and metastasis resection in patients with colorectal cancer with liver metastatic[J]. Front Oncol, 2022, 12: 899659.

[10] SATHE A, MASON K, GRIMES SM, et al. Colorectal cancer metastases in the liver establish immunosuppressive spatial networking between tumor associated SPP1 + macrophages and fibroblasts[J]. Clin Cancer Res, 2023, 29（1）: 244-260.

[11] REBOUX N, JOOSTE V, GOUNGOUNGA J, et al. Incidence and survival in synchronous and metachronous liver metastases from colorectal cancer[J]. JAMA Netw Open, 2022, 5（10）: e2236666.

[12] 姚宏伟, 姚响芸, 孙涛, 等. 腹腔镜结直肠癌根治性切除联合同期腹腔镜或开腹肝大部切除术治疗同时性结直肠癌肝转移的疗效分析 [J]. 中华消化外科杂志, 2016, 15（2）: 128-134.

[13] DUMARCO RB, FONSECA GM, COELHO FF, et al. Multiple colorectal liver metastases resection can offer long-term survival: the concept of a chronic neoplastic disease[J]. Surgery, 2023, 173（4）: 983-990.

[14] CHEN Q, ZHANG R, XING B, et al. Optimal surgical sequence for colorectal cancer liver metastases patients receiving colorectal cancer resection with simultaneous liver metastasis resection: a multicentre retrospective propensity score matching study[J]. Int J Surg, 2022, 106: 106952.

[15] 王峰, 汪刘华, 周家杰, 等. 结直肠癌肝转移外科治疗进展 [J]. 中华结直肠疾病电子杂志, 2020, 9（4）: 408-411.

[16] FRÜHLING P，STRÖMBERG C，ISAKSSON B，et al. A comparison of the simultaneous，liver-first，and colorectal-first strategies for surgical treatment of synchronous colorectal liver metastases at two major liver-surgery institutions in Sweden[J]. HPB（Oxford），2023，25（1）：26-36.

[17] 许剑民，钟芸诗，秦新裕. 同时性结直肠癌肝转移的外科治疗进展 [J]. 中华普外科手术学杂志（电子版），2010，4（1）：10-15.

[18] 廖阳，李生伟. 联合肝脏离断和门静脉结扎二步肝切除术治疗结直肠癌肝转移的研究现状 [J]. 临床肝胆病杂志，2019，35（12）：2805-2808.

[19] 周嘉敏，王鲁. 结直肠癌肝转移的外科治疗 [J]. 肝胆外科杂志，2021，29（1）：1-5.

[20] 吴香安，石岳，杜顺达. 结直肠癌肝转移的外科治疗 [J]. 世界华人消化杂志，2021，29（3）：110-115.

[21] 田靖波，曹李，董光龙. 结直肠癌肝转移治疗中存在的问题及争议 [J]. 临床医药文献电子杂志，2019，6（35）：186-188.

第十二节　恶性黑色素瘤外科治疗的现状与展望

恶性黑色素瘤（malignant melanoma，MM）是一类起源于神经脊黑色素细胞的高度恶性肿瘤，本病中的 90% 原发于皮肤，极少发生于皮肤以外的部位。虽然在 MM 患者中，临床中具有明显胃肠道症状的发生率为 1%～5%，实际上大约有 60% 的皮肤 MM 患者在尸检时发现有胃肠道转移。研究发现，MM 具有较强的向小肠扩散的倾向，其次是对胃和结直肠的累及，从而导致了继发性胃肠道 MM 的形成。虽然大多数 MM 起源于皮肤，但原发性胃肠道 MM 也可来自食管、胃、小肠、结肠、直肠和肛门的黏膜，原发性胃肠道 MM 也是一种独特的病例群体。

尽管黑色素细胞极少出现在胃肠道中，但在直肠、食管和其他部位中也发现了异位的黑色素细胞。关于黑色素细胞的起源，已有不少专家对其进行思考，并且提出了如下几个假说，包括位于胃肠道的多能干细胞分化为黑色素细胞、黑色素细胞从肛门向直肠迁移及胎儿发育期间出现了细胞迁移的异常。原发性胃肠道 MM 被认为是由这些异位黑色素细胞引起的，并且极易发生淋巴转移和血行转移，恶性程度及病死率高，预后差。原发于胃肠道黏膜的 MM，肛管与直肠是最常见的发生部位，占全部 MM 的 0.2%～3%，其次是口咽、食管、胃、小肠和结肠。自 1857 年原发肛管直肠恶性黑色素瘤（anorectal malignant melanoma，ARMM）被首次发现以来，ARMM 便逐渐出现在人们的视线中。本节将主要对 ARMM 的外科治疗的现状与展望进行初步探讨。

一、概述

（一）流行病学

皮肤恶性黑色素瘤的发病率存在性别差异，男性发病率为女性的 1.5 倍。相比之下，女性的肛门直肠恶性黑色素瘤发病率是男性的 1.6 倍。既往研究证明了不同种族人群的发病率无差异，但最新的研究发现，白人的皮肤黑色素瘤发病率是黑人的 13 倍，而其肛门直肠黑色素瘤发病率是黑人的 1.7 倍，且近年来，该病的发病率在逐年上升。

（二）病因

恶性黑色素瘤尚无明确病因，其发生被认为与种族、紫外线照射、遗传、刺激、病毒、内分泌、化学致癌物、免疫缺陷等因素有关。专家指出，皮肤恶性黑色素瘤的病因与过度接受紫外线照射有关。大量证据表明，皮肤黑色素瘤的发生与太阳辐射的有害影响有关，近年来皮肤黑色素瘤发病率和病死率的上升被主要归因于太阳辐射暴露的增加和大气屏障变薄。而肛管直肠恶性黑色素瘤的病因主要与良性黑痣史、人类免疫缺陷病毒（HIV）的感染及太阳辐射有关。因为 65%～84% 肛管直肠恶性黑色素瘤患者有良性黑痣史，所以不少专家认为，是良性黑痣受到反复的刺激或损伤导致了肛管直肠恶性黑色素瘤的产生。还有部分学者认为，消化道恶性黑色素瘤是由太阳辐射导致暴露区皮肤释放的一种物质，而该物质通过血液循环到达非暴露区的皮肤或黏膜，并作用于黑色素母细胞所致。也有学者认为，在各种损伤因素，比如射线和局部细胞所产生的生长因子作用下，黑色素细胞增生，进而发展为恶性黑色素瘤。另外，随着年轻人发病率的上升，还有研究表明恶性黑色素瘤的发生可能与感染 HIV 有关。

（三）组织病理表现

消化道恶性黑色素瘤多数向肠腔内突出，大都质地较软，部分呈紫蓝色或褐色。根据其肉眼下形态可将其分为息肉型、结节型和溃疡型。息肉型消化道恶性黑色素瘤多有蒂，蒂常较短而宽；结节型消化道恶性黑色素瘤主要为无蒂的肿瘤，呈现为隆起的小结节或形成菜花状突入肠腔，易向黏膜下浸润；溃疡型消化道恶性黑色素瘤是在结节型基础上，发生表面坏死脱落而形成。后两型累及范围较广，肿瘤组织浸润程度深，常伴淋巴转移及血行转移，预后差。

显微镜下，可将肿瘤细胞分为多集落型、上皮细胞型、棘状细胞型、小蓝细胞型及混合型。消化道恶性黑色素瘤的主要特征有：癌巢结构多不清楚，癌细胞有显著间变，且细胞呈现多角形、棱形或多形性等多种形态。其免疫组织化学标志物 S-100、HMB-45、Melan-A 和波形蛋白（vimentin）阳性常被用来明确诊断。S-100 蛋白对 ARMM 的诊断灵敏度较高，可用于肿瘤筛查，但其在神经胶质细胞、正常横纹肌细胞、心肌细胞、成纤维细胞等中均有表达，特异性稍低。HMB-45 是抗黑色素瘤单克隆抗体，可识别酪氨酸相关前黑色素小体糖蛋白，特异性强，但在酪氨酸酶活性低的恶性黑色素瘤中，HMB-45 常表现为阴性。研究表明，S-100 与 HMB-45 联合检测对 ARMM 的诊断更可靠，当使用 S-100 与 HMB-45 的诊断结果不符时，可进一步行 Melan-A 及波形蛋白检测。Melan-A 也被称为 MART-1，是一种 T 细胞识别的黑色素瘤抗原，与肿瘤预后相关，在对微小转移灶的判定方面具有优势。波形蛋白在对 ARMM 的诊断中灵敏度高，特异性差，可被用于鉴别诊断。Ki-67 是一种可被用来标记细胞增殖状态的核抗原，其阳性率能反映肿瘤增殖活性，阳性率越高，表明肿瘤生长越快、分化越差。细胞角蛋白（cytokeratin，CK）是来源于上皮组织的角蛋白，其表达阴性时可排除上皮来源的直肠恶性肿瘤。

镜下可将恶性黑色素瘤的病理分型分为以下三型。①浅表扩展型：肿瘤为稍隆起的蓝色斑块，黑色素细胞呈巢状、派杰样水平浸润，常具有超过 3 个表皮钉突；②结节型：肿瘤呈隆起结节或息肉样突出，易形成溃疡，以上皮样肿瘤细胞为主，向深部垂直浸润，侵犯向皮下组织，易于发生淋巴转移及血行转移；③雀斑痣型：肿瘤常为老人面部的扁平黑斑，其基底层在镜下呈不典型小梭形黑色素细胞增生，在表皮内向两侧水平缓慢扩展。它有两种生长方式：一种为辐射状斑块生长，即派杰样肿瘤细胞在表皮基底层和真皮乳头层之间离心性地向四周或附属器官蔓延，形成不对称的、界限不清的病变，真皮常有炎性浸润和纤维化退变，常见于雀斑痣型、表浅扩展型恶性黑色素瘤及其他分型恶性黑色素瘤的早期阶段，可持续数年；另一种为垂直性、结节样生长，肿瘤向真皮层、皮下组织深部生长并形成孤立膨胀性结节，或向液面形成外生性息肉，肿瘤细胞异型性明显，真皮内肿瘤细胞中常见核分裂象，这种生长方式见于结节型黑色素瘤，可为经辐射后生长转变而来，也可直接进入垂直生长期，此期易发生淋巴转移及血行转移。

除此之外，按 Clark 分级方法可将恶性黑色素瘤浸润深度分为 5 级：肿瘤厚度≤1mm，浸润深度位于表皮 / 原位、真皮乳头层 / 黏膜固有层（Clark Ⅰ、Ⅱ级）；厚度介于 1～2mm 之间时，浸润深度位于真皮网状层 / 黏膜固有层浅层（Clark Ⅲ、Ⅳ级）；肿瘤厚度 > 2mm，浸润深度达真皮网状层 / 黏膜固有层深层、皮下脂肪及肌组织（Clark Ⅳ、Ⅴ级）。

（四）临床表现

继发性恶性黑色素瘤的临床表现如下。有早期胃肠道黑色素瘤病变的患者通常没有明显症状，但肿瘤的进一步发展可导致一系列症状，比如腹痛、体重减轻、消化不良、恶心、呕吐、肠梗阻、穿孔、急性消化道出血和慢性缺铁性贫血。肠套叠在成年人中罕见，成年病例约占所有肠套叠病例的 5%。继发性恶性黑色素瘤已被视为小肠肠套叠的一个原因，同时，其也是蛋白丢失性肠病的一种病因。

原发性恶性黑色素瘤的临床表现如下。原发性结肠恶性黑色素瘤多发生在着色皮损上，其边缘不规则，颜色杂乱或暗黑，范围也大小不等。临床可无任何症状或表现为腹痛、便血、贫血。其转移主要通过淋巴播散。原发灶周围的卫星结节由皮下的淋巴管播散而来，有时在原发灶至区域淋巴结的淋巴引流途中会出现无数个转移结节，甚至会在转移至腹股沟淋巴结后侵犯髂血管旁淋巴结、闭孔淋巴结及腹主动脉旁淋巴结，继而侵犯腹腔器官。肛管直肠恶性黑色素瘤的临床表现主要是便血，无症状的肛管直肠局部肿块，大便习惯改变，肛门瘙痒、脱垂及其他不典型症状，其中，便血最常见。本病分为三期，分别为局限性、区域性和全身性。局限性是指病灶未突破肠壁，局限于肠壁内；区域性是指肿瘤穿破肠壁侵犯邻近组织和 / 或发生了区域淋巴结转移；全身性是指肿瘤转移至远处脏器。肛管直肠恶性黑色素瘤恶性程度较高，70% 的患者在被诊断的时候就已经有转移发生，转移方式分为以下 3 种。①血行转移：血行转移发生较早，主要转移至肝、肺、脑、骨等处；②淋巴转移：其转移途径与原发于肛管、直肠的其他恶性肿瘤相同。在早期可发生腹股沟淋巴结、闭孔淋巴结、腹主动脉旁淋巴结、髂总动脉旁淋巴结的转移；③直接浸润：肿瘤还可以从黏膜下侵犯近端直肠，但一般不侵及阴道、子宫、前列腺、膀胱等邻近器官。肛管直肠恶性黑色素瘤的首发症状往往是没有特异性的，以便血、肛门疼痛或者肛门肿块等为主诉的患者较为多见，其次有里急后重及瘙痒等症状，本病常是偶然被发现的。

恶性黑色素瘤在临床上被分为 5 期。原位恶性黑色素瘤为 0 期；侵袭性恶性黑色素瘤分为 4 期。Ⅰ期：厚度≤1.0mm，无溃疡，Clark 分期为Ⅱ期或Ⅲ期或者厚度≤1.0mm、有溃疡或 Clark 分期为Ⅳ期或Ⅴ期；Ⅱ期：厚度 > 1.0mm、无论有无溃疡但临床上呈淋巴结阴性；Ⅲ期：前哨淋巴结活检阳性，或临床检查淋巴结为阳性；Ⅳ期：发生了远处转移。

（五）辅助检查

内镜检查能发现大多数病灶，其主要包括上、下消化道内镜，视频胶囊内镜（VCE）和小肠镜检查。活检病理检查和诊断是其重要的环节，对于 ARMM，肿瘤在内镜下多呈息肉状，偏心性生长。可有或无色素，亦可呈串珠状、多发小结节状、菜花状等，多伴有表面溃疡或卫星灶，质脆，易出血，85% 病例的肿瘤可见色素沉着。X线钡餐检查中可见肿瘤呈息肉状充盈缺损，类似肿块型癌。胸腹部 B 超和 CT 可被用于了解病变范围及转移情况，从而在临床分期和治疗方案的选择中起到一定作用。MRI 有助于对患者的术前分期和对转移灶的检测，特别是有助于对肝转移灶和肿瘤侵犯肠壁情况进行评估。MRI 对黑色素极其灵敏，黑色素瘤的 MRI 特征性改变呈 T_1WI 高信号、T_2WI 低信号。Lsiklar 等根据其 MRI 特点将黑色素瘤分为如下 4 型。①黑色素型：T_1WI 高信号、T_2WI 低信号，质子密度加权像呈等或高信号；②非黑色素型：T_1WI 呈低或等信号、T_2WI 呈高或等信号；③混合型；④血肿型：呈血肿的 MRI 表现，MRI 增强表现为环状或不均匀强化，但少有结节状强化。PET 可被用于监测黑色素瘤对放射性示踪剂的摄取情况并观察肿瘤有无转移。

（六）诊断及鉴别诊断

本病因为在临床上较为罕见，故容易被忽视；又因为在早期缺乏特异的症状，故很容易被漏诊、误诊。对其的诊断主要依靠患者的临床表现、直肠肛门检查及病理检查。因这种肿瘤恶性程度高，转移早，故该疾病在被诊断时大多已是中晚期。诊断标准包括：①有肛管黑痣史；②有便血、肛门疼痛或者肛门肿物的临床表现；③直肠指诊或者肛门镜检查中发现肿物；④病理检查中发现有典型的黑色素瘤组织学图像，显微镜下肿瘤细胞内有黑色素颗粒，且经特殊染色被证实为黑色素，肿瘤来自消化道黏膜上皮，免疫组化检查显示 HMB-45（+）、S-100 蛋白（+）；⑤排除原发于其他部位恶性黑色素瘤转移的可能；⑥排除其他类型的恶性肿瘤。

因该肿瘤恶性程度高，转移早，预后差，疾病在诊断时常呈进行性发展，从出现症状到最终作出诊断的平均时间是 4 个月，故早期诊断可以降低该病患者的病死率。研究表明，年龄在45～80 岁之间的人群患该病的风险更高，故建议对这个年龄段的人群定期进行直肠检查。在筛查直肠肛管恶性肿瘤时，如发现息肉或结节，尤其是对于在肛管直肠交界部者，应高度警惕其有黑色素瘤的可能，须进一步行肿块的活检。Slingluff 等报道本病误诊率可高达 80%，且易被误诊为以下疾病。①直肠癌：从症状上看，ARMM 的便血往往是鲜红色的，混有少量黏液，直肠癌多表现为黏液血便，以黏液为主；②痔：痔的血便中几乎没有黏液，进行鉴别诊断时还应特别注意肿物的颜色，部分恶性黑色素瘤表面可呈黑色、褐色或灰色；

③息肉：息肉型恶性黑色素瘤和肠息肉在外观上不易鉴别，一般需要病理检查协助诊断；④普通痣：可利用美国国立癌症研究所提出的"ABCD"4种征象的不同点来鉴别普通痣和恶性黑色素瘤。第一，不对称性（asymmetry），即普通痣常呈圆形或卵圆形，将其一分为二时，两半对称，而恶性黑色素瘤常为不规则形，两半不对称；第二，边缘（border），即普通痣边缘规则、光滑、完整，与周围皮肤分界清楚，而恶性黑色素瘤的边缘常参差不齐，呈锯齿样改变；第三，颜色（color），即普通痣常为棕黄色、棕色或黑色，恶性黑色素瘤常在棕黄色或棕褐色的基础上掺杂粉红色、白色、蓝黑色等多种色彩；第四，最大径（diameter），即普通痣的最大径一般都≤5mm，恶性黑色素瘤的最大径常超过 5mm。

二、外科治疗的现状

目前，对于 ARMM 尚无标准的治疗方案，但外科手术仍是公认的首选临床治疗方法。主要手术方式有腹会阴联合切除术（abdominoperineal resection，APR）和局部广泛切除术（wide local excision，WLE）两种。本病在得到诊断时，在大部分病例中已是全身性疾病，即使扩大手术范围，也不能够改善患者的预后，腹会阴联合切除术在降低局部复发率上有一定的优势，但对于患者总体生存率影响不大，因此，可首选局部广泛切除术，对于部分难以实施局部广泛切除术的患者，可考虑开展腹会阴联合切除术。

（一）手术指征

对于影像学及内镜下检查中发现，经活检证实为恶性黑色素瘤，且一般状况良好，可耐受手术者均可行手术治疗，具体手术方式及淋巴结清扫范围见下文。

（二）手术方式的选择

由于恶性黑色素瘤极少转移到结肠，且结肠原发恶性黑色素瘤也极为罕见，故结肠恶性黑色素瘤在术前常被误诊为结肠癌，并因此给予患者根治性的结肠肿瘤根治手术。该疾病较罕见，仅有少数个案报道，故在手术方式方面，大都遵循《中国结直肠癌诊疗指南》的原则对肿瘤进行切除及淋巴结清扫。

原发 ARMM 的治疗方法取决于肿瘤的分级和分期。原发 ARMM 可根据肿瘤的转移情况进行临床分期，Ⅰ期：局限性，是指病灶未突破肠壁，局限于肠壁内；Ⅱ期：区域性，是指肿瘤穿破肠壁侵犯邻近组织和 / 或发生了区域淋巴结转移；Ⅲ期：全身性，是指肿瘤扩散至远处脏器。这种肿瘤有很高的腹股沟淋巴结转移率，但通常不推荐行预防性淋巴结清扫，而是对于临床发现有转移者，才行双侧腹股沟淋巴结清扫。可对患者进行前哨淋巴结检测，以鉴别是否发生腹股沟淋巴结转移，进而确定是否实施淋巴结清扫。但是手术过程中淋巴结清扫范围尚未有明确界定，此外，尚无明确的证据表明哪种手术方式可使患者的长期生存率更高，目前在 APR 或 WLE 两种手术方式的选择上争议较大。

国际上对选择哪种手术方式没有达成共识，这是因为两种手术方法都不能明显提高患者的存活率。此外，学界在 ARMM 患者的术后治疗上也没有达成共识。手术治疗中可选择的术式从非常广泛和彻底的手术（包括 APR）到极端保守的手术（如 WLE）都有不同。早期研究表明，对 ARMM 患者采取 APR 的积极治疗与改善预后有关，这可能是由于扩大了淋巴结清扫范围。相反，其他研究发现，行原发肿瘤局部切除而没有行淋巴结清扫的患者中有类似的复发率和存活率。APR 也被推荐作为一种局部切除失败后的补救性治疗。因此，由于患者数量有限以及对这种侵袭性肿瘤的所有报告的回顾设计的限制，治疗 ARMM 的标准手术方式尚未确定。最后，如果 ARMM 在内痔切除术后被偶然诊断为 ARMM，开展 WLE 联合辅助放射治疗似乎可以在不降低患者总存活率的情况下对肿瘤进行局部的控制，并且这可能是小而表浅 ARMM 患者的治疗选择，术后应该给予这些患者随访观察。此外，如果肿瘤复发，APR 就成为了唯一的手术治疗方法。传统观点认为 APR 是治疗局部区域性疾病的最佳选择。但最近的研究显示，进行 WLE 与 APR 手术后，患者的生存率没有差异，并且采取 WLE 这种手术方式可以保留患者的肛门，保证了其术后的生活质量。最新的一篇荟萃分析对 31 项研究中 1 006 例 ARMM 患者的调查表明，APR 组患者和 WLE 组患者的总体生存率和无复发生存率没有显著差异，在平均生存期方面，

APR组患者并不优于WLE组患者，虽然APR组患者的局部复发较少，但在没有远处转移的情况下，发生了局部复发者可以再次行手术切除复发肿瘤。尽管作为根治性手术的APR在切除范围和淋巴结清扫上更具优势，但其相对于局部广泛切除术是否仍有优势并未得到证实。因此，较多学者建议，如果可以保证切缘的阴性，则将WLE作为首选治疗方法。开展APR时应保留在局部切除时不能切除的病灶，或在局部孤立复发的情况下开展APR进行挽救性手术。同时，大多数学者建议对无淋巴结转移的患者不进行预防性双侧腹股沟淋巴结切除术，这是因为这种手术方式不仅不能提高患者的生存率，同时还增加了术后并发症的发生率。

对于较大的原发肿瘤或存在远处转移的肿瘤，建议基于姑息性手术（如局部节段性切除或对于肠梗阻患者的结肠永久性造口术）开展治疗。肝是肛管直肠恶性黑色素瘤最常见的复发和转移部位，有学者对其病变进行了研究，发现肝切除治疗对于直肠恶性肿瘤（包括恶性黑色素瘤）转移有较好的效果，且认为通过腹腔镜下射频消融可以有效、安全地治疗不同类型的肝转移瘤。

（三）微创技术在治疗肛管直肠恶性黑素肿瘤中的应用

随着微创技术的发展，腹腔镜技术的应用变得更为广泛，对这种技术的应用能够减少术后并发症的发生并且获得较好的肿瘤手术治疗效果。研究报道，第1例接受腹腔镜治疗的直肠肛管恶性黑色素瘤患者在接受了完全腹腔镜APR后恢复良好，且结肠镜检查未见明显复发。因此，在制订患者的治疗方案时可考虑采用腹腔镜手术的方法。开展腹腔镜腹会阴联合切除术时，不仅可以在术中全面探查腹盆腔转移情况，而且与传统手术方法相比，采取腹腔镜腹会阴联合切除术时可提供更好的肿瘤学标本，同时减少了切缘的受累。然而，由于ARMM较低的发病率，很难通过实行随机对照试验来评估这些新手术技术的有效性和安全性。

在过去的几年里有一些能够用于治疗ARMM或结肠恶性黑色素瘤的新技术、应考虑引进。新技术包括内镜黏膜下剥离术（ESD）和内镜下黏膜切除术（EMR）。在过去的研究中，只有少数肛门直肠恶性黑色素瘤患者接受了EMR治疗。这种手术的优点是它的侵入性比传统的外科干预措施小得多。此外，对这些病例的研究表明，对于早期MM，可以通过单独的内镜治疗来处理。与EMR相比，ESD技术可以为任何大小或形状的病变提供更高的整体切除率。因此，ESD可以更有效地治疗早期ARMM。此外，与EMR相比，ESD似乎实现了更高的患者存活率，同时，当涉及整体切除和R_0切除时，接受ESD者的局部复发率更低。经肛门TME（TaTME）最近被确定为一种微创外科技术，其能实现安全的切缘和良好的能见度，特别是在大肿瘤和狭窄的骨盆对传统切除方式构成挑战并增加了非根治性手术结果的风险的情况下。然而，通过单一端口的TaTME可能会因为有限的机动性和解剖标志而变得复杂。此外，在患者肛门受累的情况下，这种手术方式是不可取的。在这种情况下，少数有效的选择是WLE或APR。然而，由于经单口TaTME的复杂性，建议在特定病例中分两个阶段进行经会阴TME（TpTME），包括第一阶段经腹的腹腔镜手术和第二阶段的内镜下经会阴手术，通过这种方式，可以显露扩大手术视野并获得安全的切缘，同时更容易避免技术并发症，如尿道、阴道壁或下腹下丛的损伤或穿孔。

（四）手术治疗的预后

对于恶性黑色素瘤的预后，可根据Breslow于1970年提出的目镜测微器测量肿瘤厚度而进行估计，Breslow将肿瘤厚度分为≤0.75mm、0.75～1.5mm（不包括0.75mm）和>1.5mm三种；以毫米（mm）为单位测量恶性黑色素瘤的厚度较为准确，而这种测量方法也成为了不同病理学家之间用于对比的标准，成为了估量淋巴转移危险度及判断预后的准绳。消化道恶性黑色素瘤在位于身体不同部位的情况下有不同的临床经过，位于中轴腔黏膜者预后最差。对于仅有局部病变的恶性黑色素瘤患者而言，主要预后因素包括肿瘤的Breslow厚度、溃疡状况和Clark分期，其中病变厚度尤为重要。关于性别对预后的影响说法不一，尚有待进一步观察研究。

对于早期恶性黑色素瘤的治疗以手术为主。根据病灶浸润深度、有无溃疡、淋巴转移情况等危险因素，术后患者被分为4类：①I期（低危），肿瘤厚度≤2mm；②ⅠA期（中危）；③ⅡB～ⅢA期（高危）；④ⅢB～Ⅳ期（极高危）。低危患者有可能长期存活，其5年生存率为95%左右。中危患者的术后5年生存率为80%左右，高危和极高危患者的5年生存率为10%～50%。

对于继发性MM，多项研究证明，完全手术切除不仅可以缓解甚至消除症状，而且可以给患者带来更好的预后，从而使得患者的总体生存率上升。国外的一项研究表明，肿瘤完全切除的患者的生存期与肿瘤部分切除的患者的生存期相比，前者生存期明显较长。因此，根治性手术至今仍是胃肠道继发性MM患者的重要治疗方式。与皮肤恶性黑色素瘤及继发性恶性黑色素瘤相比，局部和区域性肛门直肠恶性黑色素瘤患者的生存率更低。有些肿瘤即使可切除，患者的预后也极差，考虑原因如下：在诊断时疾病就有进行性发展的特点；本病常呈溃疡型浸润生长；直肠黏膜富有血管，易发生血行转移；肿瘤有很高的生物侵袭性。

三、恶性黑色素瘤外科治疗的展望

随着使用CTLA-4和PD-1抗体的免疫治疗以及使用 BRAF/MEK 抑制剂的靶向治疗的引入，继发性恶性黑色素瘤的治疗取得了重大进展。这些治疗方法为转移性疾病的外科手术的作用提供了潜在的新视角，这可能会重新定义外科手术的作用。

但是，ARMM预后不佳，且其最佳治疗策略尚不清楚。手术切除是治疗的首选，辅助治疗的作用尚未得到有效证实。由于疾病的罕见及缺乏前瞻性研究，对于这类原发肿瘤的最佳手术方式存在争议，可能是局部广泛切除术，也可能是腹会阴联合切除术甚至是微创技术，如ESD、EMR以及TME。目前的研究表明，与肿瘤分期无关，无论研究的时间间隔和研究来源是什么，使用其中任何一种手术方式的患者的存活率都不会显著提高。虽然，在亚洲国家更常见的做法是进行广泛的淋巴结清扫，但目前的研究没有发现亚洲地区患者存活率更高。这与以前的研究结果是一致的，即通过清扫肛管直肠恶性黑色素瘤患者的腹股沟淋巴结和直肠系膜淋巴结并不能改善发生淋巴结转移的预后。特别是有研究表明，肛管直肠

黑色素瘤可能会跳过淋巴扩散，而通过血行转移而播散至远处。

（一）除手术外，进行多学科个体化辅助治疗，增强局部控制，提高生活质量

随着时间的推移，新的系统治疗方法被添加到手术治疗中，但这并未使任何一种手术方法增加患者的生存受益。在过去的30年里，ARMM患者的存活率并未有明显提高。这表明ARMM患者需要有针对性的个体化治疗，应将重点放在增强局部控制和提高患者的生活质量上，而上述治疗最好是在多学科的环境中进行的。此外，它还表明需要更新的治疗方式，如免疫疗法和靶向治疗。虽然皮肤黑色素瘤被发现是高度免疫原性的，但这还没有在位于肛管直肠或其他黏膜的黑色素瘤中显示出来。这表明黏膜黑色素瘤可能有不同的病因，对这个问题的进一步研究是必要的。

虽然目前对ARMM的治疗还是以手术治疗为主，但是随着研究的不断深入，不断有学者提出关于除外科治疗之外的可用于ARMM的治疗方法，包括放疗、化疗和免疫治疗。学界一般认为黑色素瘤对放疗不敏感，但在某些特殊情况下，放疗仍是一项重要的治疗手段。恶性黑色素瘤的放疗分为辅助放疗和姑息放疗，前者主要用于患者接受手术治疗后的局部控制以及降低局部复发率，后者主要用于晚期肿瘤患者的脑、脊髓、骨等转移灶。但有研究表明，对腹股沟淋巴结的扩展性放疗有较严重的并发症，如淋巴结水肿、直肠炎等。对不能手术切除转移灶的患者应进行化疗。化疗药物包括达卡巴嗪、替莫唑胺、顺铂和福莫司汀，其中达卡巴嗪是晚期黑色素瘤内科治疗的一线用药。经化疗后，部分患者的CEA水平有所下降，大部分患者的疼痛症状得以减轻。但现阶段尚未有标准化的针对直肠肛管恶性黑色素瘤的化疗方案。免疫治疗被认为是恶性黑色素瘤治疗的重要组成部分，包括应用非特异性免疫调节剂（细胞因子等）改善患者机体的免疫抑制状态，应用肿瘤疫苗诱导特异性主动免疫反应，单克隆抗体治疗，应用回输树突状细胞进行细胞过继免疫治疗等。其中细胞因子（干扰素、白细胞介素-2）治疗已成为恶性黑色素瘤的一线治疗方案。有文献报道，Ⅲ期临床试验结果表明，针

对 CTLA-4 和 PD-1 靶点的免疫治疗将黑色素瘤患者的 3 年生存率提高至 70%，总生存期提高至 30%。应用免疫调节剂来改善患者机体的免疫状态，是今后对直肠肛管恶性黑色素瘤治疗的研究方向。最近，已经研究出免疫检查点抑制剂和靶向疗法，但其疗效还需要进一步验证。随着对疾病生物学和免疫学的研究更深入，治疗晚期黑色素瘤的方法正在迅速进展。

（二）选择微创手术方式，减轻创伤

肛管直肠恶性黑色素瘤是一种极为少见，易发生淋巴转移和远处转移且预后极差的恶性肿瘤。在临床上，对于有症状的患者，在诊断不明时必须进行恶性黑色素瘤的鉴别诊断，对于有可疑病灶的患者必须行活检以明确组织病理学诊断。除此之外，直肠肛管恶性黑色素瘤的治疗应该个体化。对于较小的早期浅表病变，选择 ESD、EMR 或 TME 或许能在根治肿瘤的同时使患者受到更少的创伤，使之恢复更快。但对于局部进展期肿瘤，腹会阴联合切除术或局部广泛切除术似乎是更好的选择。但是大多数患者在被发现时便被诊断为晚期，因此对于这一类亚群患者不可能进行根治性手术。由于广泛切除与局部切除相比并没有使患者明显获益，因此，对于这种预期寿命较短的患者，如何最大限度地提高生活质量应该是肛管直肠恶性黑色素瘤外科治疗的重点。

纵观恶性黑色素瘤的治疗进展，手术是主要的治疗方式，手术方法包括腹会阴联合切除术或局部广泛切除术。围手术期化疗、免疫治疗及靶向治疗也很有可能获得突破性进展。进一步细化治疗方案与模式，寻找最佳组合和治疗时机，甚至免疫治疗与放化疗的先后治疗顺序等都是未来的研究方向。未来应开展更多的研究针对如何诊断直肠肛管恶性黑色素瘤以及对其进行分期，从而使临床医师能够更快、更准确地作出临床诊断并对患者进行治疗。同时也希望有更多关于直肠肛管恶性黑色素瘤治疗的研究，从而进一步探索不同的辅助治疗手段。可以预见，随着手术方式的不断更新及医疗技术的发展，越来越多的恶性黑色素瘤患者可得到更加个体化、精准化的治疗，获得更好的手术收益、更低的并发症风险，从而提高生活质量、延长生命。我们相信：随着药物研发的飞速进展和临床试验的广泛开展，恶性黑色素瘤患者的生存有望得到进一步改善。

（张光永）

参考文献

[1] 王锡山. 肛管直肠恶性黑色素瘤诊治指南解读 [J]. 中华结直肠疾病电子杂志, 2015, 4(2): 15-17.

[2] 刘云霄. 消化道原发性恶性黑色素瘤临床病理研究 [J]. 中国实用医药, 2011, 6(13): 105.

[3] 曾艳, 李理. 肛管直肠恶性黑色素瘤的临床病理特点并文献复习 [J]. 现代肿瘤医学, 2021, 29(16): 2872-2876.

[4] MIGUEL I, FREIRE J, PASSOS MJ, et al. Anorectal malignant melanoma: retrospective analysis of management and outcome in a single Portuguese institution[J]. Med Oncol, 2015, 32(1): 445.

[5] JUTTEN E, KRUIJFF S, FRANCKEN AB, et al. Surgical treatment of anorectal melanoma: a systematic review and meta-analysis[J]. BJS Open, 2021, 5(6): zrab107.

[6] SHAH NJ, ALOYSIUS MM, BHANAT E, et al. Epidemiology and outcomes of gastrointestinal mucosal melanomas: a national database analysis[J]. BMC Gastroenterol, 2022, 22(1): 178.

[7] NUSRATH S, THAMMINEEDI SR, PATNAIK SC, et al. Anorectal malignant melanoma-defining the optimal surgical treatment and prognostic factors[J]. Indian J Surg Oncol, 2018, 9(4): 519-523.

[8] TAYLOR JP, STEM M, YU D, et al. Treatment strategies and survival trends for anorectal melanoma: is it time for a change?[J]. World J Surg, 2019, 43(7): 1809-1819.

[9] PESSAUX P, POCARD M, ELIAS D, et al. Surgical management of primary anorectal melanoma[J]. Br J Surg, 2004, 91(9): 1183-1187.

[10] 时立瞳, 王文佳, 秦艳茹. 肛管直肠恶性黑色素瘤临床诊治及预后 [J]. 河南医学研究, 2022, 31(6): 978-983.

[11] 王辛, 肖乾虎. 肛管直肠恶性黑色素瘤的诊治进展 [J]. 中国普外基础与临床杂志, 2002, 9(3): 210-212.

[12] KOHOUTOVA D, WORKU D, AZIZ H, et al. Malignant melanoma of the gastrointestinal tract: symptoms, diagnosis, and current treatment options[J]. Cells, 2021, 10(2): 327.

[13] MASTORAKI A，SCHIZAS D，NTELLA V，et al. Clinical evidence，diagnostic approach and challenging therapeutic modalities for malignant melanoma of the anorectum[J]. ANZ J Surg, 2021, 91（3）：276-281.

[14] YAN J，JING J，WU S，et al. Can transrectal ultrasonography distinguish anorectal malignant melanoma from low rectal adenocarcinoma? A retrospective paired study for ten years[J]. BMC Gastroenterol, 2022, 22（1）：165.

[15] 袁子茗，王锡山. 直肠肛管恶性黑色素瘤的临床特点及诊疗进展 [J]. 中华结直肠疾病电子杂志, 2017, 6（5）：414-416.

[16] JUTTEN E，KRUIJFF S，FRANCKEN AB，et al. Survival following surgical treatment for anorectal melanoma seems similar for local excision and extensive resection regardless of nodal involvement[J]. Surg Oncol, 2021, 37：101558.

[17] KAHL AR，GAO X，CHIORESO C，et al. Presentation，management，and prognosis of primary gastrointestinal melanoma: a population-based study[J]. J Surg Res, 2021, 260：46-55.

[18] FIELDS AC，GOLDBERG J，SENTURK J，et al. Contemporary surgical management and outcomes for anal melanoma: a national cancer database analysis[J]. Ann Surg Oncol, 2018, 25（13）：3883-3888.

[19] 施春雨，张磊超，侯睿智，等. 原发性乙状结肠恶性黑色素瘤 1 例报告 [J]. 中国普通外科杂志, 2015, 24（10）：1497-1500.

第三章　肛门直肠良性疾病

第一节　痔手术方式的选择与争议

痔（hemorrhoids）是常见的肛门直肠良性疾病之一，在我国发病率为 51.56%，占肛周疾病的 87.25%。根据其与齿状线的相对位置关系和病理学特点，痔被分为外痔、内痔和混合痔，而内痔则被根据脱出程度，在临床上分为 I～IV 度（Goligher 分类法）。痔的主要临床表现为瘙痒、出血、脱出、疼痛等。痔的治疗措施主要包括一般治疗、器械治疗和手术治疗。痔的治疗应该遵循以下三个基本原则：无症状的痔无需治疗；对于有症状的痔，重在减轻或消除痔的症状；以非手术治疗为主。临床医师应向该疾病的患者推荐改善饮食习惯和排便习惯、温水坐浴等基础措施，患者可适当口服轻泻药、静脉活性药物、非甾体抗炎药来缓解痔的症状。对于一般治疗措施治疗无效且不愿意接受手术的患者，可采用器械治疗，如胶圈套扎术（rubber band ligation，RBL）、硬化剂注射治疗、射频消融治疗、冷冻治疗等。

一、痔手术方式选择

临床上用于治疗痔的手术方式很多，如外剥内扎术（MMH）、闭合性弗格森痔切除术（FH）、吻合器痔上黏膜环切术（PPH）、选择性痔上黏膜切除术（TST）、内痔套扎术（RPH）、多普勒超声引导下痔动脉结扎术（DGHAL）等。手术治疗适用于经保守治疗无效且手术意愿强烈的患者、III～IV 度内痔患者、环状混合痔患者、反复严重出血的内痔患者或合并其他疾病需要同期处理的症状性痔患者等。手术前应充分与患者沟通，说明每种手术方式的利弊，并综合采纳患者意见，以期选择最佳手术方式、取得患者满意的效果。

（一）外剥内扎术（Milligan-Morgan hemorrhoidectomy，MMH）

该术式于 1937 年由 Milligan 和 Morgan 两人在先前手术的基础上改良、发展而来，在我国也被叫做外剥内扎术。治疗痔的手术方式虽经数年发展，但该术式仍因其操作简单、手术成功率高、效果确切、术后并发症少而被广泛应用。MMH 适用于 III～IV 度痔或混合痔患者，特别是接受其他治疗效果欠佳或合并其他基础疾病的患者。该术式的主要操作要点为：在皮肤与痔黏膜交界处做"V"形切口，游离、显露肛门内括约肌并予以保护，向上剥离至齿状线上方约 0.5cm 处，在痔根部结扎缝合，并在距结扎线 0.5cm 处切除痔组织。因手术创面呈开放式，引流通畅，故术后发生感染的概率小；同时处理了外痔和内痔，特别是对有较大痔核者的效果确切；不借助其他手术设备，操作简单，手术易于普及开展。但需要注意的是，如需多点结扎，则要保留正常的皮肤黏膜桥，防止术后肛门狭窄的发生。该术式的主要缺点是其破坏了齿状线及部分肛垫组织，术后患者较易出现肛门疼痛、感觉性便失禁、创面水肿、肛门坠胀感、尿潴留以及结扎线脱落引起的出血等并发症，肛周残余皮赘亦影响美观，甚至需手术切除。一项临床研究对比了 MMH 和闭合性痔切除术（FH）在手术时间、患者住院时间、术后并发症发生率以及创面愈合时间等几个方面的差异，结果表明，MMH 的手术时间和创面愈合时间短于 FH，两种手术的患者住院时间未见明显差异，FH 组患者在术后更易发生肛门狭窄和尿潴留等并发症。

针对 MMH 的缺点，近年来，临床上也发展出了很多改良术式，如分段齿线结扎术、保留齿状线痔切除术、保护肛垫的悬吊术等。分段齿线结扎术的主要特点就是使多个痔核的结扎不在同一平面、保留了一定的皮肤黏膜桥，因此能有效减少术后肛门狭窄、肛门失禁、水肿、疼痛、出血的发生。保留齿状线痔切除术往往是采取内外痔分治的方法,将内、外痔分别分离至齿状线上下 0.2~0.5cm,使肛垫上移 1~2cm,保留了完整的齿状线解剖结构,降低了术后大便失禁、肛门狭窄等并发症的发生率,但该术式对痔组织清除不够彻底,术后复发率较高。开展保护肛垫的悬吊术能尽可能地保护肛垫和肛门上皮,手术中能对痔组织进行剥离,将黏膜创缘锁边至齿状线部后固定在痔的根部,并将齿状线下方的肛管上皮缝合关闭。但采取该术式时仅能保留部分肛垫组织,手术操作复杂,技术要求较高。

(二)闭合性弗格森痔切除术(Ferguson hemo-rrhoidectomy, FH)

该术式由 Heaton 和 Ferguson 于 1959 年首次报道,该手术的操作要点是在 MMH 的基础上连续或间断缝合创口。FH 的适应证与 MMH 相同,两者也被称为痔切除的"金标准"术式。对创口的一期缝合减少了术后出血、减轻了疼痛,并且缩短了患者的住院时间。Bhatti 等在 2016 年发表的一项系统评价显示,FH 的手术时间长于MMH,但在术后疼痛、切口愈合及术后出血方面,FH 具有明显优势。但两者在患者的住院时间、术后并发症、术后切口部位感染和复发方面没有明显差异。一项纳入 5 项 RCT 研究的荟萃分析的结果显示,与 FH 相比,LigaSure™ 痔切除术术后患者发生尿潴留的概率以及术后疼痛评分均较低,手术时间和住院时间更短,而两种术式在患者的术后出血、大便失禁、肛门狭窄等方面未见明显差异。Simillis 等开展的一项纳入了 98项临床研究的荟萃分析中对多种术式进行了比较分析,结果表明,接受 MMH、FH 的患者术后并发症多、恢复慢,但复发率较低,而接受超声多普勒引导下痔动脉结扎术(DGHAL)和吻合器痔上黏膜环切术(PPH)的患者术后疼痛较轻、恢复快,但复发率却较高。术前应与患者讨论每个术式的优缺点,以便作出更好的决定。

(三)吻合器痔上黏膜环切术(PPH)

PPH 于 1998 年由意大利学者 Longo 在肛垫学说的理论基础上提出,近些年,其在临床上被广泛应用于脱出性痔的治疗。PPH 中,应用圆形钛钉吻合器呈环形切除齿状线上的部分直肠黏膜及黏膜下层,同时阻断了动、静脉的终末支,减少了血供,能在提升肛垫的同时达到使痔核萎缩的目的。该术式的主要操作要点为:在齿状线上 2~3cm 左右处行深达直肠黏膜下层的荷包缝合,利用圆形吻合器切割并对断端行黏膜-黏膜吻合。由于保留了肛垫组织,保持和恢复了肛管的正常解剖结构和生理功能,因此,开展这种术式对患者的肛门精细控便功能影响较小,且没有开放的创口,因此患者术后住院时间明显缩短。PPH 主要适用于对Ⅲ度、Ⅳ度内痔的治疗,特别是对合并明显便血、环状脱出的混合痔治疗效果较好,但是对较大的外痔进行治疗时,仍需联合外痔切除术。术中因牵拉直肠下段,部分患者可能出现短期下腹痛,术后吻合口脱钉、出血、狭窄、感染和直肠阴道瘘亦有发生。研究表明,PPH 的近期效果优于传统痔切除术,但术后远期复发率高于 MMH。且吻合器价格昂贵,这也是影响该术式得到应用的一个因素。Kim 等开展了一项临床研究,旨在对比 PPH 和 MMH 对Ⅲ度环形混合痔的近期和远期手术效果。结果表明,PPH 组患者和 MMH 组患者在术后出血、尿潴留和 5 年复发率方面没有明显差异,而 PPH 组患者在术后疼痛、坠胀感等方面明显优于 MMH 组。Bellio 等对 PPH 术后患者进行了一项随访 10 年的回顾性研究,该研究旨在评估 86 例行 PPH 的Ⅲ度痔患者的术后临床结果和患者满意度。共有77 例患者完成随访,其中 30 例患者在术后出现了痔复发,8 例需再次手术干预,10 年随访患者满意度为 68%。尽管该研究受限于样本量小、无对照组的局限,但仍可通过该研究结果发现术后的高复发率可能会降低 PPH 患者的远期满意度。

(四)选择性痔上黏膜切除术(TST)

TST 以中医分段齿线结扎为理论基础,由我国学者王业皇在 21 世纪初提出。TST 中采用"点线牵引"和"分段荷包缝合"的缝合方式,对病变的痔区黏膜进行分段切除。与 PPH 中环形切除直肠黏膜不同,TST 中通过特制的肛门镜,选择性切除痔区的病理性组织,保留了正常的肛垫和更多的黏膜,对患者的肛门精细控便功能影响更小,缩短了手术时间,发生术后肛门狭窄、肛门坠胀感的概率均小于 PPH。TST 的适应证与 PPH类似,但其对环形混合痔及伴有便血的痔的手术效果弱于 PPH。目前仍缺乏对于 TST 的系统、严密的随机对照研究。任东林等开展了一项旨在对比 TST 和 PPH 对Ⅲ度和Ⅳ度痔患者治疗效果的单中心平行、随机、非劣性临床研究，主要结局指标为随访 5 年脱垂发生率，其他指标为术后疼痛发生率和严重程度、大便急迫性、肛门失禁、肛门狭窄和直肠阴道瘘的发生率。结果表明，TST 组患者进行中位随访时的 5 年复发率不劣于 PPH，TST 组患者在术后疼痛感和大便急迫感方面的指标优于 PPH 组患者，且其发生大便失禁和肛门狭窄的概率更小。但此研究为小样本量的单中心研究，其结果仍需要大规模的多中心、前瞻性 RCT 研究才能被进一步证实。

（五）内痔套扎术（RPH）

内痔套扎术迄今已 50 多年的历史，是通过胶圈或弹力线套扎对痔进行治疗的应用最广泛的非手术治疗方法之一。

1954 年 Barron 制成世界上最早的小巧结扎器，用丝线或肠线套扎内痔。但因过早松脱，偶有出血，他又改用胶圈套扎。1963 年 Barron 将上述套扎器应用 Graylee 脐带结扎器的原理，改进用扩圆锥将胶圈套在结扎器上，首先用来套扎内痔。我国学者黄乃健（1964 年）、陆琦（1974 年）、喻德洪（1977 年）等先后制成牵拉式和吸引式套扎器套扎内痔。李润庭用血管钳胶圈套扎内痔，更加简易，不需套扎器。其治疗原理是通过阻断被套扎组织的血液供应，使其坏死脱落，从而导致局部黏膜下层出现纤维化增生，达到使周围组织固定的目的。

操作时注意，套扎部位应首选病变最严重的部位，一般位于齿状线以上 1～2cm 直肠黏膜处，套扎数目以每次 1～3 枚为宜。当进行多点套扎时，应避免使套扎点在同一平面内，以防止术后肛门狭窄的发生。套扎时应避免扎住齿状线和皮肤，否则会使患者术后产生剧烈的疼痛或坠胀感。具有创伤小、出血少、恢复快的特点，亦能较好地保留患者的直肠肛管变移上皮移行上皮和肛垫，减少了术后肛门狭窄和肛门失禁的发生，但若套扎线或胶圈的较早脱落，会导致术后出血的发生。研究显示，内痔套扎术具有复发率低，成本效益高等优点，目前已成为治疗有症状痔的重要方法之一。

（六）超声多普勒引导下痔动脉结扎术（DGHAL）

DGHAL 由 Morinaga 于 1995 年首次提出，该术式将超声引导技术与痔动脉结扎相结合，在超声引导下结扎痔动脉，从而阻断血供，使痔核萎缩；同时，痔上动脉与直肠黏膜被缝合固定于肌层，对合并明显脱垂症状的痔核起到了悬吊的作用。该术式的主要操作要点为：术中将多普勒超声探头插入肛门，对痔动脉进行定位，以"8"字缝合方式结扎痔动脉。该术式将超声引导技术引入，手术安全性高，且创面小，术后患者恢复快、痛苦轻。但是，目前该术式在临床上并未被大规模开展，因此其适应证、并发症及远期疗效有待于进一步的临床研究。Havard 开展了一项对比肛痔动脉结扎术和开放性痔切除术的单中心临床研究，该研究纳入了 48 例接受开放性痔切除术的患者和 50 例接受肛痔动脉结扎术的患者。研究表明，两组患者的症状评分在术后 1 年内无明显差异，开放性痔切除术对脱垂性痔的治疗效果优于肛痔动脉结扎术，并且具有更高的患者满意度，而肛痔动脉结扎术后复发的患者，往往需要再次手术干预。Ferrandis 等对 100 例行 DGHAL 的患者进行术后随访 5 年，结果表明，其平均住院时间为 2.2d，35.6% 的患者在随访时间内复发，并且复发的患者中有 19.8% 进行了再次手术治疗，首次手术与二次手术的中位间隔时间为 27.4 个月。因此，作者认为尽管 DGHAL 具有创伤小、术后并发症少等特点，但其远期复发率较高，应严格把握适应证。

（七）超声刀痔切除术

对于传统的开放性或闭合性痔切除术而言，术后常见的疼痛、水肿、出血、肛门狭窄等并发症是肛肠外科医师亟待解决的问题，近年来，超声刀在痔切除术中的应用，被证明是一种安全、有效的方法。超声刀通过金属刀头的高频率超声振荡，使组织内的水分汽化、蛋白质氢键断裂、细胞崩解、血管凝固闭合，从而达到切割组织和止血的目的。与传统手术相比，超声刀的应用使得手术时间缩短、出血量更少、术后恢复更快，有利于患者术后康复。Abo-Hashem 等对比研究了超声刀痔切除术和传统的电凝痔切除术的疗效，结果表明，前者在患者的术后疼痛方面与后者有显著差异，而在术后其他并发症方面，两组患者间无明显差异。另一项荟萃分析中将超声刀痔切除术与传统的痔切除术进行比较,结果表明,超声刀痔切除术是一种安全、有效的手术方式,与传统的痔切除术相比,接受超声刀痔切除术的患者术后疼痛更轻、恢复正常活动的时间更短,但由于该研究中统计异质性很高,故这些结果还需要更多RCT研究去进一步验证。

(八) LigaSure™痔切除术(LH)

LigaSure™痔切除术是在传统的 MMH、FH 的基础上,应用 LigaSure 血管闭合系统完成的痔切除术,这种术式使得手术操作简单化,临床上多被用于Ⅲ、Ⅳ度痔患者的治疗中。Wlodarczyk 等回顾性分析了 LigaSure™痔切除术后患者出血的情况,该研究纳入了 61 例接受 FH 的患者和 66 例接受 LH 的患者,结果表明,FH 组患者和 LH 组患者在术后出血方面无明显差异,LH 组患者的手术平均操作时间较 FH 组明显缩短(14.5min *vs* 24.9min,$P \leqslant 0.000\ 1$)。而多变量分析表明,男性、痔分度在Ⅱ度以下这两个因素与术后出血显著相关,因此,Wlodarczyk 等认为,对于内痔分级较低的男性患者,应谨慎行 LigaSure™痔切除术。一项纳入了 5 项 RCT 研究共 318 例患者的荟萃分析对 FH 和 LH 两种痔切除术进行了比较,结果显示,相比于接受 FH 者,接受 LH 的患者的尿潴留发生率和术后早期疼痛评分更低,手术时间和住院时间更短,术中出血量更少。接受两种痔切除术的患者在术后出血、排便困难、肛裂、肛门狭窄和大小便失禁等方面的差异无统计学意义。

二、特殊情形痔的手术方式选择

(一) 血栓性外痔

血栓性外痔通常呈痛性、柔韧的肿块,常引起急性且严重的疼痛,但症状的严重程度取决于血栓的大小。若发病超过 72h,患者的不适感开始缓解,则宜采取保守治疗、药物治疗等措施,肿块多在 7~10d 消退。如果出现溃疡或剧烈疼痛,则应尽早行痔切除术。血栓性外痔手术通常可在局部麻醉下完成,对于手术方式可考虑切开取栓术和外痔切除术。有研究表明单纯的切开取栓术往往会导致患者术后的水肿和疼痛,并可能伴有出血和复发。对于血栓性外痔手术治疗的临床研究相对较少。一项荟萃分析显示,相比于传统的

应用硝酸甘油保守治疗,患者在血栓性外痔切除术后的第 4 天疼痛症状明显缓解。

(二) 嵌顿痔

嵌顿痔常发生于长期便秘、腹泻的患者,其脱出的痔无法还纳,导致静脉回流障碍,常伴有血栓形成。患者疼痛难忍、坐立难安,如不及时、有效处理,可能会导致发生坏死、感染等严重后果。这类患者往往需要急诊手术治疗,手术方式以开放性痔切除术为主,但须保留足够的皮肤黏膜桥,防止术后肛门狭窄的发生。近些年也有很多研究报道了 PPH 联合外剥内扎术在治疗嵌顿痔中的应用,研究结果表明,接受 PPH 治疗的患者术后疼痛轻、水肿轻、术后恢复快、住院时间短等。

(三) 妊娠期痔

妊娠期痔常发生在孕中晚期,主要临床表现为疼痛、便血和脱出,多数患者的症状可于胎儿娩出后明显缓解。对于孕晚期的症状性痔以保守治疗为主,诸如调整饮食习惯、调整排便方式和坐浴等。对于保守治疗无效、合并严重便血及血栓的患者,可考虑行痔切除术或套扎术。

(四) 痔合并凝血功能障碍

临床上,痔合并凝血功能障碍多由患者口服抗凝血药或抗血小板药所致,这往往会加重内痔出血。对于这部分患者,如果便血症状不显著,仍应以保守治疗为主。如需手术治疗,可考虑行硬化注射治疗,而应避免行套扎术。有研究表明,胶圈脱落可能会导致继发二次出血。一项回顾性研究对 106 例行 THD 的混合痔患者进行了为期 53 个月的随访,结果表明,口服抗凝药组患者(36 例)和未口服抗凝药组患者(70 例)的术后出血发生率无明显差异,因此,对于合并凝血功能障碍的痔患者,行 THD 可能是安全的。

(五) 痔合并炎症性肠病

痔合并炎症性肠病(IBD)在临床上并不少见,现有文献报道,在 IBD 患者中,合并痔的发生率为 3.3%~20.7%。如对 IBD 活动期患者的痔行手术治疗,则可能会发生严重术后并发症,应谨慎选择手术治疗,而以保守治疗为主。对于患有症状性痔,在 IBD 静息期,而且经保守治疗无效的患者,可考虑行手术治疗。手术的目的应为缓解症状,原则上选择创伤性和侵袭性最小的

术式。首选行外痔切除、内痔注射术，应避免行吻合器痔切除术，术前须充分告知患者及家属术后可能面临的并发症等问题。目前对于痔合并IBD的临床研究有限，多为回顾性研究，缺乏前瞻性随机对照研究，临床证据尚不充分。Grossi等于2022年报道的一项关于痔合并IBD的外科手术治疗的荟萃分析显示，10项回顾性研究纳入了222例患者，分别行开放性或闭合性痔切除术（156例）、套扎术（39例）、血栓性外痔切除术（14例）和DGHAL（13例），其中23例术后出现了并发症，克罗恩病患者的术后并发症发生率约为溃疡性结肠炎患者的2倍，因此，对于克罗恩病患者，须更为谨慎地选择手术治疗。

三、痔手术方式的争议

理想的痔切除术应该是用最小的创伤完全消除痔的所有症状，术后疼痛轻、并发症少、复发率低、易于操作、花费少。但遗憾的是，痔外科手术治疗方法众多，也经历了漫长的发展过程，但目前仍然没有任何一个式能达到所有的标准和要求。对痔手术方式的选择则取决于三方面因素：疾病因素，应该根据痔的分度、分级合理选择术式；术者因素，应选择术者更擅长、安全系数较高的术式；患者因素，选择术式时应该充分尊重患者的治疗意愿与需求、满意度、经济状况等。目前，传统的开放性痔切除术（如MMH）或闭合式痔切除术（如FH）仍被认为是"金标准"术式，虽然有研究表明这两种式术后患者更容易发生尿潴留、疼痛等，但远期效果却较好，例如复发率较低，患者经济负担也较小。随着一些能量平台诸如超声刀、LigaSure™等的应用，MMH和FH两种术式的差异越来越小，能量平台的应用也使得患者术后满意度提高，但这加重了患者的医疗负担。PPH在治疗环状脱出的混合痔患者、痔合并直肠黏膜脱垂和严重出血的患者时虽具有很大的优势，但也应该充分考虑到术后直肠阴道瘘、肠瘘等严重并发症给患者带来的损害，并且其远期复发率较高，仍需要进一步临床研究证实其效果及安全性。TST作为近年来新兴的手术方式，其远期疗效、安全性和有效性仍需进一步研究以得到证实。目前针对痔的治疗，特别是针对Ⅲ、Ⅳ度症状性痔的治疗，往往采用两种或几种术式联合的方式，以期减轻患者术后疼痛并降低远期复发率。因此，肛肠外科医师应该熟练掌握各种术式的操作要点，严格掌握各种术式适应证，系统、全面地评估患者病情，更为合理地选择手术方案，以期提高患者满意度，并加强临床研究的开展，进一步完善痔治疗术式疗效评价。

（邝建东）

参考文献

[1] 李春雨，汪建平. 肛肠外科手术学[M]. 北京：人民卫生出版社，2015：602-648.

[2] 汪建平. 中华结直肠肛门外科学[M]. 北京：人民卫生出版社，2014：740-755.

[3] 科曼. Corman结直肠外科学[M]. 6版. 傅传刚，汪建平，王杉，译. 上海：上海科学技术出版社，2016：191.

[4] 中国中西医结合学会大肠肛门病专业委员会. 中国痔病诊疗指南（2020）[J]. 结直肠肛门外科，2020，26（5）：519-593.

[5] 陈孝平，汪建平，赵继宗. 外科学[M]. 9版. 北京：人民卫生出版社，2018：404-407.

[6] ABO-HASHEM AA, SARHAN A, ALY AM. Harmonic scalpel compared with bipolar electro-cautery hemorrhoidectomy: a randomized controlled trial[J]. Int J Surg, 2010, 8（3）：243-247.

[7] BELLIO G, PASQUALI A, SCHIANO DI VISCONTE M. Stapled hemorrhoidopexy: results at 10-year follow-up[J]. Dis Colon Rectum, 2018, 61（4）：491-498.

[8] XU L, CHEN HL, LIN GQ, et al. Ligasure versus Ferguson hemorrhoidectomy in the treatment of hemorrhoids: a meta-analysis of randomized control trials[J]. Surg Laparosc Endosc Percutan Tech, 2015, 25（2）：106-110.

[9] BHATTI MI, SAJID MS, BAIG MK. Milligan-Morgan（Open）versus Ferguson haemorrhoidectomy（closed）: a systematic review and meta-analysis of published randomized, controlled trials[J]. World J Surg, 2016, 40（6）：1509-1519.

[10] FERRANDIS C, DE FAUCAL D, FABREGUETTE JM, et al. Efficacy of Doppler-guided hemorrhoidal artery ligation with mucopexy, in the short and long terms for patients with hemorrhoidal disease[J]. Tech Coloproctol, 2020, 24（2）：165-171.

[11] GENÇOSMANOĞLU R, SAD O, KOÇ D, et al. Hemorrhoidectomy: open or closed technique? A prospective,

randomized clinical trial[J]. Dis Colon Rectum，2002，45（1）：70-75.

[12] GROSSI U，GALLO G，DI TANNA GL，et al. Surgical management of hemorrhoidal disease in inflammatory bowel disease：a systematic review with proportional meta-analysis[J]. J Clin Med，2022，11（3）：709.

[13] KIM JS，VASHIST YK，THIELTGES S，et al. Stapled hemorrhoidopexy versus Milligan-Morgan hemorrhoidectomy in circumferential third-degree hemorrhoids：long-term results of a randomized controlled trial[J]. J Gastrointest Surg，2013，17（7）：1292-1298.

[14] LIN HC，HE QL，SHAO WJ，et al. Partial stapled hemorrhoidopexy versus circumferential stapled hemorrhoidopexy for grade Ⅲ to Ⅳ prolapsing hemorrhoids：a randomized，noninferiority trial[J]. Dis Colon Rectum，2019，62（2）：223-233.

[15] MUSHAYA CD，CALEO PJ，BARTLETT L，et al. Harmonic scalpel compared with conventional excisional haemorrhoidectomy：a meta-analysis of randomized controlled trials[J]. Tech Coloproctol，2014，18（11）：1009-1016.

[16] RORVIK HD，CAMPOS AH，STYR K，et al. Minimal open hemorrhoidectomy versus transanal hemorrhoidal dearterialization：the effect on symptoms：an open-label randomized controlled trial[J]. Dis Colon Rectum，2020，63（5）：655-667.

[17] SIMILLIS C，THOUKIDIDOU SN，SLESSER AA，et al. Systematic review and network meta-analysis comparing clinical outcomes and effectiveness of surgical treatments for haemorrhoids[J]. Br J Surg，2015，102（13）：1603-1618.

[18] WLODARCZYK JR，YOON D，LAI R，et al. LigaSure™ haemorrhoidectomy and the risk of postoperative bleeding[J]. Colorectal Dis，2021，23（10）：2699-2705.

[19] YU Q，ZHI C，JIA L，et al. Efficacy of Ruiyun procedure for hemorrhoids combined simplified Milligan-Morgan hemorrhoidectomy with dentate line-sparing in treating grade Ⅲ/Ⅳ hemorrhoids：a retrospective study[J]. BMC Surg，2021，21（1）：251.

[20] CHAN K K，ARTHUR JD. External haemorrhoidal thrombosis：evidence for current management[J]. Tech Coloproctol，2013，17（1）：21-25.

[21] GREENSPON J，WILLIAMS SB，YOUNG HA，et al. Thrombosed external hemorrhoids：outcome after conservative or surgical management[J]. Dis Colon Rectum，2004，47（9）：1493-1498.

[22] ATALLAH S，MAHARAJA GK，MARTIN-PEREZ B，et al. Transanal hemorrhoidal dearterialization（THD）：a safe procedure for the anticoagulated patient?[J]. Tech Coloproctol，2016，20（7）：461-466.

第二节　痔微创技术的研究进展及远期疗效评价

痔（hemorrhoid）是常见的肛肠疾病之一。据报道，在美国，痔的发病率为 4%～55%，每年约 400 万人次因痔到医院就诊，在英国，痔的发病率约为 40%。而在我国，痔的患病率接近 50.28%，其发病率约占肛肠疾病总发病率的 87%，是最常见的肛肠疾病。痔的患病率随年龄的增加而升高，其中 35～59 岁年龄段的人群发病率最高。

痔在病理学上表现为血管的异常扩张、变形及肛垫支持结构的破坏，可伴有炎性病变和血管增生。目前，痔的确切发病机制尚未完全明确，肛垫下移和血管增生是当前认为的主要病因，而一些不健康的生活方式，如饮酒、辛辣饮食等，以及一些错误的排便习惯会增加患痔的风险。痔的临床表现主要有出血、肛门肿胀、内痔脱出、疼痛以及肛门瘙痒潮湿等，这些症状严重影响了患者的生活质量，甚至可继发严重的贫血。

根据发病部位的不同，通常将痔分为内痔、外痔、混合痔。内痔位于齿状线以上，是直肠末端黏膜下的直肠内静脉丛扩张迂曲、充血形成柔软的静脉团，其主要表现为出血、脱出、肛周瘙痒及潮湿。目前常用的内痔分度方法为 Goligher 分类法（表 3-1）。外痔位于齿状线以下，由直肠外静脉丛扩张、破裂、反复炎症、血栓形成或组织增生而形成。而混合痔则是内痔及相应部位的外痔

表 3-1　内痔 Goligher 分类法

分度	症状
Ⅰ	排便时带血；滴血或喷射状出血，排便后出血可自行停止；无痔脱出
Ⅱ	常有便血；排便时有痔脱出，排便后可自行还纳
Ⅲ	偶有便血；排便或久站、咳嗽、劳累、负重时有痔脱出，需用手还纳
Ⅳ	偶有便血；痔持续脱出或还纳后易脱出，偶伴有感染、水肿、糜烂、坏死和剧烈疼痛

血管丛跨过齿状线相互融合形成的，因此内、外痔症状同时存在。

一、痔的传统治疗

痔的治疗原则是无症状的痔无需治疗，对于有症状的痔则重在减轻或消除症状，无需根治，以非手术治疗为主，非手术治疗无效时则考虑行手术治疗。痔的治疗方式多种多样，主要包括：①一般治疗，如改善饮食、保持排便通畅、坐浴等；②药物治疗，包括口服药物，如轻泻药、静脉活性药物等，以及局部外用药物，如栓剂、膏剂和洗剂；③外科治疗。

痔的外科治疗方法很多，对于不同的治疗方式的选择应根据患者不同的病情酌情而定。对于Ⅲ、Ⅳ度的内痔和外痔来说，外科治疗是有效的治疗方法。传统的痔手术主要以痔切除术为主。常用的手术方式有外剥内扎术、吻合器痔上黏膜环切术等。因吻合器痔上黏膜环切术并发症多，目前在临床上已基本废弃。对于外剥内扎术，根据创面处理方式不同，可将其分为 Milligan-Morgan 术（创面开放式）、Ferguson 术（创面闭合式）、Parks 术（创面半开放式）。各种痔切除术存在相应的缺点，如术后疼痛严重且持续时间长，术后恢复期较长，患者的肛门功能及肛管精细感觉会受到一定的影响。但切除术治疗痔的效果明确，成功率高，仍然为治疗Ⅲ～Ⅳ度痔的"金标准"术式，其中，Milligan-Morgan 术以及 Ferguson 术在多个国家的痔病指南中被认为是痔切除术中的首选术式。

二、痔的微创技术

随着对痔发病机制认识的不断更新以及医疗器械的不断推陈出新，手术的目的也从过去的彻底切除痔组织转变为以尽可能地保留肛垫组织的完整性、纠正肛垫下移为手段尽可能消除痔的症状。因此，进入微创治疗时代后，越来越多的微创技术被提出用于治疗痔。肛肠疾病有着自身的特殊性，对于治疗这类疾病，主要采取器械辅助下的开放手术操作，因此，痔的微创治疗应被理解为在保证安全和疗效的前提下，达到精细操作、减少创伤、减轻痛苦、加快恢复等效果，手术重点则是基于解剖学的精细化切除和对肛门功能

的保留。因此，根据痔的治疗原则，学者将痔的微创技术分为四大类，现就每一类微创技术的具体方法及其相关研究进展分析如下。

（一）针对出血症状的微创技术：以减少痔动脉血供为主的手术

出血是痔的主要症状之一，部分患者出血量较大，甚至会发生重度贫血等并发症。痔的发病与其供血动脉的高灌注以及新生血管的形成关系极为密切，根据痔的上述病理学变化，部分学者将阻断痔动脉血供作为减轻痔出血症状的手段，以达到微创治疗的目的。

1. 痔套扎术

（1）胶圈套扎术（RBL）：早在 1954 年，Blaisdell 就开始应用丝线或肠线套扎内痔，制成了最早的小巧结扎器。但因其会过早松脱，由此引发的出血的发生率较高，故后逐渐改用胶圈套扎，即胶圈套扎术（RBL）。RBL 的原理是通过器械将小胶圈套扎在内痔的基底部，利用其持续的结扎力来阻断内痔的动脉血液供给，造成内痔组织的坏死、粘连，被结扎坏死的组织通常在术后 7～10d 内脱落。其主要并发症有直肠不适感、直肠坠胀感、疼痛、出血及溃疡形成等。研究表明，RBL 对Ⅰ～Ⅲ度内痔的治疗效果优于硬化剂注射治疗，且两种治疗手段的并发症发生率并无显著差异，但 RBL 治疗后患者更容易出现疼痛。有研究系统性评价比较了 RBL 与痔切除术的疗效，结果显示，对Ⅱ度内痔的患者来说，RBL 与痔切除术的疗效相似，但接受 RBL 患者的并发症发生率更低。同时一项前瞻性的随机对照试验（RCT）研究对比了 RBL 与吻合器痔上黏膜环切术治疗Ⅲ度及轻度Ⅳ度内痔患者的疗效，结果发现，两者在改善痔脱垂方面疗效相当，RBL 疼痛更轻，但 RBL 术后复发性出血的发生率更高；在另一项RCT 研究中，研究者对比了 RBL 和经肛痔动脉结扎术（THD）对Ⅱ～Ⅲ度内痔患者的治疗效果，结果发现，接受 RBL 的患者有着更高的复发率和更低的疼痛评分。

（2）自动痔套扎术（RPH）：随着医疗器械的发展，在传统 RBL 的基础上，出现了通过自动负压吸引装置吸引套扎内痔或痔上黏膜，将胶圈套于其基底部的自动痔套扎术（RPH）。相比于RBL 手术，RPH 手术操作更简单，能够避免套扎

术可能导致的一系列并发症,创面小、愈合快、患者痛苦轻、减少了胶圈滑脱及由此引发的出血的发生。RPH 有两种方法,即痔核直接套扎法和痔上黏膜套扎法。前者是将胶圈套于内痔基底部,基本阻断痔的血供,使其萎缩、脱落;后者是在齿状线上方 2~3cm 处,将痔核上方一定量的黏膜及黏膜下组织吸入并套扎,套扎后部分阻断痔的血供,使其发生一定程度的萎缩,同时,被套扎的黏膜皱缩,上提肛垫,减轻脱垂的症状。肖中华等对比分析了 RPH 与选择性痔上黏膜切除术治疗内痔的不良反应情况,发现 RPH 组患者的术后不良反应发生率显著低于 TST 组患者,如术后尿潴留、坠胀和里急后重等并发症发生率均显著低于 TST 组。

综上所述,相比于传统手术,RBL、RPH 以及内镜下 RBL 操作简便,并发症相对更少,但复发率较高,临床应用中更适于保守治疗无效的 Ⅱ、Ⅲ度内痔患者以及不愿接受其他手术治疗的 Ⅳ 度内痔患者。

2. 经肛痔动脉结扎术(THD) THD 是通过结扎阻断供应痔核的动脉血管,从而阻断痔的血供,进而促进痔组织的萎缩,减少出血并减轻痔脱垂的症状的手术方式。THD 的方法有很多,临床上常用的有超声多普勒引导下痔动脉结扎术(Doppler-guided hemorrhoid artery ligation,DGHAL)及超选择直肠上动脉栓塞术(super-selective superior rectal artery branch embolization,SRAE)等。

(1)超声多普勒引导下痔动脉结扎术:1995 年,日本的 Morinaga 教授等首次运用特殊的带有超声探头的肛门镜插入直肠,并准确地找到直肠上动脉的位置,通过操作窗口准确地缝合结扎痔动脉,以达到阻断痔的供血来源,使痔核萎缩,减少出血的目的。由此,DGHAL 被首次报道,随后被广泛应用于临床。有学者通过大量临床研究发现,DGHAL 与传统的痔切除术相比,其手术时间更短,术后并发症少,尤其是其术后出血少,恢复快,被认为可作为 Ⅱ、Ⅲ度内痔的一线治疗手段。一项纳入了 2 904 例患者的系统分析表明,DGHAL 的手术时间为 19~35min,0~38% 接受 DGHAL 的患者需要术后镇痛治疗,这些患者的术后复发率为 17.5%(3%~60%),其中 Ⅳ 度痔患者的复发率最高。而另一项纳入 98 个研究共计

7 829 例患者的系统分析结果表明,相对于痔切除术,DGHAL 术后出血少,术后需要再次急诊手术干预的患者数量显著降低,但复发率明显更高。总体来说,DGHAL 操作简单安全,术后患者疼痛等并发症较少,但术后复发率较高,特别是对于 Ⅳ 度痔而言更是如此。有学者在 DGHAL 的基础上结合黏膜固定术以降低术后复发率。多项 RCT 研究表明,DGHAL 结合黏膜固定术治疗内痔与传统开放性痔切除术相比,两者在患者的复发率、再手术率和术后并发症发生率方面差异并无统计学意义,但前者术后患者恢复正常生活所需的时间更短,手术时长更长。

(2)超选择直肠上动脉栓塞术:有研究表明直肠上动脉的末梢分支是痔核的主要动脉供血来源。基于该理论,2014 年,法国的 Vidal 等首次报道了通过使用弹簧圈结扎直肠上动脉以治疗反复发作的痔出血,并取得了满意的疗效。随后,Zakharchenko 等通过观察评价 SRAE 治疗 40 例 Ⅰ~Ⅲ度痔患者的近期疗效,结果显示,SRAE 术后患者并未发生直接并发症和肛门疼痛,术后痔核平均缩小 43%,其中 92.5%(37/40)的患者对手术疗效(包括术后局部刺激、出血、疼痛等症状的缓解)满意。来自我国山东的一项关于 SRAE 的回顾性研究同样证明 SRAE 治疗 Ⅱ、Ⅲ度内痔的近期效果良好,安全可行。与 Vidal 等应用弹簧圈不同,有学者应用不同粒径的三丙烯明胶微粒球进行 SRAE 治疗,其进行的 RCT 研究同样表明 SRAE 术后患者未出现严重并发症,轻微并发症发生率为 55%,包括浅表小溃疡、直肠上端小溃疡、治疗区域的纤维化瘢痕等,手术成功率达 93%,且 SRAE 术后患者生活质量评分提升明显。但 SRAE 治疗 2 年后,约有 30% 的患者出现症状复发。这种治疗方法的优势在于能够精准地找到直肠上动脉分支并将其完全栓塞,从而能减少直肠及肛门损伤等并发症的发生,近期疗效显著,但其远期疗效有待观察,更多关于 SRAE 治疗的前瞻性和多中心研究的结果值得我们期待。

(二)针对脱垂症状的微创技术:以恢复肛垫解剖位置为主的手术

目前,肛垫下移学说是痔发病原因的主流学说之一,该学说认为痔是肛垫的正常结构,当其合并下移、出血、疼痛等临床症状时才成为病变,

而肛垫支持结构的破坏导致肛垫下移是痔形成的重要原因。因此，有学者基于此学说提出通过去除脱垂的黏膜以及黏膜下层组织，将肛垫重新悬吊上移，恢复原有的解剖位置，由此达到改善痔脱垂症状的目的。吻合器痔切除术是一种利用圆形吻合器经肛门环形或部分切除齿状线近端的黏膜及黏膜下组织，从而使下移的肛垫上移并切断痔的供血动脉的一种手术方式。多项 RCT 研究结果证实，吻合器痔切除术相比于 RBL 手术，其术后恢复时间较长，但其远期复发率较低。

1. 吻合器痔上黏膜环切术（procedure for prolapse and hemorrhoids，PPH）　随着管型吻合器在临床中的应用，1998 年，Longo 教授开创性地使用特制的圆形吻合器经患者肛门插入，将其齿状线上方的直肠下端黏膜及黏膜下组织一次性地环形切除并钉合，成功地使脱垂的痔组织被悬吊，使肛垫恢复了正常位置，有效地缓解了痔的临床症状，这标志着吻合器痔上黏膜环切术（PPH）开始被应用于痔的治疗。与传统的痔切除术相比，PPH 有效地保留了肛垫组织以及肛门周围的正常皮肤，既保证了肛门外形的完整美观，也保留了肛门周围组织的感觉和其控制排便的正常功能。该手术具有创伤小，术后疼痛轻微，术后出血、肛门狭窄、尿潴留等并发症发生率低的优势，但由于开展 PPH 需要医师熟练掌握技术，否则可能有发生吻合口瘘、直肠阴道瘘、出血等的风险。通过对 16 项对比 PPH 与传统的开放性痔切除术的临床效果的 RCT 研究的分析，结果显示，PPH 组患者的手术时间、术后恢复正常生活工作的时间以及术后并发症发生率方面均优于 Milligan-Morgan 术组患者，但其远期复发率相对更高。一项系统分析回顾了包括 14 232 例患者在内的共 784 项研究，结果显示，PPH 的总并发症发生率为 3.3%～82%，且其在贫血、长期有痔发病危险因素的老年患者中相对较高。总体来说，PPH 适用于环形脱垂的痔的治疗，尤其是对Ⅲ、Ⅳ度痔的近期治疗效果较好，但远期存在一定程度的复发风险，需要手术医师熟练掌握 PPH 技术，避免更多并发症的发生。

2. 选择性痔上黏膜切除术（tissue selecting therapy，TST）　我国学者基于组织保护的微创理念，提出并推广了 TST。TST 是在 PPH 的基础上改良而成的一种微创治疗技术。其形成主要基于痔的形成机制和病理变化，同时结合了中医"分段齿状结扎"的理论，开展 TST 时需根据痔核的分布、数量及大小调节痔上黏膜切除的范围，避免切除完好的肛垫组织，最终实现在保护肛垫的同时切除病灶的微创手术理念。一项 RCT 研究对比了 TST 与 PPH 治疗Ⅲ、Ⅳ度痔的疗效，结果显示，TST 能够更好地减轻患者的术后疼痛、里急后重感，保护其直肠的顺应性及肛门的精细控便能力。李春雨等采用 TST 和 PPH 分别联合混合痔外剥内扎＋聚桂醇注射治疗Ⅲ、Ⅳ度混合痔患者 158 例，结果证实，TST 组（TST 联合混合痔外剥内扎＋聚桂醇注射治疗）患者的手术时间和住院时间更短，术中出血量更小，术后疼痛评分更低，术后并发症少且肛门功能可得到更好的保护。总的来说，TST 适用于对非环形、脱垂的Ⅲ、Ⅳ度痔的治疗，与 PPH 相比，其具有更少的并发症，但同时也存在一定程度的远期复发风险。

3. 经肛吻合器直肠切除术（stapled transanal rectal resection，STARR）　STARR 同样是由意大利的 Longo 教授提出的，最初，STARR 被用于对出口梗阻型便秘的治疗。近年来有学者将其用于对重度脱垂痔的治疗。STARR 同样也是由 PPH 演变发展而来，该手术中需要使用两把 PPH 吻合器，分次切除脱垂的直肠前壁和后壁。由于分次切除，该术式中每侧直肠壁切除的组织相较于 PPH 中切除的直肠壁组织更宽大，上提肛垫的作用更加明显，术后混合痔的复发率可大幅降低。一项多中心、前瞻性 RCT 研究中，对 425 例痔伴直肠黏膜脱垂患者随机实施了 STARR 联合 PPH-01 或 PPH-03 吻合器治疗，结果显示，两组患者在术后均未发生严重的并发症，随访 12 个月后发现，两组患者的治疗成功率均在 94% 以上，因此该研究得出结论：STARR 治疗痔伴直肠黏膜脱垂是一种有效且安全的治疗手段。另一项关于 STARR 与 PPH 治疗Ⅲ、Ⅳ度痔的对照研究表明，STARR 组患者的术后出血发生率更低，且其术后 1、2 年内痔复发率和脱垂发生率均低于 PPH 组患者，在术后疼痛评分、镇痛药应用、短期疼痛、长期疼痛、尿失禁和排便急迫性方面两组患者无显著差异。相较于单纯 PPH，STARR 的操作过程更加复杂，手术费用和手术时间明显增加，但能更大程度地减少痔核血供,治疗重度痔脱垂的临床效果更好,能明显降低远期复发率。因此,有学者认为在选择 PPH 或者 STARR 治疗痔时应更加谨慎。

4. 经肛选择性直肠切除术(TST STARR+) 2014年,有研究者报道了通过使用新的经肛门吻合器实施选择性直肠切除术的手术方式。该术式被用于治疗痔伴直肠黏膜脱垂和出口梗阻型便秘。其使用的具有可视开窗的吻合器的容积大于 $35cm^3$,可在直视下切除直肠全层或选择性切除任意组织。通过对 160 例患者使用该种吻合器行手术治疗发现,患者在术后未发生严重并发症。一项关于评估经肛选择性直肠切除术治疗痔脱垂的术后并发症和复发率的临床研究的结果显示,采用 TST STARR+治疗脱垂的Ⅲ、Ⅳ度痔,经过平均 14.5 个月的随访,除 1 例患者出现部分脱垂复发外,其余 51 例患者均未发生复发,因此,他们认为将 TST STARR+手术应用于对Ⅲ、Ⅳ度脱垂痔的治疗是安全、有效的,有助于减少术后并发症及降低复发率。另一项前瞻性队列研究也得出了类似结论,但其随访时间更长,达到平均 33.6 个月,其间仅 4% 患者出现复发,且患者术后的 Wexner 评分相较术前有明显改善。总体来说,TST STARR+对脱垂的Ⅲ、Ⅳ度痔有较好的治疗效果,特别适用于伴有直肠黏膜脱垂的患者,其术后并发症发生率和复发率也较低。

(三)针对疼痛、瘙痒症状的微创技术:以去除增生组织团块为主的手术

1. 注射疗法 注射疗法的基本原理是通过将药物注射到痔组织内及其周围组织中,而诱发痔血管闭塞及组织纤维化,使其出血停止,逐渐萎缩。其作用机制根据注射药物的不同而有所不同。目前,临床中常用的注射药物有消痔灵注射液、芍倍注射液、聚桂醇注射液、15% 氯化钠溶液、50% 葡萄糖溶液、5% 石炭酸杏仁油和 95% 乙醇等。注射不同药物的治疗成功率和并发症发生率不同。使用 15% 氯化钠溶液的注射疗法操作简单,并发症少,多用于治疗儿童的脱垂痔。一项纳入 80 例Ⅰ~Ⅲ度痔患者的 RCT 研究对比了 5% 石炭酸杏仁油和 50% 葡萄糖溶液注射治疗的治疗效果,结果发现,两组患者在围手术期疼痛评分、患者满意度、出血及脱垂症状改善方面无

明显差异,但在使用 5% 石炭酸杏仁油的患者中有 3 例发生了肛门黏膜溃疡。另一项回顾性研究中对比了 5% 石炭酸杏仁油和硫酸铝钾联合单宁酸注射治疗Ⅲ度痔的疗效,结果显示,对于Ⅲ度痔患者,注射硫酸铝钾联合单宁酸者在手术 1 年后比单用 5% 石炭酸杏仁油注射治疗的患者有着更高的治愈率。另一项纳入了 150 例Ⅰ、Ⅱ度痔患者的研究表明,3% 聚多卡醇注射比 5% 石炭酸杏仁油注射有着更高的安全性和有效性。因此,不推荐将 5% 石炭酸杏仁油物作为痔注射治疗的首选药物。有研究发现芍倍注射液注射治疗Ⅰ、Ⅱ度内痔的有效率为 100%,治疗静脉曲张性混合痔的有效率为 96.2%,治疗 3d 后,便血和脱垂的症状全部消失,治疗 7d 后,痔核完全萎缩率可达 95%。另一项研究发现,相比于仅接受痔切除术治疗的患者,接受芍倍注射液注射治疗联合手术治疗的Ⅲ、Ⅳ度痔患者的治愈率更高,且在疼痛评分、尿潴留和肛门狭窄等方面表现更好。一项纳入 125 例静脉曲张性混合痔患者的 RCT 研究发现,芍倍注射液注射治疗的有效率为 95.59%,显著高于消痔灵注射液(80.7%),且芍倍注射液注射治疗的近期疗效更好,患者疼痛程度更轻,术后 6 个月患者的硬结发生率(2.94%)显著低于消痔灵注射液(66.67%)。荟萃分析的结果也显示芍倍注射液注射治疗Ⅰ~Ⅲ度内痔及混合痔的综合疗效更优,术后不良反应更少。综上所述,芍倍注射液注射疗法适用于Ⅰ~Ⅲ度内痔及静脉曲张性混合痔患者的治疗,但上述结论仍有待更高级别证据验证。

2. 完全肛管上皮保留术 有国内学者提出了通过完全肛管上皮保留术治疗痔。该手术的要点是在完全保留肛管上皮的前提下弧形切除外痔部分。在齿状线处的外痔做弧形切口,剥除肛门括约肌上外痔的曲张静脉丛,切除多余的皮赘,并以可吸收缝线间断缝合弧形创口,从而使肛管上皮得以完全保留。有学者采用该手术方法治疗重度混合痔,与传统的开放性痔切除术相比,该术式能使患者的术后出血、疼痛、肛门排便异常及肛门狭窄的发生率显著降低,具有临床推广价值。

3. 痔射频消融术 痔射频消融术是将连接射频发生器的探针插入痔内,或在痔表面滚动球形电极,对痔进行热凝固,从而使痔的血管逐渐

纤维化并固定于底层组织上。有研究对比分析了接受射频消融术和硬化剂注射治疗的600例患者，结果显示，射频消融术的术后疼痛易于管理，且患者术后未出现尿失禁、脱垂或肛门狭窄，是一种安全、易于实施的治疗手段，可能是未来门诊治疗痔的新选择。

4. LigaSure™ 痔切除术　LigaSure血管闭合系统（LigaSure）可封闭直径达7mm的血管，可达到痔切除术血管闭合的确切要求，具有止血迅速、安全性高的优势。一项纳入5项RCT研究的荟萃分析显示，相比于传统的闭合性痔切除术，LigaSure™ 痔切除术的手术时间和患者住院时间更短，术中出血量更小。另一项RCT研究对比了超声刀痔切除术与LigaSure™ 痔切除术的治疗效果，结果显示，LigaSure™ 痔切除术的术中出血量更小，手术时间更短，术后24h内患者镇痛药应用量更低，两者的患者满意度和并发症发生率差异并无统计学意义。尽管LigaSure™ 痔切除术和超声刀痔切除术显示出了明显的微创优势，但其明显增加的住院费用仍然会影响一部分患者对该治疗方式的选择。

5. 痔激光治疗术（hemorrhoid laser procedure, HeLP）　目前，HeLP的原理主要是通过激光的高能量封闭痔核内的血管，使其坏死、萎缩，使周围组织纤维化，从而达到治疗痔的目的。有研究表明，HeLP的手术时间短、患者疼痛轻，但其复发率较高。

6. 超声刀痔切除术　超声刀痔切除术中利用超声刀对软组织的止血、切割和凝固功能，实现减少术中出血、缩短手术时间和切口愈合时间的目的。黄斌等比较了超声刀痔切除术与传统痔切除术治疗急性嵌顿痔的临床疗效及安全性，结果发现，接受超声刀痔切除术的患者疼痛更轻，术后出血、尿潴留、肛门狭窄等并发症更少，患者满意度较高。一项荟萃分析也表明，与传统痔切除术相比，超声刀痔切除术术后疼痛更轻，患者所需恢复时间更短，是一种安全、有效的治疗方式。

（四）内镜下治疗

1. 内镜下套扎治疗　内镜技术在近年来发展迅速，部分学者采用内镜下胶圈套扎术治疗内痔。内镜下RBL具有视野清晰的优势，内镜医师可在完成结肠检查的同时倒镜观察及操作，因此其操作更加灵活、方便，且因在直视下完成套扎，其定位准确，能够减少术中损伤。相关研究证实，内镜下RBL治疗Ⅲ度混合痔患者的总有效率高于传统痔切除术，且术后肛管舒张压指标优于痔切除术，患者术后肛门功能更优。

2. 内镜下硬化剂注射治疗　随着胃肠镜技术的发展，内镜下硬化剂注射治疗内痔是对传统注射疗法的创新，也是一种安全、有效且方便的新方法。在透明帽的辅助下，不仅可以在内镜直视下准确控制注射位置、角度、方向和深度，最大程度地避免了医源性损伤，同时可在内镜下观察，避免遗漏。

三、痔微创治疗的远期疗效

对于痔的治疗，大多数人关注更多的是其近期疗效，在关于痔微创治疗的文章中，报道近期疗效以及近期并发症和满意度者居多，但对于其远期疗效及远期并发症的关注和报道不多。但在临床工作中，医师不仅要关注近期疗效，更应该关注不同手术方式的远期疗效，以期为不同的患者选择更优的手术方式。

首先，针对出血症状的微创技术如痔套扎术及痔动脉结扎术，其近期疗效让人鼓舞，但研究表明，DGHAL的术后复发率为17.5%（3%～60%），其中Ⅳ度痔的复发率最高；而SRAE治疗2年后，约有30%的患者出现症状的复发；而痔套扎术在治疗后也存在着不同程度的复发，有的患者可能需要重复治疗。因此，相比于传统手术，针对出血症状的微创技术在远期疗效方面复发率较高，在临床中更适用于保守治疗无效的Ⅰ～Ⅲ度内痔患者，以及不愿接受其他手术治疗或存在手术禁忌证的Ⅳ度内痔患者。

而针对脱垂症状的手术，以PPH为代表，其近期获益更多，如患者疼痛更轻等，但对于行吻合器痔切除术的患者，其术后脱垂的发生率和对脱垂的再干预率比接受传统痔切除术者更高，术后复发风险也更大。

针对疼痛、瘙痒症状的手术在一定程度上与传统的痔切除术有相同的远期疗效，但接受未切除痔组织的激光治疗术和射频消融术的患者存在更高的远期复发风险。

当前，微创外科的理念被广泛应用于痔的治

疗中,很多学者在相应方面也做了大量的实践和探索。总的来说,任何一种微创治疗手段都有其特定的适应证和局限性,只有针对不同患者进行个体化治疗,选择适合该患者的治疗方案,才能够达到微创、功能保护和疗效的平衡点。

(朱安龙)

参考文献

[1] 中国中西医结合学会大肠肛门病专业委员会,中国痔病诊疗指南(2020)[J]. 结直肠肛门外科,2020,26(5):519-533.

[2] PEERY AF, CROCKETT SD, BARRITT AS, et al. Burden of gastrointestinal, liver, and pancreatic diseases in the United States[J]. Gastroenterology, 2015, 149(7): 1731-1741.

[3] 潘玉荣,常彬,李丽,等. 软化萎缩剂芍倍液治疗痔的临床及病理学研究[J]. 中国普通外科杂志,2013,22(4):516-521.

[4] NISAR PJ, SCHOLEFIELD JH. Managing haemorrhoids[J]. BMJ, 2003, 327(7419): 847-851.

[5] MORINAGA K, HASUDA K, IKEDA T. A novel therapy for internal hemorrhoids: ligation of the hemorrhoidal artery with a newly devised instrument(Moricorn) in conjunction with a Doppler flowmeter[J]. Am J Gastroenterol, 1995, 90(4): 610-613.

[6] HE P, CHEN H. Meta-analysis of randomized controlled trials comparing procedure for prolapse and hemorrhoids with Milligan-Morgan hemorrhoidectomy in the treatment of prolapsed hemorrhoids[J]. Zhonghua Wei Chang Wai Ke Za Zhi, 2015, 18(12): 1224-1230.

[7] KIRSCH JJ, GRIMM BD. Grimm, Conservative treatment of haemorrhoids[J]. Wien Med Wochenschr, 2004, 154(3/4): 50-55.

[8] ZHANG S, BAI W, TONG X, et al. Correlation between tumor microenvironment-associated factors and the efficacy and prognosis of neoadjuvant therapy for rectal cancer[J]. Oncol Lett, 2019, 17(1): 1062-1070.

[9] LIN HC, LIAN L, XIE SK, et al. The tissue-selecting technique: segmental stapled hemorrhoidopexy[J]. Dis Colon Rectum, 2013, 56(11): 1320-1324.

[10] DE NARDI P, TAMBURINI AM, GAZZETTA PG, et al. Hemorrhoid laser procedure for second- and third-degree hemorrhoids: results from a multicenter prospective study[J]. Tech Coloproctol, 2016, 20(7): 455-459.

[11] EDDAMA MMR, EVERSON M, RENSHAW S, et al. Radiofrequency ablation for the treatment of haemorrhoidal disease: a minimally invasive and effective treatment modality[J]. Tech Coloproctol, 2019, 23(8): 769-774.

[12] ASGE TECHNOLOGY COMMITTEE; SIDDIQUI UD, BARTH BA, et al. Devices for the endoscopic treatment of hemorrhoids[J]. Gastrointest Endosc, 2014, 79(1): 8-14.

[13] 张正国,杨光,杨勇,等. 经肛吻合器直肠部切除术治疗重度脱垂性痔病的临床研究[J]. 中华结直肠疾病电子杂志,2018,7(5):472-475.

[14] 黄华,李悠然,陆逸凡,等. 肛管上皮保留式治疗痔病的研究进展[J]. 结直肠肛门外科,2019,25(4):3.

[15] 范雷涛,孙源,李春雨. 比较两种联合式治疗混合痔的临床疗效和肛肠动力学变化研究[J]. 中国普外基础与临床杂志,2020,27(1):1-6.

第三节 肛周脓肿手术时机的共识与争议

肛周脓肿(perianal abscess)是指肛管直肠周围软组织或其间隙发生的急性化脓性感染,并形成脓肿,是肛管直肠周围脓肿的简称。任何年龄均可发病,多见于20~40岁的青壮年,男多于女。脓肿破溃或切开引流后常形成肛瘘。脓肿是直肠肛管周围炎症的急性期表现,而肛瘘则为其慢性期表现。本病的男性患者多于女性患者,尤以青壮年为多,主要表现为肛门周围疼痛、肿胀、有硬块,伴有不同程度的发热或倦怠等全身症状。由于脓肿所在的部位和深浅不同,症状也有差异,如位于肛提肌以上的间隙脓肿,位置深隐,全身症状重而局部症状轻;位于肛提肌以下的间隙脓肿,位置浅,局部红、肿、热、痛明显而全身症状较轻。绝大部分肛周脓肿由肛腺感染引起,也可继发于肛周皮肤感染、损伤、肛裂、药物注射、骶骨骨髓炎等。克罗恩病、溃疡性结肠炎、糖尿病及血液病患者易并发肛周脓肿。

一、诊断要点

局部红肿、疼痛,硬块逐渐增大、变软,或伴寒战、高热、乏力等全身症状。由于脓肿所在部位不同,患者可有不同症状和体征。

（一）肛周皮下脓肿

发于肛门周围的皮下组织内，局部红、肿、热、痛明显，可扪及硬块，若脓液已形成，则质地变软，患者全身症状轻微，脓肿破溃后多形成低位肛瘘。

（二）坐骨直肠间隙脓肿

脓肿位于直肠与坐骨结节之间，感染区域比肛门旁皮下脓肿广泛而深。初起时，患者仅感肛门部不适或微痛，逐渐出现发热、畏寒、头痛、食欲不振等全身症状，随后局部症状加剧，肛门有灼痛或跳痛，在排便、咳嗽、行走时疼痛加剧，甚则坐卧不安。直肠指诊中可见患侧饱满，有明显压痛。

（三）骨盆直肠窝脓肿

位于肛提肌以上、腹膜以下，位置深隐，局部症状不明显，有时仅有直肠下坠感，但全身症状明显。直肠指诊时可触到患侧直肠壁隆起、变硬、有明显压痛。因蔓延较广，易形成高位肛瘘，宜及早切开排脓。

（四）直肠后间隙脓肿

症状与骨盆直肠间隙脓肿相同，直肠内有明显的坠胀感，骶尾部可产生钝痛，并可放射至下肢，在尾骨与肛门之间有明显的深部压痛。直肠指诊时可触及直肠后壁隆起、有饱满感和触痛。

其他肛周脓肿有肛门括约肌间脓肿、高位直肠肌间脓肿、直肠壁内脓肿（直肠黏膜下脓肿），由于这几种脓肿位置较深，故局部症状大多不明显，主要表现为会阴、直肠部坠胀感，排便时疼痛加重；患者可伴有不同程度的全身感染症状，直肠指诊可触及痛性肿块，肛管超声检查、CT及MRI检查对这些一般检查不能明确诊断的病例有重要的诊断和鉴别诊断意义。

本病一般发病5d形成脓液，若成脓期逾月，破溃后流出的脓液呈灰色、稀薄，不臭或微臭，患者无发热或仅低热，应考虑结核性脓肿，或伴其他全身性慢性疾病。

二、治疗方法

（一）非手术治疗

非手术治疗包括：①抗生素治疗，选用对革兰阴性菌有效的抗生素；②温水坐浴；③局部理疗。

（二）手术治疗

手术治疗是治疗肛周脓肿的主要方法，一旦确定形成脓肿，应及时采取手术治疗，手术方式因脓肿的具体情况不同而异。

三、手术时机、术式选择与争议

（一）准确地评估肛周脓肿

全面的术前评估应当包括询问病史、体格检查、了解危险因素、判断病变部位、判断是否存在继发性感染或肛瘘。肛周脓肿的诊断通常根据病史和体格检查即可明确。虽然大部分肛周脓肿由肛腺感染引起，但还应注意鉴别诊断，包括血栓性痔、藏毛窦、化脓性汗腺炎、克罗恩病、肛管癌及癌前病变、性传播疾病等。位置表浅的脓肿多表现为肛周疼痛、肿胀、波动感。深部脓肿可能表现为会阴、臀部疼痛，也可能无典型临床表现。直肠指诊和肛门镜检查可以帮助诊断。询问病史中应当包括肛门括约肌功能、手术史、相关疾病史等。体格检查中应当关注手术切口瘢痕、局部异常、克罗恩病表现、瘘管外口等。瘘管探查可以明确肛瘘的诊断，但应注意轻柔操作，避免形成假道。

（二）切开引流是肛周脓肿治疗最主要的方法

原则上，切口应尽可能靠近肛缘，以缩短可能形成的瘘管的长度，并保证引流通畅，防止复杂瘘的形成。行单纯切开引流者的肛周脓肿复发率最高可达44%，多发生在术后1年内。复发和再次引流的相关因素有：首次引流不充分、腔内间隔未打开、马蹄形脓肿、首次瘘管切开治疗失败。已有研究证实，脓肿引流后，敞开伤口更有利于愈合，并且疼痛更轻。切开脓肿的同时可以放置引流管（如10～14F规格的蕈状导管）引流。引流充分且引流管周围脓腔愈合时可拔除引流管（一般需要3～10d）。

（三）根据脓肿的类型选择合适的引流方式

对于肛门括约肌间脓肿，可切开肛门内括约肌，经肛引流。对于肛门括约肌间隙感染向上蔓延引起的深部脓肿，通过切开直肠壁或经肛门在脓腔中置入引流管治疗。对于坐骨肛管间隙感染引起的深部脓肿，可行肛周切口引流。马蹄形脓肿多起源于肛管后间隙，呈单向或双向向坐骨肛管间隙扩展，对于这类脓肿，可行Hanley术治疗，即将瘘管的大部分切开，并进入坐骨肛管间隙引流。也可行改良Hanley术，部分切开肛门括约肌,同时挂线引流。对于简单肛瘘应谨慎行脓肿引流同期瘘管切开。30%～70% 肛周脓肿患者同时伴有肛瘘。对于肛周脓肿切开引流同期行瘘管切开术,学术界一直存在争议,2018 年的《肛周脓肿临床诊治中国专家共识》将其列为弱推荐。虽然瘘管切开能消除隐患,但是在周围组织发生炎症、水肿严重的情况下,脓肿内口的位置很难判断,盲目探查可能造成假道,甚至造成更严重的损伤。因此,脓肿引流同期行瘘管切开术应该由经验丰富的医师完成,并且应选择在那些脓肿合并瘘管、病灶位置表浅的患者中开展。因此,应当权衡复发率的降低与肛门失禁发生率的升高之间的利弊,谨慎行瘘管切开术。必要时可行挂线引流,刺激管壁形成,留待二次手术。非复杂性肛周脓肿切开引流后,不常规推荐应用抗生素,因为抗生素不会缩短愈合时间或降低复发率。对于伴有严重蜂窝织炎、免疫力低下或合并全身性疾病的肛周脓肿患者,可考虑应用抗生素(推荐等级:2C)。在肛周脓肿患者中,有耐甲氧西林金黄色葡萄球菌(MRSA)感染者可达到 33%。对于复发感染或伤口长期不愈的患者,可以采用细菌培养。在我国,抗生素滥用的问题比较突出,在致病菌耐药严重的背景下,更应该合理应用抗生素,严格把握用药指征。

(四)手术方式的选择

目前,肛周脓肿手术分为单纯切开引流术、一次性根治术、切开引流术及切开挂线法。其中,切开挂线法大致包括以下方法:低切高挂术、中位挂线术(虚实结合挂线术)、虚挂线法、微创挂线术。切开引流术包括:三间隙引流术、置管引流术(置单管引流术、置双管引流术、负压封闭引流)。

1. 单纯切开引流术 对于所有肛周脓肿均适用,据报道,单纯切开引流术的肛瘘复发率在我国为 18.18%～66.67%,这些肛周脓肿患者在接受单纯切开引流术后会发生肛瘘。而对于形成继发性肛瘘的因素,有的研究认为其与年龄相关,也有研究显示女性、肥胖以及马蹄形脓肿是引流术后患者脓肿复发或发生肛瘘的危险因素。而影响肛周脓肿创面愈合的因素包括 BMI < 18.5kg/m² 、合并糖尿病、大便性状欠佳、继发感染。无论是何种手术,在切开引流的操作中,定位准确是首要

的,对此,目前是通过应用肛周 MRI 和超声诊断技术而准确诊断出肛周脓肿及其类型,并清晰显示脓肿病灶的位置、深度和大小,为手术提供了很高的参考价值。超声诊断技术的优点是方便、快捷,且其对高位肛周脓肿的术中定位有一定的帮助。有研究表明,在单纯切开引流术和一次性根治术的对比中,一次性根治术治疗肛周脓肿患者的效果较好,对患者的肛门功能有明显的改善作用,能够减轻患者的术后疼痛,促使创口良好愈合,对提高患者的生活质量具有重要作用。但是这项研究中,未表示两组间没有统计学误差。

2. 一次性根治术 由于对肛周脓肿行单纯切开引流术时往往达不到根治的目的,容易复发或形成肛瘘,因此,近些年来,学术界多主张行一次性根治术。国内的许多临床工作者采用中西医结合的方法,在这方面进行了许多有益的探索,积累了宝贵的经验,更重要的是提高了一次性治愈率,减轻了患者的痛苦。肛周脓肿一次性根治术的原理是在切开脓肿、进行引流的同时,寻找到原发灶,一并切除或挂线,使其一期愈合。

(1)脓肿一期切除术:指在切开脓肿进行排脓的同时,正确处理脓肿内口(包括肛腺导管和感染的肛腺)以及肛门内、外括约肌,从而达到一次性根治又不损伤患者肛门功能的目的。主要适用于低位脓肿(肛周皮下脓肿、直肠后间隙脓肿、坐骨直肠间隙脓肿及直肠黏膜下脓肿)。该术式的关键在于找到脓肿内口。寻找脓肿内口的方法有以下几种:①肛门镜检查法。通过肛门镜检查可发现,一般肛周脓肿病灶处的肛窦均有炎症表现,局部充血明显,肛乳头增大,隐窝加深形成凹陷,可见有脓性分泌物自隐窝处溢出,此肛窦即为内口。或用手指压迫脓肿波动最明显处,如见有脓液溢出的肛窦即为内口所在。②探针探查法。在肛门镜的显露下,用球头探针探查疑似内口的肛窦,探针容易进入或有脓液沿探针溢出的肛窦,即是内口,此方法最为可靠。③脓腔探入法。若内口寻找困难,可先行脓肿切开排脓,再在脓腔内用探针向内寻找内口,将左手示指放入患者肛内做引导,示指触及探针或仅隔一层黏膜处即为内口所在。

操作方法:麻醉患者后常规消毒,于脓肿最明显处或穿刺抽出脓液处呈放射状切开脓腔,使

脓液彻底排尽，彻底冲洗脓腔，以球头探针自切口探入，在示指于患者肛内的引导下，查得内口位置并将球头探针引出肛外，沿球头探针切开肛门外括约肌皮下部、浅部及部分肛门内括约肌，彻底刮除脓腔壁坏死组织，修剪切口边缘，使切口呈长梭形，以利于引流通畅，同时切开脓肿内口，清除残留在内口、黏膜下及肛门内、外括约肌中的感染的肛腺和肛腺导管，结扎出血点，填塞引流纱条并包扎。术后按时给患者肛门的开放伤口换药。

术中注意要点：确定脓肿内口的位置是手术成功的关键，因此，对内口的探查要耐心仔细，如从脓腔内不易寻找内口，不能粗暴地盲目探查，不可求速或盲目制造假口，从而避免导致错误的治疗。Lockhart 在 1975 年就曾警告说："在脓肿周围有水肿和炎症浸润时去寻找脓腔与肛管的联系是非常困难的……他可能把探针探到别处，造成假道，导致错误的内口切开，并造成括约肌的损伤。"未找到脓肿内口的情况最为多见。对此，传统的处理方法是切开大切口使脓腔敞开或将脓肿上面的皮肤全部切除。采取这种方法的创口引流通畅，疗效可靠，但是创口过大、愈合时间长为其缺点。后来，临床医师改用较为保守的方法，切去较小范围的皮肤，或是在切口一侧切掉一块三角形皮肤，这样也可以防止创缘接近而过早愈合，达到通畅引流的目的。有报道称，在没有找到内口时，可用锐匙细心搔刮脓腔壁，尽可能清除腐烂组织，用含氯石灰硼酸溶液充分清洗脓腔，切去脓腔顶部较薄的皮肤，然后用带丝线的长针尽可能深地进针并对合切口，行间断缝合，结果显示，这种方法的近期疗效很好，患者的住院天数可以大大减少，术后不必换药。

（2）一期切开挂线术：对于肛管直肠环以上的高位骨盆直肠窝脓肿或坐骨直肠窝脓肿，如果一次性切开则必然会切断肛管直肠环，损伤患者的肛门功能而导致其大便失禁，而仅行单纯切开引流术而不处理脓肿内口及感染的肛腺，又可能会形成高位肛瘘，须行二次手术，增加患者的痛苦。一期切开挂线术可被用于治疗肛周脓肿，即在切开脓肿排脓的同时，切开低位肛门括约肌，包括位于肛管直肠环以下的肛门外括约肌皮下部、肛门外括约肌浅部和部分肛门内括约肌，对

肛管直肠环以上与脓肿内口相通的部分组织采用橡皮筋挂线法，使之在术后边断开边修复以防止患者大便失禁。此方法提高了一次性治愈率，使患者免遭二次甚至多次手术的痛苦，同时也避免了患者肛门功能的严重受损。

操作方法：对患者行蛛网膜下腔阻滞麻醉，采取截石位，放射状切开患处皮肤，方法同切开引流术，查清脓腔与肛门内、外括约肌和肛管直肠环的关系及脓肿内口的位置，清理脓腔及内口，以球头探针寻找内口，方法同脓肿一期切除术，将探针从内口探出，探针后端系上粗丝线，并在粗丝线上套上一条橡皮筋，纵行切开内口下方与上方的肛管皮肤、内口上方 1cm 范围内的黏膜及内口上下方的肛门内括约肌，将探针从内口抽出，将橡皮筋保留在肛管直肠环上方与内口相通的腔道中，结扎橡皮筋的两端，使橡皮筋的张力适当。一般在脓腔局限且无明显炎性浸润时挂线宜紧，脓腔炎性浸润严重时挂线宜松；脓腔内侧距肛门远时挂线宜紧，距离近时宜松。修剪切口边缘皮肤，在脓腔内放置橡皮管引流。创口内填塞油纱条，创口外用纱布固定。术后按时给患者的肛门开放伤口换药，并于术后一定期限内反复、多次收紧橡皮筋，使之始终保持适当的张力，直至将其间的组织全部勒断。这种术式中，正确寻找到原发脓肿内口仍是手术关键。

术中注意要点：①定位要准确，正确寻找内口并确定脓肿部位、范围。可通过直肠指检触摸齿状线附近有无硬结、凹陷及压痛；可在双叶肛门镜下观察肛窦有无红肿、扩大、深凹、溢液等；也可用钩状探针探查；切开脓腔排脓后注入亚甲蓝溶液，肛窦被染色者多为内口；也可通过示指、拇指双合诊确定脓肿范围。②正确设计切口，不同部位、不同类型的脓肿适合不同的手术方法，选择恰当的手术方式并正确地设计切口可以减少损伤，避免发生术后畸形，缩短疗程；任何切口均应尽量不损伤肛门括约肌，充分暴露脓腔，保证引流通畅。③保护肛门功能，关于肛门括约肌切断这一问题，凡是脓肿内口位置高于肛管直肠环或位于肛门外括约肌深部者，必须采用切开挂线术，以线代刀缓慢切断组织以避免断端回缩而引起肛门失禁。对于肛尾韧带，只能纵切不能横断，如其发生横断则必须及时缝合，以免肛门塌

陷及向前移位。④彻底清除脓肿内口原发病灶，脓肿内口即是感染入侵的门户，原发病灶即发生感染的肛腺和肛腺导管。术中必须用刮匙反复搔刮内口附近的坏死组织，彻底清除原发病灶，预防肛瘘复发。

对于选择传统分期手术还是一次性根治术的问题，国内外学者尚未达成一致意见。传统手术方式是先行单纯切开引流术，不处理原发病灶，术后随访过程中发现，采取这种手术方式者的急性脓肿复发率达 10%，慢性瘘管形成的发生率高达 50%。反复的炎症刺激迫使患者不得不行二期手术，延长了住院时间且增加了费用，同时，这也给患者带来了两次手术的痛苦。20 世纪 50 年代末期，曹吉勋教授开始对肛周脓肿的一次性根治术进行研究和创新，他提出的新术式在彻底引流的同时，还能有效处理感染的肛腺和肛窦，使脓腔和原发病灶充分敞开，消除了肛瘘形成和二次手术的风险，在其治疗的 4 817 例肛周脓肿病例中，一次性治愈率达 97.97%，而手术成功的关键在于准确找到内口、明确脓腔范围并确保引流通畅。Ramanujam 等的实验表明，一次性根治术降低了脓肿复发率，避免了二次手术给患者带来的痛苦。Ho 等在手术前后对单纯切开引流组患者和一次性根治组患者进行了肛管直肠压力测定，结果显示，两组患者间无明显差异，术后随访中也均未出现大便失禁的症状。一项纳入了 5 项 RCT 研究的荟萃分析显示，开展肛周脓肿一次性根治术使其复发率降低了 83%，但术后患者发生气体和液体失禁的风险也较高，这可能与脓肿位置的高低相关。手术方式的选择与脓肿的类型紧密相关，对于位置偏低、伴有瘘管形成的单纯性脓肿，可考虑行一次性根治术，对于高位脓肿，可实行低位切开、高位挂线，通过线的慢性切割作用使局部组织边切割边修复，不会损伤肛提肌而导致肛门失禁；此外，由于脓肿内口被切开后会发生瘢痕愈合，故在一期手术中就消除了原发病灶，减小了形成肛瘘的概率。

（李胜龙）

参考文献

[1] 李春雨，汪建平. 肛肠外科手术学 [M]. 北京：人民卫生出版社，2015：662-664.

[2] 李春雨，徐国成. 肛肠病学 [M]. 2 版. 北京：高等教育出版社，2021：111-112.

[3] 汪建平. 中华结直肠肛门外科学 [M]. 北京：人民卫生出版社，2014：771-772.

[4] BERGERON QM. The rapid identification of bacterial genotypesandtheir drug resistanegenes[J]. J Clin Microbiol, 1998, 36（8）: 2169-2172.

[5] 李春雨，王军，梁健，等. 切开挂线术与切开引流术治疗肛周脓肿的疗效评价 [J]. 中国现代医学杂志，2007，17（1）: 203-208.

[6] 李春雨，聂敏，梁健. 切开挂线术治疗肛周脓肿的疗效观察 [J]. 中华全科医师杂志，2006，5（11）: 675-677.

第四节　肛瘘手术治疗方式的演变和疗效评价

肛瘘（anal fistula）是肛管或直肠与肛周皮肤相通的肉芽肿性管道，即肛管直肠瘘的简称，是常见的肛门直肠疾病之一。肛瘘一般由原发性内口、管道、继发性外口三部分组成，但也有仅具有内口或外口者。有 2 个或 2 个以上内口或外口，有 2 条以上瘘管或有支管、盲管的肛瘘被称为复杂性肛瘘（图 3-1，彩图见文末彩插）。经久不愈或间歇性反复发作为其特点，其发病率在我国占肛肠疾病发病率的 1.67%～3.6%，在国外占 8%～25%。大约 80% 的肛瘘是由于肛窦感染造成肛周脓肿，脓肿局部破溃、迁延不愈而形成的，少数肛瘘为特异性感染所致，如结核、克罗恩病、溃疡性结肠炎，肛管直肠外伤和肿瘤继发感染破溃也可形成肛瘘，但极少见。

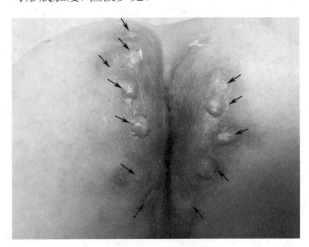

图 3-1　复杂性肛瘘
箭头示 12 个外口

一、肛瘘的外科治疗

肛瘘一旦形成,就很难自愈,手术仍为治愈肛瘘的最有效方法。若手术方法选择不当,不仅可能导致肛瘘久治不愈、反复发作,甚至可能造成肛门失禁、肛门畸形。对于高位复杂性肛瘘,由于其病变位置高、管道多且弯曲复杂、常有支管及深部无效腔,治疗上存在难度大、复发率高、并发症多及后遗症多等问题,故而被国内外专家称为难治性肛瘘。高位复杂性肛瘘是肛肠外科领域中的难治性疾病之一。对于肛瘘手术而言,无论是保留肛门括约肌的术式还是切断肛门括约肌的术式,都面临一个棘手的问题,就是术后复发。虽然医学影像技术和外科手术技术都在不断进步,但肛瘘的术后复发率高仍为肛肠外科中亟待解决的重要问题。

治疗肛瘘的手术方法很多,对于手术方式的选择应根据不同病情酌情决定。无论选择何种手术,其首要原则均是保护肛门功能,采取无痛、微创、整形手术,尽可能少地损伤肛门括约肌,最大限度地保护肛门括约肌功能,以免造成肛门失禁。对于病情复杂,再次手术时不能完全避免损伤肛门括约肌功能,从而会导致大便失禁者,应该允许患者在定期随访的前提下带瘘生存。不论采用何种手术方法,手术成败的关键均在于:①准确寻找和处理内口;②正确地处理全部病灶;③合理地处置肛门括约肌;④创口引流通畅。目前,肛管直肠测压法已成为研究肛门直肠生理、病理,诊断肛肠疾病,评价手术效果的重要方法。对于许多肛管直肠疾病,均需在手术和其他治疗前后检查患者的肛管直肠功能。

二、肛瘘手术方式的演变

(一)切断肛门括约肌术式

1. 肛瘘切除术 1370 年,英国医师 Arderne 具体描述了沿一个导向探针,用细长的手术刀切开瘘管的手术方法,此即为肛瘘切除术。肛瘘切除术主要适用于低位肛瘘。在明确瘘管走行的前提下,将瘘管完全切除后,使创面开放或行一期缝合。该术式切口愈合较快,对肛门功能影响较小,患者痛苦少,住院时间短,但易损伤肛门括约肌,引起肛门失禁。

2. 肛瘘切开术 早在公元前,古希腊医圣希波克拉底(公元前 460~公元前 375 年)就描述过肛瘘切开术。1834 年,清代高文晋编著的《外科图说》中也有关于肛瘘切开术的记载。肛瘘切开术是在明确从内口到外口的整个瘘管走行的情况下,直接切开瘘管及其支管的手术方式,多与肛瘘挂线术联用,此术式是治疗肛瘘最基本的手术,较常用。其主要适用于低位肛瘘或作为针对高位肛瘘位于肛门直肠环以下部分瘘管进行治疗的辅助方法。此种术式最重要的特点是较肛瘘挂线术恢复快,其缺点是术中会快速切断肛门括约肌,存在损伤患者肛门功能的可能。

3. 肛瘘挂线术 肛瘘挂线术的历史较为悠久,是我国中医治疗肛瘘的主要方法。明代的《古今医统大全》中引用了元代李仲南于 1331 年著成的《永类钤方》中的记载:"永芫根煮线······上用草探一空,引线系肠外,坠铅垂悬取速效。"古代的挂线疗法治疗肛瘘,是采用系上重物的药线,将其缚于瘘管,靠重力将药线持续不断地收紧,使组织发生压迫性坏死,以线代刀将瘘管缓缓剖开,同时,被切断的组织也随之生长,且药线还能起到引流等作用,从而治愈肛瘘。此种方法在我国应用甚广,主要适用于高位肛瘘、肛管直肠环未纤维化的高位肛瘘以及作为复杂性肛瘘切开术或切除术的辅助方法。现代挂线术的原理是利用橡皮筋的弹力收缩作用(药线还有腐蚀作用),使被勒割的组织出现血运障碍,逐渐发生压迫性坏死,橡皮筋还有引流作用,能使瘘管内渗液排出,防止发炎(图 3-2,彩图见文末彩插)。在

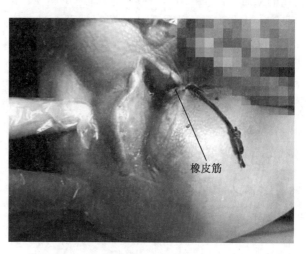

橡皮筋

图 3-2 肛瘘挂线术

勒割时，基底创面生长出肉芽组织，同时，边勒割边修复不会导致肛门括约肌被急剧切断，故不会造成肛门失禁。施行这种术式时，患者肛管周围组织缺损少，瘢痕小，不会造成肛门畸形。此法最大优点是不会造成肛门失禁，还具有操作简单、出血少、在橡皮筋脱落前不会发生切口假性愈合等优点。

4. 肛瘘切开挂线术　肛瘘切开挂线术是在肛瘘挂线术的基础上，吸收现代解剖学知识而发展起来的中西医结合的新术式，即低位切开、高位挂线，故名肛瘘切开挂线术，是目前最常用的手术方法，也可以被认为是保留肛门括约肌功能的术式。该术式适用于高位复杂性肛瘘、马蹄形肛瘘、骨盆直肠窝肛瘘、直肠后间隙肛瘘。肛瘘切开挂线术的主要作用为切割、引流、标记、异物刺激。通过炎症反应引起纤维化而使肛门括约肌断端与周围组织粘连固定，使断端不会因被切断而回缩，边勒断边修复，能较好地解决高位肛瘘手术治疗中完全切开肛门括约肌导致肛门失禁的问题。该术式操作简便、易于掌握、安全有效，对患者的肛门功能无太大影响。缺点为挂线剧痛，创面过大，愈合时间较长。

5. 肛瘘切除缝合术　1903 年，Tuttle 首次在他的著作中提出在肛瘘手术中采用一期缝合的方法。该术式适用于已纤维化的低位单纯肛瘘、马蹄形肛瘘的支管部分或瘘管形成较好很少并发支瘘管和脓肿者。其手术操作与肛瘘切开术相同，但在术中对已切开的瘘管加以清除并逐层缝合。该手术方式能减轻创伤，缩短伤口愈合时间，在理论上有一定的应用价值。但在临床手术中，采取该术式时常常因为肛瘘内口缝合处理不当或瘘管切除不彻底致使手术失败，或导致术后复发。

6. 切开挂线对口引流术　适用于马蹄形肛瘘和高位复杂性肛瘘。适用于马蹄形肛瘘的手术方法较多，其中以切开挂线对口引流术最为常用，但各医疗中心的具体操作又不完全相同。Garcia-Aguilar 认为肛瘘的术后复发和其是否为马蹄形肛瘘有关。2008 年，李春雨采用切开挂线对口引流术治疗高位复杂性肛瘘患者 46 例，术后随访 1～4 年，全部治愈。本手术方法提高了肛瘘的治愈率，降低了复发率，并保护了患者肛门括约肌的功能及肛周皮肤的完整性，疗程短，痛苦小。

（二）保留肛门括约肌术式

1. 枯痔钉脱管术　即用枯痔钉插入瘘管，使之被腐蚀后脱落，从而治疗肛瘘的方法。枯痔钉脱管术是祖国医学中对瘘管的传统疗法之一。最早的相关记载是宋代的《太平圣惠方》中创造了"将砒容于黄蜡中，捻为条子，纳痔瘘疮窍中"的枯痔钉疗法。清代的《外科大成》（成书于 1665 年）中记载"有漏者插以药钉"，该书中对肛瘘的枯痔钉脱管术和药物的配制及用法就有了准确的记载。该术式适用于低位单纯肛瘘（直瘘）、复杂性肛瘘的支管及窦道。该手术方法是用具有腐蚀性的药物，如红升丹、白降丹或枯痔散等，加适当的赋形剂，制成药条，或将以上药搓成药捻，以此药捻或药条插入瘘管内，使内口被腐蚀并发挥引流的作用，使管壁腐蚀、脱落，达到治愈目的。

2. 瘘管旷置术　1965 年，Hanley 提出治疗肛瘘时没有必要切开全部瘘管，并提出瘘管旷置术，又称瘘管部分切开术或内口引流术。这是他针对两侧括约肌下瘘设计的术式，适用于坐骨直肠窝马蹄形肛瘘。1987 年，日本的高野报道用此术式治疗坐骨直肠窝瘘及直肠后马蹄形瘘患者 20 例，复发 2 例，复发率为 10%。

3. 瘘管剔除术　1961 年，Parks 首创瘘管剔除术，即部分内括约肌切除术，目的是充分切除原发病灶。这种手术方式不仅将肛窦及其附近黏膜切除，还将肛门内、外括约肌间的瘢痕一并切除而治愈肛瘘。该术式适用于括约肌间型肛瘘。自 Parks 创用此法治疗肛瘘，该术式已经成为了现代保存肛门括约肌手术的基础。此术式治疗女性患者的低位肛瘘疗效好，并发症少，能够有效地保护患者的肛门功能。

4. 内口切除缝合闭锁术　1972 年，日本的副岛报道了通过内口切除缝合闭锁术治疗肛瘘，该手术是将内口及感染灶彻底切除后缝合闭锁，由外口进入，充分搔刮瘘管腔内污染组织，放置聚乙烯管引流，不完全剜除瘘管，通过使内口闭锁而期望瘘管愈合的术式。该术式适用于括约肌间型肛瘘及高位复杂性肛瘘。此术式对肛管直肠周围组织损伤小，能较好地保护肛管直肠功能是其优点。但对于高位复杂性肛瘘，因引流不畅、病灶清理不彻底而可能出现较高的复发率，这限制了本术式的单独应用。

5. 肛门括约肌间瘘管结扎术(ligation of inter-sphincteric fistula tract,LIFT) 2007年,泰国的 Arun Rojanasakul 首次报道了 LIFT,其治愈率为40%～94.4%。该术式的操作方法为:先自外口加压注射0.9%氯化钠溶液或甲硝唑溶液,确定内口位置,沿肛门内、外括约肌间沟在瘘管上方做弧形切口,在靠近肛门内括约肌的内口处缝扎瘘管,再探查瘘管确认其已被切除,搔刮残留瘘管,关闭肛门外括约肌缺损(图3-3)。LIFT术的优点在于其保留了肛门括约肌,减少了组织创伤,缩短了患者的住院时间。其缺点是复发率较高。近年来,国外的一些学者将此术式与生物补片填塞治疗相结合,成为 BioLIFT 术式,此种方法提高了手术的治愈率,但是由于生物补片材料价格昂贵,故同时也增加了手术费用。

6. 脱细胞真皮基质填塞术 肛瘘栓由美国的 Cook Medical Incorporated 开发,用以治疗肛瘘,Lynn 和 Johnson 等于2006年用猪胶原网塞填塞治疗肛瘘,使用来源于猪小肠黏膜组织的可吸收生物材料,其能作为支架刺激接受置入者损伤部位的组织修复和重建。据报道,此手术方法的治愈率最初可达80%,然而,随着该术式的应用越

来越广泛,越来越多的研究报道称其治愈率仅为20%左右。国内的王振军在2007—2010年用脱细胞真皮基质材料肛瘘栓填塞治疗了114例单瘘管高位括约肌间型肛瘘患者,总治愈率为54.4%。研究发现,使用脱细胞真皮基质材料肛瘘栓治疗肛瘘具有痛苦小、操作简便、术后恢复快、患者易于接受、患者的生活质量和满意度均较高、不影响肛门功能的优点,这无疑为肛瘘,尤其是复杂性肛瘘的治疗提供了新方向。

7. 直肠黏膜推移皮瓣术 1902年,Noble 首次报道用直肠黏膜推移皮瓣术(endorectal advancement flap,ERAF)治疗直肠阴道瘘,直到20世纪40年代,该术式才被广泛用于治疗肛瘘。采取 ERAF 治疗肛瘘的复发率为21%,失禁发生率为13.3%。ERAF 是利用在切口上方游离直肠黏膜肌瓣或在切口下方游离肛管皮瓣,修复肠壁缺损,使直肠内细菌不能再进入瘘管,同时清除瘘管感染灶,闭合内口的术式,其多应用于对高位复杂性肛瘘的治疗。ERAF 明显修补了肠壁缺损,减少了手术创伤,缩小了创面,加快了患者的创面愈合。ERAF 的主要缺点在于游离皮瓣的手术过程复杂,且在游离皮瓣时存在发生缺血坏死

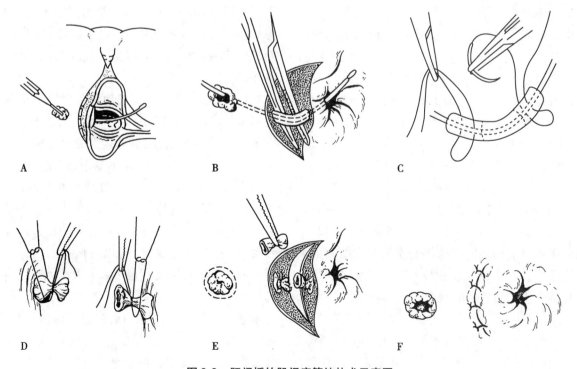

图3-3　肛门括约肌间瘘管结扎术示意图

A. 沿内外括约肌间沟弧形切口;B. 游离并挑起括约肌间瘘管;C. 缝扎瘘管的近端和远端;D. 加强结扎瘘管;
E. 将括约肌间瘘管切除;F. 切除外口,并间断缝合切口。

的可能,这就会造成更大的肠壁缺损,此外,解剖的创伤和局部慢性炎症也会对患者的肛门括约肌功能造成一定的影响。据报道,ERAF 的成功率范围较大,最高为 68%,最低却为 0。

8. 视频辅助肛瘘治疗术(video-assisted anal fistula treatment,VAAFT) VAAFT 是当代可视条件下肛瘘的新型治疗方式。2011 年,意大利的 Meinero 和 Mori 教授首次报道了 VAAFT,其方法是使用内镜探查和处理瘘管,中位随访时间为 9 个月,复发率为 14.2%。其可被大体分为诊断和手术治疗两个阶段。在诊断阶段应用肛瘘镜在可视条件下自外口进入瘘管,同时注入甘露醇溶液扩张瘘管,瘘管出口即为内口,予以标记。在手术阶段,主要目的是搔刮、破坏引流瘘管,封闭内口。操作方法为:应用电极条置于外口处,应用电极刀烧灼切除瘘管壁,自内口充分引流坏死组织,然后用直线吻合器对内口进行切除、吻合,此种术式的手术成功率可达 73.5%。其主要缺点是由于肛瘘镜的进入,过度扩张瘘管,存在掩盖其他瘘管走行的风险,同时,电极刀的热损伤也是不容忽视的,再者,由于闭合内口时需要使用闭合器等器械,也增加了手术费用。

9. 瘘管激光闭合术 2011 年,Wilhelm 教授报道了应用激光烧灼治疗肛瘘。这是一种应用激光探针破坏瘘管上皮组织从而清除瘘管的治疗肛瘘的新技术,手术成功率可达 84%。此术式的优点在于可以通过反复烧灼破坏瘘管上皮组织,不易遗留死角。然而,其最主要的缺点在于应用激光烧灼时的热损害深度不易控制,对肛门括约肌的影响有待评估。

10. 纤维蛋白胶封闭术 1996 年,Hjortrup 教授首先报道了纤维蛋白胶封闭疗法,且该疗法成为了当时治疗肛瘘最前沿的技术。传统肛瘘术式的共同缺点是创伤大、愈合时间长(6～8 周),部分患者可能出现肛门功能受损甚至大便失禁。纤维蛋白胶是由纤维蛋白原(含有凝血因子ⅩⅢ、纤维结合蛋白及适量的胰蛋白酶抑制剂)和凝血酶浓缩物组成。这种治疗方法的基本原理是刺激成纤维细胞增殖,促进内皮细胞生长,填充瘘管,从而封闭瘘管。其基本方法为:在确定肛瘘内外口后,充分清理瘘管,清除坏死组织及新生肉芽组织,封闭内口,注入纤维蛋白胶,促进瘘管封闭及创面愈合。此种术式在早期治愈率方面取得了极大的成功,然而,在远期随访中发现其治愈率逐渐下降,最低仅为 14%。研究表明,纤维蛋白胶形成的块状物质脱出,内口位置的确定有困难以及炎症组织引流不充分可能是此种术式治愈率低的原因。目前对此疗法尚存在一定的争议,其临床应用还需要进行深入的研究。

11. 干细胞移植术 2003 年,Garcia-Olmo 教授的团队最先应用自体脂肪干细胞(Cx401)进行了治疗肛瘘的试验。成年人的间充质干细胞具有抑制炎症的作用及多向分化功能。应用其填充瘘管不仅可以促进瘘管关闭、加速愈合,并且还具有一定的炎症抑制功能。简要手术过程为:提取患者的自体皮下脂肪细胞,将其注入搔刮后且已缝合内口的瘘管里,同时封闭外口,促进创面愈合。研究显示,随访 1 年后的治愈率约为 57%,没有发现发生肛门失禁的严重并发症的案例。然而,由于此种方法应用较少,此术式的疗效有待进一步观察。

三、特殊肛瘘的处理

肛瘘不能自愈、必须手术治疗的特性使得对其明确的诊断显得尤为重要。通过较为简单的临床检查即可初步诊断肛瘘,结合肛周的磁共振成像(MRI)及肛管的腔内超声更可以确定诊断。然而,我们在手术中仍会遇到一些困难,如果解决不好仍会造成手术失败。

1. 准确寻找内口是成功的关键 肛瘘的发病部位及走行直接影响到手术术式的选择及预后情况,而对其内口位置的确定及处理更是肛瘘手术成功与否的关键。肛瘘内口往往都是肛瘘感染的原发灶,只有正确寻找及处理原发灶,才能有效降低肛瘘的复发率。瘘管相关的术前检查是必需的,比如轻柔地应用探针从肛瘘外口进入并探查瘘管,对于部分肛瘘,可以直接找到内口。开展各种形式的辅助检查也可以大大增大寻找内口的概率,如肛周 MRI、肛周 CT、瘘管造影、肛管腔内超声。即使我们在术前明确了内口的位置,在术中实际寻找时仍存在很大的误差,需要手术医师在实际工作中加以总结。首先,Goodsall 规律可以初步指导我们寻找内口的位置,该规律内容为"通过肛门的中心点画一横线,在该线前方的瘘管外口距肛缘不超过 5cm，其瘘管方向通常是垂直于肛管；而外口位于该线后方的瘘管则多为弧形，其内口多位于肛管后壁的齿状线正中附近"。视诊、触诊及瘘管探查也是临床医师常用的方法。由于反复的炎症刺激，肛瘘内口周围的组织会形成炎性增生，同时，局部组织破坏挛缩使得内口可能出现小的凹陷，触诊可触及硬结。视诊可见局部暗红、水肿。对于一些外口明确、瘘管较为清晰的肛瘘，可应用探针轻柔地自外口顺瘘管缓慢探入，同时，示指于肛内指引，可直接找到内口。确定内口位置的另外两种方法分别为向瘘管内注射过氧化氢溶液或亚甲蓝溶液。自外口注入过氧化氢溶液时可见少量气泡自内口涌出，从而确定内口位置。而经外口注入亚甲蓝溶液则可更直观地看到内口处蓝染，瘘管被染色，为完整地通过手术处理瘘管壁起到了指引的作用，同时，亚甲蓝具有神经末梢破坏作用，可在较长时间内减轻患者的术后疼痛。当然，也有学者认为亚甲蓝染色会污染创面，使局部组织的解剖结构不易辨认，造成手术困难，因而更热衷于向瘘管内注入气体，观察内口处气泡的涌出。手术中，如果上述方法都没有让我们顺利地找到内口，我们还可以部分切除患者肛门外括约肌皮下部的瘘管，同时牵拉瘘管，可看见内口处随牵拉出现凹陷，从而找到内口。最后，也是我们最不愿看到的情况，即应用现有的所有方法仍不能确定瘘管及内口的位置时，不能盲目处理瘘管及可疑内口，以免损伤患者的肛门括约肌，影响其肛门自制功能，可先处理局部感染部位，彻底清创引流，待 3～6 个月后，瘘管清晰后再次手术处理。

2. 无明确外口的肛瘘处理　绝大部分的肛瘘是由于肛窦感染，局部组织压力升高，脓液向肛周表皮引流，迁延不愈形成的。这就意味着，有部分发病时间较短或局部压力未足以使感染蔓延至肛周表皮形成外口的肛瘘存在。此种肛瘘较为少见，常常合并复杂性肛瘘，临床诊断较为困难，常常出现漏诊，造成肛瘘复发。对这类肛瘘的诊断主要依赖于术前的影像学检查。对于这种肛瘘，有学者提出，可先应用触诊的方法初步探查肛瘘的复杂程度、深度、分支及走行，然后确定内口位置，自内口轻柔地向肛周表皮探查，于可疑外口处做放射状切口切开皮肤，切除部分瘘管，处理内口，以免造成肛门失禁及复发。

3. 多瘘管复杂性肛瘘的处理　多瘘管复杂性肛瘘包括有多个外口、一个内口的马蹄形肛瘘及有独立外口、内口而同时发生的肛瘘。多瘘管复杂性肛瘘的治疗要点在于如何全面、彻底地处理各个内口及瘘管，同时不损伤肛门括约肌，不影响患者的肛门自控功能，并且有效降低复发率。根据笔者的经验，在条件允许的情况下，应尽可能一期处理全部瘘管，可以采取多种手术方法相结合的方式，减轻患者的病痛及心理负担。如应用肛瘘挂线术时，对于一个内口、多个外口的肛瘘，可选择距离较近的部分外口进行切除，内口挂线引流，其余浅表外口切开引流。对于有多个内口的肛瘘，在各个内口间距离较远时可同时适当挂线治疗，内口间距离较近时可采取一松一紧双挂线，使其中一个橡皮筋先掉，另一个橡皮筋后掉，以保护肛门功能。同时，也可以将肛瘘栓及瘘管激光闭合术等与肛瘘挂线术相结合，减少肛周皮肤破坏，加快愈合，增加手术治愈率，实现微创治疗。

4. 克罗恩病肛瘘的处理　大约 30% 的克罗恩病患者会遭遇肛周疾病的困扰，其中包括肛瘘的发生。此种肛瘘多为复杂性肛瘘，瘘管较多，有多个分支。克罗恩病相关的肛瘘和其他肛窦感染性肛瘘一样，存在急性期和慢性期。在急性期期间控制感染仍是肛瘘治疗中要解决的首要问题。在治疗中，对于无症状的克罗恩病肛瘘，若其处于静止期则不需要治疗。对于低位的克罗恩病肛瘘，可以应用瘘管切开术治疗，手术治愈率为 62%～100%，创口需要 3～6 个月才能愈合。对于较复杂的克罗恩病肛瘘，可应用长期挂线引流作为姑息性治疗。松弛的挂线可以起到引流的作用，这种引流方法可用于长期治疗，不必切开瘘管，从而得以避免肛门失禁。该方法也适用于继发于艾滋病的肛门直肠感染，可以减少脓肿的复发次数，有效率可达 48%～100%。对于肉眼观察下直肠黏膜形态正常的复杂性克罗恩病肛瘘，可以应用直肠黏膜推移皮瓣术进行治疗，但在克罗恩病发作期及活动期均不适宜进行手术治疗。美国学者应用肛瘘栓、纤维蛋白胶封闭术对克罗恩病肛瘘进行治疗是一个有效的方法，但其远期疗效有待于进一步研究。

5. 肛瘘癌变的处理 肛瘘癌变被认为是肛瘘反复慢性感染造成的,病程常在10年以上。由于长期的慢性炎症刺激,伤口常有硬结的形成、黏液分泌物的增加以及伤口的疼痛被认为是癌变的先兆,应引起高度重视。发生癌变的肛瘘所排出分泌物的性质发生变化,有些呈血性的胶冻状,有时还会有坏死的组织排出,病灶形成的肿块进行性增大、变硬,有浸润性生长趋势,发展较快,有的病灶可造成肛管直肠狭窄,但最终诊断还有赖于病理活体组织检查。其病理组织的特点是黏液腺癌占多数,但也有少数患者发生的是鳞状上皮癌,主要取决于原发病灶的发生位置。

肛瘘癌变一经诊断即应尽早手术为宜,对于以鳞状上皮癌为主的肛瘘癌变一般主张先行放疗,在病灶得到控制时再采取根治手术治疗。对于较小的病灶,可在放疗后考虑局部切除,对于凡属于黏液腺癌、腺癌和癌变范围较大的患者,多数学者认为应该进行广泛的腹会阴联合切除术并采用术后的放化疗。

四、肛瘘手术疗效评价

肛瘘一旦形成,自然愈合的概率极小,多数均需手术治疗。如何最大限度地保护肛门功能并降低复发率,仍是广大肛肠外科医师面临的难题。因此,恰如其分地选择合理的手术方法至关重要。另外,"带瘘生存"亦应得到医师的重视,不应为盲目追求手术根治而忽视其可能带来的严重后果。

目前,肛管直肠压力测定已成为研究肛管直肠生理、病理,推断肛肠疾病及评价手术效果的重要方法。因此,对于肛管直肠疾病患者,需在其治疗和手术前后进行肛管直肠压力测定,来评估其肛管直肠功能。

由于低位单纯性肛瘘不涉及肛门括约肌或只涉及浅层肛门括约肌组织,故临床上使用瘘管切开术对其进行治疗是完全可行的,平均3~4周可以治愈,创面恢复良好,患者肛门功能正常。同时,也可以应用肛瘘栓、纤维蛋白胶封闭术等方法,但是治愈率均低于瘘管切除术。因此,瘘管切除术是治疗低位单纯性肛瘘的首选术式。

针对复杂性肛瘘,由于手术医师技术熟练程度及治疗费用等各种原因的影响,在我国,应用最为广泛的术式仍为肛瘘切开挂线术,此种术式配合肛瘘切除及瘘管切开等术式,不仅可以在急性感染期起到引流、标记的作用,而且其对于恢复期肛瘘还有对肛门括约肌缓慢切割的作用,从而能保护肛门括约肌功能,防止大便失禁的发生。国外医师在处理高位复杂性肛瘘时则方法较多,Dudukgian教授及其团队总结了其治疗策略:先在麻醉状态下对肛瘘情况进行评估。如为低位单纯性肛瘘,直接行瘘管切开术。复杂性肛瘘患者须进行6~8周的挂线引流治疗,待急性期感染消失后,可行LIFT术、肛瘘栓、纤维蛋白胶封闭术进行治疗。如未治愈,对于LIFT术组患者,可以再次行LIFT术,或者同其他手术组未治愈患者,再次行肛瘘挂线术或黏膜皮瓣移植术,直至治愈。

(李春雨 袁鹏)

参考文献

[1] 李春雨. 肛肠外科学 [M]. 2版. 北京:科学出版社,2022:57-58.

[2] 李春雨,汪建平. 肛肠外科手术学 [M]. 北京:人民卫生出版社,2015:677-679.

[3] 汪建平. 中华结直肠肛门外科学 [M]. 北京:人民卫生出版社,2014:776-794.

[4] 李春雨,徐国成. 肛肠病学 [M]. 2版. 北京:高等教育出版社,2021:118-119.

[5] 李春雨. 现代肛肠外科学 [M]. 北京:科学出版社,2022:216-217.

[6] SOLTANI A, KAISER AM. Endorectal advancement flap for cryptoglandular or Crohn's fistula-in-ano[J]. Dis Colon Rectum, 2010, 53: 486-495.

[7] BANNASCH H, STARK GB, KNAM F, et al. Decellularized dermis in combination with cultivated keratinocytesin a short- and long-term animal experimental investigation[J]. J EurAcadVenereol, 2008, 22(1): 41-49.

[8] SUGRUE J, MANTILLA N, ABCARIAN A, et al. Sphincter-sparing anal fistula repair: are we getting better?[J]. Dis Colon Rectum, 2017, 60(10): 1071-1077.

[9] VAN KOPEREN PJ, BEMELMAN WA, GERHARDS MF, et al. The anal fistula plug treatment compared with the mucosal advancement flap for cryptoglandular high transsphincteric perianal fistula: a double-blinded

multicenter randomized trial[J]. Dis Colon Rectum, 2011, 54(4): 387-393.

[10] NEAL ELLIS C. Outcomes with the use of bioprosthetic grafts to reinforce the ligation of the intersphincteric fistula tract(Bio LIFT procedure)for the management of complex anal fistulas[J]. Dis Colon Rectum, 2010, 53(10): 1361-1364.

[11] D'HOORE A, PENNINCKX F. The pathology of complex fistula in ano[J]. Acta Chir Belg, 2000, 100(3): 111-114.

[12] HAN JG, WANG ZJ, ZHENG Y, et al. Ligation of intersphincteric fistula tract vs ligation of the intersphincteric fistula tract plus a bioprosthetic anal fistula plug procedure in patients with transsphincteric anal fistula: early results of a multicenter prospective randomized trial[J]. Ann Surg, 2015, 38(3): 197-198.

[13] 李春雨, 聂敏, 张丹丹, 等. 切开挂线对口引流术治疗高位复杂性肛瘘[J]. 江苏医药, 2008, 34(1): 85-86.

[14] 任东林. 肛瘘治疗的手术方式选择与评价[J]. 中华胃肠外科杂志, 2007, 10(6): 510-511.

[15] 王振军. 肛瘘治疗新手术: LIFT-Plug 术[J]. 中国临床医生, 2011, 39(8): 8-9.

[16] 王振军, 宋维亮, 郑毅, 等. 脱细胞异体真皮基质治疗肛瘘临床研究[J]. 中国实用外科杂志, 2008, 28(5): 370-372.

[17] 郑毅, 王振军, 杨新庆, 等. 改良括约肌间瘘管结扎术治疗慢性肛瘘的随机对照多中心临床[J]. 中华医学杂志, 2015, 95(42): 3454-3457.

[18] 韦雪柔, 王建民, 唐冉. 肛瘘栓治疗单纯性肛瘘临床研究[J]. 中医药临床杂志, 2017, 29(12): 2104-2107.

第五节　肛瘘微创手术指征的争论与共识

目前，如何解决根治肛瘘与保护肛门功能之间的矛盾仍是肛瘘尤其是高位复杂性肛瘘手术中棘手的主要问题。传统的手术方式如肛瘘切开（除）术及肛瘘切开挂线术等对肛门的创伤较大，对肛门括约肌的损伤重，患者的术后恢复时间长、痛苦大，这些术式甚至会导致肛门畸形、大便失禁。因此，2016 年版美国结直肠外科医师协会《肛周脓肿、肛瘘和直肠阴道瘘治疗指南》建议，对于难治性肛瘘患者，"带瘘生存"可以作为维持生活质量的选择之一。

微创化是所有外科疾病治疗的发展方向，同样，肛瘘的微创化治疗也将是未来的发展趋势。肛瘘的部位特殊及其解剖结构特点给微创治疗带来了难以逾越的难度，也因此被众多肛肠医师尤其关心、关注，可以说是大众瞩目，但由于肛瘘微创手术需要借助新材料或新器械来开展，故费用比传统手术要高，而目前的成功率又比较低，因此，虽然肛瘘微创手术具有创伤小、疼痛轻、不损伤肛门括约功能的显著优势，但真正敢于尝试者并不多，而将其作为主流术式来开展的研究目前还没有，更多的人还在观望。现就目前国内外已经开展的肛瘘微创手术及其适应证作一介绍。

一、肛门括约肌间瘘管结扎术

2007 年，泰国的 Arun Rojanasakul 首次报道了肛门括约肌间瘘管结扎术（ligation of intersphincteric fistula tract, LIFT），这是治疗肛瘘的一种常用微创术式，以括约肌间型肛瘘为最佳适应证，但也适用于其他类型肛瘘，其治愈率为 61%～94%。

因该术式经正常解剖间隙入路，故其对肛门括约肌不造成损伤，有效预防了术后肛门功能障碍，减少了组织创伤，减轻了术后疼痛，缺点是复发率较高。2016 年版美国结直肠外科医师协会《肛周脓肿、肛瘘和直肠阴道瘘治疗指南》也认为 LIFT 术适合被逐步推广，具有较好的应用价值。近年来，有些学者如 NealEllis 及王振军将此术式与生物补片、肛瘘栓等填塞材料相结合，成为 BioLIFT、LIFT-Plug 等术式，生物材料具有一定的抗感染能力，无排斥性，由此，此类方法提高了手术的治愈率；李胜龙先将肛瘘栓贯穿于搔刮后的整个瘘管内后再行 LIFT 术，他由此提出了改良 LIFT-Plug 术式，进一步提高了手术成功率。但是由于生物补片和肛瘘栓材料价格昂贵，增加了治疗费用，给推广及应用增加了难度。另外，对于瘘管较短的括约肌间型肛瘘，其分离、结扎难度大，相比于治愈率高、并发症少的肛瘘切除术，优势就基本丧失了。另外，马蹄形肛瘘、克罗恩病肛瘘和既往肛瘘手术史被认为是 LIFT 术失败的预测因素。

二、脱细胞真皮基质填塞术

以猪小肠黏膜中的脱细胞基质为原料，合成

生物补片和肛瘘栓，两种合成物唯一的区别在于剂型不同。操作要点为对瘘管进行搔刮处理后，使用生物补片将内口、瘘管充满，或者做成"一头大一头小"的圆柱形肛瘘栓直接封堵内口并充填在瘘管内。肛瘘栓最早由美国 Cook Medical Incorporated 开发，Lynn 和 Johnson 等于 2006 年用猪胶原网塞填塞治疗肛瘘，使用来源于猪小肠黏膜组织的可吸收生物材料，能作为支架刺激被置入者损伤部位的组织修复和重建。此手术方法的治愈率最初被报道可达 80%，然而，随着术式的应用越来越广泛，越来越多的研究报道称其治愈率仅为 20% 左右。感染、操作过程中肛瘘栓断裂、未消除上皮化瘘管都是导致肛瘘栓治疗失败的重要因素。李胜龙先将肛瘘栓贯穿于搔刮后的整个瘘管内，之后再行 LIFT 术，由此提出改良 LIFT-Plug 术式，有效地提高了手术成功率。应用脱细胞真皮基质填塞术治疗肛瘘虽然具有痛苦小、操作简便、术后恢复快、患者易于接受、患者的生活质量和满意度较高、不影响肛门功能的优点，但存在治愈率较低、适应证有限、仅适合瘘管成熟的直瘘而且费用较高的问题。

三、直肠黏膜推移皮瓣术

1902 年，Noble 首次报道了用直肠黏膜推移皮瓣术（endorectal advancement flap，ERAF）治疗直肠阴道瘘，直到 20 世纪 40 年代，这一术式才被广泛用于治疗肛瘘。该手术的操作方法为将瘘管内口及周围感染病灶等切除后，在创口上方游离黏膜瓣进行创口修补，从源头阻断肠腔与瘘管间的通路，之后保持对外口行开放引流。此术式中要求充分清除感染病灶，闭合内口，使直肠内细菌不能再进入瘘管，行 ERAF 后患者的肛瘘复发率为 21%，失禁发生率为 13.3%。ERAF 是在切口上方游离直肠黏膜瓣或在切口下方游离肛管皮瓣，在修复肠壁缺损的同时清除瘘管感染灶、闭合内口的术式，其多被应用于高位复杂性肛瘘的治疗。此种术式明显修补了肠壁缺损，减少了手术创伤，缩小了创面，加快了损伤愈合。此种术式的主要缺点在于游离黏膜瓣的手术过程复杂，对手术医师的技术和临床经验要求较高。此外，游离黏膜瓣时存在缺血坏死的可能，此时就会造成肠壁更大的缺损，而解剖的创伤和局部慢性炎

症也会对患者的肛门括约肌功能造成一定的影响。此术式的疗效与黏膜瓣的血供相关，血供不良会导致复发或手术失败。故在进行 ERAF 时需尽可能清除病灶，对完全新鲜的创面进行黏膜瓣或皮瓣修补治疗，提升手术成功率。2016 年版美国结直肠外科医师协会《肛周脓肿、肛瘘和直肠阴道瘘治疗指南》证实了 ERAF 是一种成熟的保护肛门括约肌的术式。

四、视频辅助肛瘘治疗术

视频辅助肛瘘治疗术（video-assisted anal fistula treatment，VAAFT）是当代可视条件下肛瘘的新型治疗方式。2011 年，意大利的 Meinero 和 Mori 教授首次报道了 VAAFT，其方法是使用内镜探查和处理瘘管，中位随访 9 个月时的复发率为 14.2%。该术式被大体分为诊断和手术治疗两个阶段。在诊断阶段，应用肛瘘镜在可视条件下自外口进入瘘管，同时注入甘露醇溶液扩张瘘管，瘘管出口即为内口，予以标记。在手术阶段，主要目的是破坏、搔刮、引流瘘管，封闭内口。具体方法为：应用电极条置于外口处，应用电极刀烧灼切除瘘管壁，无需瘘管切开或切除，保护了肛门括约肌。自内口充分引流坏死组织，然后用直线吻合器对内口进行切除吻合，此种术式的手术成功率可达 73.5%。其主要缺点是由于肛瘘镜的进入，过度扩张瘘管，存在掩盖其他分支瘘管的风险，同时，该术式在瘘管狭窄和走行弯曲时无法操作，另外，电极刀的热损伤也是不容忽视的，再者，由于闭合内口时需要使用闭合器等器械，增加了手术费用，而肛瘘镜视频辅助系统本身也是一套比较昂贵的器械，这些都在一定程度上限制了其推广应用。随着可视系统技术的发展、价格的下调及操作系统的改良，该术式有望呈现较好的应用前景。

五、瘘管激光闭合术

瘘管激光闭合术（fistula-tract laser closure，FiLac）是 Wilhelm 在 2011 年报道的一种新型肛门括约肌保留术式，操作方法主要是在硬膜外麻醉、全身麻醉或局部麻醉成功后，患者取截石位，从外口注入过氧化氢溶液确定内口位置，并用导丝或刮匙清除瘘管内坏死组织；将径向发射的

400μm 光纤从外口探入直至内口的位置，光纤在 360°空间范围内均匀地释放激光能量从而闭合内口，同时以 1mm/s 的速度自内口向外拖拉光纤闭合瘘管。它是一种应用激光探针破坏瘘管上皮组织从而清除瘘管的治疗肛瘘的新技术，此术式的优点在于可以反复地烧灼破坏瘘管上皮组织，不易遗留死角。然而，其最主要的缺点在于应用激光烧灼的热损害深度不易控制，对肛门括约肌的影响有待评估，另外，激光设备成本高，目前应用样本量较少，其安全性和疗效尚需进一步验证。

六、肛瘘射频消融术

肛瘘射频消融术（fistula-tract radio frequency ablation，Fi-RFA）是近年来国外学者推崇的一种新型、微创治疗肛瘘的术式，该技术刚刚进入国内。操作方法：在硬膜外麻醉或全身麻醉、局部麻醉成功后，患者取截石位，用探针及过氧化氢溶液从外口向内探查、定位内口，先依次用刮匙、专用肛瘘刷清除瘘管内坏死组织；然后将 4 MHz 射频导管从外口伸至内口探出，启动设备，以每 12s（设备自带提示音）往外拖出一格（5mm）的速度向外拉出射频导管，直到将射频导管拉出外口，闭合整个瘘管，最后，荷包缝合加固、闭合内口。肛瘘射频消融术是利用射频能量消融瘘管上皮组织、融合瘘管的创新技术，优点在于射频导管以 60～90℃可控低温、精准的 3mm 半径进行射频能量释放，治疗部位不发生炭化，闭合瘘管的同时，不伤及肛门括约肌及周围正常组织。该术式无须开刀、患者体验感更好，尤其适合克罗恩病患者及白血病患者等有其他疾病、不适合开刀手术的患者及年老体弱患者。

七、纤维蛋白胶封闭术

1996 年，Hjortrup 教授首先报道了纤维蛋白胶疗法，该疗法成为了当时治疗肛瘘最前沿的技术。纤维蛋白胶是由纤维蛋白原（含有凝血因子 XIII、纤维结合蛋白及适量的胰蛋白酶抑制剂）和凝血酶浓缩物组成。该疗法的基本原理是刺激成纤维细胞增殖，促进内皮细胞生长，填充瘘管，从而封闭瘘管。其基本方法为：确定肛瘘内、外口后，充分清理瘘管，清除坏死组织及新生肉芽

组织，封闭内口，注入纤维蛋白胶，其与创面接触形成凝块，从而填堵瘘管并促进创面愈合。此种术式在早期治愈率方面取得了极大的成功，然而在远期随访中发现其治愈率逐渐下降，最低者仅为 14%。研究表明，纤维蛋白胶形成的块状物质脱出、内口位置难以确定、炎症组织清除不彻底以及引流不充分可能是导致手术失败的原因。同时，纤维蛋白胶配置完成后须在 4h 内使用，禁忌与碘、酒精及各类重金属接触，否则易造成其变性，其使用要求较为苛刻，这限制了其临床应用。

八、干细胞移植术

干细胞是一类具有无限自我更新能力的细胞，能够产生至少一种类型的、高度分化的子代细胞。干细胞群具有控制和维持细胞再生的功能及免疫调节作用，在促进组织修复中具有较高的应用价值。2003 年，Garcia-Olmo 教授的团队最先应用自体脂肪干细胞（Cx401）进行了治疗肛瘘的试验。成年人的间充质干细胞具有抑制炎症的作用及多向分化功能。应用其填充瘘管不仅可以促进瘘管关闭，加速愈合，并且还具有一定的炎症抑制功能。手术方法：提取患者自体皮下脂肪细胞，将其注入搔刮后且已缝合内口的瘘管里，同时封闭外口，促进创面愈合。可对同一患者多次使用干细胞移植术，其重复性好，不会影响患者的肛门括约肌功能。章阳对复杂性腺源性肛瘘患者采取自体脂肪干细胞治疗，治疗有效率较高，且手术前后患者的肛门功能无明显变化。然而，干细胞移植术成本较高，限制了其在临床使用。同时，国内对干细胞移植术的相关研究较少，该技术发展尚不成熟。李胜龙认为，对于多次肛瘘手术后未愈或复发、肛门变形、控便能力减弱、已经无法再行传统治疗方法的难治性肛瘘，采用肛瘘栓 + 干细胞移植治疗是一个可行的选择。

九、经肛括约肌间切开术

经肛括约肌间切开术是在 2017 年由 Garg 提出的。经肛括约肌间切开术（transanal opening of intersphincteric space，TROPIS）中，要求首先明确内口位置，然后使用蚊式钳经内口进入瘘管的肛

门括约肌间部分，打开蚊式钳，使用电刀沿蚊式钳切开直肠黏膜、黏膜下组织、部分肛门内括约肌，直至将肛门括约肌间瘘管部分完全切开，搔刮该处瘘管壁炎性组织，清除感染灶，使创面完全敞开，保持引流通畅，直至创面愈合。TROPIS治疗高位复杂性马蹄形肛瘘时不损伤肛门外括约肌，可保护患者的肛门功能，具有一定优势，但其术后复发率高是目前尚未解决的问题，还需要进一步研究。

十、光动力疗法

Arroyo 等在 2016 年首次描述了通过光动力疗法（photodynamic therapy，PDT）治疗肛瘘。PDT 是基于光敏剂 5- 氨基酮戊酸（5-aminolevulinic acid，ALA）诱导的生物材料的光氧化的治疗模式。给予细胞足剂量的药物后，在一定波长的照射下，这些细胞会被破坏。光动力疗法的手术步骤大致是：自外口注入过氧化氢溶液找到内口位置，然后使用可吸收缝线缝合内口，将 2ml 2% 的 ALA 自外口注入瘘管，使用可吸收缝线缝合外口，让患者静卧 2h 后拆除外口缝线，自外口将 14F 的塑料导管插入瘘管至内口位置，使用导丝自外口将激光纤维引入导管至内口位置，拔除导丝、导管，将激光纤维与线功率为 1W/cm 的红色激光器连接，然后使用波长为 630nm 的光以连续波持续照射瘘管壁 3min。PDT 的手术成功率较高，同时，因为其采用激光微创，所以保护了患者的肛门括约肌，术后并发症少。但该技术还有一定的局限性：开展 PDT 需要昂贵的设备以及较长的手术时间，包括 2h 的照射温育。PDT 在临床上还处于试验阶段，需要大样本量进行研究，才能进一步普遍应用于临床。

十一、瘘管旷置术

1965 年，Hanley 认为治疗肛瘘没有必要切开全部瘘管，提出瘘管旷置术，又称瘘管部分切开术及内口引流术。这是他针对两侧括约肌下瘘设计的术式，适用于坐骨直肠窝马蹄形肛瘘。1987 年，日本的高野报道用此术式治疗坐骨直肠窝肛瘘、直肠后马蹄形肛瘘患者 20 例，复发 2 例，复发率为 10%。

十二、瘘管剔除术

1961 年，Parks 创用了瘘管剔除术，即部分内括约肌切除术，其目的是充分切除原发病灶。该手术中，不仅将肛窦及其附近黏膜切除，还将肛门内、外括约肌间的瘢痕一并切除而治愈肛瘘。适用于括约肌间型肛瘘。自 Parks 创用此法治疗肛瘘起，该术式就成了现代保存肛门括约肌手术的基础。使用此术式治疗女性低位肛瘘疗效好，并发症少，能够有效地保护患者的肛门功能。

十三、内口切除缝合闭锁术

1972 年，日本的副岛报道了通过内口切除缝合闭锁术治疗肛瘘，该手术是将内口及感染灶彻底切除后缝合闭锁，由外口进入并充分搔刮瘘管腔内污染组织，放置聚乙烯管引流，不完全剔除瘘管，通过将内口闭锁，期望瘘管愈合。该术式适用于括约肌间型肛瘘及高位复杂性肛瘘。此术式对肛管直肠周围组织损伤小，能较好地保护患者的肛管直肠功能是其优点。但对于高位复杂性肛瘘，因引流不畅、病灶清理不彻底而出现复发率较高的可能，这种缺点限制了内口切除缝合闭锁术的单独应用。

十四、松弛挂线术

松弛挂线术（loose-seton technique，LST）又称保留括约肌挂线术，其方法主要是在挂线之后，不离断患者的肛门括约肌，使用挂线起到引流作用，待瘘管腔被肉芽组织填满后再抽出挂线。松弛挂线术的原理为通过引流和异物刺激，促进瘘管的闭合。挂线而不紧线，这种措施避免了因紧线而离断肛管直肠环，从而保护了患者的肛门括约肌。

肛瘘一旦形成，很难自愈，手术仍为治愈肛瘘的最有效方法。肛瘘的手术方法很多，不论采用何种手术方法，手术成败的关键在于：①准确寻找和处理内口；②消除上皮化瘘管；③尽量减少肛门括约肌损伤；④创口引流通畅。但是任何一种方式都不可能解决所有类型的肛瘘，在肛瘘术式的选择上，需要考虑到患者的肛瘘特点、健康状况、经济条件等因素，权衡肛门括约肌切断范围、治愈率和肛门功能损伤的利弊，科学地选择合理的手术方式,若手术方法选择不当,不仅可能导致肛瘘久治不愈、反复发作,甚至可能造成肛门失禁、肛门畸形。因此,能尽量减少肛门括约肌损伤的各种微创术式应该被优先选择。为取得更好的治疗效果,还可以采用联合术式来治疗,如李胜龙的肛瘘栓+干细胞移植治疗复发性肛瘘及改良 LIFT-Plug 术,这些联合术式能有效提高肛瘘尤其是复杂性肛瘘的治愈率,改善患者术后的生活质量。虽然目前肛瘘的微创治疗还处于初级探索阶段,疗效评价不一,但经过不断研究,总结经验教训,微创的、修复性的、不损伤肛门外观和功能的治疗方式在未来会逐渐取代传统术式,这是肛瘘治疗发展方向的必然!

(李胜龙)

参考文献

[1] SIRANY AM, NYGAARD RM, MORKEN JJ. The ligation of the intersphincteric fistula tract procedure for anal fistula: a mixed bag of results[J]. Dis Colon Rectum, 2015, 58(6): 604-612.

[2] VOGEL JD, JOHNSON EK, MORRIS AM, et al. Clinical practice guideline for the management of anorectal abscess, fistula-in-ano, and rectovaginal fistula[J]. Dis Colon Rectum, 2016, 59(12): 1117-1133.

[3] ELLIS CN. Outcomes with the use of bioprosthetic grafts to reinforce the ligation of the intersphincteric fistula tract(BioLIFT procedure)for the management of complex anal fistulas[J]. Dis Colon Rectum, 2010, 53(10): 1361-1364.

[4] 王振军. 肛瘘治疗新手术: LIFT-Plug 术 [J]. 中国临床医生, 2011, 39(8): 8-9.

[5] WILHELM A. A new technique for sphincter-preserving anal fistula repair using a novel radial emitting laser probe[J]. Tech Coloproctol, 2011, 15(4): 445-449.

[6] 章阳, 江滨, 王业皇, 等. 自体脂肪干细胞治疗复杂性腺源性肛瘘的疗效 [J]. 江苏医药, 2019, 45(9): 890-892.

[7] GARG P. Transanal opening of intersphincteric space (TROPIS)- a new procedure to treat high complex anal fistula[J]. Int J Surg, 2017, 40: 130-134.

[8] ARROYO A, MOYA P, RODRÍGUEZ-PRIETO MA, et al. Photodynamic therapy for the treatment of complex anal fistula[J]. Tech Coloproctol, 2017, 21(2): 149-153.

第六节 直肠脱垂发病机制与流行病学情况的变迁与思考

一、发病机制

直肠脱垂的确切发病机制目前仍未完全明确,而且发病机制在直肠脱垂的不同类型(如完全或不完全脱垂、内脱垂或外脱垂)和发病年龄(如儿童和成人)等亚分类间也有一定的差别,综合分析,直肠脱垂的病因可以被简单分类为下述三个方面,即肠管本身的病变、肠管支撑结构的病变和外部病变。病因可能是单独一个方面,也可能是两个或者三个方面的综合。

(一)肠管本身的病变

痔、息肉和肿瘤向下牵拉直肠黏膜,可诱发黏膜脱垂或直肠套叠,而对于没有神经性疾病的男性直肠脱垂患者,应该高度怀疑肠道息肉和肿瘤的可能性;直肠冗长、乙状结肠冗长及巨结肠也是直肠脱垂或套叠的一个重要诱因;婴幼儿直肠脱垂发病的原因可能是直肠黏膜与黏膜下肌层之间结合松散,同时,在婴儿阶段,直肠黏膜可能存在着生理性冗余,另外,在 1 岁以下的婴儿中,大约 75% 的婴儿没有 Houston 瓣,而这也可能诱发直肠脱垂。

(二)肠管支撑结构的病变

相比于直肠本身病变和外部疾病引起的腹压增高,支撑直肠处于正常解剖位置的盆底结构的病变可能是直肠脱垂最主要的治病机制。首先,从解剖学上来说,直肠的支持、固定组织包括固定直肠于骶骨的直肠骶骨韧带、直肠侧韧带、肛提肌及肛门括约肌等。在这些解剖结构中,肛提肌的支撑可能是支持、固定直肠的核心因素,直肠纵行肌纤维在肛门直肠环水平与肛提肌纤维形成联合纵行肌,联合纵行肌向下穿过肛门内、外括约肌之间,这一稳固的结合是直肠固定的重要因素。上述组织的发育不良、老化、肌肉萎缩、损伤等均可能导致直肠不能固定于正常位置,从而发生直肠脱垂。值得注意的是,盆腔的重要供血系统、淋巴系统和神经系统的病变在这一过程中也扮演着诱发和协同作用。具体包括如下一些因素。

1. 幼儿发育不良者、营养不良者及年老体弱者,容易出现肛提肌和盆底筋膜薄弱无力。

2. 手术、外伤,如经产妇会阴撕裂及多次分娩等损伤肛门直肠周围肌可减弱直肠周围组织对直肠的固定、支持作用,直肠容易脱出。

3. 神经系统疾病(如神经系统先天异常和后天损伤、衰老等,包括马尾损伤、脊髓损伤、脊髓衰老及直肠周围神经损伤)。另外,长期直肠脱垂也会导致直肠和肛管周围神经的牵拉损伤,这会引起患者大便失禁,而这一病症可能又会导致直肠脱垂的加重。

4. 肛提肌分离和肛门括约肌松弛。

5. 直肠前陷凹过深。

6. 直肠和骶骨之间缺乏固定。

另外,正常情况下,脊柱和骨盆形成了一定的曲度和倾角,这种解剖结构导致腹腔脏器的重心前移、离开盆底,直肠也以一定的曲度穿过骨盆。小儿直肠脱垂的原因可能与骶骨发育不全,骶骨、尾骨的弯曲度未形成,致使骶骨弯曲度小、过直,直肠呈垂直状态,其后壁失去了骶骨的有效支持有关。

(三)外部病变

外部病变中最主要的因素是腹压增大,其中便秘(包括排便障碍)、前列腺肥大、各种原因引起的慢性咳嗽、排尿困难及多次分娩等均能增高腹压,而腹压增高将直接推动直肠向下脱出。另外,不良的饮食习惯和极端的生活方式如久坐不动和剧烈运动也会诱发直肠脱垂。

二、中医学直肠脱垂的发病机制

在西医理论中,对于直肠脱垂的致病机制多强调直肠和直肠周围器官的局部因素,而在中医理论中,除了局部因素外,全身情况的改变也是一个需重点考虑的因素,中医认为直肠脱垂的发生与肺、脾、肾功能的失调有直接关系,各种原因导致的肺、脾、肾虚损均可引发本病。其机制主要是由于气血不足,中气下陷,不能固摄而引起肛管直肠外脱。多见于儿童、老年人以及久病失养者。儿童气血未充,老年人气血衰退,以及因长期泻痢、便秘、分娩或患有过多耗伤气血的其他慢性病者,均可因为气虚下陷,不能收摄而成本病。在《难经》《医学入门》《诸病源候论》《疮疡经验全书》均有相关描述,这些描述说明了局部与全身因素均可导致脱肛。中医学中针对直肠脱垂的主要致病机制简述如下:①脾虚气陷,小儿先天不足,气血未旺,或老年气血衰退,或因劳倦,房事过度,久病体虚,妇人生产用力努责,以致气血不足,中气下陷,以及慢性泻痢、习惯性便秘,长期咳喘均易致气虚下陷,固摄失司而成;②湿热下注,素体气虚,摄纳失司,肺移热于大肠,或湿热蕴结于大肠,或燥热内结下注大肠而致大便秘结,临厕努挣,邪气下迫大肠而脱。

三、发病机制形成的学说和争议

(一)滑动疝学说

该学说认为直肠脱垂是由直肠膀胱陷凹或直肠子宫陷凹腹膜的滑动性疝导致的,陷凹处的腹膜构成疝囊,使得腹压增高或肠管支持结构发生病变,导致陷凹处的腹膜反折逐渐下垂,将直肠前壁推入直肠腔内,经肛管向外脱出;滑动疝学说最早由 Moschowitz 在 1912 年描述,其认为肠壁全层完全脱垂与直肠解剖上的缺陷有关,直肠前凹陷腹膜反折过低会导致腹内小肠等垂于该陷凹内并压在直肠前壁上,临床上,较多病例呈现的特点是直肠前壁脱出比后壁多,致使很多学者认为该理论是直肠脱垂的最重要的发病机制。

(二)肠套叠学说

正常情况下,直肠上端固定于骶骨岬部位,该学说认为直肠脱垂始于肠套叠,在腹压增高、盆底松弛等因素影响下,套叠部分不断下移,使直肠侧韧带、肛提肌、肛门括约肌及阴部神经受到机械性损伤,最后使得直肠脱出肛门外。套叠学说涉及直肠脱垂疾病中的一个重要定义,即直肠内脱垂。所谓直肠内脱垂,是指直肠黏膜层或全层套叠入远端直肠或肛门的一种功能性疾病,也被称为隐性直肠脱垂或直肠套叠。认同这一学说的人多认为直肠内脱垂是直肠外脱垂的早期现象。两者的关联性在腹腔镜探查手术中得到了体现,直肠内脱垂和直肠外脱垂患者的盆腔解剖结构非常相似,包括直肠前陷凹和直肠系膜等的结构。

(三)发病机制的争议和思考

目前所有的学说均仍有争议,有学者认为滑

动疝学说和肠套叠学说无实质性差别，滑动性疝其实也是一种套叠。另外，不同类型的脱垂可能由不同的病因所致，黏膜脱垂可能更多的是由肠管本身的病变和外部病变诱发的，而全层脱垂则主要是由肠管支撑结构缺陷和外部病变诱发的，因此，对于直肠脱垂的发病机制，常常需要综合评估分析。关于直肠子宫陷凹或直肠膀胱陷凹过深、肛门括约肌松弛、盆底肌力减弱以及肛提肌分离等盆底缺陷，有学者认为这些病变可能是直肠脱垂的结果，而不是病因，而且有研究表明，直肠脱垂患者在行直肠固定术后，肛管静息压发生了降低，这支持了直肠脱垂导致肛门括约肌被牵拉的观点。而针对肠套叠学说，即直肠内脱垂会发展成为直肠外脱垂这一假说，一些学者也提出了反对，反对的理由是 20 世纪 80 年代的肠造影结果显示 20% 的无症状正常人有高级别内脱垂（肠套叠累及或进入肛管）。最近，Palit 和同事甚至发现这一比例高达 50%。另外，大样本量、针对有症状患者的研究中发现，直肠内脱垂并不会发展成为直肠外脱垂，一些被明确诊断为直肠外脱垂的患者在诊断前也很少有脱垂病史。当然，这些持有反对意见的研究也备受争议，因为在这些研究中，对患者的选择常常具有选择偏倚，英国牛津大学的一项关于直肠内脱垂自然病史的研究发现，直肠外脱垂的发展过程缓慢又多变，直肠内脱垂进展为直肠外脱垂的病程超出了大多数外科学研究随访的时间范围。对 66 名男性和 471 名女性的观察性研究发现，患者的年龄和牛津脱垂分级标准（Oxford Prolapse Grading System）之间有统计学上的显著相关性，而且这一相关性在有阴道分娩史的女性中更明显。据此，作者指出，年龄和脱垂等级之间的密切关系支持直肠内脱垂是直肠外脱垂前兆的观点。

四、直肠脱垂病因学与流行病学情况变迁与思考

直肠脱垂并不是直到近代医学出现才被定义的疾病，在中国最古的医学方书——马王堆帛书《五十二病方》中，就有世界上对脱肛及其治疗方法的最早记载；而在西方，写于约公元前 1 500 年的 Erbers 纸草文献中也有相关描述。对直肠脱垂的认识在中医和西医历史演变中遵循了各自独特

的病因学与流行病学情况变迁。另外，直肠脱垂在成人、儿童和一些特殊人群中分别具有不同的流行病学特点。

（一）直肠脱垂在中医学中的变迁和对其的思考

中医中，关于脱肛的描述几乎见于每个朝代的医学文书描写中。在我国最古老的方书《五十二病方》中就有"人州出不可入者……倒县（悬）其人，以寒水茂（溅）其心腹，入矣"的早期记载。秦汉时期的《神农本草经·下经》首次描写如何使用药物治疗脱肛，如"蛞蝓味咸寒，主贼风喝僻，轶筋及脱肛。"晋代《针灸甲乙经·足太阳脉动发下部痔脱肛》中又提出了针灸治疗脱肛。隋代的巢元方在《诸病源候论》中按病因、病机，将脱肛分别在痢病诸候、妇人杂病诸候、小儿杂病诸候中作了比较详细的论述。唐代《备急千金要方·肛门论》提到大肠寒为脱肛的病因，同时提供了内服、外用、针灸等治疗方法。宋代《太平圣惠方·卷六十·治脱肛诸方十九道》中收载了脱肛治方如"治脱肛诸方十九道"及"治小儿脱肛诸方十五道。"金元时期李东垣创"脾胃论"，用补中益气汤治疗中气下陷之脱肛，多为后世所宗。明代的《本草纲目》中对脱肛也有记载（如泻痢、痔漏、大肠气虚也），并形象地论述了本病的症状和病因；戴思恭《证治要诀·卷八·大小腑门·痢疾附痢后风脱肛》中描述了脱肛后发生绞窄、坏死、脱落的情况，并将之命名为截肠病。清代沈金鳌的《杂病源流犀烛·脱肛源流》中认为本病多虚，治疗当以升提为主。如："脱肛，大肠气虚病也……虽治不同，要以升提为主。"高锦庭（高秉钧）在《疡科心得集·辨脱肛痔瘘论》中指出大肠与直肠脱垂的发病之间联系紧密："肛门为大肠之使，大肠受寒受热皆能脱肛。"

（二）直肠脱垂在西医学中的变迁和思考

西医中，1831 年，Salmon 在他关于直肠脱垂的论文中提出，直肠脱垂主要由肠套叠和直肠前陷凹下垂引起。1847 年，Bodenhamer 在他关于直肠和肛门疾病的文章中，确定了与直肠脱垂相关的因素。第一个因素是腹压增高，其相关原因如下：站立过久、坐姿状态下持续用力排便、便秘、腹痛、子宫脱垂、分娩、尿道狭窄、膀胱结石、剧烈咳嗽、打喷嚏、前列腺肿大、肿瘤和蛔虫；第

二个因素是肛门括约肌无力，可能由大脑或脊髓损伤、肛瘘或肛裂手术引起；第三个因素与解剖学有关，Bodenhamer 认为，儿童比成人更容易患直肠脱垂，其原因是儿童的肠道弯曲较小且邻近肠道的器官发育不完善。1860 年，Ashton 从解剖学的角度分析了直肠脱垂的原因，同 Bodenhamer 一样，其认为儿童比成人更容易出现直肠脱垂是因为他们的骶骨弯曲度不够，同时，他还指出，直肠脱垂可能由营养不良、息肉、直肠炎症和慢性便秘引起；在对这种疾病的描述中，他简单阐述为"由过度的粪便堆积导致的肠道本身的虚弱"。1903 年，Tuttle 特别命名了有助于直肠支持的结构，并提出当失去这些支持时直肠脱垂就会发生。其指出，如果想要充分理解直肠脱垂，就必须要了解直肠周围的支持结构，如直肠下部的支持结构为肛提肌、肛门外括约肌、盆腔的所有会阴筋膜、尾骨的纤维附着物和前列腺或阴道壁；直肠中间部分由松散的纤维组织支持，这些纤维组织沿骶外侧动脉走行，排列在肛提肌上表面，从而将器官与骨盆的骨框架连接起来；直肠上部由腹膜皱褶所连接，腹膜皱褶连接两侧的盆腔壁，前面是膀胱或子宫，后面是骶骨，直肠系膜和乙状结肠系膜构成肠道的主要支撑，直肠脱垂的发生必须有这些支撑物的削弱或破坏，以及某种能够使器官从其位置上移动的力量的参与。1920 年，Todd 强调了直肠外侧固定结构的作用，这些结构包括血管周围的组织和内脏、盆腔神经周围的组织，这些结构在维持直肠固定方面扮演着极其重要的角色。1887 年，Cooper 在他关于直肠疾病的论文中指出，在一些直肠脱垂的特殊情况中，突出的褶皱中包含部分小肠。在 Ball 于 1908 年开展的观察研究中，其观察到小肠、卵巢、膀胱等脏器可落入突出的腹膜袋中，导致"脱垂疝"，这些脏器可在脱垂直肠的前方被找到。1912 年，Moschcowitz 指出直肠脱垂是疝的结果，直肠脱垂类似于疝。1942 年，Graham 对 Moschcowitz 的这一观点提供了明确的解释，其指出巨大的直肠脱垂是由直肠子宫陷凹或直肠膀胱陷凹水平的直肠前壁滑动疝引起的。1923 年，Lockhart-Mummery 指出，直肠脱垂在女性中比在男性中更常见，部分原因是分娩和盆底损伤；此外，在男性中，附着在骨盆上的肌肉通常发育得更好，因

此，直肠能得到更好的支持。1939 年，Pemberton 和 Stalker 提出，异常松散的直肠附属结构是直肠脱垂最重要的诱发因素，当直肠固定良好时，脱垂不能发生，他比较了直肠脱垂和结肠造口术后的脱垂，发现脱垂的结肠段通常有比较长的肠系膜，相应地，结肠脱垂通常不会发生在系膜较短的肠管上。

（三）直肠脱垂在不同人群中的流行病学情况及思考

直肠脱垂的总发病率较低，据估计，其在人群中的发病率约为 0.5%，多见于儿童及 60 岁以上的老人。受年龄的影响，儿童的直肠脱垂有其独特的流行病学特点，首先，儿童直肠脱垂是一种少见的疾病且主要发生在西方国家，直肠脱垂在儿童中多是一种自限性疾病，5 岁前多可自愈，5 岁以上的患儿需要手术干预的概率明显增大。另外，儿童直肠脱垂的发病机制与成人并无差异，但发病诱因则有一些差异，先天性因素在儿童患者的致病因素中占据一定比例，如先天性巨结肠、脊柱裂、脊髓脊膜突出症、埃勒斯-当洛斯综合征（Ehlers-Danlos syndrome）等；解剖因素包括乙状结肠活动度增加、骶骨及尾骨平坦、直肠的垂直状态、直肠位置较低和缺乏肛提肌的支撑；腹泻和营养不良可能是发展中国家中导致婴幼儿直肠脱垂最常见的因素，腹泻包括阿米巴病、贾第虫病、溃疡性结肠炎、蠕虫病和鞭毛虫病等所致腹泻，具体机制可能是腹泻减少了儿童坐骨直肠区的脂肪，进而导致直肠缺乏支撑；直肠脱垂也常发生于伴有囊性纤维化（cystic fibrosis, CF）的婴儿，如 Stern 等发现，在 605 例囊性纤维化的患儿中，有 112 例（18.5%）合并直肠脱垂，其中 1/3 的直肠脱垂患者在被诊断为囊性纤维化之前就已经发生了直肠脱垂。在另外一项统计中，Kulczycki 和 Schwachman 发现，在患有囊性纤维化的儿童中，直肠脱垂的发生率为 25%。不过，最新的研究显示，随着新生儿筛查的实施，这种常染色体隐性遗传病已经不是直肠脱垂的常见病因了。在一项纳入了 158 例受试者的研究中，囊性纤维化只出现在了 4 例患者中。除了这些独特因素，一些导致成人直肠脱垂的因素也会诱发儿童直肠脱垂，如便秘、排尿困难（如包茎）、咳嗽（如百日咳）、息肉或肿瘤等。整体上来说，儿童的

直肠脱垂多发生于 3 岁以前的婴幼儿，其中出生后的第一年里发病率最高，这一年龄组中，脱垂的多是直肠黏膜而不是直肠全层。婴儿直肠脱垂的发病率没有性别差异，而在老年患者中，直肠脱垂的患者多为女性，50 岁以上女性患病的概率是男性的 6 倍。老年女性直肠脱垂的发病高峰期是 70 岁，原因可能是这一年龄段的女性可能伴随一系列盆底脱垂疾病（肠疝、膀胱膨出和直肠膨出）和尿失禁。而患有直肠脱垂的男性往往会有排便障碍、运动障碍、精神合并症、饮食障碍、孤独症或发育迟缓，男性的发病年龄多集中于 ≤40 岁。

如前所述，多次分娩史可能是女性直肠脱垂的诱因，但未产妇中，患有直肠脱垂的比例却要高于普通人群。Lahey 医院的学者和其他一些学者发现，40%～60% 的直肠脱垂病例都是未产妇，其他一些研究也报道了相似的发现，如 Hughes 发现 39% 的直肠脱垂患者无子女，Boutisis 和 Ellis 则报道了更高的数值（这一比例高达 58%）。而且研究显示，男性和未产妇出现直肠脱垂相关症状的年龄似乎比经产妇更早，进展为高级别脱垂的速度也更快。

在临床中，不可忽视的一个现象是部分直肠脱垂患者常合并精神疾病和行为异常，如年轻患者常伴有孤独症、与发育迟缓相关的综合征或需要多种药物治疗的精神疾病。这背后的原因尚不清楚，波士顿 Lahey 医院的学者发现近一半的直肠脱垂患者存在一些异常行为。无论是在西方还是亚洲，很多直肠脱垂患者来自精神病院、关怀病房、福利院以及一些其他机构，这些患者的精神疾病也导致直肠脱垂本身治疗上的困难。直肠脱垂的症状，如胀鼓感、肛门黏液排出、大便失禁、便秘、里急后重、直肠出血等也会让患者变得衰弱、自我孤立和抑郁。

（钱 群 李道江）

参考文献

[1] 吴孟超，吴在德. 黄家驷外科学 [M]. 7 版. 北京：人民卫生出版社，2008.

[2] 张启瑜. 钱礼腹部外科学 [M]. 北京：人民卫生出版社，2006.

[3] BORDEIANOU L, PAQUETTE I, JOHNSON E, et al. Clinical practice guidelines for the treatment of rectal prolapse[J]. Dis Colon Rectum, 2017, 60（11）: 1121-1131.

[4] 陈孝平，汪建平，赵继宗. 外科学 [M]. 8 版. 北京：人民卫生出版社，2013.

[5] 张昭，焦晨蒙，李明森，等. 直肠脱垂外科治疗新进展 [J]. 中国肛肠病杂志，2022，42（6）: 62-65.

[6] CORMAN ML, BERGAMASCHI R CM, NICHOLLS RJ, et al. Corman's colon and rectal surgery[M]. Sixth edition. Philadelphia: Lippincott Williams & Wilkins, 2014.

[7] SCHEIDBACH H, HORBACH T, PERRAKIS A. Rectal prolapse with synchronous colorectal cancer[J]. Dtsch Arztebl Int, 2020, 117（45）: 756.

[8] 王雪冰，王立柱. 浅谈直肠脱垂的中医诊疗概况 [J]. 中国肛肠病杂志，2018，38（3）: 66-68.

[9] TAN YH, GILLOR M, DIETZ HP. Abdominal pressure and pelvic organ prolapse: is there an association?[J]. Int Urogynecol J, 2022, 33（2）: 337-342.

[10] KELLER DS, SMART N. Is rectal prolapse a hernia?[J]. Colorectal Dis, 2022, 24（4）: 351-352.

[11] CARES K, KLEIN M, THOMAS R, et al. Rectal prolapse in children: an update to causes, clinical presentation, and management[J]. J Pediatr Gastroenterol Nutr, 2020, 70（2）: 243-246.

[12] RENTEA RM, ST PETER SD. Pediatric rectal prolapse[J]. Clin Colon Rectal Surg, 2018, 31（2）: 108-116.

[13] FOROOTAN M, DARVISHI M. Solitary rectal ulcer syndrome: a systematic review[J]. Medicine, 2018, 97（18）: e0565.

[14] 张琴，孙平良，汤勇，等. 中医治疗直肠脱垂研究进展 [J]. 河南中医，2021，41（3）: 466-469.

[15] 姜德友，陈天玺，毛雪莹，等. 脱肛源流考 [J]. 中医药学报，2021，49（3）: 60-63.

[16] 安阿月. 肛肠病学 [M]. 北京：人民卫生出版社，1998.

[17] 陆德铭，陆金根. 实用中医外科学：中医外科学 [M]. 上海：上海科学技术出版社，2010.

[18] 冯国绸. 直肠脱垂中医，西医治疗进展 [J]. 中外医疗，2022，41（9）: 195-198.

[19] 夏宇虹，王振宜. 直肠脱垂的中医治疗进展 [J]. 吉林中医药，2013，33（9）: 963-966.

[20] 齐文，白红，马富明. 直肠脱垂的外科治疗进展 [J]. 内蒙古中医药，2020，39（8）: 156-158.

[21] 顾伯华. 实用中医外科学 [M]. 上海：上海科学技术出版社，1985.

[22] GACHABAYOV M, BENDL R, FLUSBERG M, et al. Rectal prolapse and pelvic descent[J]. Curr Probl Surg, 2021, 58(9): 100952.

[23] WU JS. Rectal prolapse: a historical perspective[J]. Curr Probl Surg, 2009, 46(8): 602-716.

第七节　直肠脱垂手术治疗的历史变迁与术式选择

一、历史变迁

直肠脱垂是一种古老的疾病,在古代医学文献中有许多相关的记载。大约成书于距今 2 000 多年的战国时代的《五十二病方》中就有关于直肠脱垂治疗方法的记载。书中将直肠脱垂称为"人州出",论述其治疗方法时写道:"人州出不可入者,以膏膏出者,而到(倒)县(悬)其人,以寒水戈(溅)其心腹,入矣。"

在古代,有关直肠脱垂手术治疗的记载非常少见,一直到 19 世纪,对直肠脱垂手术疗法的记载才逐渐多起来。1805 年,Hey 在他的报告中推荐用烧灼法离断脱出的直肠黏膜,被认为是对直肠脱垂手术的第一次完整记录。1831 年,Frederick Salmon 提出了一种切除脱垂肠段的手术方法,并为之设计了相关手术器械。1891 年,Garl Thiersch 提出采用银线环缩肛门的手术方式,此术式被后人命名为 Thiersch 术并一直沿用至今。因银丝易导致局部组织发生切割损伤和感染,故之后的环缩材料几经演变,现多被尼龙、Mersilene 带、涤纶、聚乙烯补片、聚四氟乙烯、阔筋膜和硅橡胶等物品取代。Thiersch 术的手术创伤小,可在局部麻醉下进行,但其最大缺点是复发率高,在现代,单独应用此术式者逐渐减少,一般将此术式与其他经会阴式式联合应用。Altemeier 术的手术方式于 1889 年被首次报道,于 1971 年由 Altemeier 报道并得到推广,由此被命名为 Altemeier 术。Delorme 术在 1900 年第一次被法国军医 Delorme 报道。

20 世纪初期之前,直肠脱垂手术中,以经会阴入路的手术为主。1912 年,Moschcowitz 发表的关于直肠脱垂的文章中列出了当时常用的 26 种不同手术方式,其中大多数使用经会阴入路。

1933 年,Miles 报道了采用乙状结肠切除术治疗直肠脱垂。20 世纪上半叶,经腹入路直肠脱垂术式得到了非常快的发展。对于经腹入路直肠脱垂手术方式的思路演变,可以通过 Ripstein 的探索而有所了解。Ripstein 最初采取的直肠脱垂修复术是通过切除疝囊、折叠肛提肌、加强薄弱层来解决直肠子宫陷凹或直肠膀胱陷凹形成的滑动疝,用阔筋膜移植物将直肠固定在其两侧的骶骨上的术式。后来,Ripstein 放弃了对其他盆底修复方式的尝试,而选择用补片悬吊直肠。关于如何悬吊固定直肠的方式一直存在争论。Ripstein 采用前吊带的方式经常被质疑,有医师担心前吊带的方式会引起便秘甚至梗阻,许多外科医师倾向于 Wells 在 1959 年报道的采用后路吊带的术式。另外,还存在其他悬吊固定直肠的方式,如 Cutait 提出的骶直肠外侧条带直肠固定术。另一个争论焦点是悬吊直肠所用材料的选择,从不用材料的单纯缝合,到采用自体筋膜,再到采用永久性假体材料,再到采用可吸收修复体材料(如聚乙醇酸)等。每一种直肠悬吊固定术的手术方式都有各自的支持者,但研究结果表明,采用其中任何一种术式的患者的直肠脱垂复发率都比较高。

关于经腹入路直肠脱垂手术方式,其除了在使用的悬吊方式及所用材料类型方面不断有新进展外,直肠固定术中的技术因素对肠道功能的影响也越来越受到人们的关注。Sayfan 等报道,单独使用直肠悬吊固定术的患者和接受缝合直肠固定联合乙状结肠切除术的患者相比,便秘的发生率更高。另外两项 RCT 研究也证明了接受直肠固定联合乙状结肠切除术者的术后便秘发生率较低。但是,开展乙状结肠切除术很难确保使患者原有的便秘症状通过手术得到缓解,因此,对于存在严重慢传输型便秘的患者,联合采用结肠次全切除术可能是必要的。

直肠脱垂手术方式中还有一种在我国比较常用的治疗方式,就是直肠脱垂注射疗法。直肠脱垂注射疗法历史悠久,但其复发率较高的缺点一直以来被人们所诟病。20 世纪 50 年代以来,注射疗法治疗直肠脱垂开始在国内得到应用,经过几代专家和学者的不断实践、研究和发展,尤其是中医和中西医结合肛肠专家和学者的研究,更是促进了直肠脱垂注射疗法的发展,并且取得了一些重要成果。消痔灵注射治疗直肠脱垂已经被写入教材，成为中西医结合治疗直肠脱垂的典范。

二、术式选择

目前，手术是治疗直肠脱垂的主要手段。治疗完全性直肠脱垂的手术方式繁多，有文献称直肠脱垂术式有超过 200 种。直肠脱垂的病因及发病机制复杂，虽然手术方式众多，但是至今尚无一种手术方式适用于治疗所有的直肠脱垂。就具体某一个体而言，需要对其存在的病理缺陷进行充分的评估，有针对性地制订个体化的治疗策略。手术目的是最大程度地纠正患者的病理解剖缺陷，恢复其盆底的正常解剖结构和生理功能。手术方式主要包括缩窄肛门、修补并抬高直肠子宫陷凹或直肠膀胱陷凹、修复缺损的盆底、切除多余肠管和固定直肠。根据手术入路不同，可将手术方式分为经腹手术和经会阴手术两大类。关于直肠脱垂的手术方式选择，一般认为接受经腹手术者的复发率要低于接受经会阴手术者。

（一）经腹手术

直肠脱垂经腹手术主要采用经腹直肠固定术，伴或不伴乙状结肠切除。对于经腹手术，可通过开放手术方式完成，也可通过腹腔镜微创手术方式完成。

对于没有便秘的直肠脱垂患者，建议行直肠固定术，不常规进行乙状结肠直肠切除。对于合并便秘或乙状结肠冗长的患者，应考虑合并施行乙状结肠切除术。但并非所有合并便秘或乙状结肠冗长者均适合行乙状结肠切除术。术前对便秘患者进行充分的检查和评估非常重要。检查包括结肠传输试验、排粪造影、结肠造影、肛管直肠测压等。

常用的经腹手术包括经腹直肠前补片悬吊固定术（Ripstein 术）、经腹直肠后补片悬吊固定术（Wells 术）、直肠骶骨悬吊术（Orr 术）、直肠缝合固定术、耻骨直肠肌悬吊术（Nigro 术）、直肠前切除术（anterior resection 术）、经腹直肠固定联合乙状结肠切除术（Frykman-Goldberg 术）等。

1. 经腹直肠前补片悬吊固定术（Ripstein 术） 本术式将直肠提高后悬吊固定于骶前筋膜，恢复了直肠贴近骶骨的正常弧度。本术式适用于Ⅲ度直肠脱垂；不适用于年老体弱者、脱垂时间长而不能复位者或肠管已坏死者。由于该术式采用了直肠前方网片固定方式，有可能引起直肠狭窄而加重便秘，因此也不适用于伴有严重便秘者。手术不复杂，复发率及手术死亡率均较低，疗效确切。有关文献报道的该术式术后并发症发生率为 13%～33%，复发率为 2%～8%。

2. 经腹直肠后补片悬吊固定术（Wells 术） 本术式将海绵（Ivalon）补片剪成"十"字形，置于骶骨前，缝合到骶骨凹陷内，向上拉直肠，将其置于 Ivalon 补片前，将直肠侧壁与 Ivalon 补片缝合固定，从而有效防止直肠套叠及直肠脱垂的发生。本术式将直肠前壁开放以避免造成直肠狭窄、粪便嵌塞及悬吊阻塞。本术式的术后复发率及手术死亡率均较低，有关文献报道，经腹直肠后补片悬吊固定术后的便秘及排便困难的发生率为 13%～19%。

3. 直肠骶骨悬吊术（Orr 术） 本术式将直肠悬吊固定到骶骨岬，并闭合缺损的直肠子宫陷凹或直肠膀胱陷凹。对于治疗完全性直肠脱垂或直肠内脱垂合并大便失禁或出口梗阻者来说，本术式是安全有效的，直肠骶骨悬吊术中保留侧韧带可防止术后便秘的发生。Loygue 报道的直肠骶骨悬吊术后复发率为 5.6%，接受该术式后，84% 的患者肛门失禁症状得到了改善。

4. 直肠缝合固定术 本术式将直肠从骨盆游离至尾骨尖水平，保留直肠侧韧带。于骶骨岬下方以不可吸收线缝合骶前筋膜和直肠系膜。通过直肠的反应性瘢痕化及纤维化达到固定的目的。Liyanage 等的研究结果显示，不切断直肠侧韧带者的直肠游离复发率为 7%，且便秘没有加重。该术式主要用于治疗不伴便秘的直肠脱垂。

5. 耻骨直肠肌悬吊术（Nigro 术） 本术式的目的在于重建耻骨直肠悬带，术中用 Teflon 网带环绕固定于直肠下端后方及侧方，将直肠拉向前方，将 Teflon 网带缝合于耻骨梳韧带上，由此重建了"肛直角"。Nigro 报道了 60 余例接受该手术治疗的患者，经过 10 年以上的随访，无一例复发。本术式能够改善患者的膀胱功能，但是手术操作难度大。

6. 直肠前切除术（anterior resection 术） 本术式将冗长脱垂的乙状结肠和直肠上段切除，可拉直肠管并改善便秘症状，在骶骨前放置引流管可促进纤维化和瘢痕形成，从而固定直肠。Cirocco

等对 1971—1991 年的 41 例患者行直肠前切除术，术后平均随访 6 年，3 例出现复发，病死率为 0，复发率为 15%。直肠前切除术无需行异物置入或直肠悬吊，是大家所熟悉且频繁采用的术式，是治疗完全性直肠脱垂的重要选择，远期效果好。

7. 经腹直肠固定联合乙状结肠切除术（Frykman-Goldberg 术）　本术式中游离直肠到肛提肌水平，保留充足血运，并在使直肠保持向上的张力的情况下将其固定于骶骨，闭合直肠子宫陷凹或直肠膀胱陷凹，并用丝线间断缝合直肠与盆腔内筋膜，最后切除被拉长的乙状结肠和上部直肠，行断端吻合，并辅以直肠后固定，提高了术后疗效，改善了术后患者的功能。可能的术后并发症主要有肠梗阻及吻合口瘘等。经腹直肠固定联合乙状结肠切除术适用于术前伴有便秘且伴有乙状结肠冗长的直肠脱垂患者，术后复发率为 2%～5%。

经腹手术存在引发患者性功能障碍和排尿功能障碍的风险。手术中应注意保护神经，避免神经的副损伤。对于男性（特别是中青年）患者应慎重选择经腹直肠脱垂手术。

（二）经会阴手术

经会阴手术对麻醉要求较低，一般不用全身麻醉，不用进行腹腔、盆腔脏器的游离，减少了相关并发症的发生，但相对于经腹手术而言，其复发率较高。经会阴手术的适应证包括：①合并其他疾病、不适宜行经腹手术者；②行经腹直肠脱垂手术后复发；③既往盆腔手术史；④盆腔放疗后；⑤年轻男性患者为避免发生性功能障碍的风险。一般来说，对于一度的直肠脱垂，可选择直肠黏膜下消痔灵注射术或 Delorme 术，对于二度及以上的直肠脱垂，可选择消痔灵双层注射术、直肠脱垂三联术（直肠瘢痕固定术＋直肠周围间隙注射术＋肛门环缩术）或 Altemeier 术。近年来，国内外报道了通过经会阴吻合器直肠脱垂切除术治疗直肠脱垂的初步经验，该术式实际是 Altemeier 术的改良术式。STARR 主要被用于治疗出口梗阻型便秘（ODS），国内外有学者尝试运用该术式治疗轻度的直肠脱垂，并取得了良好的近期疗效。经会阴手术的优点是手术时间短、恢复快、疼痛轻，缺点是容易复发及可能出现直肠阴道瘘等严重并发症。

常用的有经会阴手术方式包括经会阴直肠乙状结肠切除术（Altemeier 术）、经会阴吻合器直肠脱垂切除术、直肠黏膜切除肌层折叠术（Delorme 术）、经肛吻合器直肠切除术（STARR）等。

1. 经会阴直肠乙状结肠切除术（Altemeier 术）　本术式主要适用于Ⅲ度直肠脱垂者，尤其是年老体弱者或直肠脱垂合并嵌顿者。本术式中切除过长的直肠乙状结肠、抬高重建下降的盆底腹膜并折叠修补肛提肌。该术式的优点为创伤小、并发症少、对患者的性功能无影响，并可附加肛提肌成形术以降低术后复发率。由于该术式中使用的是低位结肠肛管吻合，故术后可能有发生吻合口裂开及盆腔感染等的风险。该术式因切除了患者的部分直肠或直肠、乙状结肠而可能导致其发生不同程度的排便功能障碍。文献报道的该术式术后并发症发生率为 5%～24%，复发率为 0～50%。

2. 经会阴吻合器直肠脱垂切除术　本术式为 Altemeier 术的改良术式。适应证同 Altemeier 术。本术式中用直线切割缝合器纵行切开肠壁，然后用弧形切割缝合器逆时针数次环形切割脱垂肠管。该手术方式适用于Ⅲ度直肠脱垂患者，具有手术时间短、操作简单等优点。

3. 直肠黏膜切除肌层折叠术（Delorme 术）　本术式常用于脱垂肠段小于 5cm、高龄且合并内科疾病的患者。本术式将直肠黏膜环形袖状切除，然后将肌层纵行折叠缝合。本术式的并发症发生率为 4%～12%，而术后复发率高达 30%。

4. 经肛吻合器直肠切除术（STARR）　本术式主要适用于Ⅰ度直肠脱垂患者。本术式采用两把肛肠吻合器对直肠内脱垂的直肠黏膜进行切除，改善直肠的病理结构，使直肠黏膜与肌层形成粘连，从而加强直肠黏膜的固定性。与传统手术方式相比，STARR 具有以下优势：开展 STARR 和其预后恢复所需时间均较短；开展 STARR 避免了术后复杂的护理程序；STARR 术中出血量少，对患者造成的创伤小等。目前 STARR 治疗直肠脱垂还处于探索阶段，远期效果有待进一步观察。

三、总结

直肠脱垂的病因复杂，手术方法众多，至今尚无统一的标准术式。各种术式都是依据某种学说，针对患者存在的一种或多种解剖缺陷而设计的，不存在一种适用于所有直肠脱垂的情况的术式，不同术式各有优势和不足，不同文献报道的疗效、并发症相关情况、复发率相差也较大。随着研究的逐步深入，不断涌现出新的手术理念和手术方式。因此，对于直肠脱垂的治疗而言，如何选择适宜的手术方式是一个重要的问题。一般而言，手术方式的选择应根据患者的具体情况而定，应充分考虑患者的性别、年龄、身体一般状况、脱垂严重程度、肠管是否嵌顿及患者对术后生活质量（性功能及排便功能等）的期望值。术前对患者进行完善的检查和病情评估有着重要意义。此外，对于手术方式的选择还应考虑术者对不同术式的操作娴熟程度与经验丰富程度，应结合外科医师的经验，制订个体化的手术治疗方案。

（贾小强）

参考文献

[1] 马王堆汉墓帛书整理小组. 马王堆汉墓帛书（四）[M]. 北京：文物出版社，1985.

[2] 宋太平，巩跃生，魏淑娥，等. 新编大肠肛门病学 [M]. 北京：人民卫生出版社，2018：14.

[3] TSOUCALAS G. British surgeon Frederick Salmon (1796-1868) and his "trans-fixing pins and excision" surgical procedure for the "rectum prolapsus"[J]. Surg Innov, 2018, 25 (1): 88-89.

[4] 马树梅，王晓锋，李华山. 直肠脱垂常见的经会阴式选择 [J]. 世界华人消化杂志，2010，18 (32): 3391-3395.

[5] 科曼. Corman 结直肠外科学 [M]. 傅传刚，汪建平，王杉，译. 上海：上海科学技术出版社，2016：532-536.

[6] Madoff RD, Mellgren A. One hundred years of rectal prolapse surgery[J]. Dis Colon Rectum, 1999, 42 (4): 441-450.

[7] 李曰庆. 中医外科学 [M]. 北京：中国中医药出版社，2017：254-256.

[8] 席晨辉，叶桃，蔡元坤. 直肠脱垂的外科治疗及进展 [J]. 上海医药，2016，37 (18): 3-7.

[9] 张昭，焦晨蒙，李明森，等. 直肠脱垂外科治疗新进展 [J]. 中国肛肠病杂志，2022，42 (6): 62-65.

[10] 美国结直肠外科医师协会标准化工作委员会. 直肠脱垂诊治指南 [J]. 中华胃肠外科杂志，2012，15 (7): 755-757.

[11] 艾春龙. 腹腔镜腹侧悬吊术与腹腔镜改良 Wells 术治疗直肠脱垂的临床效果研究 [D]. 吉林：吉林大学，2020.

[12] LIYANAGE CA, RATHNAYAKE G, DEEN KI. A new technique for suturere rectopexy without resection for rectal prolapse[J]. Tech Coloproctol, 2009, 13 (1): 27-31.

[13] 高峰，徐明，宋枫，等. 改良 Frykman-Goldberg 手术治疗成人直肠脱垂的临床观察 [J]. 结直肠肛门外科，2021，27 (4): 348-351.

[14] 魏晓玲，张志谦，耿学斯. 直肠脱垂的外科治疗进展 [J]. 现代中西医结合杂志，2019，28 (10): 1128-1131.

[15] HOTOURAS A, RIBAS Y, ZAKERI S, et al. A systematic review of the literature on the surgical management of recurrent rectal prolapse[J]. Colorectal Dis, 2015, 17 (8): 657-664.

[16] 曹军锋，李茂于. Delorme 术治疗老年完全性直肠脱垂（15 例临床分析）[J]. 中国现代手术学杂志，2021，25 (1): 26-29.

[17] 许裕杰，张迪，张恒，等. Altemeier 术和 Delorme 术治疗直肠脱垂的疗效分析 [J]. 中华胃肠外科杂志，2019，22 (12): 1170-1176.

[18] 王大路，任笑云，孟琦，等. 改良 Altemeier 手术联合括约肌成形术治疗重度直肠脱垂的临床效果 [J]. 中国医科大学学报，2018，47 (6): 58-62.

[19] 王敬源，王雪梅. 不同术式治疗直肠黏膜脱垂的对比研究 [J]. 中国现代医学杂志，2018，28 (19): 101-106.

第八节　骶尾部藏毛窦手术治疗的历史演变与现状

骶尾部藏毛窦（pilonidal sinus）是一种好发于骶尾部臀沟软组织内的慢性囊肿或窦道，常呈慢性间歇性发作，以内藏毛发和 / 或中线小凹为主要表现特征。该病由 Mayo 在 1833 年首次提出，直到 1880 年才被 Hodge 正式命名，在拉丁文中"pilus"意为毛发，"nidus"意为巢，藏毛窦由此而得名。该病在欧美国家较为常见，发病率约为 26/10 万，多发生于 15～30 岁男性，男女患者数量比例为（3～4）∶1。在我国，藏毛窦的发病率较低，但近年来有上升趋势。毛发浓密、肥胖、臀沟深、久坐及家族史是该疾病的危险因素，目前，该病的发病机制尚不明确，大部分学者认为其是后天的骶尾部毛发刺入皮肤引起的。该病的临床表现多样，从蜂窝织炎、急性脓肿，到慢性窦道持续溢液经久不愈以及广泛皮下窦道形成等均可能出现。虽然已有对于藏毛窦窦道恶变的报道，但罕见，可能与患者的免疫状态有关。藏毛窦需与汗腺炎、克罗恩病、肛瘘等鉴别，特别是对于症状表现为慢性或复发性的患者。

一、藏毛窦的外科治疗

藏毛窦的治疗方式包括保守治疗和手术治疗，治疗方法多样，仍存在诸多争议。目前的研究认为，对于在常规体检中或意外发现而从未发病的藏毛窦可不予以处理。而一旦藏毛窦发生过感染或溢液经久不愈，手术治疗仍是最有效的方法。手术时机和手术方式的选择在治疗中有着举足轻重的地位，对于合并急性感染或脓肿形成的藏毛窦，应考虑切开引流；对于未合并急性感染的慢性藏毛窦，可选择行藏毛窦切除一期缝合、藏毛窦切除二期缝合或藏毛窦切除袋形缝合；对于复杂或复发性藏毛窦，皮瓣转移术体现出了明显的优势。与其他众多外科治疗手段一样，最优的藏毛窦治疗术式应该是切除范围最小且复发率最低的术式，同时也应该考虑到尽量缩短住院周期及患者恢复正常工作和生活的时间等方面。因此，对于藏毛窦外科治疗，一方面要考虑到外科医师的手术技术，另一方面也要根据患者的病情合理地选择手术方式，提高患者的满意度。

二、藏毛窦手术方式的演变

（一）藏毛窦单纯切开引流术

对于处于急性脓肿期的藏毛窦患者，不论是初发病例还是复发病例，此法都具有重要意义，这是因为对于任何脓肿而言，充分的外科引流都是必要的。对于切开引流的切口位置，一般选择脓肿波动感明显、偏中线的部位，术中不处理中线小凹，而应该对脓腔进行充分搔刮，尽可能地清除坏死组织、肉芽组织及上皮组织。对脓腔的充分搔刮可能会提高完全愈合率，降低复发率及术后并发症的发生率。对于初发的、处于急性脓肿期的藏毛窦行单纯切开引流术后，复发率为15%～40%，这可能与没有处理窦道及肉芽组织等相关，但行单纯切开引流术对再次切除术后复发有预防作用。

（二）藏毛窦切除二期愈合

该术式即围绕病灶做椭圆形切口，切除包含中线小凹及窦道在内的所有炎性组织，切除深度直至腰骶筋膜，切除创面敞开不缝合，术后规律换药，搔刮肉芽组织，直至愈合。此种术式操作简单，但术后需要长期换药，患者住院时间及恢复正常工作和生活的时间较长。在术后护理中，应该重视对创口周围皮肤、毛发的处理，可以辅助应用剃毛或激光脱毛，防止毛发再次进入创口。Berthier 等开展的一项荟萃分析表明，切口开放并不会使术后复发率升高。Al-Khamis 等的另一项研究也证实，切口开放的术式的术后复发率低于其他类型术式。对急性脓肿期藏毛窦患者行藏毛窦切除术会降低切口愈合率，提高术后复发率。Hosseini 等对比研究了对急性脓肿期藏毛窦患者行切除二期愈合或切开引流 3 周后行延期缝合，结果表明，术后随访 12 个月，切开引流 3 周后行延期缝合患者的复发率较高，两组有显著差异，而两组在伤口感染和伤口愈合率方面没有差异。

（三）藏毛窦切除一期缝合（中线闭合技术）

该术式切除病灶的方法与藏毛窦切除二期愈合相同，切除病灶后，在中线处分层缝合皮下组织和皮肤。中线缝合技术的手术操作简单，可保留臀沟外形，更易被患者接受，但其术后切口张力大、血运欠佳，术后易出现缝合线断裂或撕脱、皮缘坏死及张力水疱等伤口并发症。Zagory 等回顾性分析了 60 例平均年龄为 15 岁的藏毛窦患者，结果显示，与藏毛窦切除二期愈合和藏毛窦皮瓣转移术相比，藏毛窦切除一期缝合更适合在儿科人群中开展，这是因为其术后复发率低且患者住院时间短。也有研究表明，在成人中，藏毛窦切除一期缝合在术后复发率和术后伤口并发症方面却并不具有像其在儿科人群中的优势。

（四）藏毛窦切除袋形缝合

该术式即在完整切除病灶后，游离切缘的皮下组织，将切口同侧皮肤与筋膜层进行缝合，缩小创面，于创面中间引流。该术式没有切除过多正常组织，且对创面进行了缩小，切口无张力，术后并发症发生率较低，愈合时间较藏毛窦切除一期缝合更长。接受藏毛窦切除袋形缝合患者的术后复发率为 3%～10%。

（五）藏毛窦皮瓣转移术

1. Karydakis 皮瓣转移术　此术式于 1965 年由希腊人 Karydakis 提出并应用于藏毛窦的手术治疗中。该术式即在臀沟侧方至少 1cm 处做一长轴与臀沟平行的椭圆形切口，完整切除病灶，包括清除肉芽组织、窦道以及毛发等异物，充分游离近臀沟处的皮瓣，修剪皮瓣内的皮下组织，将皮瓣与对侧进行分层间断缝合。在一项比较 Karydakis 皮瓣转移术和藏毛窦切除二期愈合的 RCT 研究中，对患者进行了 3～4 年的随访，发现接受 Karydakis 皮瓣转移术的患者的复发率为 1.2%～6%，伤口相关并发症的发生率为 18%～20%，均优于藏毛窦切除二期愈合组患者。

2. Limberg 皮瓣转移术（菱形皮瓣转移术）　该术式由苏联医师 Alexander Limberg 于 1946 年提出，并由 Claude Dufourmentel 改良，也称为改良 Limberg 皮瓣转移术或 Dufourmente 皮瓣转移术。该手术的主要步骤是对病灶区域进行菱形标记，完整切除病变部位，适当游离、旋转菱形皮瓣来填平缺损、消除臀沟，皮瓣下放置引流管，间断结节缝合皮下组织及皮肤组织。Limberg 皮瓣转移术中，皮瓣血运好，提供了充足的全层皮瓣，更有利于填充缺损，但其提供的可修复角度通常受限在 60°～120°。而改良 Limberg 皮瓣转移术恰好弥补了这一缺点，其使得转移后的皮瓣张力更小，在减少对正常组织的切除的基础之上，可在任意角度完成对组织缺损的填补。Limberg 皮瓣转移术或改良 Limberg 皮瓣转移术主要应用于复杂性藏毛窦或复发性藏毛窦的治疗，是藏毛窦皮瓣转移术中最常用的术式。研究结果表明，Limberg 皮瓣转移术后的复发率为 0～6%。2020 年的一项荟萃分析显示，改良 Limberg 皮瓣转移术后的并发症发生率和复发率低于其他术式。Destek 等对比研究了 Limberg 皮瓣转移术和 Karydakis 皮瓣转移术的术后效果，结果表明，Limberg 皮瓣转移术的术后愈合时间更短、长期复发率较低。但由于该术式游离皮瓣范围较大，术后更容易发生血肿及切口裂开等并发症。也有临床研究表明，采取不同的皮瓣转移术在术后复发率、伤口裂开发生率以及患者满意度等方面无明显差异。

3. Bascom 臀沟抬高术　该术式是于 1987 年由 Bascom 在 Karydakis 皮瓣转移术的基础上提出的一项革新技术，并被应用于复发性藏毛窦的治疗，属于偏中线缝合技术。该术式中仅切除病灶处的皮肤部分，保留正常皮下组织，通过游离较少的皮瓣实现使臀沟变浅或消失。该术式具有患者住院时间短、恢复快、术后复发率低等优点。几项临床研究表明，Bascom 臀沟抬高术在治疗初发和复发性藏毛窦时的治愈率为 80%～97%，也有研究将 Bascom 臀沟抬高术与藏毛窦单纯切开引流术、藏毛窦切除一期缝合进行对比，发现接受 Bascom 臀沟抬高术者的一期愈合率更高，而接受不同术式者的术后复发率未见明显差异。Guner 等开展的比较 Bascom 臀沟抬高术和 Limberg 皮瓣转移术的前瞻性随机对照研究也表明，Bascom 臀沟抬高术患者的术后短期生活质量更高。

4. "Z" 形皮瓣转移术　"Z" 形皮瓣转移术除了应用于其他部位的外科组织重建外，也应用于藏毛窦的手术治疗。该术式即首先标记出 30°～60° 角的 "Z" 形皮瓣，切除病变组织，以创面作为长轴，充分游离皮瓣，将皮瓣向对侧牵拉形成 "Z" 形，间断结节缝合皮下组织及皮肤。"Z" 形皮瓣转移术的主要优势在于切口张力小及术后愈合快，常被用于治疗复杂性藏毛窦。Fazeli 等开展的一项随机试验旨在比较 "Z" 形皮瓣转移术与藏毛窦切除二期缝合的疗效，结果显示，"Z" 形皮瓣转移术组患者在手术部位感染、术后复发率等方面均有明显优势。

5. "V-Y" 皮瓣转移术　行 "V-Y" 皮瓣转移术时，先标记好病灶切除部位和 "V" 形皮瓣，将病灶完整切除后，在被切除病灶处的侧方游离 "V" 形皮瓣，沿着皮瓣的纵轴将皮瓣牵拉前移至中线皮肤缺损处，放置引流后将皮下组织及皮肤在中线处缝合。游离皮瓣时，应注意皮瓣的血供，同时避免与肛门距离过近。"V-Y" 皮瓣转移术的主要优势在于能提供较大的皮瓣，特别适用于病灶范围较大的复杂性或复发性藏毛窦的治疗。Schoeller 等利用 "V-Y" 皮瓣转移术治疗复发性藏毛窦，结果表明，患者术后并发症发生率较低，并且随访期间无复发。

（六）藏毛窦内镜或视频辅助微创手术

随着微创治疗理念的深入与普及，近些年也有学者提出通过内镜辅助实施藏毛窦的消融治疗。该手术的主要操作方法是在窦道处做一椭圆形小切口,在内镜的辅助下探查窦道,在直视下清除病灶区域的毛发等异物,对窦道内的炎性组织及肉芽组织进行射频消融并对窦道进行充分冲洗。Milone 等开展了一项关于视频辅助下的藏毛窦射频消融治疗的临床研究,该研究纳入了 27 例藏毛窦患者,所有患者手术成功,并对其窦道进行了完全的消融治疗,术后无伤口感染并发症发生,随访 1 年仅有 1 例复发,该术式在患者满意度及术后恢复正常工作和生活时间等方面具有明显优势。Meinero 也开展了类似的临床研究,对 11 例藏毛窦患者开展了消融治疗,术后 1 个月时患者的藏毛窦外口均闭合,随访 6 个月无复发。这两个团队随后都开展了进一步的研究,其中一项关于内镜下藏毛窦治疗的前瞻性多中心研究纳入了 250 例慢性藏毛窦患者,结果显示,术后愈合率为 94.8%,平均愈合时间为(26.7±10.4)d,术后复发率为 5%。另一项 RCT 研究对视频辅助藏毛窦射频消融治疗的安全性及有效性进行了研究,该试验纳入了 145 例患者,随访 12 个月,对比了视频辅助射频消融治疗(76 例)与 Bascom 臀沟抬高术(69 例)。结果表明,视频辅助藏毛窦射频消融治疗组的患者恢复正常工作和生活时间短、术后疼痛评分低、并发症少、感染率低、患者满意度高。尽管有限的研究证实了内镜或视频辅助微创治疗在藏毛窦治疗中的安全性和有效性,但仍缺乏大规模、长时间随访的相关临床研究。而且开展该术式需要专门的设备,对外科医师的技能和熟练程度要求也较高。这种治疗方法仍有待于进一步的研究、发展和证实。

三、复杂性或复发性藏毛窦的治疗

一直以来,复杂性或复发性藏毛窦的治疗仍是困扰外科医师的难题,复杂性或复发性藏毛窦无法自愈,只能通过外科手术治疗达到治愈的目的,其长期反复的慢性溢液、疼痛严重地影响了患者的正常工作和生活。相较于初发性藏毛窦,对于复发性藏毛窦而言,可供选择的治疗方法和手术方式多样,而且治疗后的复发率差异也很大,截至目前仍缺乏最佳的治疗策略。

对于复杂性或复发性藏毛窦的诊断,外科医师首先要排除其他继发疾病,如慢性直肠病变(炎症性肠病)、化脓性汗腺炎、患者免疫状态异常[合并免疫缺陷、人类免疫缺陷病毒(HIV)感染或服用免疫抑制剂等]、皮肤病变或肿瘤及上皮性的病变或肿瘤,对于经久不愈、存在上皮不典型增生的患者,应考虑行病理活体组织检查。其次,外科医师应该区分患者的藏毛窦是否合并急性脓肿,如前所述,对于处于急性脓肿期的藏毛窦患者,切开引流仍是首选治疗措施。再次,应根据患者疾病的临床表现,结合外科医师的经验、技术和专业知识选择合理的手术方式和治疗方案。最后,采取任何一种治疗方案前,外科医师都应与患者充分沟通,获取患者的信任和配合,以期达到更高的患者满意度。

对于复杂性或复发性藏毛窦来说,虽然缺乏足够的临床证据,皮瓣转移术应该被充分考虑。Bascom 通过侧方推移皮瓣的臀沟抬高术来治疗复杂性或复发性藏毛窦,将 31 例患者纳入研究,其中 22 例在术后 1 周内愈合,对其中 27 例患者随访 20 个月,无一例复发。Bascom 的另一项随访研究结果表明,96% 的复杂性或复发性藏毛窦患者能通过臀沟抬高术达到一次性愈合。Schoeller 等利用改良 V-Y 皮瓣转移术对 24 例复发性慢性藏毛窦患者进行手术治疗,结果显示,除了 2 例患者有轻微的伤口裂开外,其他患者的创面均愈合,随访 4.5 年无复发,患者满意度和接受度均较高。Bali 等开展了一项旨在评价 Limberg 皮瓣转移术与 Karydakis 皮瓣转移术在治疗复发性藏毛窦时疗效的研究,37 例患者行 Limberg 皮瓣转移术,34 例患者行 Karydakis 皮瓣转移术,Limberg 皮瓣转移术组患者的术后并发症发生率更低,住院时间和恢复正常工作和生活时间更短,疼痛评分更低,患者满意度更高。

通过上述有限的临床研究,我们不难得出结论:皮瓣转移术对复发性或复杂性藏毛窦的治疗是具有明显优势的。但是迄今为止并没有一个"金标准"或规范术式来治疗复发性或复杂性藏毛窦。对于组织缺损特别大的患者,甚至需要多个皮瓣来填补缺损。因此,对外科医师来说,复发性或复杂性藏毛窦的治疗既是挑战也是机遇,外科医师应该不断完善手术技术、提高手术技能,以期使复发性或复杂性藏毛窦患者获得更好的治疗效果和更高的满意度,使他们远离疾病困扰,重返工作和生活。

四、藏毛窦手术治疗现状

藏毛窦的手术治疗方法较多，从临床报道来看，这些方法各有优缺点。单纯切开引流术适用于藏毛窦合并急性脓肿，采用该术式能控制局部炎症，之后根据愈合情况，决定是否再行手术治疗。对于初发合并急性脓肿的藏毛窦患者，切开引流的切口尽量选在偏中线位置，应尽可能清除掉所有的毛发、坏死组织及其他异物等，待感染被控制后决定是否需二期手术缝合。这里需要指出的是，对于藏毛窦合并急性脓肿的患者，选择藏毛窦切除二期缝合可能不利于患者的创面愈合。对于慢性藏毛窦患者来说，选择藏毛窦切除二期缝合还是藏毛窦切除一期缝合，可根据患者病情和外科医师技术决定。对于组织缺损大、不利于缝合的患者，虽然切口开放增加了术后护理和换药的难度，但手术操作简单、对患者创伤也较小。对于组织缺损不大、可行一期缝合者，推荐行偏中线缝合。藏毛窦切除袋形缝合中，适当地缩小了组织缺损，对术后愈合有利。皮瓣转移术有多种术式，亦有各自的优缺点，这类治疗方法在对复发性或复杂性藏毛窦的治疗中具有明显优势，应根据患者的病情合理选择术式。近些年，对藏毛窦的微创治疗也有所发展，但其远期疗效仍需大规模的临床研究以进一步证实。

在慢性藏毛窦的治疗中，对窦道的充分评估也是十分必要的。窦道的数量、走行方向、深浅都可能会影响手术疗效，术前可考虑行超声检查及窦道造影等辅助诊断和评估。对于窦道与肛门距离较近的病灶，切除时应注意保护患者的肛门功能，防止直肠损伤等严重并发症的发生。

藏毛窦的病程和治疗过程会给患者带来疼痛不适、活动受限和生活质量下降等困扰，手术治疗作为治愈藏毛窦的重要手段，应该被充分重视。应尊重损伤效益比这一原则，根据患者病情合理选择术式。对于藏毛窦的发病原因及手术的远期疗效，仍需要进一步的研究来揭示。

（邰建东）

参考文献

[1] 汪建平. 中华结直肠肛门外科学 [M]. 北京：人民卫生出版社，2014：811-815.

[2] 李春雨，汪建平. 肛肠外科手术学 [M]. 北京：人民卫生出版社，2015：871-877.

[3] JOHNSON EK, VOGEL JD, COWAN ML, et al. The American society of colon and rectal surgeons clinical practice guidelines for the management of pilonidal disease[J]. Dis Colon Rectum, 2019, 62（2）：146-157.

[4] SØNDENAA K, ANDERSEN E, NESVIK I, et al. Patient characteristics and symptoms in chronic pilonidal sinus disease[J]. Int J Colorectal Dis, 1995, 10（1）：39-42.

[5] STEELE SR, HULL TL, READ TE, et al. The ASCRS textbook of colon and rectal surgery[M]. 3rd ed. New York: Springer, 2016.

[6] DE BREE E, ZOETMULDER FA, CHRISTODOULA-KIS M, et al. Treatment of malignancy arising in pilonidal disease[J]. Ann Surg Oncol, 2001, 8（1）：60-64.

[7] ALTINLI E, KOKSAL N, ONUR E, et al. Impact of fibrin sealant on Limberg flap technique: results of a randomized controlled trial[J]. Tech Coloproctol, 2007, 11（1）：22-25.

[8] ORITIZ H, MARZO J. Endorectal flap advancement repair and fistulectomy for high traps-sphincteric and suprasphincteric fistulas[J]. Br J Surg, 2000, 87（12）：1680-1683.

[9] SOLTANI A, KAISER AM, Endorectal advancement flap for cryptoglandular or Crohn's fistula-in-ano[J]. Dis Colon Rectum, 2010, 53（4）：486-495.

[10] PEREZ F, ARROYO A, SERRANO P, et al. Randomized clinical and manometric study of advancement flap versus fistulotomy with sphincter reconstruction in the management of complex fistula-in-ano[J]. Am J Surg, 2006, 192（1）：34-40.

[11] HOSSACK T, SOLOMON MJ, YOUNG JM. Ano-cutaneous flap repair for complex and recurrent suprasphincteric anal fistula[J]. Colorectal Dis, 2005, 7（2）：187-192.

[12] SENTOVICH SM. Fibrin glue for all anal fistulas[J]. J Gastrointest Surg, 2001, 5（2）：158-161.

[13] NELSON RL, CINTRON J, ABCARIAN H. Dermal island-flap anoplasty for transsphincteric fistula-in-ano, assessment of treatment failures[J]. Dis Colon Rectum, 2000, 43（5）：681-684.

[14] BANNASCH H, STARK GB, KNAM F, et al. Decellularized dermis in combination with cultivated keratinocytes in a short- and long-term animal experimental investigation[J]. J Eur Acad Venereol, 2008, 22（1）：41-49.

[15] SUGRUE J, MANTILLA N, ABCARIAN A, et al. Sphincter-sparing anal fistula repair: are we getting better?[J]. Dis Colon Rectum, 2017, 60(10): 1071-1077.

[16] CHRISTOFORIDIS D, PIEH MC, MADOFF RD, et al.Treatment of transsphincteric anal fistulas by endorectal advancement flap or collagen fistula plug: a comparative study[J]. Dis Colon Rectum, 2009, 52(1): 18-22.

[17] VAN KOPEREN PJ, BEMELMAN WA, GERHARDS MF, et al. The anal fistula plug treatment compared with the mucosal advancement flap for cryptoglandular high transsphincteric perianal fistula: a double-blinded multicenter randomized trial[J]. Dis Colon Rectum, 2011, 54(4): 387-393.

[18] NEAL ELLIS C. Outcomes with the use of bioprosthetic grafts to reinforce the ligation of the intersphincteric fistula tract(Bio LIFT procedure)for the management of complex anal fistulas[J]. Dis Colon Rectum, 2010, 53(10): 1361-1364.

[19] D'HOORE A, PENNINCKX F. The pathology of complex fistula in ano[J]. Acta Chir Belg, 2000, 100(3): 111-114.

[20] VAN KOPEPENPJ, WINDJ, BEMELMANWA, et al. Long term functional outcome and risk factors for recurrence after surgical treatment for low and high perianal fistulas[J]. Dis Colon Rectum, 2008, 51(10): 1475-1482.

[21] HAN JG, WANG ZJ, ZHENG Y, et al. Ligation of intersphincteric fistula tract vs ligation of the intersphincteric fistula tract plus a bioprosthetic anal fistula plug procedure in patients with transsphincteric anal fistula: early results of a multicenter prospective randomized trial[J]. Ann Surg, 2015, 38(3): 197-198.

第四章　炎症性肠病

第一节　炎症性肠病发病机制的研究进展与思考

炎症性肠病（inflammatory bowel disease，IBD）是一种胃肠道慢性非特异性炎症性疾病，主要包括两种易复发的免疫介导的慢性肠道疾病：溃疡性结肠炎（ulcerative colitis，UC）和克罗恩病（Crohn's disease，CD）。炎症性肠病的临床症状常表现为腹痛、腹泻、黏液脓血便等。近年来，IBD 在我国的发病率逐渐增高。目前临床医师对 IBD 的肠外表现已有充分的认识，但对 IBD 的发病机制仍然认识不足。然而，学术界迫切需要研究 IBD 的发病机制，这是因为早期识别和及早干预对 IBD 的管理及治疗至关重要。尽管 IBD 的病因及发病机制暂未明确，但随着研究的深入，已初步表明其是由环境因素、遗传因素和免疫因素相互作用，引发胃肠道黏膜异常免疫反应所致。

一、环境因素

环境因素是决定 IBD 发生和发展的关键，其在促进遗传易感个体的肠道炎症中起着重要作用。在过去 50 年中，发达国家与发展中国家的克罗恩病发病率均有所上升。

有研究表明，IBD 的发病与吸烟、被动吸烟、饮食、压力、家庭卫生等环境因素相关。吸烟为影响 IBD 最主要的环境因素之一，已有研究表明，吸烟已被证实是克罗恩病的独立危险因素，并且可能导致更加严重的疾病，其机制可能为尼古丁对 α7 亚基烟碱乙酰胆碱受体产生作用，减少肿瘤坏死因子 -α（TNF-α）产生，增加白细胞介素 -10（IL-10）产生，从而引起黏膜损伤，而尼古丁是香烟的主要成分。有研究表明尼古丁对 Th2 细胞的功能有抑制作用，但对 Th1 细胞的功能没

有影响。另一些研究显示，吸烟会损害细胞的自噬功能，而这一过程被认为与克罗恩病的发病机制有关。

饮食是环境因素中的最主要部分，它通过与肠黏膜长期的直接作用以及影响肠道微生态组成和功能而对肠道发挥影响。肠道微生态系统由肠道微生物、肠上皮屏障及免疫细胞构成，复杂多样，直接参与肠黏膜固有性和获得性免疫应答，引起一系列的病理生理反应。研究表明，摄入水果和蔬菜能够降低克罗恩病的发病风险；高脂和高糖饮食可能会加快克罗恩病的发展。一项研究表明，中链脂肪酸比长链脂肪酸在加速肠道炎症发展方面的作用更为突出。西方饮食中普遍存在的人造食品添加剂可能通过干扰肠上皮屏障功能来加重肠道的炎症。

还有其他环境因素影响 IBD 的发展，包括但不限于心理压力、阑尾切除术和药物。例如，阑尾切除术是克罗恩病发生的独立危险因素，而对于溃疡性结肠炎则具有保护作用。尽管许多流行病学研究已经确定了影响 IBD 演变的环境因素，但探索环境因素如何影响 IBD 进展的机制研究仍面临挑战。

（一）肠道微生物组成

肠道共生微生物建立了环境与肠道之间的联系，而肠道微生物组功能组成的改变，即生态失调，在 IBD 的发生和发展中起着至关重要的作用。正常生理情况下，人体肠腔内栖居着大量微生物，主要包含细菌、病毒、真菌和寄生虫等，这些肠道微生物不仅可帮助机体消化食物、抵抗感染、调节局部免疫反应，而且还编码了多种功能基因，发挥了生物学效应，对人体基因组的功能起到了补充作用。人类肠道微生物的组成与性别、分娩方式、幼时喂养方式、饮食习惯、抗生素的应用情况、是否饲养宠物等密切相关。IBD 患

者的肠道微生物组群，特别是微生物多样性和特定菌群的相对丰度，与健康个体明显不同，IBD患者体内潜在病原体的扩增可能造成患者肠道内整体微生物成分变化，即肠道特定微生物种的丰度增高或降低。一项回顾性研究证实，在妊娠期或婴儿期应用抗生素会提高极早发型IBD（VEO-IBD）的发病风险，说明肠道微生物失衡与IBD的发生、发展密切相关。研究表明，肠道微生物的组分改变影响了IBD的活动度、疾病进展、疾病分类和分型，也调控了局部微生物的丰度。

（二）肠道微生物代谢产物

近年来，越来越多的证据表明，肠道微生物产生的大量代谢产物可参与宿主的免疫调节，如短链脂肪酸（short-chain fatty acid，SCFA）、胆汁酸和色氨酸等，这些代谢产物在IBD的发生、发展过程中均有重要作用。正常的肠道微生物群还是维持免疫系统内稳态的必需条件。宿主必须维持对肠道微生物群的免疫耐受性，当出现肠道微生态失调，特别是涉及致病菌的出现、增多时，其会对肠道黏膜免疫系统产生负面影响，造成黏膜损伤，提高肠道通透性，并最终诱导发生无法受到调节的免疫反应，引发宿主的IBD。

一些研究检测了CD患者和UC患者肠管炎症段和非炎症段的肠道菌群，发现与健康对照组相比，IBD患者粪便微生物组的生物多样性显著降低。其他研究中还发现，IBD患者的肠道微生物群构成比健康人的肠道微生物群构成更不稳定。在健康肠道中，属于厚壁菌门和拟杆菌门的菌种占优势，相比之下，CD患者肠道菌群的特征是相对缺乏属于厚壁菌门和拟杆菌门的细菌，而肠杆菌过多；同时，据报道UC患者肠道中梭状芽孢杆菌的数量减少，而大肠杆菌（E.coli）数量增加。

SCFA主要由食物中的膳食纤维经肠道菌群酵解产生，生理情况下肠道内含量较多的SCFA，包括乙酸、丙酸和丁酸，具有强大的抗炎和免疫调节功能。有研究表明，乙酸可通过G蛋白偶联受体（G-protein coupled receptor，GPCR）43信号通路促进肠道B细胞产生免疫球蛋白A（immunoglobulin A，Ig A），丙酸及丁酸可致结肠黏膜固有层组织内调节性T细胞比例升高。丁酸也可通过活化Th1细胞中的哺乳动物雷帕霉素靶蛋

白和信号转导及转录激活因子3信号通路，激活Blimp1基因，促进IL-10的产生。丁酸还可通过游离脂肪酸受体2基因编码的GPCR43而作用于巨噬细胞，抑制下游基因表达的组蛋白脱乙酰酶（histone deacetylase，HDAC）活性，促进具有抗菌活性的巨噬细胞的分化。此外，丁酸可通过激活GPCR41和抑制HDAC活性共同促进$CD4^+T$细胞和固有样淋巴细胞产生IL-22，参与维持肠道黏膜稳态。有研究团队在最新研究中发现，丁酸可通过抑制IBD患者的中性粒细胞向肠黏膜炎症组织内迁移，减少炎性介质如IL-1β、IL-6、肿瘤坏死因子-α（tumor necrosis factor-α，TNF-α）的产生以及中性粒细胞胞外捕获网（neutrophil extracellular trap，NET）的形成等，维持肠道免疫稳态。总之，SCFA主要通过影响机体固有性和适应性免疫应答发挥免疫保护效应，既往对健康人群与IBD患者的粪便代谢组学分析结果显示，IBD患者粪便中各种SCFA的含量均低于健康对照者。

胆汁酸是胆固醇分解代谢产生的小分子物质。胆固醇经肝脏代谢合成的初级胆汁酸（primary bile acid，PBA）主要包括胆酸和鹅脱氧胆酸（chenodeoxycholic acid，CDCA）。少部分初级胆汁酸在肠道细菌的作用下生成次级胆汁酸（secondary bile acid，SBA），次级胆汁酸主要包括脱氧胆酸、石胆酸和少量熊脱氧胆酸（ursodeoxycholic acid，UDCA）。研究发现，石胆酸和脱氧胆酸可通过激活G蛋白胆汁酸偶联受体5而促进M1型巨噬细胞向M2型巨噬细胞转化，抑制TNF-α和IL-1β基因的转录，并诱导IL-10蛋白的表达，从而缓解2,4,6-三硝基苯磺酸或噁唑啉酮诱导的肠道炎症。SBA及其衍生物可通过法尼醇X受体作用于树突状细胞（DC），进而促进肠道细胞叉头样转录因子3（forkhead box transcription factor 3，Foxp3）阳性调节性T细胞的分化。既往研究报道，石胆酸的2种不同衍生物——3-氧代石胆酸和异别石胆酸可作为T细胞调节剂发挥生物学效应，其中，3-氧代石胆酸通过结合关键转录因子视黄酸受体相关孤儿受体γt而抑制Th17细胞的增殖、分化，而异别石胆酸通过生成线粒体活性氧而促进调节性T细胞的分化，上调Foxp3的表达。此外，脱氧胆酸和石胆酸以剂量依赖性方式抑制人肠上皮

细胞系 Caco-2 细胞中 IL-1β 诱导的 IL-8 分泌，并可作用于肠道干细胞的 G 蛋白胆汁酸偶联受体 5 从而促进肠上皮细胞再生。因此，肠道微生物、胆汁酸和免疫系统之间存在紧密的三方互作关系。对 IBD 患者与健康对照者粪便样本的代谢组学和宏基因组学分析结果显示，IBD 患者粪便中的 PBA 如胆酸和 CDCA 的丰度高于健康对照者，而 SBA 如石胆酸和脱氧胆酸的丰度降低。

色氨酸是人体必需的芳香族氨基酸，其代谢途径分为宿主途径（犬尿氨酸和 5- 羟色胺途径）和微生物途径（吲哚途径）。色氨酸经肠道微生物代谢产生的一系列吲哚代谢产物主要包括吲哚 -3- 乙酸、吲哚 -3- 乙醛、吲哚丙烯酸和吲哚 -3- 丙酸等，其中一些代谢产物可作为配体参与调节芳香烃受体（AhR）相关的信号转导。AhR 调控肠黏膜组织内免疫细胞的招募和细胞因子的表达，在 IBD 的发生过程中至关重要。有研究表明，AhR 抑制 IL-17 介导的炎症反应，从而抑制 UC 的发生和发展，AhR 基因缺陷的调节性 T 细胞中 Th1 相关基因表达上调，AhR 基因缺陷的小鼠肠道中 IL-22 分泌减少，导致其结肠炎症加重。既往研究报道，吲哚 -3- 丙酸可诱导肠上皮细胞中 IL-10 受体 1 的表达，从而稳定肠黏膜屏障功能。一项研究显示，吲哚 -3- 丙酸通过抑制多形核白细胞中髓过氧化物酶的活性而减轻肠道炎症造成的组织损伤。吲哚 -3- 丙酸还可通过孕烷 X 受体和 Toll 样受体 4 下调肠上皮细胞介导的 TNF-α 表达，同时，其还可上调紧密连接蛋白的表达，抑制肠黏膜炎症反应，调节肠黏膜屏障功能。研究发现，IBD 患者血清与结肠黏膜组织中的色氨酸及其代谢产物水平均低于健康对照组。

随着代谢组学技术的发展，与肠道菌群代谢产物相关的研究日益增多，这些代谢产物通过各种途径与肠道免疫细胞、肠上皮细胞等相互作用，共同维持肠道免疫稳态。肠道菌群代谢产物新作用机制的不断发现可能为防治 IBD 提供新的方法和思路。粪菌移植作为一种新兴疗法，通过将正常人群的粪菌移植到患者肠腔内，来纠正其失调的肠道微生态。目前，该方法在治疗 IBD 方面也表现出了不错的疗效。鉴于肠道微生物群的复杂性和多样性，有学者还在尝试为患者制订粪菌移植个体化治疗方案。

二、遗传因素

通过全基因组关联研究（GWAS）与高通量二代测序研究，已经确定了 240 多个与 IBD 相关的遗传基因位点，其中约 30 个基因位点是克罗恩病和溃疡性结肠炎共有的。IBD 易感基因位点涉及的功能包括上皮屏障功能、先天黏膜防御、免疫调节、细胞迁移、自噬、适应性免疫和与细胞稳态相关的代谢途径。

临床证据显示，IBD 患者中存在家族聚集、种族差异和同卵双胞胎患儿高度一致性等现象，提示遗传因素在其发病过程中起着重要作用。家族聚集性在该病发病机制中有重要意义，且 CD 的遗传易感性强于 UC。

（一）微生物识别和清除相关遗传因素

1. 核苷酸结合寡聚化结构域 2（nucleotide-binding oligomerization domain containing 2，NOD2）/半胱天冬酶募集结构域家族成员 15（caspase recruitment domain family member 15，CARD15） NOD2/CARD15 是第一个被发现的克罗恩病易感基因。它是一种细胞质蛋白，主要在抗原提呈细胞（包括巨噬细胞、树突状细胞）等淋巴细胞以及上皮细胞（包括回肠帕内特细胞）中表达。其主要参与微生物识别，与回肠受累、狭窄并发症和早期发病密切相关。在肠道炎症性病变的发展过程中，NOD2 基因突变，削弱了帕内特细胞识别和消灭入侵病原体的能力。NOD2 蛋白可以识别革兰阴性菌和革兰阳性菌细胞壁中的胞壁酰二肽（MDP）。与配体 MDP 结合后，NOD2 蛋白发生结构变化，这种结构变化使其能够结合衔接蛋白 RIP2，从而激活 NF-κB 信号通路，导致一些促炎细胞因子的分泌，如 IL-12，引起机体炎症反应。通过 GWAS，研究者在编码 IL-23R 的基因序列中发现了许多位点具有单核苷酸多态性（SNP），与克罗恩病和溃疡性结肠炎高度相关。其中，Arg381Gln 基因可以通过调节 IL-23R 循环和巨噬细胞产生细胞因子的功能，对克罗恩病患者或溃疡性结肠炎患者起到保护作用。

大多数风险相关基因位点在人群中共享，但有一些基因位点在不同群体之间表现出异质性，例如，NOD2 和 IL-23R 变体存在于大多数欧洲患者中，但不存在于东亚患者中。相比之下，TNFSF15

在东亚人群中表现出与 IBD 间有着更强的关联。此外，尽管许多人携带 IBD 相关的风险基因位点，但只有一小部分人患有 IBD。因此，IBD 的发生与发展可能需要其他的因素，如环境因素或肠道微生物群与黏膜免疫反应之间的相互作用关系。

2. *ATG16L1* 基因　ATG16L1 是一种主要表达于肠上皮细胞的自噬蛋白。细胞能够通过自噬清除其受损成分，并利用细胞内降解物质而生产能量并从头合成蛋白质，在应激条件（如感染、饥饿）下，自噬在维持细胞内稳态和细胞生存中发挥着重要作用。*ATG16L1* 基因最常见且被广泛研究的变异 T300A（rs2241880）与克罗恩病的发病风险增大密切相关。而在炎症性肠病中，ATG16L1 功能的丧失改变了肠上皮细胞（包括回肠帕内特细胞）的自噬，并影响了细胞分泌各种抗菌肽的能力，导致了细菌增殖和对肠上皮细胞的侵袭。

3. 其他自噬基因　免疫相关 GTP 酶家族 M（immunity-related GTPase family M，*IRGM*）和富亮氨酸重复激酶 2（leucine-rich repeat kinase 2，*LRRK2*）基因与克罗恩病风险增大有关。

（二）与免疫调节相关的遗传因素

现有证据表明，固有免疫和适应性免疫的功能障碍是导致 IBD 患者发生肠道炎症的重要原因。固有免疫是机体抵御病原体的第一道防线。它的特点包括非特异性与快速应答。固有免疫反应由多种不同类型的细胞介导，包括上皮细胞、中性粒细胞、树突状细胞、单核细胞、巨噬细胞和自然杀伤细胞。固有免疫是由对微生物抗原的识别启动的，由模式识别受体介导，模式识别受体包括细胞表面的 Toll 样受体（TLR）和细胞质中的 NOD 样受体（NLR）。在 IBD 患者体内，介导固有免疫的细胞的状态以及 TLR 和 NLR 的表达和功能都发生了显著变化。在 IBD 患者的结肠黏膜中常常出现中性粒细胞增多的现象，有研究显示，这可能与中性粒细胞胞外陷阱密切相关。适应性免疫与固有免疫不同，适应性免疫具有高度特异性，但应答时间较长，并且应答时间还取决于 T 细胞的类型和数量。目前，大多数学者认为 CD 是 Th1 介导的免疫反应所导致的疾病，而 UC 则被认为是 Th2 介导的疾病。但是有研究表明，许多关键的细胞因子，包括肿瘤坏死因子（TNF），在这两种疾病的发病机制中都具有重要意义。一

些来自固有层的促炎细胞因子在 UC 的发病机制中起核心作用，下面将讨论这些关键的细胞因子。

1. IL-23　IL-23 是一种异二聚体细胞因子，与 IL-12 共享 p40 亚基，主要由巨噬细胞产生。IL-23 及其受体参与 Th17 细胞介导的免疫的建立和维持，被认为是介导 IBD 慢性炎症发生的关键介质。在各种小鼠模型和 IBD 患者中，IL-23 已被证明在遗传和功能上与肠道炎症有关。动物实验和临床试验的结果表明，阻断 IL-23 通路可以有效抑制炎症反应。最初，阻断 IL-23 通路被认为仅对 CD 患者有效，然而，乌司奴单抗（一种针对 IL-12/IL-23 中 p40 亚基的抗体）在 UC 患者中的Ⅲ期试验也证明了其在 UC 中的抗炎作用和有效性。

2. IL-10　IL-10 是一种抗炎细胞因子，由多种炎性细胞分泌，包括抗原提呈细胞、淋巴细胞和巨噬细胞，IL-10 可抑制巨噬细胞和 Th1 细胞中促炎细胞因子的合成，并抑制抗原提呈细胞介导的免疫反应。IL-10 及其受体的功能缺失突变与极早发型 IBD（VEO-IBD）有关。

3. 人类白细胞抗原（human leukocyte antigen，*HLA*）基因　HLA 是哺乳动物免疫的主要调节因子，与多种免疫疾病相关，包括自身免疫病和慢性复发性炎症性疾病。HLA 在向效应 T 细胞进行的抗原提呈中起着关键作用，并参与免疫耐受的建立。HLA-Ⅱ类基因与 IBD 易感性有关联。

4. 核因子 κB（nuclear factor kappa B，NF-κB）　过度炎症是 IBD 最突出的病理生理学特征，而核因子 κB 信号通路失调通常导致过度炎症。经典 NF-κB 通路在 IBD 发病机制中的作用已得到了很好的研究。多种受体与配体结合均可以使经典 NF-κB 通路活化，其中研究比较多的是肿瘤坏死因子受体（TNFR）家族、Toll/IL-1 受体（TIR）超家族和富含核苷酸结合结构域及亮氨酸重复序列的模式识别受体家族（NLR）。关于非经典 NF-κB 信号通路在 IBD 发病机制中作用的研究较少。然而，越来越多的研究表明了该途径在维持肠道免疫系统稳态中的重要作用，这种信号级联可能通过多种机制影响 IBD 病理生理学。

5. IL-36　IL-36（属于 IL-1 家族的一种细胞因子）及其受体 IL-36γ 的表达水平在 UC 患者体内显著升高。研究表明，UC 患者以及 CD 患者局

部纤维化的肠道组织中 IL-36γ 表达增加。IL-36 可以通过上调成纤维细胞中 α- 平滑肌肌动蛋白的表达而诱导纤维形成。在实验性结肠炎模型中阻断 IL-36 信号通路,可以减轻结肠炎和肠纤维化。此外,IL-36γ 已被证明可以抑制调节性 T(Treg)细胞的发育。Treg 细胞是维持肠道稳态的关键 T 细胞亚群,因此,Treg 细胞数量的减少间接促进了炎症反应。IL-36γ 还可以促进 Th9 细胞的分化,Th9 细胞属于促炎 Th 细胞亚群,可以导致炎症反应的发生及加重。

(三)与维持黏膜屏障完整性相关的遗传因素

1. 钙黏着蛋白 1(cadherin 1,CDH1) *CDH1* 基因编码形成和维持肠道紧密连接相关的上皮钙黏着蛋白,*CDH1* 为克罗恩病和 UC 的易感基因。*CDH1* 基因突变导致肠上皮屏障功能受损,肠道通透性增加,肠道中致病微生物成分易通过肠壁侵入肠上皮细胞和巨噬细胞。

2. 肝细胞核因子 -4α(hepatocyte nuclear factor-4α,HNF-4α)基因 *HNF-4α* 参与调节肝脏和肠道的多种功能。肝脏 HNF-4α 是一个关键的转录因子,参与对多种炎症和代谢相关基因表达的调控;同样,肠道 HNF-4α 调控上皮细胞增殖、分化和紧密连接形成相关基因的表达。

三、免疫因素

近年来,越来越多的证据表明免疫系统失调是 IBD 发病机制的核心参与者。

(一)辅助性 T 细胞(Th)17 的分化与调控

研究表明,辅助性 T 细胞(Th)1 在 CD 患者慢性结肠炎的发生过程中发挥着重要的作用,而 Th2 细胞则更与 UC 的发病过程相关。Th17 细胞的激活及 Th17 细胞 /Treg 细胞的失衡也是 IBD 患者慢性结肠炎发生过程中的重要环节。Th17 细胞主要分泌 IL-17A、IL-17F、IL-21、IL-22 及 IL-26 等细胞因子。IBD 患者的外周血中 Th17 细胞比例增高,并且活动期时的 Th17 细胞比例高于缓解期。此外,研究显示,IBD 患者手术切除的结肠标本中 IL-26 高表达,IL-26 通过 STAT1、STAT3、MAPK 和 PI3K/Akt 等信号通路途径诱导 IL-6 和 IL-8 的表达,参与 IBD 的病理生理过程。因此,Th17 细胞在 IBD 的发生、发展过程中主要起到促炎作用。

(二)Toll 样受体(TLR)信号通路

近年来,研究发现 Toll 样受体(TLR)信号通路在 IBD 的发病过程中起重要作用。TAM 受体是新近发现的一个受体酪氨酸激酶(RTK)亚家族,具有包括免疫调控在内的多种生物学功能。TLR 激活可导致炎性介质的分泌。TLR 信号转导通路的激活导致许多在宿主防御中起作用的基因被诱导活化,包括编码炎性细胞因子、趋化因子和抗原提呈分子的基因。但 TLR 信号转导通路的过度激活可导致炎症和免疫调节基因的转录,从而导致自身免疫病和炎症性疾病的发生。TAM 受体家族是通过负调控免疫反应来维持机体的免疫稳态的。其和配体相互作用对免疫应答的稳态起着至关重要的作用,TAM 信号转导的缺失与慢性炎症和自身免疫病的发生有关。

(三)白细胞介素 -1 受体相关激酶

白细胞介素 -1 受体相关激酶家族(IRAK)是一类丝氨酸 / 苏氨酸激酶,介导来自 TLR 和白细胞介素 -1 受体(IL-1R)的信号激活。IRAK 由 4 名成员组成:IRAK1、IRAK2、IRAKM、IRAK4,与固有免疫、适应性免疫、炎症的正向调节或炎症的负向调节密切相关。

(四)肿瘤坏死因子 -α

目前已知,肿瘤坏死因子 -α(TNF-α)在 IBD 的发生、发展过程中扮演着重要的角色,而抗 TNF-α 的治疗在 IBD 患者的临床治疗方式中显得极为重要。在临床上,与传统的治疗方式相比,抗 TNF-α 治疗在诱导缓解及维持治疗方面有着更好的效果,然而,仍有近 1/3 的患者对于抗 TNF-α 治疗呈低反应性,这表明仍有其他未知的免疫学机制影响着 IBD 的发生。

四、其他因素

感染都可能导致肠道菌群的失衡,从而改变肠道结构的完整性,进而导致肠道内和肠道外炎症的发生。此外,研究表明,炎性介质如 γ 干扰素(IFN-γ)、肿瘤坏死因子 -α(TNF-α)、白细胞介素 -6(IL-6)及白细胞介素 -1(IL-1)等对慢性炎症患者的影响较大,而 IBD 患者会长期处于慢性炎症状态,使机体内的促炎性细胞因子不断增加。

目前,儿童 IBD 的病因与发病机制尚不完全清楚,IBD 与多种因素的综合作用有关,但儿童时期起病的 IBD 多与遗传因素有关,尤其是 VEO-IBD 具有更强的遗传易感性且多为单基因遗传。肠上皮屏障功能和反应缺陷、中性粒细胞功能障碍、普通变异型免疫缺陷病、无丙种球蛋白血症、高 IgM 综合征以及 XIAP 缺陷综合征等病变与 VEO-IBD 有密切的关系。

五、展望

认清 IBD 的发病机制对于 IBD 的预防及治疗非常重要。尽管 IBD 的发病机制尚未完全明确,但学术界也已在对该疾病机制和治疗的研究中取得了一定的进展,期待未来开展更深入、更高质量的基础和临床研究,为各项治疗手段提供循证医学证据,以期提高患者的生活质量。当下,许多学者正在持续评估促炎细胞因子和抗炎细胞因子与各种 IBD 的危险因素如遗传易感性、免疫因素和环境因素(如饮食、吸烟和生理应激)之间的关联,以全面了解 IBD 的发病机制。这些研究不仅对开发新的治疗策略至关重要,还有助于发现用于诊断、监测和预测疾病进展和治疗结果的生物标志物。这些进展将促进学者们为 IBD 患者开发新的个性化治疗方法。

(丁 康)

参考文献

[1] BERG DR, COLOMBEL JF, UNGARO R. The role of early biologic therapy in inflammatory bowel disease[J]. Inflamm Bowel Dis, 2019, 25(12): 1896-1905.

[2] DOLAN KT, CHANG EB. Diet, gut microbes, and the pathogenesis of inflammatory bowel diseases[J]. Mol Nutr Food Res, 2017, 61(1): 10.

[3] HO SM, LEWIS JD, MAYER EA, et al. Challenges in IBD research: environmental triggers[J]. Inflamm Bowel Dis, 2019, 25(2): S13-S23.

[4] ÖRTQVIST AK, LUNDHOLM C, HALFVARSON J, et al. Fetal and early life antibiotics exposure and very early onset inflammatory bowel disease: a population-based study[J]. Gut, 2019, 68(2): 218-225.

[5] 刘占举, 吴维. 肠道微生物在炎症性肠病发病和精准诊治中的价值[J]. 中华消化杂志, 2022, 42(8): 525-531.

[6] LAVELLE A, SOKOL H. Gut microbiota-derived metabolites as key actors in inflammatory bowel disease[J].

Nat Rev Gastroenterol Hepatol, 2020, 17(4): 223-237.

[7] READ E, CURTIS MA, NEVES JF. The role of oral bacteria in inflammatory bowel disease[J]. Nat Rev Gastroenterol Hepatol, 2021, 18(10): 731-742.

[8] LO SASSO G, KHACHATRYAN L, KONDYLIS A, et al. Inflammatory bowel disease-associated changes in the gut: focus on Kazan patients[J]. Inflammatory Bowel Diseases, 2021, 27(3): 418-433.

[9] FRANZOSA EA, SIROTA-MADI A, AVILA-PACHECO J, et al. Gut microbiome structure and metabolic activity in inflammatory bowel disease[J]. Nat Microbiol, 2019, 4(2): 293-305.

[10] MISHIMA Y, SARTOR RB. Manipulating resident microbiota to enhance regulatory immune function to treat inflammatory bowel diseases[J]. Gastroenterol, 2020, 55(1): 4-14.

[11] MIRKOV MU, VERSTOCKT B, CLEYNEN I. Genetics of inflammatory bowel disease: beyond NOD2[J]. Lancet Gastroenterol Hepatol, 2017, 2(3): 224-234.

[12] HUANG H, FANG M, JOSTINS L, et al. Fine-mapping inflammatory bowel disease loci to single-variant resolution[J]. Nature, 2017, 547(7662): 173-178.

[13] PETERS LA, PERRIGOUE J, MORTHA A, et al. A functional genomics predictive network model identifies regulators of inflammatory bowel disease[J]. Nat Genet, 2017, 49(10): 1437-1449.

[14] SUN R, HEDL M, ABRAHAM C. IL23 induces IL23R recycling and amplifies innate receptor-induced signalling and cytokines in human macrophages, and the IBD-protective IL23R R381Q variant modulates these outcomes[J]. Gut, 2020, 69(2): 264-273.

[15] DINALLO V, MARAFINI I, DI FUSCO D, et al. Neutrophil extracellular traps sustain inflammatory signals in ulcerative colitis[J]. Crohns Colitis, 2019, 13(6): 772-784.

[16] SANDS BE, SANDBORN WJ, PANACCIONE R, et al. Ustekinumab as induction and maintenance therapy for ulcerative colitis[J]. N Engl J Med, 2019, 381(13): 1201-1214.

[17] 王瑰娜, 毛志芹. 核因子 κB 通路在炎症性肠病发病机制中的研究进展[J]. 中国实用儿科杂志, 2019, 34(1): 71-73.

[18] SCHEIBE K, KERSTEN C, SCHMIED A, et al. Inhibiting interleukin 36 receptor signaling reduces fibrosis in mice with chronic intestinal inflammation[J]. Gastroenterology, 2019, 156(4): 1082-1097.

[19] 黄瑛, 杨烨. 易感基因在炎症性肠病发病机制和临床诊治中的价值 [J]. 中华消化杂志, 2022, 42 (8): 543-549.

[20] 高翔, 刘占举. 炎症性肠病合并肝胆胰疾病的分子机制 [J]. 临床肝胆病杂志, 2020, 36 (7): 1467-1473.

[21] 解莹, 李岩. Th17 细胞的分化调控及其在炎症性肠病中的作用 [J]. 中国免疫学杂志, 2021, 37 (21): 2612-2616.

[22] 贺雅静, 谢勇. Toll 样受体信号通路与 TAM 受体在炎症性肠病中的作用 [J]. 中国免疫学杂志, 2021, 37 (10): 1271-1273.

[23] 段正兰, 冯泽宇, 王包晟, 等. 白介素 -1 受体相关激酶的免疫调控及其在炎症性肠病中的研究进展 [J]. 中国免疫学杂志, 2022, 38 (12): 1528-1534.

第二节 溃疡性结肠炎外科治疗共识意见的变迁

一、概述

溃疡性结肠炎 (ulcerative colitis, UC) 以结直肠黏膜的连续性慢性炎症为特征, 所有病例均从直肠起病, 再向近端累及不同长度的结肠。UC 的确切病因尚不清楚, 然而, 基因易感个体中, 对肠道共生菌群的黏膜免疫反应似乎失调, 从而导致肠道炎症。UC 的典型表现为反复发作并逐渐加重的血性腹泻和里急后重。UC 的炎症局限于结肠的黏膜和黏膜下层, 这是区分 UC 和 CD 的重要因素。

对于 UC 患者, 内科治疗的目的是缓解症状和减轻基础炎症, 而非治愈。但是通过手术切除结肠和直肠不仅能够治愈该病, 而且能够消除癌变的风险, 术后患者的生活质量接近正常人。外科手术治疗 UC 的主要风险因素是疾病累及的范围和持续的时间。此外, 外科治疗可以降低患者对长期服用抗炎药物的需求。约 25% 的 UC 患者最终需要接受结肠切除术。近年来, 在英夫利西单抗等药物开始被使用后, UC 患者的结肠切除率在短期内显著降低, 不幸的是, 生物制剂预防结肠发生某种病变的效果不理想以致患者依然需要手术治疗。由于结肠切除术严重影响患者的生活质量, 故手术时机仍然是 UC 管理中的关键问题之一。胃肠病学家和结直肠外科医师之间的密切协作是患者获得最佳疗效的必要条件。

尽管手术可以彻底治愈 UC, 但它仍然存在可能发生多种并发症等风险, 包括术后早期出现的可能导致患者需要二次手术的并发症, 如储袋瘘和盆腔脓毒症、肠狭窄或储袋功能障碍、女性生育能力下降、男性阳痿和 / 或逆行射精等。这些都是常见的术后并发症。因此, 在计划行择期手术前, 术者必须与患者尽量全面地讨论手术的风险和收益。另外, 随着微创技术的发展, 腹腔镜下 UC 手术被逐步开展起来。相比于开腹手术而言, 腹腔镜下回肠储袋肛管吻合术 (ileal pouch anal anastomosis, IPAA) 具有术后患者活动早、粘连少、排气早等优点。

观察不同时期溃疡性结肠炎 (UC) 诊治指南的变迁, 可以了解 UC 诊疗模式的发展趋势, 从而指导临床实践, 不断改善患者的治疗结局。

二、导致 UC 患者须行结肠切除术的危险因素

确定导致患者需要行结肠切除术的危险因素在 UC 的治疗中起着重要作用。美国胃肠病学协会 (American Gastroenterological Association, AGA) 发布的 UC 护理路径将结肠切除风险视为一个重要的风险分层分支点, 并将其用于指导 UC 的治疗。需要行结肠切除术的各种危险因素包括广泛性结肠炎、深溃疡、年龄 <40 岁、高 C 反应蛋白 (CRP) 和红细胞沉降率 (ESR)、应用皮质类固醇激素、住院史、艰难梭菌感染、巨细胞病毒 (CMV) 感染。系统回顾和荟萃分析表明, 患有广泛性结肠炎、应用皮质类固醇激素或有住院史的患者需行结肠切除术的风险较高。此外, 在一个评估患者确诊后前 10 年内结肠切除风险的预测模型中, 结肠切除风险最高的是接受全身皮质类固醇激素治疗、诊断时的 ESR > 30mm/h 或 CRP≥30mg/L、年龄 <40 岁的广泛性结肠炎患者, 这类患者此时间段内进行结肠切除的概率为 40.1%。深而广泛的溃疡的存在与静脉强化治疗的失败相关。另外, 20% 感染艰难梭菌 (C.diff) 的炎症性肠病患者需要行结肠切除术。高级别 CMV 感染的存在与活检后 1 年内结肠切除率较高相关。识别这些侵袭性疾病的风险因素有助于将患者分为低风险组和高风险组, 以采取不同的治疗策略。

三、手术适应证

UC 需要手术的三个主要适应证：①急性重症溃疡性结肠炎；②难治性 UC；③UC 相关的不典型增生和癌变。

（一）急性重症溃疡性结肠炎（acute severe ulcerative colitis，ASUC）

《中国溃疡性结肠炎诊治指南（2023 年·西安）》明确列出了 ASUC 的定义，并将其作为单独的一个类型进行讨论。ASUC 的诊断采用 Truelove-Witts 标准，即血便 >6 次 /d，并至少满足下列条件之一：①体温 >37.8℃；②脉搏 >90 次 /min；③血红蛋白 <105g/L；④ESR>30mm/h。除了 Truelove-Witts 标准外，《欧洲克罗恩病和结肠炎组织指南（2022 年版）》还将 CRP>30mg/L 作为附加参数。

ASUC 患者是需要行结肠切除手术的高风险人群，均需入院治疗。目前，静脉糖皮质激素治疗是 ASUC 的标准一线治疗方法。经 3～5d 治疗后行疗效评估，结果显示，糖皮质激素治疗 ASUC 的总有效率接近 70%。在对一线的激素治疗无反应的情况下，可以考虑使用二线的环孢素 A、他克莫司或抗 TNF 药物（通常是英夫利西单抗）进行抢救治疗（图 4-1）。药物治疗无效的患者需要进行急诊手术治疗。三线药物治疗往往与过度延迟的高风险和发生严重并发症的高风险相关，对于 ASUC 病例一般不再推荐。不恰当的延误将大大增加手术风险。因此，医师要能够早期识别出可能需要接受结肠切除术的患者，并及时转换治疗方案。

对于所有 ASUC 患者，均必须排除肠道感染性疾病的可能。对于 ASUC 患者须进行粪便培养并检验是否合并存在艰难梭菌感染（CDI），这是因为该情况在住院的重症 UC 患者中日益常见且与 UC 发病率和死亡率升高有关。所有 ASUC 患者应在入院后 72h 内，最好是 24h 内接受软式乙状结肠镜检查，通过这种检查评估内镜下炎症的严重程度并获取活检样本以检测 CMV 感染。适当的抗病毒治疗或抗生素治疗可能能够控制这类患者的急性炎症表现，从而使之得以避免急诊手术。

ASUC 患者是否需行结肠切除术的预测因子大致可分为临床、生化及放射学指标。临床指标简单易行。如果静脉激素治疗第 2 天排便次数 >12 次 /d，其中 55% 的患者需行结肠切除术；治疗第 3 天排便 >8 次 /d，或排便 3～8 次 /d 且 CRP>45mg/L，则其中 85% 的患者在本次住院期

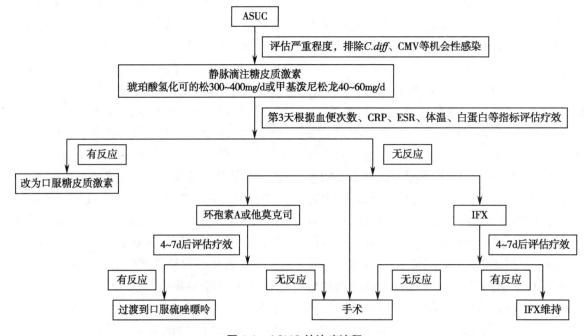

图 4-1 ASUC 的治疗流程

ASUC：急性重症溃疡性结肠炎；IFX：英夫利西单抗；CMV：巨细胞病毒；C.diff：克罗斯特里迪奥德斯·艰难梭菌；CRP：C 反应蛋白；ESR：红细胞沉降率测定。

间需行结肠切除术。此外，制订治疗方案时应将既往急性发作的次数和严重程度纳入评估。近年来，《中国溃疡性结肠炎诊治指南（2023年·西安）》增加了对死亡风险因素的评估，更利于判别患者疾病预后，尽早对患者制订出合适的治疗方案；ASUC患者中，出现并发症者或年龄>60岁者有很高的死亡风险。

任何ASUC患者在接受内科强化治疗5~7d后如病情恶化或没有改善都应行急诊手术。推荐在决定开展手术后24h内实施手术。这是因为随着观察时间的延长，持续的严重炎症反应只会加重器官功能的损害和生理储备的消耗，同时，发生中毒性巨结肠和穿孔的风险会明显增加，导致更高的并发症发生率和死亡率。

胃肠病学家和结直肠外科医师之间的多学科管理对于正确选择最佳手术时机至关重要。消化内科和消化外科医师应每天就患者的病情进展进行一次或多次讨论，以便准确识别手术适应证，这是因为患者的临床状态可能在数小时内快速恶化。

手术的绝对指征通常包括ASUC的主要并发症：中毒性巨结肠、穿孔、严重的消化道出血和多器官功能障碍综合征（MODS）（表4-1）。

表 4-1　UC 手术适应证

择期手术	急诊手术
药物治疗失败	ASUC（经5~7d强化药物治疗失败）
肠狭窄	中毒性巨结肠
肠外表现	肠穿孔
不典型增生或癌变	消化道大出血
	MODS

UC：溃疡性结肠炎；ASUC：急性重症溃疡性结肠炎；MODS：多器官功能障碍综合征。

若ASUC患者出现结肠严重扩张的症状，即为中毒性巨结肠。中毒性巨结肠的影像学诊断标准为在腹部X线平片上，横结肠直径超过6cm。在实施强化静脉注射激素方案48~72h后无显著反应的情况下，结肠切除术加回肠造口术是普遍被接受的方法。穿孔是另一种非常严重的并发症，发生穿孔的患者即使接受手术和术后重症监护，仍有很高的病死率，0.3%的ASUC患者可能发生穿孔。因此，必须对患者及时采取急诊手术

治疗，以防止穿孔的发生。UC患者还可能发生严重出血并导致血流动力学不稳定；但这一并发症并不常见。

（二）难治性 UC

根据ECCO指南，难治性UC经过较长时间的皮质类固醇激素治疗后，患者发生脓毒症和吻合口愈合不良的风险较高。为了避免这些并发症的发生，对于难治性UC患者首选行分期手术。

药物治疗失败通常被定义为尽管有最佳的药物治疗，但活动性病变仍然持续存在，患者出现进行性贫血和营养不良。它是在UC择期手术指征中很常见的一种。胃肠病学家和外科医师之间必须有良好的共识来定义失败的药物治疗。因此，要加强多学科协作诊疗，以便更好地确定在这种情况下进行手术的恰当时机。

（三）UC 相关的不典型增生和癌变

UC相关结直肠癌（UC-CRC）占所有结直肠癌总数的比例不到1%，长期UC患者的CRC风险高于普通人群，而CRC的风险在UC患者得到最初诊断后8~10年开始上升。因此，所有UC患者在发病8年后，都应进行每年一次的结肠镜检查，行随机或有目的的内镜活检，以在显微镜下评估病变的程度，排除不典型增生的可能。

具有广泛性结肠炎的患者有发生UC-CRC的高风险，结肠炎的病变程度也是UC-CRC的独立危险因素。UC患者发生结直肠癌的其他危险因素包括：病程长短、并发原发性硬化性胆管炎和CRC家族史。

开展上述监测项目的主要目标是发现不典型增生。根据ECCO指南，在监测过程中检测到的不典型增生分为三类：息肉样、非息肉样和内镜下不可见的不典型增生。对于第一种情况一般通过常规方法行内镜下切除。但是对于有第二种情况的患者需要尽快行结肠切除术，因为这种情况与异时性癌或同时性癌密切相关。有上述两种情况的患者在恢复年度检测之前的3~6个月内，可能需要接受密切监测。内镜下不可见的不典型增生是指在结肠镜检查中没有可见病变的情况下，在随机活检中发现的不典型增生。对于高度不典型增生（HGD）患者，ECCO指南明确建议进行手术。相反，对低级别不典型增生（LGD）患者是否进行手术的决定应个体化，评估风险和收益并达

到平衡。事实上,约有 30% 的 LGD 患者将进展为 HGD 或 CRC,其中 20% 的患者可能已经出现同步 CRC。

四、手术方式

推荐 IPAA 作为 UC 的确定性手术方式,对行急诊手术者或术后并发症风险高者推荐行结肠大部分切除,危急时可采用横结肠造口术。

全结直肠切除 + IPAA 大多通过分期手术来实现,手术分期的目的在于降低风险。常用的术式分期为传统二期手术、传统三期手术及改良二期手术(表 4-2)。手术分期受以下因素影响:患者的全身状况、激素应用情况、年龄以及合并症。患者有以下情况时建议行分期 IPAA:①ASUC 或爆发型 UC;②术前糖皮质激素用量大,泼尼松注射液用量 >20mg/d 且使用时间 >6 周;③无法完全排除结肠克罗恩病;④重度营养不良、全身状况较差者。

择期 UC 手术中使用最为广泛的是传统二期手术,术中需要在建立回肠储袋的同时建立回肠襻式造口。根据报道,5%~15% 的患者会在 IPAA 术后出现吻合口瘘。回肠造口的目的在于分流粪便,使储袋肛管吻合口充分愈合,降低发生腹腔脓毒症和吻合口瘘的风险。患者将在术后 3~6 个月后接受二期手术,还纳回肠造口,恢复小肠连续性。

目前,学术界对于二期手术和三期手术的优劣仍有较大争议,不同中心对两种术式术后并发症(吻合口瘘、盆腔脓肿、储袋失败等)的发生率对比尚无一致的结论。2021 年的 ECCO 指南指出,对于难治性 UC 患者,改良二期 IPAA 在术后并发症和住院时间方面比传统三期手术或传统二期手术更具有优势(表 4-2)。

另外,可以选择符合特定条件的患者行一期手术,不做预防性造口;支持者的观点为:对这类患者开展不行预防性造口的 IPAA 不会增加盆腔脓毒症的风险;同时,一期手术不仅可以避免回肠造口,还可以避免二次住院手术。但也有研究表明,行同期手术患者的并发症更为严重。

规范实施储袋手术时,首选建立 J 形储袋。良好的储袋功能取决于完善的肛门括约肌功能、协调的排便反射、足够的储袋容积和良好的顺应性。此外,手术医师的储袋制作经验对储袋功能影响较大。常用的储袋形状包括 J 形、S 形、H 形、W 形。J 形储袋制作简单,易于排空,推荐作为首选的储袋类型;S 形储袋的建立操作复杂,可在储袋失败后重建手术或因储袋肛管吻合张力大而需要手工吻合时选用。对于 J 形储袋长度,推荐为 15~20cm;对于 S 形储袋每个臂的长度,推荐为 12~15cm,同时,S 形储袋的流出道不应长于 2cm,否则易引起输出襻综合征和排便困难。

推荐采用双吻合器技术(DST)进行储袋肛管吻合,吻合口距齿状线不应超过 2cm。回肠储袋与肛管的吻合方式有两种,分别为黏膜切除手工吻合(传统术式)和 DST。黏膜切除手工吻合是将齿状线以上的肛管移行区(ATZ)黏膜剥除,仅保留移行区肛门内括约肌肌鞘,再将储袋套入肌鞘,与齿状线缝合。但实际操作时黏膜剥除往往不完全,残留的黏膜被储袋覆盖,仍会发生上皮内瘤变或癌变。另一方式是采用 DST,在距离齿状线 2cm 以内将储袋与肛管吻合。该术式操作简单,保留了肛管移行区,术后患者的控便能力、肛管静息压及直肠肛管抑制反射方面均优于黏膜切除手工吻合,是被推荐的储袋肛管吻合方式。接受两种术式患者的术后移行区肿瘤发生率差异并无统计学意义,当肛管移行区明确存在上皮内瘤变或因其他原因(如肛管狭窄)无法实施 DST 时,可考虑行黏膜切除手工吻合。

表 4-2　溃疡性结肠炎手术不同分期

手术方式	第一期	第二期	第三期
传统二期手术	全结直肠切除 + IPAA + 预防性回肠造口	关闭回肠造口	—
传统三期手术	全结肠切除 + 回肠末端造口	直肠切除 + IPAA + 预防性回肠造口	关闭回肠造口
改良二期手术	全结肠切除 + 回肠末端造口	直肠切除 + IPAA + 关闭性回肠造口	—
一期手术	全结直肠切除 + IPAA	—	—

IPAA:回肠储袋肛管吻合术。

五、术后并发症的预防及处理

ASUC 急诊手术的主要并发症包括直肠残端开裂、出血、盆腔脓肿、术后延迟性肠麻痹等。患者高龄（>50 岁）及急诊手术及医生缺乏急诊手术经验是 ASUC 术后患者高病死率的独立危险因素。要重视预防 ASUC 急诊手术后并发症，而早期手术是提高疗效的关键。对 ASUC 患者行结肠次全切除＋末端回肠造口术时，直肠残端漏发生率较高，主要表现为活动性直肠炎及其导致的直肠残端开裂。虽然残留的直肠仍可能发生活动性炎症甚至出血，但如果为尽量去除病变肠段而将直肠残端保留过短，不仅会提高后期直肠切除的难度并增加盆腔神经损伤的风险，而且在发生残端漏和盆腔感染后处理非常困难。推荐在切除结肠的同时适当保留乙状结肠远端以便将残端外置造口或封闭后埋于皮下。如果将结肠残端留置于腹腔，建议在患者的直肠内放置经肛门引流管。

IPAA 储袋并发症（如储袋瘘或窦管形成等）是导致储袋失败的重要原因。吻合口瘘的最常见部位是储袋肛管吻合口，其次是储袋顶端。盆腔脓肿等并发症可引起储袋周围发生瘢痕形成、顺应性下降，是导致储袋失败的重要原因。怀疑患者在 IPAA 术后发生储袋吻合口并发症时应及早干预，造影剂灌肠后行盆腔 CT 是吻合口瘘的首选诊断手段。对于与吻合口瘘相关的盆腔脓肿，首选经肛门置入引流管，通过瘘口将引流管置入脓腔；封闭负压引流技术（vacuum assisted closure，VAC）较传统治疗能使脓腔消失得更快；吻合口缺损较大时，可经肛门进行修补。对于储袋手术时未采取转流措施的患者，在其储袋瘘诊断明确后建议行回肠襻式造口，对于储袋顶端瘘可采用内镜下夹闭技术进行处理。对于未找到瘘口的盆腔脓肿，建议行 CT 引导下经皮穿刺引流。经过充分引流，多数瘘口可闭合，长期不愈合的瘘口可能需要内镜治疗、储袋修复或重建。对于患者在 IPAA 术后发生的储袋吻合口瘘应尽早干预，以降低储袋失败的风险。

约 50% 的 UC 患者在 IPAA 术后发生储袋炎，其中 40% 在术后第 1 年发生。储袋炎的一线治疗方案为应用甲硝唑注射液、环丙沙星注射液或利福昔明注射液，可加用布地奈德。对于严重或慢性顽固性储袋炎（尤其是 CD 样储袋炎），可使用抗 TNF-α 单抗或其他生物制剂。美沙拉秦栓剂为储袋炎的一线治疗药物。对于残留直肠封套过长（>2cm）且症状较重者可考虑行储袋重建手术。

对药物治疗无效的储袋炎和储袋复杂并发症推荐手术治疗。约 10% 的储袋失败由慢性储袋炎引起，对于其中的药物治疗无效者推荐手术治疗，但手术方案仍无定论，储袋切除＋回肠造口术虽然较单纯的转流性造口难度大，但前者术后患者生活质量更佳。储袋重建手术操作复杂，并发症发生风险高，5 年成功率低于初次储袋手术，仅限于在经验丰富的 IBD 诊疗中心实施。对具有非感染性并发症的患者行储袋重建手术的远期效果优于感染性并发症患者。

UC 术后患者的静脉血栓栓塞（VTE）发生率为 2.74%～4.30%，患者术后门静脉血栓形成的风险也较高（8.3%）。急诊手术、高危择期手术、术前应用激素和低蛋白血症是术后 VTE 的危险因素。要重视 UC 术后患者早期下床活动，除非有禁忌证，否则即推荐患者在 UC 术后第 2 天开始抗凝治疗直至出院，高危患者延长抗凝治疗时间至术后 4 周以上。

六、UC 术后的长期管理

UC 术后有残留的直肠炎和封套炎的患者需要药物维持缓解治疗。由于残留直肠黏膜有癌变的风险，故需要定期内镜监测。对于 IPAA 术后 1 年内出现的储袋炎，需要与储袋相关外科并发症（如慢性窦管、盆腔脓肿、储袋机械并发症）相鉴别，还要与 CD 样储袋炎、封套炎、储袋易激综合征、储袋前末端回肠炎等其他情况相鉴别。储袋炎患者中，艰难梭菌感染发生率高，推荐进行检测。对具有储袋相关并发症者需进行储袋镜检查，对具有储袋癌变危险因素的患者推荐定期进行储袋监测。

（戴　勇）

参考文献

[1] BOHL JL, SOBBA K. Indications and options for surgery in ulcerative colitis[J]. Surg Clin North Am, 2015, 95(6): 1211-1232.

[2] GOLDSTONE RN, STEINHAGEN RM. Abdominal emergencies in inflammatory bowel disease[J]. Surg Clin North Am, 2019, 99(6): 1141-1150.

[3] KIRAT HT, REMZI FH. Technical aspects of ileoanal pouch surgery in patients with ulcerative colitis[J]. Clin Colon Rectal Surg, 2010, 23(4): 239-247.

[4] BENNIS M, TIRET E. Surgical management of ulcerative colitis[J]. Langenbecks Arch Surg, 2012, 397(1): 11-17.

[5] GRUCELA A, STEINHAGEN RM. Current surgical management of ulcerative colitis[J]. Mt Sinai J Med, 2009, 76(6): 606-612.

[6] HWANG JM, VARMA MG. Surgery for inflammatory bowel disease[J]. World J Gastroenterol, 2008, 14(17): 2678-2690.

[7] VANGA R, LONG MD. Contemporary management of ulcerative colitis[J]. Curr Gastroenterol Rep, 2018, 20(3): 12.

[8] GALLO G, KOTZE PG, SPINELLI A. Surgery in ulcerative colitis: When? How?[J]. Best Pract Res Clin Gastroenterol, 2018, 32-33: 71-78.

[9] ELLIS CT, FICHERA A. Management of acute ulcerative colitis[J]. Dis Colon Rectum, 2018, 61(9): 1010-1013.

[10] STOCCHI L. Laparoscopic surgery for ulcerative colitis[J]. Clin Colon Rectal Surg, 2010, 23(4): 248-258.

[11] HAYMAN AV, DOZOIS EJ. Total abdominal colectomy: straight laparoscopic approach[M]. New York: Springer New York, 2015.

[12] SPINELLI A, BONOVAS S, BURISCH J, et al. ECCO guidelines on therapeutics in ulcerative colitis: surgical treatment[J]. J Crohns Colitis, 2022, 16(2): 179-189.

[13] 中华医学会外科学分会结直肠外科学组, 中国医师协会肛肠医师分会炎症性肠病专业委员会. 中国溃疡性结肠炎外科治疗指南 [J]. 中华炎性肠病杂志, 2021, 6(1): 7-16.

第三节　溃疡性结肠炎手术治疗的术式选择与疗效评价

自 20 世纪 90 年代起, 不同作用机制的新型生物制剂陆续被应用于溃疡性结肠炎的临床治疗, 越来越多的溃疡性结肠炎患者通过药物治疗实现了症状缓解、黏膜愈合乃至组织学愈合, 达到长期维持缓解的效果。统计显示, 进入生物制剂时代后, 溃疡性结肠炎患者的 5、10、20 年累积手术率分别为 4.1%、6.4% 和 14.4%, 而在 1990 年以前, 相应的 5、10、20 年累积手术率分别为 20%、28% 和 45%。目前, 全球范围内溃疡性结肠炎患者的手术率呈下降趋势。近 10 年内, 我国 UC 患者的手术率相较 2000 年之前显著下降, 一方面, 这得益于各类新型生物制剂的使用, 另一方面, 这也归功于国内规范的炎症性肠病诊治体系与区域性诊治中心的建立、完善。

外科手术是不可替代的治疗溃疡性结肠炎的重要手段。在内科药物治疗选择更为多样化、规范化、多元化的今天, 仍有相当一部分 UC 患者因为疾病并发症、药物治疗失败、恶变等因素而不可避免地需要接受外科治疗。在药物治疗可更有效地控制 UC 的情况下, UC 的治疗重点逐渐从疾病控制转移到改善患者的生活质量和功能方面, 外科手术的目标也从挽救生命升级为保留功能, 外科治疗的策略同样已有所改变, 包括手术时机及手术指征的改变。微创技术、快速康复、术前优化治疗等外科治疗手段的实施进一步提高了手术的安全性与长期疗效。

一、溃疡性结肠炎的手术指征

溃疡性结肠炎的手术指征包括针对肠道并发症(血流动力学不稳定的出血、穿孔、癌变等)的绝对手术指征和针对内科治疗效果不佳的相对手术指征。

(一)药物治疗无效或拯救治疗失败的急性重症溃疡性结肠炎

有数据表明, 1997—2009 年, UC 患者的择期手术率明显下降, 而急诊手术率则稳定在 1.4%。对于急性重症溃疡性结肠炎(acute severe ulcerative colitis, ASUC), 因疾病进展迅速、患者病死率高, 可在短期内发生全身炎症反应, 继发多器官系统功能不全, 故在临床上应格外关注。ASUC 患者的治疗中应保持内外科密切沟通。经足量激素治疗约 3d 后, 若患者病情仍无明显改善则应及时更改治疗方案, 挽救治疗 / 转化治疗 5～7d 后无效时推荐手术治疗。药物治疗期间应密切监测病情, 出现病情恶化或挽救治疗失败的患者须要接受急诊手术治疗, 及时的手术治疗能减少术后并发症、降低病死率。不恰当的拖延会导致患者状况恶化及生理储备耗竭,增加发生手术并发症的风险。ASUC 患者的手术目标主要为挽救生命,得益于生物制剂,部分急性发作的难治性 UC 可获得快速缓解,同时,生物制剂还能延缓难治性 UC 的疾病进展,使得患者有机会避免急性重症发作,从而优化其术前状态,甚至为患者赢得主动选择手术治疗的机会和时间。在疾病可控的状态下进行择期手术,一方面可使患者避免急诊手术相关并发症的发生及较高的病死率,另一方面,择期手术使得功能保留有更多的选择余地,包括避免终身造口以及通过改变手术吻合方式而改善患者的术后排便情况。依据 Truelove-Witts 标准,ASUC 的诊断需符合以下标准,血便次数≥6 次 /d,附加下列至少一条标准:①体温 > 37.8℃;②脉搏 > 90 次 /min;③血红蛋白 < 105g/L;④ESR > 30mm/h。

(二)内科治疗疗效不佳的慢性复发型 UC

慢性复发型 UC 药物治疗失败或反复住院是 UC 手术的重要预测因素。有内科治疗期间病变范围扩大,全身情况恶化(血清白蛋白、血红蛋白持续性降低伴 C 反应蛋白升高),反复合并艰难梭菌感染,出现药物不良反应或合并肠外表现导致生活质量下降,儿童慢性复发型 UC 导致生长发育障碍等情况的患者均需要及时手术。对于 UC 的择期手术,推荐应当在疾病缓解期进行,不能盲目追求停用激素或生物制剂而延误手术。

对于年龄 > 50 岁、药物疗效不满意或预期治疗效果不佳、存在全身合并症的高龄 UC 患者,建议尽早考虑手术,避免长期等待导致 UC 的炎症使患者生理储备耗竭以及合并症进展,从而降低远期手术风险。

长期病程的 UC 存在"炎症 - 癌变"风险,患者的结直肠癌风险与 UC 病程呈正相关。UC 患者中,肠狭窄的发生率为 14.2%,而肠狭窄已被证实是 UC 恶变的高危因素。患者确诊 UC 的 10、20、30 年后罹患结直肠癌的累积风险分别为 2.1%、8.5% 和 17.8%。UC 并发肠道癌变的病理过程常为经过高级别上皮内瘤变而演变为癌,但有报道发现低级别上皮内瘤变直接发生癌变。对于内镜活检发现的低级别上皮内瘤变,可行内镜下切除(内镜下黏膜切除术或内镜黏膜下剥离术)或采取手术治疗;对于内镜下无法切除的高级别上皮内瘤变,宜直接行手术治疗。对存在恶变高危因素的 UC 患者,包括病变范围广、病程长、病情严重、伴有原发性硬化性胆管炎、合并肠腔狭窄及合并假性息肉等的患者,建议重视并加强内镜监测并积极进行手术咨询。

二、溃疡性结肠炎的手术方式

UC 的手术治疗以切除病变组织、处置并发症和提高患者生活质量为目标。选择最佳手术策略时应遵循个体化原则,综合考虑患者的健康状况、临床情况以及对于手术的期望,如保留肠道功能、减少手术次数、避免造口等。现有的主要手术方式如下。

(一)全结直肠切除 + 回肠储袋肛管吻合(total proctocolectomy with ileal pouch anal anastomosis, TPC-IPAA)

TPC-IPAA 中,在切除溃疡性结肠炎靶器官——结直肠的同时,保留了完整的肛门括约肌,通过构建回肠储袋替代直肠留存粪便的功能,从而兼顾了疾病根治与排便功能保留,避免了永久性肠造口。自 20 世纪 80 年代初得到推广以来,IPAA 历经多次完善,已经成为了 UC 外科治疗的首选术式。

IPAA 的手术步骤包括切除全部病变的结直肠,使用末端回肠制作储袋,然后将其下拉,行低位吻合,完成重建消化道连续性。对于急性重症 UC、中毒性巨结肠或健康状况较差的患者,应采用分期手术。分期手术通常包括一期全结肠切除和回肠造口,待患者健康状况恢复后,二期行直肠切除和回肠储袋制备,一期、二期手术间通常需等待 3~6 个月的时间。对于严格筛选的无预后不良高危因素的适合患者,可以考虑行一期 IPAA。

回肠储袋的构形主要有"J"形、"S"形、"H"形和"W"形 4 种(图 4-2)。每种储袋各有利弊,目前临床应用最多的是"J"形储袋。"J"形储袋和"H"形储袋为双袢型,制作时操作相对简单。"S"形储袋为三袢型,容积较大,比"J"形储袋多出 2~4cm 的残端肠管供储袋与肛管进行吻合,吻合口张力较小,但患者的术后排便梗阻症状较为多见,术后储袋炎发生率较高。"W"形储袋为四袢型,容积最大,制作时操作较为烦琐,手术耗时长。近期的一项对比"J"形储袋和"W"形储袋的研究发现，两者在术后患者每日排便次数、应用止泻药物、便急等方面无明显差异。总体而言，对于储袋类型，应根据患者的特点进行个体化选择，而"J"形储袋因其制作简易和功能有保障而常被认为是最佳的选择。

合理的储袋长度与容积是提升 IPAA 术后患者生活质量的重要因素。手术制备时，储袋长度受患者回肠系膜解剖结构、骨盆条件、术者经验习惯等多种因素影响（图 4-3，彩图见文末彩插），目前尚无统一的标准和定论。增大储袋容积并不能改善患者的术后排便功能，目前临床多采用长度为 12～25cm 的"J"形储袋。储袋长度小于 12cm 时，容积不足可能导致患者术后排便窘迫，而过分追求储袋长度未必能带来临床获益，长度

超过 30cm 的巨形储袋可能使患者因储袋排空障碍而出现输出道梗阻症状。

近期，一项来自中国 UC 储袋联盟的多中心临床研究中，根据储袋长度分布，将储袋长度为（22±2）cm 者及（14±2）cm 者分别纳入长储袋组（76 例）和短储袋组（54 例），分析两组患者的 TPC-IPAA 术后并发症情况及远期生活质量。结果显示，不同储袋长度与患者的术后远期生活质量及并发症发生率相关，长储袋组患者的术后总体生活质量评分（CGQL）高于短储袋组患者，同时发现，短储袋组患者术后远期并发症的发生率较高（51.9% vs 30.3%），主要表现为排便次数增加（22.2% vs 7.9%）及储袋炎（40.7% vs 21.1%）。

"J"形回肠储袋制备要点：保留回结肠血管主干，紧贴回盲部切断末端回肠。选取距回肠残端

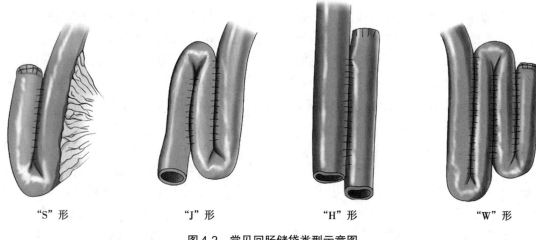

"S"形　　　　"J"形　　　　"H"形　　　　"W"形

图 4-2　常见回肠储袋类型示意图

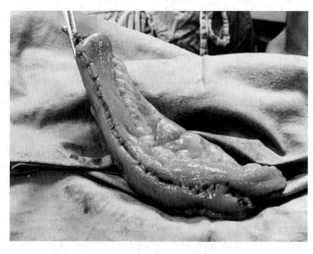

图 4-3　制备合理有效的储袋长度与容积

15～30cm 的回肠，在可进入盆腔最低位（需同时满足可下拉至耻骨联合下方 3～6cm 处）的肠管处切开肠壁，置入直线切割缝合器（根据不同术者习惯，可选用缝合长度 60、80、100cm 三种不同规格的吻合器），自该位置分别将吻合器的两端插入远、近端肠管，行回肠侧侧吻合。击发后退出吻合器，更换钉仓，沿第一次吻合的径线完成剩余肠管的侧侧吻合。于输出段远端回肠距储袋顶端 2～3cm 处使用切割缝合器将肠管关闭或通过手术缝合关闭，形成储袋残端。外翻储袋黏膜以检查有无出血，如有出血，则在储袋体近系膜出血位置使用"8"字缝合法止血。采用生理盐水灌洗来观察所制备储袋的完整性。于储袋底部置入管状吻合器底钉座。采用直视或腹腔镜观察的方法进行储袋肛管吻合，吻合前须细致观察储袋系膜，避免扭转。吻合后行盆腔注水，将储袋近端肠管夹闭，行术中肠镜再次观察储袋是否存在吻合口瘘及出血。术中，可在储袋内置入引流管自肛门引出，术后留置 48h，用于对术后储袋出血的观察及处理。

近年来，外科微创技术和设备的普及应用使得全腹腔镜 IPAA 已成为常规操作，有条件的医疗中心已开展了达芬奇机器人辅助 IPAA。开展腹腔镜手术可以降低因腹腔粘连而提高的分阶段手术难度，降低术后粘连性肠梗阻与不孕不育的发生率，缩短患者的住院时间。多项荟萃分析研究也证实，腹腔镜 IPAA 相比开腹手术在短期手术并发症、远期手术并发症、储袋功能结果、切口美观效果和患者生活质量方面的临床获益更大。因肥胖、系膜肥厚、骨盆空间小而无法经腹进行低位解剖游离或操作困难时，可尝试经肛 IPAA。

IPAA 的手术分期选择：在非急诊情况下，对于择期 UC 手术，可根据患者的术中情况或术者的习惯选择分期 IPAA。分期 IPAA 可分为一期手术、传统二期手术、传统三期手术及改良二期手术（表 4-2）。对于一期 IPAA，仅限经过严格筛选的一般情况良好、直肠炎症较轻、无手术并发症风险的患者可实施。

目前，学术界对于二期和三期手术的优劣仍存在较大争议，不同中心对两种术式术后并发症（吻合口瘘、盆腔脓肿、储袋失败等）的发生率对比尚无一致结论。2021 年，ECCO 发布的最新指南中指出，对于难治性 UC 患者，改良二期 IPAA 在术后并发症和住院时间方面比传统三期或传统二期 IPAA 更具有优势。

当患者有以下情况时建议选择改良二期或传统三期 IPAA：①急性重症 UC 或爆发性 UC；②术前糖皮质激素用量大，如泼尼松注射液用量 >20mg/d 且使用时间 >6 周；③无法完全排除结肠型克罗恩病；④重度营养不良、全身状况较差者。第一期行结肠次全切除后，一般间隔 3～6 个月（视患者身体恢复状况而定）进行二期手术。

三期造口还纳手术一般在完成二期手术 3 个月后进行。术后如出现储袋吻合口瘘或储袋周围感染继发炎性粘连、瘢痕增生，则可能严重影响储袋功能。还纳造口前应常规进行储袋镜、储袋造影检查，观察储袋完整性（图 4-4，彩图见文末彩插）。经肛门注入泛影葡胺、碘佛醇等造影剂在有助于发现内镜下无法观察到的吻合口瘘的同时，还能够在术前评估储袋容积与肛门功能。对于经上述检查发现的吻合口瘘及储袋狭窄等并发症，应采用手术置管引流、内镜下切开等方法积极干预，治愈后再进行回纳手术，切忌在有储袋并发症的情况下回纳造瘘口。对于此类手术，依然建议采取腹腔镜手术，在回纳造瘘的同时，探查盆腔内储袋周围情况，对于储袋周围粘连等予以手术松解，有利于增强术后储袋顺应性与功能。

（二）全结直肠切除 + 永久性回肠造口术

该术式不同于 IPAA，该手术中，于齿状线水平切断患者的直肠，将溃疡性结肠炎的靶器官——结直肠全部切除后，把末端回肠制作为终身造口，不再回纳。该术式由 Brooke 教授于 1944 年提出，在 IPAA 开展之前，全结直肠切除 + 永久性回肠造口术被认为是手术治疗 UC 最有效的方法。虽然 IPAA 已经成为需要外科手术的 UC 患者的首选术式，但在期望确定性手术、可接受永久造口的患者之中，全结直肠切除 + 永久性回肠造口术仍有一席之地。该术式适用于无法进行 IPAA 的患者，包括肛门括约肌功能不全、高龄伴有全身系统疾病无法耐受多次手术、骨盆狭窄无法进行吻合、小肠系膜短缩无法制备储袋以及合并有进展期或晚期大肠癌的患者。

永久性造口改变了患者的消化道排泄方式，

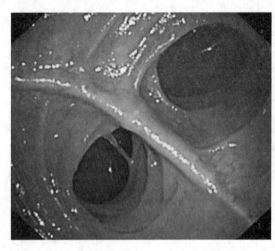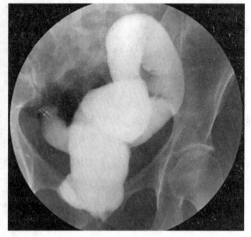

图 4-4 三期还纳造口前回肠储袋镜（左）和储袋造影（右）

给其生活与工作带来诸多不便。外科医师应与患者在手术前充分沟通，详细告知手术的必要性、术中可能遇到的困难如无法构建储袋或无法进行吻合、IPAA 相关并发症及远期储袋并发症等。对于不愿接受 IPAA 的患者，可以考虑行全结直肠切除 + 永久性回肠造口术。这种术式在特定情况下是一种理想选择。全结直肠切除 + 永久性回肠造口术通常仅需要外科医师进行一次外科手术，技术要求低于 IPAA。不应一味地追求开展 IPAA 而阻止患者选择该术式。

（三）结肠次全切除 + 回肠造口术

结肠次全切除 + 回肠造口术是治疗急性重症 UC 的首选术式，也是传统三期 / 改良二期 IPAA 的一期手术。该手术中切除自回盲部至乙状结肠的次全结肠。为避免影响后续手术所制作的储袋的血供，术中须保留回结肠血管主干，紧贴肠管切断回盲部及相应系膜，断端行回肠造口。远端肠管切断位置不宜过低，通常保留骶骨岬水平的远端肠管，有利于下次手术时寻找结肠残端、顺利进入骶前间隙。

该术式相对简单，无肠管吻合步骤，术中切除了溃疡性结肠炎的大部分病灶，能够快速缓解患者的临床症状，控制病情。待患者身体状况改善后再进行二次手术，二次手术可根据患者一般情况选择传统三期 IPAA 或改良二期 IPAA。

对于乙状结肠残端的处理，可将残端封闭置入腹腔内，或将残端封闭置于左下腹皮下。前者有残端破裂，直肠内炎性渗出物进入腹腔，继发腹腔感染与粘连的潜在风险。当残端炎症严重或

患者合并营养不良、贫血、低白蛋白血症及糖尿病等其他可能提高手术并发症发生率的基础性疾病时，术中应将结肠残端封闭后置于左下腹皮下或行开放造口。

（四）全结肠切除 + 回肠直肠吻合

随着 IPAA 术式在临床上被广泛接受，全结肠切除 + 回肠直肠吻合在 UC 手术治疗中的作用已逐渐减小、价值已逐渐降低。相较于 IPAA，全结肠切除 + 回肠直肠吻合更倾向于 UC 患者的功能保留，该术式中避免切除全部大肠，更好地保障了患者的排便功能与排便次数，避免了复杂储袋的制备与重建，手术易操作的特点减少了手术本身带来的并发症。对于必须接受手术，不适合行 IPAA，但又拒绝行永久性回肠造口术的患者，可选择行全结肠切除 + 回肠直肠吻合。行该术式的前提是患者的直肠没有受到炎症累及或炎症较轻。该术式中直肠保留长度一般为 8cm，对回肠与直肠行端端吻合。

需要注意的是，全结肠切除 + 回肠直肠吻合术后 5、10、20、30 年时，因直肠炎反复发作、保守治疗无效而最终需行直肠切除术的患者所占比例分别为 10%、24%、27%、40%。因此，术前需充分告知患者术后需要药物治疗及手术治疗的可能，并进行行术后定期的随访和监测。对于有下述情况的患者酌情考虑选择全结肠切除 + 回肠直肠吻合：①育龄期女性，有备孕生育要求；②患者因特殊职业背景对排便有严格要求与较高期望值；③合并肛门括约肌功能不全或肛周病变；④因生理解剖因素如肥胖、小骨盆或系膜肥厚短缩而无

法实施储袋手术或难以行低位吻合；⑤UC 与结肠型 CD 诊断不明确的患者。

由于对直肠僵硬、顺应性差导致肠功能不佳以及残余直肠段癌变的顾忌，临床选择该术式时应慎重考虑。全结肠切除 + 回肠直肠吻合术后的癌变风险也应受到重视。随着病程进展，UC 患者的异型增生和癌变的发病率均逐渐上升，而直肠的保留增加了这类风险。

（五）可控性回肠造口术（continent ileostomy, CI）

可控性回肠造口术是通过制作一种具有可控制性乳头瓣的回肠储袋（Kock 储袋），实现腹腔内储便功能的术式。CI 由 Nils Kock 教授于 1969 年发明，适合在技术不可行或不适合 IPAA 的患者中开展，作为全结直肠切除 + 回肠造口术的替代术式。CI 是使用末端回肠制备"S"形的高容量、低压力的储袋的术式，该术式中制作的储袋具有一个可控性乳头瓣套叠肠管的输入襻。患者每天多次将导管插入瓣膜中，以便在个人方便的时候清空储袋，与接受永久性回肠造口的患者相比，能保持控便功能，改善生活方式及形象外观。

现阶段 CI 较少被应用，但对于药物治疗失败的 UC 患者而言，其仍然是一个很好的选择。CI 手术指征包括：需行 TPC 但不宜接受 IPAA 重建的患者、不宜行储袋修复术的 IPAA 失败患者以及被严重影响生活质量的传统回肠造口患者。禁忌证包括肥胖和末端小肠长度不适宜行 CI。此外，对 CI 的制作缺乏了解且缺乏足够心理准备的患者，不应进行 CI 手术。尽管 CI 与常规回肠造口术相比具有许多优点，但其操作复杂，存在明确的术后并发症风险，例如术后远期需要再次手术以修复乳头瓣的滑脱，这也是 CI 最常见的并发症和再次手术的指征。

（六）UC 癌变的手术方式

癌变不是 UC 患者 IPAA 术后并发症的危险因素，但需要考虑恶性肿瘤复发及转移对患者生存与手术安全性的影响（图 4-5，彩图见文末彩插）。术前发现结肠癌远处转移时，一般先行结肠次全切除 + 回肠造口术，完成规范的肿瘤综合辅助治疗后，对患者进行临床监测并评估肿瘤学后果后，再决定是否行 IPAA。伴发右半结肠癌的 UC 患者相对比较特殊，其需要切除的回肠及

系膜较长，可能无法将储袋下拉至盆腔与肛管吻合，此时不可盲目追求行 IPAA 而违背肿瘤根治原则，应当放弃实施 IPAA，行永久性回肠造口术。当 UC 癌变位置为乙状结肠近端肠管部位时，对于大部分患者，可在施行肠癌根治性切除的同时行 TPC-IPAA。当肿瘤位置距离齿状线较近、无法满足根治所要求的阴性切缘时，需要采取全结肠切除 + 腹会阴联合直肠癌根治术。

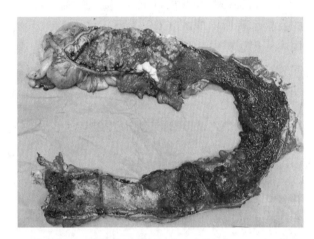

图 4-5　合并狭窄与癌变的 UC TPC-IPAA 手术标本

（七）特殊人群的 UC 手术方式

儿童和青少年接受 IPAA 术后并发症发生率和储袋失败率较低，而对于这类人群行全结直肠切除、制备储袋，后期生长发育是否对储袋远期功能存在影响，目前尚无定论。而对于高龄、合并其他严重疾病、肥胖患者，开展 IPAA 时可能会由于小肠系膜过短或肛门括约肌功能异常而无法完成储袋肛管吻合，其储袋失败或出现术后排便功能障碍的风险更高。约 4.1% 的 UC 患者因各种因素最终需要放弃行 IPAA。对于不适合行 IPAA 的患者，可选择行全结直肠切除 + 永久性回肠造口术，该术式的安全性、有效性以及对患者生活质量的影响与 IPAA 相当。对合并原发性硬化性胆管炎的 UC 患者实施 IPAA 后储袋失败率较高，有报道，这些患者的术后储袋炎发生率上升，对于后期可能需要进行肝移植的合并原发性硬化性胆管炎的 UC 患者，结直肠切除 + 回肠造口术更利于维持移植器官的远期功能。

（八）药物使用对 IPAA 的影响

推荐 UC 术前应尽量减撤或停用激素，UC 术前使用激素会导致术后感染性并发症和静脉血

栓栓塞发生率升高。对于 5- 氨基水杨酸制剂、硫唑嘌呤、环孢素、他克莫司等药物，术前不需要停用。关于术前使用抗 TNF-α 单抗对于 IPAA 手术并发症的影响的研究结果不一，对于英夫利西单抗是否会增加 UC 术后并发症仍有争议。有研究认为术前应用英夫利西单抗并不会提高对 UC 患者实施结肠次全切除术后并发症的发生率，但也有研究发现术前接受英夫利西单抗治疗的患者，其术后储袋相关并发症、吻合口瘘及腹盆腔感染的发生率有所增加。ECCO 指南建议，术前 6～8 周内使用了英夫利西单抗的患者应避免一期构建储袋，可考虑先实施结肠次全切除手术，之后二期再施行储袋制备。

三、IPAA 相关并发症的处理与远期疗效评价

储袋制备是 IPAA 的重点与难点，储袋相关并发症会在不同程度上影响患者的术后排便功能，严重时会造成储袋失败，影响患者的长期生活质量。一项基于人群的研究表明，UC 患者术后 90d 的并发症发生率高达 33.3%，主要包括脓肿、吻合口瘘、肠梗阻和感染等，患者再入院率达 11.1%。研究表明，影响手术安全性的因素主要有以下几方面：年龄、急诊或择期、实施手术医院的 IPAA 手术量大小及术者的经验。对于储袋手术，我们建议在专门从事炎症性肠病外科治疗的医疗中心开展，重视并预防储袋相关并发症的发生、及时甄别早期并发症并进行临床干预对降低储袋失败率、提高患者生活质量具有重要意义。

（一）储袋并发症及其处理

常见的储袋相关并发症包括储袋出血、储袋狭窄、吻合口瘘、储袋炎、封套炎及储袋异型增生或恶变。

1. 储袋出血　储袋出血多发生在术后 24～48h 内，出血点常见于储袋肛管吻合口、储袋体连接处等部位（图 4-6，彩图见文末彩插）。多由术中吻合不牢靠、吻合时系膜进入太多所致。术后 5～10d 发生的出血常继发于吻合口瘘。大部分的储袋出血都可通过保守治疗得到控制，如冰盐水联合去甲肾上腺素保留灌肠等；可在储袋手术后经肛留置引流管，观察 24～48h，如无活动性出血则予以拔除。对于出血量大或者血流动力学不稳定的患者，宜行储袋内镜检查和止血，必要时可行经肛缝合止血。

2. 储袋吻合口瘘　IPAA 术后储袋吻合口瘘的发生率为 6%～16%。根据吻合口瘘发生的部位，可以将其分为：①储袋骶前瘘；②储袋残端瘘；③储袋体瘘；④储袋肛管吻合口瘘；⑤储袋阴道瘘（图 4-7，彩图见文末彩插）。发生储袋吻合口瘘往往会导致储袋周围脓肿或骶前积液，感染局限后可形成窦管，当患者出现脓毒症、盆腔疼痛、腹腔引流管引出含有肠液或胆汁的液体时，应高度怀疑吻合口瘘并及早进行干预。IPAA 涉及区域广，手术中亦可能损伤患者的小肠、胃十二指肠、胆囊等器官，从而出现储袋以外的瘘管。水溶性造影剂灌肠后行盆腔 CT 是诊断吻合口瘘的重要方法，当出现腹腔消化道瘘且位置不明时，应及时开腹探查明确。

抗感染和充分引流是治疗吻合口瘘及盆腔脓肿的主要手段。对于慢性吻合口瘘，可尝试经储袋内镜下修复，如内镜下针刀切开窦管和盲端瘘的内镜下夹闭等。但当吻合口缺损较大时，宜在

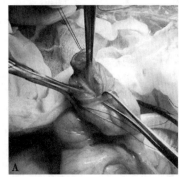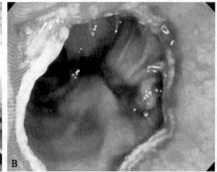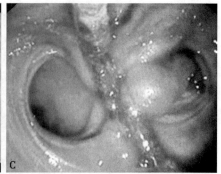

图 4-6　储袋制备术中储袋镜检查，出血点缝扎止血
A. 储袋制备过程中的黏膜外翻检查；B. 储袋肛管吻合口；C. 储袋体。

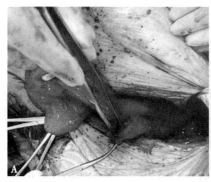 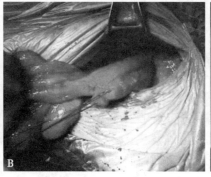 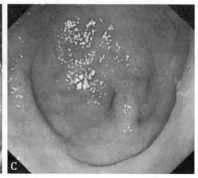

图 4-7 储袋残端瘘修补
A. 修补前探查瘘口；B. 修补瘘口；C. 修补后 1 个月。

全身麻醉下经肛门进行瘘口修补。对于少数长期迁延不愈的瘘管，可能需行经腹储袋重建甚至需要切除储袋并行永久性造口。对于储袋阴道瘘可采用自体球海绵体肌或股薄肌行转移肌瓣修补。

3. 储袋狭窄 IPAA 术后，储袋狭窄的发生率约为 16%，多继发于储袋缺血、储袋周围感染、储袋克罗恩病等。对于储袋狭窄，首选内镜下球囊扩张术。当球囊扩张无效时，可考虑采取内镜下针刀狭窄成形术、经腹狭窄成形术等治疗方式。

4. 储袋炎 储袋炎是最为常见的 IPAA 远期并发症，据报道，IPAA 术后 10 年内约 50% 的患者可能发生储袋炎。一般将症状持续短于 4 周者称为急性储袋炎，将症状持续 4 周及以上者称为慢性储袋炎。患者临床表现的严重程度常与内镜下表现及病理学炎症评分不一致。储袋炎的临床症状主要有便次增多、稀水样便、腹部绞痛、里急后重及盆腔不适感。直肠出血、发热、肠外表现也可能出现，但少见。术后发生储袋炎的危险因素包括：广泛性结肠病变或全结肠炎、倒灌性回肠炎、肠外表现尤其是合并 PSC 者、吸烟者、"S" 形储袋、血清核周型抗中性粒细胞抗体（p-ANCA）阳性、围手术期应用激素或非甾体抗炎药（NSAID）及术前有血栓病史者。出现血便时注意与直肠封套炎相鉴别。储袋炎的诊断主要依靠储袋镜表现及病理活检。储袋炎的储袋镜下主要表现为黏膜水肿、糜烂、溃疡、点状红斑、颗粒样改变、质地脆等。病理学表现为中性粒细胞浸润、隐窝增生、隐窝脓肿和溃疡、绒毛萎缩等。

大部分储袋炎患者对甲硝唑注射液及环丙沙星注射液敏感，建议连续应用环丙沙星注射液 1g/d 或甲硝唑注射液 20mg/（kg·d）2 周。在诱导急性储袋炎的缓解上，环丙沙星注射液的效果优于甲硝唑注射液，不良反应也更少。布地奈德灌肠剂、利福昔明及乳酸菌制剂也可以较好地诱导储袋炎的缓解。考虑到术后患者肠道解剖结构的改变，推荐优先使用口服用药方式，次选局部灌肠。有研究认为益生菌制剂 VSL#3 可降低急性储袋炎的发生率，提高术后患者的生活质量，但这一结论尚需大规模的前瞻性临床研究证实。

10%～15% 的急性储袋炎患者最终转变为慢性储袋炎。治疗慢性储袋炎时需要两种抗生素联用。抗生素诱导缓解后使用益生菌 9～12 周可有效维持缓解，并可有效预防术后 1 年内发生储袋炎。对于难治性储袋炎，应排除巨细胞病毒性储袋炎及艰难梭菌性储袋炎等。各种治疗均宣告无效后，应考虑手术切除储袋、行永久性回肠造口，或再次行 IPAA。

IPAA 术后患者储袋功能异常的原因除了储袋炎外，还有继发储袋 CD、封套炎（cuffitis）和储袋易激综合征（irritable pouch syndrome, IPS）等，这也是诊断储袋炎时需要内镜、病理和临床表现三方面综合考虑进行鉴别诊断的原因。

5. 直肠封套炎 在使用吻合器进行储袋肛管吻合时，为了改善储袋功能并提高患者的术后控便能力，常需保留肛管移行区（ATZ）。ATZ 上方至吻合口的解剖区域被称为直肠封套，当该处的直肠黏膜发生 UC 复发时，即为封套炎。其症状与储袋炎相似，但出血更为常见。典型的封套炎可经内镜确诊并与储袋炎进行鉴别，但需要注意的是，两者经常同时存在。抗生素治疗对大部分封套炎无效，但可通过局部应用美沙拉秦或皮质类固醇激素治疗诱导封套炎缓解。

6. 储袋异型增生及恶变　文献报道，IPAA术后 5、10、15、20 及 25 年时，储袋异型增生累计发生率分别为 0.9%、1.3%、1.9%、4.2% 及 5.1%。术前肠道异型增生和癌变是术后发生储袋异型增生的重要预测因素，储袋炎也可提升储袋异型增生的风险。储袋异型增生和癌变中，约 2/3 发生于 ATZ，1/3 发生于储袋黏膜。储袋镜是诊断储袋异型增生和癌变的重要手段。

其他相对少见且复杂的外科并发症如储袋构型异常、储袋脱垂、储袋前突、巨型储袋和储袋扭转等多需要手术对储袋进行固定、重建甚至切除储袋并行永久性造口。

（二）IPAA 手术远期疗效评价

汇总国内外研究分析溃疡性结肠炎 IPAA 的短期及远期手术疗效。最常见的手术后并发症依次是储袋炎、肠梗阻、排便失禁、伤口感染及吻合口瘘，储袋失败的发生率为 0～17%，手术后患者的总病死率为 0.1%。尽管存在早期、晚期手术相关并发症发生的风险以及继发储袋失功能需行永久性肠造口的风险，但手术切除了 UC 发病的靶器官，大多数患者对手术结果感到满意，并且超过 50% 的患者更愿意尽早进行手术。

对于存在高危因素、高龄、处于急骤发病进展期、药物治疗前景不明的 UC 患者，当药物治疗达不到预期结果时，早期进行手术评估和干预对合理化治疗和达到最佳结局至关重要。推迟手术意味着可能会使患者丧失恢复健康和回归正常生活的机会，在疾病得到了有效控制的情况下，仍应尽早施行手术治疗，以使患者获得更好的预后及更高的生活质量。对医师而言，合理把握内、外科治疗的尺度与限度，选择合适的手术窗口期，在生物制剂时代更具挑战性。在过去的几十年中，UC 的外科手术方式已经发生了很大的变化，IPAA 已成为首选术式，对于需要接受手术治疗的 UC 患者，最佳治疗方法是多学科协作诊疗团队合作，尽早手术，注重治愈疾病，避免永久性回肠造口的同时保证其生活质量。

（杜鹏　丁文俊）

参考文献

[1] OLIVERA P, SPINELLI A, GOWER-ROUSSEAU C, et al. Surgical rates in the era of biological therapy: up, down or unchanged?[J]. Curr Opin Gastroenterol, 2017, 33(4): 246-253.

[2] PARRAGI L, FOURNIER N, ZEITZ J, et al. Colectomy rates in ulcerative colitis are low and decreasing: 10-year follow-up data from the Swiss IBD cohort study[J]. J Crohns Colitis, 2018, 12(7): 811-818.

[3] KUEHN F, HODIN RA. Impact of modern drug therapy on surgery: ulcerative colitis[J]. Visc Med, 2018, 34(6): 426-431.

[4] 中华医学会外科学分会结直肠外科学组, 中国医师协会肛肠医师分会炎症性肠病专业委员会. 中国溃疡性结肠炎外科治疗指南 [J]. 中华炎性肠病杂志, 2022, 6(1): 7-16.

[5] XU W, DING W, GU Y, et al. Risk factors of colorectal stricture associated with developing high-grade dysplasia or cancer in ulcerative colitis: a multicenter long-term follow-up study[J]. Gut Liver, 2020, 14(5): 601-610.

[6] ØRESLAND T, BEMELMAN WA, SAMPIETRO GM, et al. European evidence based consensus on surgery for ulcerative colitis[J]. J Crohns Colitis, 2015, 9(1): 4-25.

[7] XU W, YE H, ZHU Y, et al. Long-term quality of life associated with early surgical complications in patients with ulcerative colitis after ileal pouch-anal anastomosis: A single-center retrospective study[J]. Int J Surg, 2017, 48: 174-179.

[8] LEE GC, DEERY SE, KUNITAKE H, et al. Comparable perioperative outcomes, long-term outcomes, and quality of life in a retrospective analysis of ulcerative colitis patients following 2-stage versus 3-stage proctocolectomy with ileal pouch-anal anastomosis[J]. Int J Colorectal Dis, 2019, 34(3): 491-499.

[9] MÈGE D, FIGUEIREDO MN, MANCEAU G, et al. Three-stage laparoscopic ileal pouch-anal anastomosis is the best approach for high-risk patients with inflammatory bowel disease: an analysis of 185 consecutive patients[J]. J Crohns Colitis, 2016, 10(8): 898-904.

[10] SPINELLI A, BONOVAS S, BURISCH J, et al. ECCO guidelines on therapeutics in ulcerative colitis: surgical treatment[J]. J Crohns Colitis, 2022, 16(2): 179-189.

[11] DEPUTY M, WORLEY G, PATEL K, et al. Long-term outcome and quality of life after continent ileostomy

for ulcerative colitis: a systematic review[J]. Colorectal Dis, 2021, 23（9）: 2286-2299.

[12] MCLEOD RS, FAZIO VW. The continent ileostomy: an acceptable alternative[J]. J Enterostomal Ther, 1984, 11（4）: 140-146.

[13] NESSAR G, WU JS. Evolution of continent ileostomy[J]. World J Gastroenterol, 2012, 18（27）: 3479-3482.

[14] 练磊, 沈博. 储袋炎性疾病与功能障碍的诊疗进展[J]. 中华炎性肠病杂志, 2021, 5（1）: 43-49.

[15] SHEN B. Problems after restorative proctocolectomy: assessment and therapy[J]. Curr Opin Gastroenterol, 2016, 32（1）: 49-54.

[16] SHEN B, KOCHHAR GS, KARIV R, et al. Diagnosis and classification of ileal pouch disorders: consensus guidelines from the International Ileal Pouch Consortium[J]. Lancet Gastroenterol Hepatol, 2021, 6（10）: 826-849.

第四节　克罗恩病外科治疗的历史、现状与争议

一、克罗恩病外科治疗的历史

克罗恩病（Crohn's disease）是一种病因不明，以肠壁全层受累为特征，病变呈跳跃性的非特异性肉芽肿性炎，多发于末端回肠和右半结肠，病变可累及整个消化道及其邻近器官。自美国医师 Crohn 于 1932 年首次描述此病的病理和临床症状，克罗恩病的外科治疗至今已有近百年历史。对于 CD 而言，外科治疗的目的仍是处理并发症带来的症状，如梗阻、出血、穿孔及肠内外瘘等。外科医师常通过手术的方式切除发生了并发症的段或对被侵蚀成瘘的器官进行修补。其手术方式历经以"转流病变肠管"为目的的"短路、旷置术""广泛肠切除手术""切除肠管后端吻合术"三个阶段。20 世纪 30 年代，欧美国家多采用改道手术治疗克罗恩病，但其复发率高（5 年内复发率高达 40%～90%），并发症较多，包括脓毒血症、持续性内瘘、代谢紊乱等。20 世纪 50 年代，肠段切除术应用逐渐广泛，该术式主张切除所有病变及病变两端较长的正常肠管。但由于小肠克罗恩病病变的多节段性以及因复发而需多次实施小肠切除手术可能导致患者发生短肠综合征，故"肠管保留"的核心理念开始得到重视。后经一项随

机对照试验（RCT）研究证实，显微镜下病变的存在并不会导致复发率的上升，由此，研究者认为手术中切除至肉眼下正常的肠管已足够。随后更多的文献报道均证实，对于 CD 病变肠管切除或狭窄成形术的肠吻合口，并不会因为有显微镜下的病变而提高复发率和吻合口裂开的发生率。因此，之后的手术切除范围更倾向于保守。20 世纪 80 年代以后，学者们提倡开展"狭窄成形术"，即纵切横缝较短的狭窄肠段或纵切加做长的侧侧吻合处理较长的狭窄，该术式是治疗 CD 相关狭窄的被广泛认可且安全的手术选择。该术式多数情况下是针对病变小肠出现梗阻而施行的简单术式，也是肠切除的替代选择。然而日本的一项大型系列回顾性研究表明，术后 10 年时患者狭窄成形部位的再手术率为 7%。传统的肠道吻合术式为端端吻合，而随着科学技术的发展，吻合器 - 侧侧吻合术在 21 世纪初被应用于克罗恩病手术中并逐渐取代了端端吻合。

二、克罗恩病外科治疗的现状

随着生物制剂时代的到来，越来越多的患者可通过积极的药物治疗达到黏膜愈合甚至深度缓解，CD 患者的手术率也因此有所下降。目前，微创手术已成为克罗恩病患者手术治疗的公认方式，随着加速康复外科的发展，腔镜手术相较于传统开腹手术已有了患者住院时间短、胃肠道恢复速度快、术后并发症少等优点。然而，亦是由于生物制剂的广泛应用，患者往往因严重的并发症如严重的腹腔粘连导致狭窄或严重肠瘘而行手术治疗。这使得单纯开展腔镜手术的难度增加，通常需要改用手辅助腔镜手术或开腹手术。因此，我们应根据病变部位、严重程度、患者全身状况及患者意愿来选择相应的手术方式。

（一）CD 合并肠狭窄

CD 合并肠狭窄外科治疗的主要目的是缓解梗阻症状，没有临床症状时可暂不手术。严重的肠狭窄和肠梗阻可导致腹胀、腹痛、影响进食、营养状况恶化、降低患者生活质量甚至威胁到患者的生命，因此，对 CD 合并肠狭窄和肠梗阻应积极治疗。但由于 CD 常表现为多节段、跳跃性病变，而对于不同程度和性质的肠狭窄不宜全部采用外科手段处理，因此，对于没有临床症状的肠狭

窄 CD 患者,诱导缓解和维持缓解是主要的治疗目标,手术只针对有临床症状的患者。药物治疗能够缓解 CD 炎症性狭窄,对于药物治疗无效或纤维化狭窄者,建议进行内镜或外科处理。肠狭窄可由炎症、水肿、充血所致,长期慢性炎症能导致肠纤维化,但目前的检查手段很难将两者准确区分,且炎症和纤维化改变常常共存。对于炎性狭窄引起的急性梗阻,禁食及糖皮质激素治疗等措施能够减轻肠管炎症的程度,缓解症状;内镜下放置小肠减压导管排空扩张肠段内的气体和肠液,有利于缓解肠梗阻症状。

CD 合并的肠梗阻多为不全性梗阻或慢性梗阻,通过非手术治疗措施如肠外营养支持、使用生长抑素和糖皮质激素、纠正低蛋白血症和纠正水电解质紊乱等能使大部分患者的症状得到缓解。对于症状反复发作的 CD 肠梗阻,建议进行择期手术治疗。肠梗阻缓解后,应将营养支持模式从肠外途径转为肠内途径,待患者的营养状况改善后,一般择期行外科手术。

非手术治疗缓解肠梗阻症状后,建议通过 CT 小肠造影(CTE)、磁共振小肠造影(MRE)或内镜等手段重新评估肠管的狭窄程度、长度、形态、性质等特征,对于轻度狭窄,给予药物维持缓解;对于中、重度狭窄,如果狭窄长度≤4cm、形态对称、走行自然、内镜可及,建议行内镜下狭窄扩张或针刀治疗,对于内镜扩张疗效不佳者考虑行手术治疗;对狭窄长度 >4cm、内镜无法达到或有扩张禁忌证的患者建议行手术治疗;狭窄近端扩张(长度 >3.5cm)往往是狭窄性病变需要近期手术的强适应证。

CD 合并肠狭窄的手术方式主要有对狭窄的肠管行病变肠管切除术、狭窄成形术、短路术和肠造口术。由于克罗恩病有癌变风险,故临床上已经尽量避免开展短路术。根据肠梗阻发病部位不同,手术方式选择也不同。①肠段切除术:CD 可发生于消化道的任一部位,其中,回结肠型 CD 在中国比较多见,回结肠型 CD 即病变多位于末端回肠及结肠部位。末端回肠 CD 合并肠狭窄者并发肠梗阻较为多见,且常合并肠瘘或肠穿孔,而肠瘘或肠穿孔可导致脓肿,对于这类病例的手术方式,应根据患者情况选择对狭窄肠管行病变肠管切除术联合回盲部切除或右半结肠切除,或

对病变肠管选择行狭窄成形术。最常见的手术方式为狭窄病变肠管切除术联合肠吻合术。CD 的侧侧吻合方式,由于吻合口较大,有助于降低由于 CD 狭窄复发导致的再次梗阻的发生率,且侧侧吻合时吻合口的血供相较端端吻合更加丰富,有利于吻合口的愈合;②狭窄成形术:对于空肠和回肠单段、多段或长段狭窄导致的小肠严重慢性梗阻,手术方式也可选择对病变肠管实施狭窄成形术。狭窄成形术的目的在于纠正梗阻性狭窄,尽可能保留更多肠管,避免因肠管切除过多导致短肠综合征。约 1/4 的 CD 患者在第一次手术后还会进行二次手术,除了有发生术后并发症和死亡的风险,多次手术还将导致患者更容易发生短肠综合征。同时,发生梗阻性 CD 时使用狭窄成形术带来的问题有:可能增加吻合口瘘的发生、复发率更高;可能遗漏癌变,对此应考虑是否对病变进行活检以排除癌变;远期有癌变的风险;狭窄成形术所保留的有病变的肠管的吸收功能也存疑。虽然已有多项研究证明其安全性,但对其应用仍须慎重。一般不建议对 CD 结肠狭窄进行狭窄成形术,对这种情况也应尽量避免行短路术。对于 CD 结肠狭窄,可根据狭窄性病变长度选择行部分结肠切除术或全结肠切除术。因此,在遵循保留肠管长度的大方向下,何时选择肠段切除,何时选择狭窄成形术,对外科医师的诊治和手术经验是个挑战;③造口术:根据目的不同,肠造口手术常被分为需要实施营养的肠造口、需要实施肠减压的肠造口及需要实施粪便转流的肠造口。是否造口取决于患者的术前优化状态及手术医师对吻合后肠管生长能力的预判,对于造口方式,多数情况下选择回结肠和升结肠的双腔造口。襻式造口是急诊普通外科中常用的一种造口方式,其操作相对比较简单,在基层医院得到了广泛应用。在患者全身状况极差、重度营养不良、长期应用激素、肠道炎症重、术后吻合口瘘发生风险极大或遵循损伤控制外科理念时,施行回肠造口术。对这部分患者,应以切除病灶、彻底引流腹腔或腹膜后感染组织、解除梗阻从而恢复肠内营养、使患者能口服药物维持克罗恩病缓解为目的施行相对简单的手术。具体术式是切除梗阻合并肠瘘的肠管,在病变近侧行回肠造口术,腹腔双套管充分引流腹腔或腹膜后脓肿,这

是典型的以"损伤控制"为原则的处理方式。考虑到粪便转流后，远端梗阻可能减轻，瘘口可能闭合，为了更好地维持水电解质平衡、促进营养物质的吸收及在远端肠管进行肠内营养，远端肠管不宜完全闭合，可选择插管造口，以降低术后局部伤口的护理难度。在梗阻部位的位置较高时，为避免造口导致的肠液大量丢失引起水电解质紊乱、酸碱失衡、营养不良等问题，可行近端肠管单腔造口、远端肠管插管造口术，以备在近端进行消化液收集，在远端回输。

（二）CD 合并肠瘘及腹腔脓肿

CD 的穿透性并发症多源于肠壁的深、大溃疡，溃疡穿透肠壁，肠液流入腹腔或腹膜外间隙形成脓肿，脓肿破溃或引流至体外形成肠皮瘘或肠空气瘘，脓液流出道形成脓腔或窦管，慢性窦管内往往有较多的坏死组织和陈旧肉芽组织，慢性窦管甚至可发生上皮化；溃疡直接穿透或脓肿破溃至邻近空腔脏器则形成肠内瘘，可造成营养不良、腹泻和盲袢综合征，溃疡穿透至泌尿生殖系统则会引起泌尿生殖系统感染。因此，大多数 CD 穿透性并发症最终需要手术治疗。

CD 肠穿孔伴弥漫性腹膜炎为急腹症，推荐立即手术。其中，对于小肠或结肠穿孔，推荐切除穿孔肠段并送病理检查以明确诊断，同时将近端肠管末端外置口；穿孔的直肠难以切除，建议切取组织送病理检查，将穿孔处修剪后修补，并做近端肠管转流性造口。

由于肠管发生了透壁性炎症，故 CD 肠瘘常与狭窄并存，手术切除的方式与狭窄型 CD 有较多交叠。CD 患者并发的肠内瘘主要分为两大类：一类是肠道 - 肠道内瘘，另一类是肠道 - 膀胱内瘘。对于肠道 - 肠道内瘘而言，其中相对比较简单的是小肠 - 小肠内瘘及小肠 - 结肠内瘘，对于这些肠内瘘的手术，在手术中，需仔细分离瘘管及其相邻的肠段，根据瘘口之间的距离，分别行肠瘘切除吻合。而相对比较困难的是肠道 - 十二指肠内瘘，因为十二指肠局部解剖结构复杂，手术难度往往更高，这种情况下更要在手术前仔细调查，精确设计手术方案，根据十二指肠瘘口大小行局部修补或十二指肠瘘口空肠吻合，如果吻合不满意，则需要分步手术，先行十二指肠瘘修补或吻合，同时行末端回肠造口，确保

十二指肠瘘愈合后，再行末端回肠造口还纳。而对于肠道 - 膀胱内瘘而言，主要根据肠道与膀胱间组织炎症轻重来决定手术方式，如果术中可以完全分离受瘘管影响的肠段及邻近组织，且没有其他复杂状况，可考虑进行确定性手术，行肠瘘切除吻合、膀胱瘘修补；但如果炎症较重，则肠转流性造口为首选，可采取瘘口近端肠管造口、远端插管造口方式，肠液或粪便转流后，局部炎症减轻，为后面的进一步手术提供可能。

CD 并发腹腔脓肿的治疗仍是临床上的巨大挑战，对此，没有有效脓肿引流的内科治疗是无效的。CD 并发腹腔脓肿的手术主要是感染源控制措施，因此应遵循损伤控制原则（DCS 原则）和适时介入原则，来决定是选择转流还是引流感染源。一般应按以下顺序选择，即经皮脓肿切开引流、经皮脓肿穿刺引流（percutaneous abscess drainage，PAD）、开腹引流和肠造口。大多数情况下，不主张在引流脓肿的同时进行任何附加手术，如肠造口和阑尾切除术。①经皮脓肿切开引流：当脓肿形成时，如可扪及波动感则多为腹壁脓肿，当发生腹壁脓肿且通过 B 超或 CT 明确脓肿接近体表时，可考虑行经皮脓肿切开引流。术前要进行腹壁 CT 检查，了解腹壁脓肿与腹腔肠管的关系。腹壁脓肿引流多采用局部麻醉的方式。将脓肿切开后，仅行简单清创，去除已明确的脱落坏死组织，吸尽脓液。如有出血，可放置油纱适度填充脓腔。如无明显出血，可直接放置引流管。对于引流管，最好选择负压冲洗引流套管以持续冲洗引流。如无双套管，可放置口径较粗的乳胶管。切开引流术后 7d 左右，如有肠液外溢，可考虑对瘘管行影像学检查，了解有无肠瘘、肠瘘的部位和肠瘘的引流情况。②B 超或 CT 引导下的经皮脓肿穿刺引流：当 CD 并发的脓肿位于腹膜后或腹腔内时，普通的经皮脓肿切开引流无法满足此时治疗脓肿的需要，可考虑在 B 超或 CT 引导下行脓肿穿刺引流。该引流方式适用于腹膜后、腹腔内已成熟的脓肿，手术后 2～3 个月内无法进入腹腔期间的脓肿，以及有重度营养不良或伴脏器功能障碍的脓肿。③开腹引流与肠造口：对于位于腹膜后、肠襻间或因技术原因无法完成经皮脓肿穿刺引流的腹腔脓肿，可选择开腹引流的方法。对于经皮脓肿引流难以控制的

感染症状,也可考虑开腹引流控制。在开腹引流时,可考虑行肠瘘部位近端肠管的单腔造口术。回结肠吻合口瘘伴脓肿形成及回盲部瘘伴脓肿形成在 CD 患者中较常见。这时多选择采取脓腔引流与近端回肠造口的方式。如为乙状结肠瘘伴脓肿或回结肠乙状结肠内瘘伴脓肿,考虑到以后还纳肠管时结肠有多个吻合口的难题,也可做回肠造口。行回肠造口的肠段应紧邻病变。如回盲部无病变,回肠造口的部位应距盲肠稍远些。这样,二次手术还纳时可保留重要的回盲瓣。如脓肿引流效果较好,则本次手术目的仅是肠造口,考虑到以后还要还纳肠造口,可将造口直接经切口引出,这样可减少再次手术时给腹壁造成多个切口的不足。如果腹部切口为探查性切口且较长,或者患者存在严重的营养不良和较差的组织愈合能力,那么在远离原切口的位置进行腹壁的二次切开,以引出肠造口可能是更合适的选择。

(三)CD 合并肛周病变

CD 合并肛周病变主要表现为肛周脓肿、肛瘘、肛门狭窄及肛管直肠阴道瘘等。肛瘘是一种特殊类型的 CD,处理较为困难,治疗中多需要内、外科手段结合。其中,外科治疗的首要任务是治疗和预防肛周感染,可采用脓肿切开引流、瘘管切开或切除、切割或非切割挂线等办法。通常认为 CD 合并单纯性肛瘘者无需外科治疗,而对于有症状者以及复杂性肛瘘亦首选内科药物治疗。在 CD 活动期,炎症尚未得到控制,除非明确存在手术指征如直肠肛周脓肿需要行脓肿切开引流以缓解症状,否则手术应该被限制进行。只有当炎症被控制时,才能根据患者肛瘘开口及其分布情况制订手术方案,否则可能会导致手术失败甚至造成永久性造口、肛门失禁等严重后果。目前常用的手术方式有以下几种。①挂线疗法:该法可充分引流脓液,采取该疗法治疗肛瘘可保留患者肛门括约肌的功能,减小术后发生大便失禁的概率。挂线疗法分为松线疗法与紧线疗法。松线疗法被称为非切割挂线疗法,以充分引流、异物刺激为目的,为防止感染,一般临床留置 1 个月;紧线疗法因可能损坏患者的肛门括约肌功能并致肛门变形,故不推荐将其用于 CD 患者并发肛瘘的治疗。松线疗法是临床中常见的手术方式,适用于高位肛瘘,与传统的肛瘘切开术及橡皮筋挂线术相比,可防止肛管变形、缩短瘘管的轨迹、减少肛周硬结产生,还可缓解瘘管的炎症,明显减轻患者的痛苦,缩短病程,提高患者的生活质量。②瘘管切除术:多用于低位经肛门括约肌肛瘘及括约肌间瘘,其通过充分切除瘘管、瘘管内口及瘘管周围的瘢痕组织使创面愈合,达到治愈肛瘘的目的。该手术在临床中常用于括约肌间瘘的治疗,主要是先通过切开肛门括约肌以外的瘘管,再通过挂线疗法治疗穿过肛门括约肌的部分。该法对于炎症未累及直肠者的治愈率达 90%,且大便失禁发生率低。③回肠造口、腹会阴联合切除术:暂时性回肠造口对肛瘘反复发作伴严重的直肠炎且危及生命者可行。腹会阴联合切除术对于难治性、反复发作的、直肠狭窄的肛周脓肿患者中的 10%~18% 可行。目前,大多数国内学者认为,对于无症状的 CD 合并肛瘘患者无需手术治疗。对于浅表、低位或非复杂性肛瘘可以采用瘘管切开术。而对于复杂性肛瘘则应该使用非切割挂线、长期引流的方法来减轻症状、预防复发并保护患者的肛门括约肌功能。对于肛门明显狭窄者和严重的复杂性肛瘘患者,通常采用确定性造口以减轻患者痛苦,提高其生活质量。

(四)微创技术在 CD 手术中的应用

CD 的治疗对腹腔镜手术技术有更高的要求,这是因为其病理学改变独特,如炎症广泛、肠系膜增厚、炎性包块、脓肿和节段性病变等。研究表明,CD 患者行腹腔镜下肠切除术的安全性与开腹手术相当,且长期随访提示 CD 患者在腹腔镜手术后的生活质量和外科复发率与传统开腹手术相当。同时,腹腔镜手术对比传统手术具有术中出血少、术后疼痛轻、肠蠕动恢复快、术后患者住院时间短等优点,同时也可减少切口疝和粘连的形成,因 CD 患者再次手术的可能性较大,减少粘连有助于再次手术的术中分离。CD 并发肠梗阻患者的腹腔镜手术多为腹腔镜辅助手术。其中,较常用的手术方式是腹腔镜辅助回结肠切除术,其次是腹腔镜辅助部分结肠除术或全结肠切除术。相对于常规胃肠道手术而言,CD 并发肠瘘患者由于局部瘘管及脓肿存在,局部粘连较重,提高了手术难度,需要在手术中加以重视。且 CD 患者往往需二次以上的手术，腹腔粘连较一般手术更重，使用腹腔镜时需要根据患者个体情况选择腹腔镜戳孔的位置，这样可便于操作和分离，这与传统腹腔镜手术相对固定的戳孔位置有一定的区别。有条件和经验丰富的团队可首选腹腔镜手辅助手术，利用手的触觉来进行钝性分离，有利于快速处理组织粘连和层面不清的问题。

三、克罗恩病外科治疗的争议

然而，由于 CD 病因不明、临床表现复杂、患者之间差异大，我们目前在 CD 患者的围手术期管理及手术方式选择等方面尚无统一的标准。①对于术前类固醇类药物的应用剂量和停用时机方面并没有高质量证据支撑的指南，根据之前的报道，20mg/d 泼尼松龙治疗 >6 周是手术并发症的公认危险因素，但目前仍无相关的大型 RCT 研究予以证实。②在 CD 患者围手术期使用生物制剂一直存在争议，部分专家认为，通过调节免疫反应，生物制剂可能会提升手术部位的感染发生率。而目前的一些研究表明，生物制剂的使用并不会增加术后感染和吻合口瘘的发生率。③在手术方式的选择上大多依靠术者的主观经验，目前对于肠管切缘的判断和肠系膜的切除范围尚无统一的共识。一项 RCT 研究表明，有限切除（近端切缘距离肉眼判断的病变肠段 2cm）与扩大切除（近端切缘距离肉眼判断的病变肠段 12cm）患者的再手术率无差异，而著名 CD 中心所发现的各自的术后复发率之间差异明显，研究发现其原因主要在于各中心之间肠管切缘处的显微镜下炎症阳性率不同，但目前尚无合适的方法在术中判断切缘是否为病理阳性。因此，对肠管切缘的判断常常依赖于术者的主观经验。克罗恩病患者的肠系膜增生及肥厚等异常改变一直是胃肠病学家们的研究重点之一。大量研究表明，肠系膜组织在克罗恩病的发病机制中起到了重要作用，内脏脂肪堆积显著增加了克罗恩病患者术后的疾病复发，肠系膜淋巴结内形成肉芽肿组织也是克罗恩病术后复发的独立危险因素。克罗恩病的治疗中，肠管切除的传统手术方式一般会保留肠系膜，之所以保留肠系膜组织，一方面是因为以前的医师缺乏对肠系膜组织的深刻解剖学认识；另一方面，对于一些复杂肠道手术（穿孔、瘘管、粘连、解剖学变异和肠系膜增厚），盲目进行肠系膜切除可能会导致血肿、出血和肠系膜血管损伤等一系列并发症的发生。因此，如果不能在手术中安全地游离肠系膜组织，扩大范围行肠系膜切除是不明智的。目前，尽管在炎症性肠病领域中研究肠系膜组织的热度不减，但仍缺乏系统、全面的评估肠系膜组织切除对克罗恩病疾病进程的影响的研究，因此更加合理的术式仍在探索之中。④预防性造口和确定性造口的选择这一问题也时常困扰着外科医师。预防性造口增加了患者手术和住院的次数，而确定性造口改变了患者的生活习惯。尽管预防性造口和确定性造口在 CD 的治疗中都发挥着重要的作用，但均非 CD 治疗的理想结局。⑤对于 CD 合并复杂性肛瘘，目前尚无诊断的"金标准"，亦无具有循证医学证据的诊疗指南，同时，由于术者对术前诊断不够重视，仓促手术导致术后复发、再次或多次手术甚至造成严重并发症的案例不在少数。此外，部分外科医师对于复杂性肛瘘患者的治疗中片面地追求手术根治，忽视了对肛门功能的保护，从而造成了患者术后出现肛门失禁、肛门狭窄等严重并发症；⑥目前，尽管术后预防克罗恩病的手段日渐丰富，生物制剂的广泛应用有效降低了复发率，但明确地进行术后早期药物预防的具体时间节点尚未被提出，仍需要进一步研究。

（黄美近 柯 嘉）

参考文献

[1] 中华医学会消化病学分会炎症性肠病学组. 炎症性肠病外科治疗专家共识 [J]. 中华炎性肠病杂志，2020，4（3）：180-199.

[2] 李春雨. 肛肠外科学 [M]. 2 版. 北京：科学出版社，2022：193-194.

[3] CROHN BB, GINZBURG L, OPPENHEIMER GD. Regional ileitis: a pathologic and clinical entity. 1932[J]. Mt Sinai J Med, 2000, 67（3）: 263-268.

[4] DIGNASS AU, BOKEMEYER B, ADAMEK H, et al. Mesalamine once daily is more effective than twice daily in patients with quiescent ulcerative colitis[J]. Clin Gastroenterol Hepatol, 2009, 7（7）: 762-769.

[5] UCHINO M, IKEUCHI H, MATSUOKA H, et al. Long-term efficacy of strictureplasty for Crohn's disease[J]. Surg Today, 2010, 40（10）: 949-953.

[6] 郭飞龙,朱维铭.克罗恩病肠造口术[J].中国实用外科杂志,2017,37(3):321-323.

第五节　肛周克罗恩病治疗方法的选择与共识

克罗恩病(CD)是一种病因与发病机制尚不清楚的慢性非特异性肠道炎性疾病,近年来在我国发病率明显上升。CD可累及全消化道,直肠与肛管是CD的常见发病部位,常见的CD肛周病变(perianal Crohn's disease,pCD)包括皮赘、溃疡、肛裂、痔、瘘管、肛周脓肿、直肠阴道瘘、肛管直肠狭窄等。成年CD患者中pCD的发生率为25%~80%。

Penner和Crohn于1938年首次描述了肛周瘘管性克罗恩病(perianal fistulizing Crohn's disease,pfCD)。pfCD占CD比例为17%~34%,是CD的不良预后因素,70%~80%的pfCD表现为复杂性肛瘘。约5%CD患者以肛周瘘管为唯一临床症状表现。pfCD的发病率具有时间依赖性,确诊CD后1年时pfCD发病率估计为12%,CD病程20年时pfCD发病率增加25%。

即使通过规范的内、外科综合治疗,仍有约1/3的pfCD患者病情迁延反复,瘘管难以愈合,部分患者最终因严重的直肠肛门纤维化狭窄病变而被迫接受造口或直肠切除。肛周CD患者通常伴有持续性肛门疼痛、瘘管渗液及复发性肛周脓肿,疾病的持续性和复发性特点也会对患者的社会活动带来很大程度的影响。克罗恩病相关肛周皮赘、肛裂、痔的治疗与非克罗恩病肛门疾病的诊治大致相同,本节将重点阐述pfCD的诊治。

一、pfCD的分类和评估

(一)pfCD的分类方法

虽然对pfCD的分类尚未达成共识,但现行3种主要的解剖学分类法:肛瘘Parks分型、圣詹姆斯大学医院分类(St.James's University Hospital classification)和美国胃肠病学协会(AGA)分类。Parks分型在临床上较为常用,这种分型方法是根据手术解剖位置区分瘘管类型的(浅表型、括约肌间型、经括约肌型、括约肌上型和括约肌外

型)。根据AGA分类,肛周瘘管分为两类:单纯性瘘管或复杂性瘘管。单纯性瘘管是位于齿状线以下的浅表、括约肌间或经括约肌瘘管,是具有单个外口且无并发症(脓肿、直肠阴道瘘和直肠或肛门狭窄)的肛瘘。复杂性瘘管是括约肌间、经括约肌、括约肌上的或括约肌外的瘘管,位于齿状线以上,可能有多个外口或复杂的特征(表4-3)。在CD患者中,复杂性瘘管比单纯性瘘管更常见。瘘管的分类和鉴定对于确定治疗方法至关重要。

表4-3　pfCD的AGA分类

项目	单纯性肛瘘	复杂性肛瘘
解剖位置	低位	高位
外口	单个	可能多个
肛周脓肿	无	可能有
直肠阴道瘘	无	可能有
肛管直肠狭窄	无	可能有

pfCD:肛周瘘管性克罗恩病;AGA:美国胃肠病学协会。低位指瘘管通过肛门外括约肌的下1/3,高位指瘘管通过肛门外括约肌的上2/3。

(二)pfCD的检查评估方法

1. 临床表现与体格检查　pfCD的临床表现为除CD全身表现及肠道症状外,局部表现包括血性或脓性分泌物、直肠肛门疼痛、出血、肛周硬结、排便困难、大便次数增多、大便急迫甚至失禁、里急后重等。合并脓肿时,还可出现畏寒、发热、全身乏力等症状。

肛周肥厚性皮赘形成常见于pfCD,与普通肛瘘不同,绝大部分CD相关瘘管较为复杂,有一个或多个外口,多同时并发肛管直肠狭窄、疣状皮赘或直肠阴道瘘等(图4-8,彩图见文末彩插)。肛周视诊见包块及硬结、皮肤红肿伴有波动感、压痛明显是肛周脓肿的重要临床征象。直肠指诊可以明确肛管狭窄情况,直肠指诊检查时,应充分润滑手指,轻柔按压肛门皮肤后缓缓伸入检查手指,注意触诊检查直肠内有无压痛、狭窄及肿物。

2. 肛周疾病活动指数　推荐结合临床表现和影像学检查对肛周疾病活动度进行评估。肛周疾病活动指数(perianal disease activity index,PDAI)

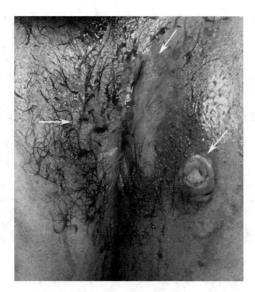

图 4-8 克罗恩病肛周外观

可见肛周皮肤多个外口，局部见脓性分泌物。图中箭头所示为瘘管外口。

可以对疾病活动程度进行量化评分（表 4-4）。该评分标准包括分泌物、疼痛、性生活、肛周疾病类型及硬结 5 个方面，单项评分按严重程度分为 0~4 分，最高总分为 20 分。PDAI 总分 >4 分提示存在活动性瘘管或存在局限性炎症反应，准确度达 87%，可根据 PDAI 量化评价 pfCD 的治疗效果。

3. pfCD 的特殊检查方法 用于检测 pfCD 临床特征的评估方法包括瘘管造影术、计算机断层扫描（CT）、直肠腔内超声（EAUS）和盆腔及会阴部增强 MRI 检查等。《欧洲克罗恩病和结肠炎组织指南（2022 年版）》推荐使用对比增强的高分辨率盆腔 MRI 作为评估 pfCD 的初始诊断分型方法，该方法可以明确直肠肠壁、肛门括约肌

解剖结构、盆腔淋巴结、深部瘘管和间隙脓肿等（图 4-9）。结合麻醉下探查，MRI 可以实现 100% 的肛周瘘管和脓肿检出率。对于直肠腔内超声，因其低成本、高分辨率和实时性，推荐将其应用于无直肠肛管狭窄的 pfCD 患者的检查中。2020 年，中国的《炎症性肠病外科治疗专家共识》已明确提出，将麻醉下探查联合盆腔 MRI 或腔内超声作为肛周 CD 术前检查的"金标准"。

麻醉下探查被认为是肛周疾病最敏感的诊断方式，报告的准确度为 90%。在没有行 MRI 的情况下，对于怀疑有脓肿的患者，可进行治疗性麻醉下探查，麻醉下探查的结果可用于指导药物治疗。在一项临床研究中发现，启动抗肿瘤坏死因子（TNF）治疗前接受麻醉下探查并进行脓肿引流 / 挂线的 pfCD 患者可获得更高的临床缓解率和更低的复发率。

通过直肠腔内超声（EAUS）诊断 CD 相关肛周病变时，诊断准确度为 56%~90%。与 MRI 相比，EAUS 可能无法准确显示窦管，但其可以更好地检测脓肿或瘘管内口，同时还可以更好地评估肛门括约肌受累情况。EAUS 检查和 MRI 已被证明在诊断 pfCD 时具有很高的一致性。研究表明，以手术探查为标准，过氧化氢增强三维超声检查和 MRI 诊断瘘管的准确度分别为 81% 和 90%。经会阴超声检查较 MRI 在诊断肛管外阴瘘方面有一定的优势。对于体内有金属置入物、有幽闭恐惧症、无法静止配合检查或是对 MRI 增强剂过敏的患者首选行 EAUS 检查。EAUS 的缺点是由于其探测范围有限，故对坐骨直肠窝病变和肛提肌上脓肿显像不佳，同时，操作可能给患者带来不适。

表 4-4 肛周疾病活动指数评分表

分值	分泌物	疼痛和活动	性生活	肛周表现	硬结
0	无	无痛，无活动受限	无影响	没有或仅有皮赘	无
1	少量黏性分泌物	疼痛，活动不受限	轻度受限	肛裂或黏膜撕裂	较小
2	中量黏性或脓性分泌物	疼痛且活动部分受限	中等受限	肛周瘘管数 <3 个	中等
3	较多的脓性分泌物	疼痛明显，活动明显受限	重度受限	肛周瘘管数≥3 个	较大硬结
4	粪便污液	很痛，活动严重受限	无法过性生活	肛管括约肌溃疡或瘘管形成，有明显的皮肤缺损	明显波动感或脓肿

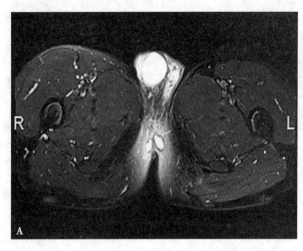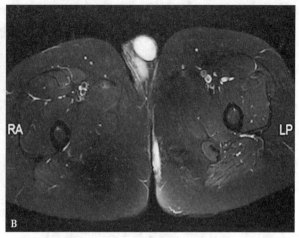

图 4-9　pfCD MRI 影像学表现

A. T₂WI-FS，横断面，肛周可见瘘管高信号影，瘘管自肛周间隙向臀部延伸（R: 右侧，L: 左侧）；B. T₂WI-FS，横断面，肛周可见脓肿高信号影（RA: 右侧，LP: 左侧）。

二、pfCD 的非手术治疗

合并肛周病变的 CD 患者需要多学科综合治疗，治疗目标是缓解症状、瘘管愈合、提高患者生活质量以及降低直肠切除率。无临床症状、不影响肛管直肠功能的 pfCD 无需外科手术，对其应根据肠管 CD 炎症情况进行积极、规范的药物治疗，定期对患者进行肛周体格检查与影像学评估。而有症状的 pfCD 常常需要药物和手术联合治疗。

（一）pfCD 治疗中的抗生素应用

对于有症状的患者（例如肛周疼痛、存在瘘管分泌物），抗生素的应用能减少 pfCD 瘘管分泌，促进临床症状改善和瘘管闭合。抗生素首选甲硝唑注射液治疗（1 000～1 500mg/d），甲硝唑注射液不耐受的患者可使用环丙沙星注射液。随意停用抗生素则可能导致瘘管复发，所以对于甲硝唑注射液或环丙沙星注射液治疗 4 周后有反应（分泌物消失或瘘管闭合）的患者，应缓慢减量维持 4 周后再考虑停药。肛周穿透性病变是 CD 预后不良的高危因素，对于甲硝唑注射液或环丙沙星注射液治疗 4 周后无反应的患者，应当使用生物制剂或手术治疗。

（二）生物制剂在 pfCD 治疗中的疗效评价

如果 pfCD 合并肛周脓肿，则需要在脓肿充分引流的前提下，才可以使用生物制剂治疗。使用生物制剂治疗的内外科医师需要经过专科培训以明确其使用方法、适应证和禁忌证等。

英夫利西单抗（infliximab，IFX）是第一个经临床 RCT 研究证实对肛周瘘管性 CD 有效的药物，可以促进并维持瘘管愈合。作为复杂性肛瘘的一线治疗药物，IFX 联合手术挂线治疗 pfCD 的疗效优于单独使用。研究证实，IFX 浓度和 pfCD 的临床应答疗效相关，提高 IFX 浓度可促进瘘管愈合，而瘘管分泌物持续增多提示存在炎症加重的趋势，对此，推荐及时进行药物浓度与抗体检测，优化、调整生物制剂使用方案。联合使用抗 TNF-α 单抗和免疫抑制剂（硫嘌呤类药物或甲氨蝶呤）可提高临床疗效。SONIC 研究中显示，与 IFX 或硫唑嘌呤类药物单药治疗比较，联合治疗更能有效地诱导 CD 患者症状缓解和肠黏膜愈合。此外，接受联合治疗的患者发生抗抗 TNF-α 抗体的可能性较小，平均血清抗 TNF-α 抗体水平也较低。目前尚无研究支持 5- 氨基水杨酸制剂及其前体药物治疗 pfCD 有效。

阿达木单抗（adalimumab，ADA）是一种与 TNF 高效特异性结合的完全人源性单克隆抗体，采用皮下注射的给药方式。数项多中心临床研究均证实了阿达木单抗治疗 pfCD 的有效性。

乌司奴单抗（ustekinumab，UST）是抗白细胞介素 -12/23 因子制剂的代表药物，能够阻断白细胞介素 -12 和白细胞介素 -23 的生物学功能，对肠内及肠外炎症反应均具有抑制作用，可作为 CD 治疗的首选、二线或三线生物制剂。临床研究数据表明，23% CD 合并肛瘘患者在使用乌司奴单抗治疗的1年内肛瘘愈合。

(三)间充质干细胞治疗

间充质干细胞（MSC）最初是从骨髓中分离出来的。间充质干细胞具有分化成各种谱系细胞的能力，例如软骨细胞、肌腱细胞和成肌细胞。间充质干细胞具有自我更新的能力，可以在体外维持活性很长一段时间。间充质干细胞包括脂肪组织来源的MSC（AD-MSC）和骨髓来源的MSC，具有强大的抗炎和免疫调节功能，这些细胞能抑制T细胞的活化、增殖，树突状细胞的分化、成熟、功能，B细胞的活化和自然杀伤细胞的增殖。值得注意的是，淋巴细胞和树突状细胞的激活以及自然杀伤细胞的增殖是瘘管发病的促成因素。这些发现为使用MSC治疗pfCD提供了理论依据。

AD-MSC的首次临床应用被报道于2003年。对合并肛周瘘管和直肠阴道瘘的CD患者局部注射AD-MSC后，1周后患者的临床感染症状缓解、消退，较长时间中瘘管维持缓解。有研究者于2005年报道了使用AD-MSC治疗pfCD的I期临床试验，通过局部注射MSC，将脂肪来源的自体细胞用于治疗pfCD患者。在注射后第8周，75%瘘管患者痊愈，在随访期结束时患者均没有不良反应。一项纳入212例患者的随机分组对照试验中，78%的患者先前接受过抗TNF治疗而治疗失败。本研究中，在第52周时，与安慰剂对照组相比，接受MSC治疗者有更高的瘘管闭合率（50% vs 34%）。

另一项I期临床试验中，使用了通过将自体MSC结合瘘管栓治疗pfCD的改良方法，75%的前期生物制剂治疗失败的pfCD患者在3个月内实现了临床瘘管闭合，83.3%的患者在治疗后6个月时实现了瘘管愈合。

因其高效性、低不良反应发生率及低肛门失禁风险，间充质干细胞治疗为pfCD治疗提供了全新的思路。该疗法可能特别适用于对常规治疗无反应的CD患者。间充质干细胞治疗有望被用于不能使用其他药物或手术治疗的pfCD患者。推行该疗法的难点在于干细胞疗法尚缺乏统一的标准，细胞分离、选择、扩增和确定剂量的技术尚未明确。现阶段仍需高质量的RCT研究来进一步证实。

(四)高压氧治疗

体外和体内研究均证实，缺氧是炎症的重要触发因素。高压氧治疗（hyperbaric oxygen therapy，HBOT）即患者在压力大于101.325kPa的加压室中吸入纯氧，该技术可用于促进成纤维细胞增殖和增强白细胞活性，可以通过诱导IL-1、IL-6、IL-2和TNF-α的分泌变化以及刺激血管生成来缩短缺氧持续时间。HBOT已被证明可有效治疗IBD患者接受直肠切除术后的激素难治性溃疡性结肠炎、会阴疾病、坏疽性脓皮病和持续性会阴瘘。一项纳入40例传统疗法难治性pfCD患者的临床研究中，HBOT治疗后患者的缓解率高达88%。

HBOT的不良反应发生率较低，常见的并发症为中耳外伤、鼻窦外伤、鼓膜穿孔、精神不耐受、气胸、空气栓塞和暂时性视力模糊等。HOBT对于IBD患者肠管炎症的缓解也有一定的作用。

(五)纤维蛋白胶治疗

纤维蛋白胶是纤维蛋白原、钙离子和凝血酶的混合物，将其在60s内通过导管注入瘘管，用于形成凝块以填充脓腔并封闭瘘管。该疗法的主要优点是能够保护患者肛门括约肌的功能。在缓解期CD患者中进行的一项多中心、开放标签、随机对照试验中，治疗8周时，纤维蛋白胶组中38%的pfCD患者出现明显的临床缓解，而观察组仅有16%患者出现临床缓解。亚组分析中显示多发瘘管、直肠炎症、内口直径 >5mm 是导致疗效欠佳的主要因素。

(六)肛瘘栓

肛瘘栓（anal fistula plug，AFP）是用冻干猪小肠黏膜下层合成的锥形栓子。这种材料具有固有抗感染性，不会产生异物反应或巨细胞反应。给宿主细胞组织重新填充AFP可促进永久消除瘘管的愈合过程。肛瘘栓的治疗技术类似于纤维蛋白胶注射，这两种方式的肛门括约肌损伤风险都极小。汇总临床报道，在治疗后的3～12个月内，接受肛瘘栓治疗患者的愈合率为24%～95%；在复杂性瘘管患者中，愈合率为35%～87%。肛瘘栓脱出是治疗失败的主要原因。一项随机对照试验比较了106例分别接受单独挂线治疗或AFP置入的pfCD患者，结果表明AFP在实现瘘管闭合方面比挂线手术更有效（31.5% vs 23.1%）。

三、克罗恩病肛周感染与瘘管的手术治疗

规范性手术治疗可有效缓解 pfCD 的临床症状，实现瘘管治愈。

pfCD 手术时机的选择至关重要。当患者处于 CD 炎症活动期时，过于积极地实施确定性手术会导致手术失败，多次创伤性操作极易影响患者的肛门括约肌功能，继而引起严重不良后果。对于 CD 活动期合并脓肿形成或瘘管继发感染者，应立即挂线引流或置管引流，改善局部症状后，及时采用包括生物制剂在内的综合治疗。即便处于已经在使用生物制剂维持治疗期间，出现肛周脓肿时也应及时进行手术引流，避免出现全身感染的风险。pfCD 的确定性外科手术应在 CD 缓解期进行，无论是在炎症活动期还是缓解期开展手术，手术均应遵循损伤控制原则，最大限度地保护患者的肛门功能。手术的同时，应结合规范化的药物维持治疗。

（一）克罗恩病肛周感染的外科治疗

一旦诊断 pfCD 并发肛周脓肿，应及时手术切开引流，不及时引流脓肿会导致肛门周围组织间隙的感染发生蔓延和全身感染。对于引流切口，应在波动感最明显处或已破溃外口周围切开。原则上切口应紧靠肛缘，以缩短潜在瘘管的长度并确保引流通畅。

挂线或置管引流可以充分引流瘘管渗出物，有效控制肛周感染，减少脓肿再形成（图 4-10，彩图见文末彩插）。引流性挂线的主要操作要点包括：①通过术前影像学检查和麻醉下探查明确瘘管走行及分支瘘管 / 脓肿的位置；②明确内口的位置和数量；③尽可能彻底搔刮或切除肛门括约肌外侧间隙的瘘管 / 脓腔内的感染性肉芽组织；④平衡"创伤最小化"和"通畅引流"，设计大小和形态（放射状或弧形）合理的皮肤切口，鼓励采用"对口引流挂线"；⑤对位于低位肛门括约肌间隙的原发病灶可酌情直接切开引流；⑥引流挂线最终需沿自然通道经内口穿出，避免暴力探查。

在挂线引流期间应用抗生素联合生物制剂效果优于单纯手术引流。当满足一定条件时，可考虑移除挂线：①挂线引流和生物制剂诱导治疗后，克罗恩病疾病活动指数（Crohn's disease activity index，CDAI）显著下降；②局部瘘管周围红肿明显消退；③瘘管管径明显缩小，冲洗时有阻力；④按压瘘管外口无明显脓性分泌物；⑤手术前后影像学检查显示炎性病灶明显缩小。

对于内科治疗失败的患者（肛周皮肤外口持续有分泌物或影像学检查可见未愈合瘘管），挂线引流可改善长期预后，这种疗法在保持患者控便功能的同时可以促进瘘管闭合或将复杂的瘘管转变成靠近肛门、便于管理的瘘管，从而减轻症状，提高患者的生活质量。

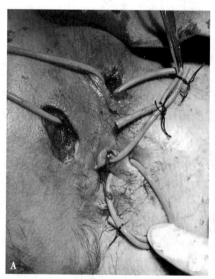
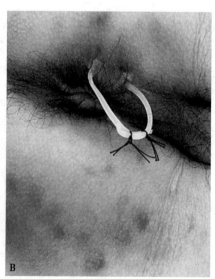

图 4-10　pfCD 复杂瘘管，手术采用细硅胶管多点引流挂线
A. 术后早期（患者 A）；B. 术后 2 个月（患者 B）。

（二）pfCD 的确定性手术

确定性手术包括低位瘘管切开术、低位瘘管切除术、肛门括约肌间瘘管结扎术、直肠黏膜推移皮瓣术等。对于有症状的单纯性低位肛瘘可行肛瘘切开术，但应避免对女性患者的前侧瘘行该术式治疗。对于复杂性肛瘘，应选择肛门括约肌间瘘管结扎术等保留括约肌的手术方法。

手术的成功率与肠管炎症、感染控制程度、患者营养状况及是否应用激素等密切相关。实施pfCD 的确定性手术前，应满足以下条件：①CDAI 正常；②内镜检查见溃疡愈合；③肛瘘外口无明显分泌物，无新发脓肿或瘘管；④挂线和药物治疗前后 MRI 显示炎性病灶明显缩小，无新发/复发脓肿形成。

（三）视频辅助肛瘘治疗与瘘管激光闭合术

视频辅助肛瘘治疗（video-assisted anal fistula treatment，VAAFT）的主要步骤包括切除瘘管的外口，插入瘘管镜以可视化方法处理内口，然后对路径进行电灼。Schwander 是第一位通过前瞻性随机研究证明 VAAFT 效果的作者，他将 VAAFT 的疗效与直肠黏膜推移皮瓣术进行了比较，随访中发现手术成功率为 82%，但是 VAAFT 是一种学习曲线较长的高成本治疗方法。

瘘管激光闭合术（fistula-tract laser closure，FiLaC）是一种新颖且有前景的技术，用于肛周瘘管的初次或二次治疗。该技术涉及使用径向发射激光的探头来破坏瘘管的上皮层，同时，在不损伤肛门括约肌的情况下消除瘘管。FiLaC 的优点包括术后患者失禁风险较低、手术学习曲线短、愈合时间短、手术时间短及可以多次手术。2006 年，激光首次被描述用于肛瘘治疗。2011 年，Wilhelm 首次报道了 FiLaCT 治疗 pfCD 的新技术，在对于这种技术的初步研究中，观察到了 69% 的初次愈合率，在第二次手术后，愈合率上升到 92%。与 VAAFT 相比，FiLaC 的缺点是设备的成本较高和路径的直接可视化的缺乏，即可能无法看到分支瘘管并且可能会降低愈合率。

（四）直肠切除与临时性/永久性造口术

pfCD 的治疗结果在很大程度上取决于患者的全身炎症反应程度与直肠肛管纤维化情况。对于直肠炎症严重合并复杂性肛瘘、直肠肛门狭窄病变且已经影响排便功能甚至失禁者，在规范化药物治疗和局部处理无效时，应考虑行直肠切除术或临时性/永久性肠转流造口，以提高患者的生活质量。临时性造口并不能改善肛周克罗恩病患者的最终预后，仅有不到 25% 的患者能够还纳造口，大部分成功还纳造口的患者也需要再次行肛周手术。

四、pfCD 的疗效评估

临床医师可根据患者的肛周症状及体格检查评估各种治疗方法对 pfCD 的疗效。国外有临床研究采用瘘管引流评估标准对 pfCD 的疗效进行判定，即如果指压后无液体外流则为瘘管闭合；如果在连续至少 2 次随访时，指压后一半或以上数目的瘘管无液体外流则为应答；如果连续至少 2 次随访时，指压后瘘管无液体外流则为瘘管愈合。PDAI 量化评价也可以作为 pfCD 的疗效判定工具。

pfCD 治疗中，缓解和改善症状的判定标准包括完全缓解、症状缓解、症状改善及影像学缓解。完全缓解是指症状和影像学完全缓解；症状缓解是指瘘管无疼痛及渗出；症状改善是指在没有缓解的情况下，患者和医师判断疼痛和渗出症状存在有意义的改善，虽然不应将症状改善视为理想的结果，但对于缓解和改善症状的判定有助于早期评估患者对治疗的反应。影像学缓解是指影像学检查未发现任何瘘管中存在炎症和任何脓肿。

pfCD 在术后容易复发，合并其他肛周病变也是 CD 复发的危险因素。推荐 pfCD 术后患者定期进行肛门指检、结肠镜及肛周 MRI 检查，及时发现复发及肛周"炎症-癌变"。临床医师在接诊中青年患者及存在复杂肛周感染者时，应结合患者全身状况及消化系统症状，进行 CD 相关筛查与评估，避免延误治疗。

（杜 鹏 丁文俊）

参考文献

[1] 克罗恩病肛瘘共识专家组. 克罗恩病肛瘘诊断与治疗的专家共识意见 [J]. 中华炎性肠病杂志, 2019, 3（2）: 105-110.

[2] 中华医学会消化病学分会炎症性肠病学组. 炎症性肠病外科治疗专家共识 [J]. 中华炎性肠病杂志, 2020, 4（3）: 180-199.

[3] HINDRYCKX P, JAIRATH V, ZOU GY, et al. Development and validation of a magnetic resonance index for assessing fistulas in patients with Crohn's disease[J]. Gastroenterology, 2019, 157(5): 1233-1244.

[4] RIMOLA J, CAPOZZI N. Magnetic resonance in Crohn disease: imaging biomarkers in assessing response to therapy[J].Magn Reson Imaging Clin N Am, 2020, 28(1): 45-53.

[5] AGUILERA-CASTRO L, FERRE-ARACIL C, GARCIA-GARCIA-DE-PAREDES A, et al. Management of complex perianal Crohn's disease[J]. Ann Gastroenterol, 2017, 30(1): 33-44.

[6] 中华医学会消化病学分会炎症性肠病学组. 抗肿瘤坏死因子 -α 单克隆抗体治疗炎症性肠病的专家共识 (2017)[J]. 中华炎性肠病杂志(中英文), 2017, 1(3): 150-154.

[7] BOLSHINSKY V, CHURCH J. Management of complex anorectal and perianal Crohn's disease[J]. Clin Colon Rectal Surg, 2019, 32(4): 255-260.

[8] BOSCÁ MM, ALÓS R, MAROTO N, et al. Recommendations of the Crohn's Disease and Ulcerative Colitis Spanish Working Group(GETECCU)for the treatment of perianal fistulas of Crohn's disease[J]. Gastroenterol Hepatol, 2020, 43(3): 155-168.

[9] SANDBORN WJ, FAZIO VW, FEAGAN BG, et al. AGA technical review on perianal Crohn's disease[J]. Gastroenterology, 2003, 125(5): 1508-1530.

[10] TERZI MC, AGALAR C, HABIP S, et al. Closing perianal fistulas using a laser: long- term results in 103 patients[J]. Dis Colon Rectum, 2018, 61(5): 599-603.

[11] WILHELM A, FIEBIG A, KRAWCZAK M. Five years of experience with the FiLaC laser for fistula-in-ano management: long-term follow-up from a single institution[J]. Tech Coloproctol, 2017, 21(4): 269-276.

[12] GRIMAUD JC, MUNOZ-BONGRAND N, SIPROU-DHIS L, et al. Fibrin glue is effective healing perianal fistulas in patients with Crohn's disease[J]. Gastroenterology, 2010, 138(7): 2275-2281.

[13] NASSERI Y, CASSELLA L, BERNS M, et al. The anal fistula plug in Crohn's disease patients with fistula-in-ano: a systematic review[J]. Colorectal Dis, 2016, 18(4): 351-356.

[14] VAVRICKA SR, ROGLER G, BIEDERMANN L. High altitude journeys, flights and hypoxia: any role for disease flares in IBD patients?[J]. Dig Dis, 2016, 34(1/2): 78-83.

[15] GONZALEZ-REY E, ANDERSON P, GONZALEZ MA, et al. Human adult stem cells derived from adipose tissue protect against experimental colitis and sepsis[J]. Gut, 2009, 58(7): 929-939.

[16] LIGHTNER AL, WANG Z, ZUBAIR AC, et al. A systematic review and meta-analysis of mesenchymal stem cell injections for the treatment of perianal Crohn's disease: progress made and future directions[J]. Dis Colon Rectum, 2018, 61(5): 629-640.

[17] GIAMUNDO P, GERACI M, TIBALDI L, et al. Closure of fistula-in-ano with laser-FiLaC: an effective novel sphincter-saving procedure for complex disease[J]. Colorectal Dis, 2014, 16(2): 110-115.

[18] TERZI MC, AGALAR C, HABIP S, et al. Closing perianal fistulas using a laser: long- term results in 103 patients[J]. Dis Colon Rectum, 2018, 61(5): 599-603.

[19] ZABOT GP, CASSOL O, SAAD-HOSSNE R, et al. Modern surgical strategies for perianal Crohn's disease[J]. World J Gastroenterol, 2020, 26(42): 6572-6581.

[20] GARG P, SINGH P. Video-assisted anal fistula treatment(VAAFT)in cryptoglandular fistula-in-ano: a systematic review and proportional meta-analysis[J]. Int J Surg, 2017, 46: 85-89.

第五章　功能性疾病

第一节　盆底外科疾病治疗的现状与困惑

盆底疾病是指由盆底支持组织结构缺陷或损伤导致的一系列疾病的总称，已经成为全球公共健康重点关注领域之一。目前，盆底疾病的外科诊疗已经逐渐从分别由泌尿外科、妇科以及结直肠外科演变形成多学科合作的二级学科，其主要诊疗因盆底功能障碍而出现的便秘、大便失禁、慢性盆腔疼痛、尿失禁、盆腔脏器脱垂及性功能障碍等疾病。

据统计，美国每年直接花费在盆底疾病诊疗上的费用超过数十亿美元，而因疾病导致的旷工等间接损失则无法估计。国内盆底外科相对欧美起步较晚，盆底疾病尤其是结直肠盆底疾病的流行病学等数据缺乏、多数盆底疾病发病机制尚不清楚且缺乏高级别循证医学证据指导临床规范化诊疗。因此，目前结直肠盆底疾病的外科诊疗总体效果欠佳且面临着诸多困惑。

一、盆底外科疾病发病机制复杂，目前尚不完全明确

直肠脱垂、可导致出口梗阻型便秘（obstructed defecation syndrome，ODS）症状的盆底解剖学异常（直肠内脱垂、直肠前突、盆底失弛缓综合征、盆底下降、会阴下降、盆底疝等）、大便失禁、慢性盆腔疼痛等疾病一直是结直肠盆底外科领域的研究重点，但至今多数疾病的发病机制尚不明确。导致直肠脱垂的病因尚未明确，可能的机制包括盆底筋膜缺陷导致发病的"滑动疝"学说以及直肠内脱垂持续进展导致发病的"肠套叠"学说。此外，盆底松弛、肛门括约肌复合体缺陷、直肠乙状结肠冗长、直肠膀胱陷凹/直肠子宫陷凹降低、

阴部神经病变以及骶骨直肠分离等因素也可能参与了直肠脱垂的发病过程。

ODS 发病机制复杂，曾被比喻为"冰山综合征"。可能的发病机制包括：①盆底解剖结构异常；②直肠敏感性降低；③盆底功能失调。此外，ODS 患者可能并存泌尿系统和/或女性生殖系统异常、上消化道疾病及心理障碍。

目前已被证实能够导致大便失禁症状的因素包括：①盆底结构异常（肛门括约肌损伤、炎症性肠病、盆底肌损伤及脊柱损伤等）；②盆底功能异常（神经退行性变化等）；③粪便性状改变（代谢性疾病等）；④其他原因（高龄肌肉功能退化等）；⑤食物不耐受。

慢性盆腔疼痛在欧美国家女性中的发生率高达 26.6%，我国目前无相关流行病学数据。慢性盆腔疼痛的发病原因以及机制目前都不清楚，结直肠疾病（肠易激综合征、盆腔粘连、盆腔筋膜痛等）、泌尿系统疾病（间质性膀胱炎等）、妇科疾病（子宫内膜异位症等）及创伤后应激障碍等都可能导致慢性盆腔疼痛的发生。此外，有约 20% 的慢性盆腔疼痛患者无法明确病因。

二、盆底外科疾病术前评估体系尚不完备

完整的结直肠盆底疾病术前评估体系应包括影像学检查（例如 X 线排粪造影、MRI 排粪造影、盆腔 MRI）、功能学检查（肛管直肠压力测定、盆底肌功能评估、阴部神经终末支运动潜伏期检测）、症状评分（便秘评分、失禁评分、生活质量评分）以及结肠镜检查等。目前，结直肠盆底疾病术前评估体系存在诸多问题，对临床医师的指导价值有限。

直肠脱垂患者常合并膀胱脱垂、子宫阴道脱垂、直肠前突等其他盆腔脏器脱垂以及乙状结肠

冗长、会阴下降、肛提肌松弛等盆底解剖结构及功能异常，可伴有肛门失禁、便秘、肛门坠胀以及出血等合并症状。据统计，直肠脱垂患者中，50%～70% 合并肛门失禁症状，25%～50% 合并便秘症状。肛门失禁症状可能是由脱垂直肠导致肛门括约肌慢性扩张，造成肛管直肠反射被持续激活，加上阴部神经病变导致的肛门外括约肌功能下降，进而出现控便能力降低所导致的。便秘则通常是因为直肠套叠等解剖学异常造成肠管相对狭窄，粪便排出困难，持续加重患者排便费力以及结肠动力障碍等症状。因此，完整的盆底外科疾病术前评估体系对于临床医师完善诊断、全面了解患者直肠脱垂严重程度与合并便秘等症状分类以及进行盆底功能整体评估等至关重要，直接影响着临床医师对治疗方案的抉择以及患者的手术治疗效果。但是由于一些客观原因，例如相关检查设施局限在大型综合医院等，目前国内直肠脱垂精准规范化评估实施效果欠佳。大多数外科医师为直肠脱垂患者制订治疗方案前较难获得较为全面的盆底疾病整体评估数据，常面临困惑，因此难以抉择。

目前，大多数已有报道中对 ODS 手术前的基本评估、纳入标准、排除标准以及选择患者的指标缺乏客观、有效的描述和总结，很少有设计良好的随机对照试验比较不同患者的疗效指标，因此，这些研究对于临床医师诊疗患者的参考价值有限。此外，目前 ODS 影像学检查报告尚不精准，相应疾病分级、分度尚未统一规范。目前，推荐直肠内脱垂按照牛津分级进行术前分度，这对于诊疗方案的精准化以及患者术后疗效有所帮助。但是目前较少有影像学报告中能够严格执行牛津分级标准，因此，这些报告能够提供给结直肠盆底外科医师以进行诊疗抉择的数据相对有限，也增加了临床医师诊疗过程面临的困难。此外，ODS 或者直肠脱垂患者常合并其他盆腔脏器脱垂如直肠前突，目前多数影像学检查报告中也未能严格按照盆腔器官脱垂量化系统（the pelvic organ prolapse quantification system, POP-Q）规范进行报告。这也是导致临床医师在诊疗 ODS 的过程中忽略与 ODS 症状有关的其他可能因素的原因之一，而这也是结直肠盆底外科医师需要面对的困境。

三、盆底外科疾病非手术治疗效果有限

通过饮食和生活方式的改变例如提高膳食中的纤维素并保证每日足够的摄水量，可能能够减少直肠脱垂的发生并避免症状加重。治疗便秘、慢性咳嗽等导致腹压升高的疾病以及练习提肛运动也可以帮助降低直肠脱垂的发生率。以上方法应用后均无效时，可以考虑在局部麻醉或骶管阻滞下行硬化剂注射疗法，但是采用这种治疗方法者复发率较高。ODS 非手术治疗包括饮食和生活习惯调节、药物治疗、生物反馈治疗及骶神经刺激等方式，总体上有一定的短期治疗效果，但在中远期没有取得良好的疗效，目前，已经应用于临床的非手术疗法均存在不足之处。增加膳食纤维摄入对于仅有轻微症状的 ODS 患者在短期内有一定的效果，定期进行体育锻炼、解决心理问题、进行腹部和盆底肌肉练习对于 ODS 患者也有一定的帮助；但是对于顽固性 ODS 患者，这些治疗措施疗效有限；对于部分严重患者，这些措施无效。药物治疗对轻中度 ODS 患者有一定的疗效，但其长期应用会导致患者产生依赖性且疗效会逐步减弱。此外，还可能发生结肠黑变病等严重并发症。促分泌剂可加快患者的肠道蠕动，促动力剂可以增加患者的排便频率并加速慢性便秘患者结肠运动，但目前仍欠缺关于这些药物长期疗效的报道。长期有效的药物的开发也还有待研究。生物反馈治疗与其他非手术治疗方式相比，可有效治疗排便过程中的协同失调。但是对于便秘症状评分较高、直肠感觉阈值高的患者，生物反馈治疗的效果较差。如何有效地应用生物反馈治疗来缓解 ODS 症状是目前临床医师面临的困难。骶神经刺激已经被应用于常规内科保守治疗无效的难治性便秘，但骶神经刺激价格昂贵，同时可能发生局部感染、电极移位和刺激部位疼痛等并发症，长期疗效也还有待进一步研究。

近年来，磁电联合盆底康复治疗开始被逐步应用于结直肠盆底外科，暂时未见对其疗效的高级别循证医学证据报道，因此其治疗效果有待评估。已经在便秘及慢性盆腔疼痛等盆底疾病的临床治疗中开展的磁电联合盆底康复治疗存在如下问题：①目前相关的盆底评估、诊疗标准主要是参考妇科盆底医疗数据的，暂无高级别结直肠盆

底疾病患者数据进行支撑,因此,相应诊断可能并不准确;②即使是同类型ODS,其治疗效果也参差不齐,提示联合其他检查(例如肛管直肠压力测定等)对患者进行精准评估分类再制订相应治疗方案可能更为合理;③治疗的具体疗程以及强度设定还需要深入探索,目前尚无标准方案可供参考。

饮食调节、应用止泻药物、经肛灌洗等非手术方式是大便失禁的一线治疗方案。但是这些方式起效较慢,且需要患者坚持治疗才能取得较好效果。采用这些治疗方式时,临床医师需要花费较多精力保持跟患者进行良好沟通以及随访,要实际应用于临床且想要取得较好效果还面临着诸多困难。

慢性盆腔疼痛发病机制复杂,可能经过多年随访后,医师依然无法确定患者的发病原因,这也导致此类疾病治疗效果欠佳。目前对于慢性盆腔疼痛的治疗包括药物治疗、盆底康复治疗、心理治疗及手术治疗等。但非手术的药物治疗、心理治疗以及盆底康复治疗是主要方法。临床医师应该始终保持与患者的有效沟通以及采取多学科诊疗方式给予每位患者个体化治疗方案,这些都与提升患者对治疗的满意度密切相关,但这同时也增加了结直肠盆底外科医师诊治此类患者的难度。

四、盆底外科疾病手术方式抉择困难

手术是治疗直肠脱垂的首选治疗方案。治疗直肠脱垂的外科手术方式众多,目前已有报道的达100多种,包括经腹入路手术和经肛/会阴入路手术。目前已有的手术方式均存在术后复发风险高以及发生相关并发症的风险。对于何种手术方式是治疗"金标准",目前学术界尚存争议。如何为直肠脱垂患者选择合适的手术方式,最大程度地减轻患者的术后症状,降低术后复发风险,降低发生手术相关并发症的风险以及提升患者术后满意度,是每位结直肠盆底外科医师面临着的巨大挑战。

(一)经肛/会阴入路还是经腹入路

两种手术方式的并发症发生率相当。但是经腹入路手术患者的术后复发率相对较低,应是未来治疗直肠脱垂的首选治疗方案。经会阴入路更

适合不能耐受全身麻醉以及腹部手术的高风险患者。对于年轻的男性患者,由于经腹入路手术可能存在损害盆腔自主神经、影响患者术后的泌尿功能以及性功能的风险,故选择经肛/会阴入路的治疗方案更为合适。

(二)如何选择经腹入路手术方式

直肠脱垂经腹入路手术方式包括以直肠补片固定术、直肠直接缝合固定术为代表的直肠固定术以及直肠缝合固定联合乙状结肠切除术。常用的直肠补片固定术手术方式包括腹腔镜腹侧直肠补片固定术(laparoscopic ventral mesh rectopexy, LVMR)、经腹直肠后补片悬吊固定术(Wells术)、经腹直肠前补片悬吊固定术(Ripstein术及改良Ripstein术)等。LVMR中仅游离直肠的前侧至会阴体,避免了对直肠侧方的游离,对患者术后的性功能影响较小。LVMR术后复发率与传统悬吊固定手术方式相当,但便秘缓解率较高,相对于Wells术、Ripstein术等更具优势,因此备受推崇,目前已经成为欧洲盆底外科医师治疗直肠脱垂的首选术式。对于合并盆腔多脏器脱垂的直肠脱垂患者,推荐应用该术式,但是其长期疗效还有待进一步验证。相对于LVMR,直肠直接缝合固定术是直肠前、后壁均游离后,将直肠系膜固定在骶骨岬的术式,文献报道其术后复发率相对较高。对于直肠缝合固定联合乙状结肠切除术的治疗效果,目前仍存争议。对于既往有肛门手术史,尤其曾行吻合器手术或者局部硬化剂注射的直肠脱垂患者,实施LVMR放置补片的操作存在困难。对于合并乙状结肠疝(尤其是Ⅱ度及Ⅲ度乙状结肠疝同时存在便秘症状)的患者,通过LVMR或者直肠缝合固定联合乙状结肠部分切除术进行治疗者均有报道,但治疗效果尚存争议。

根据目前关于ODS手术方式疗效的报道,学术界对于手术方案该如何抉择仍然存疑,尚无统一的标准方案可供参考。已有的ODS手术方式中较为经典的是腹腔镜腹侧补片直肠固定术(LVMR),这是近年来得到推广的经腹手术方式,多被推荐应用于治疗直肠前突和/或直肠脱垂导致出口梗阻型便秘同时合并盆底腹膜疝、会阴下降或子宫膀胱脱垂等解剖结构异常者。虽然LVMR具有便秘缓解率高及复发率低等优点,但是目前尚无关于LVMR治疗ODS远期疗效的高级别循

证医学证据，其临床应用依然存在诸多问题，例如 LVMR 术后可能会引起患者盆腔疼痛及性功能障碍等。因此，对于 ODS 患者行 LVMR 时需要严格把握适应证，并非所有 ODS 患者都适合 LVMR。建议对于存在明确的 ODS 症状、病史超过 1 年、经过保守治疗无效且存在以下至少两种盆底解剖学异常（牛津分级Ⅲ度以上的直肠脱垂、超过 3cm 的直肠前突、盆底疝、超过 3cm 的会阴下降、阴道脱垂）的患者可考虑实施 LVMR 进行治疗。对于存在困难骨盆、有盆腔手术史及粘连严重等的患者，安全、有效地实施 LVMR 是目前的手术难点。对于这类患者，相对于 LVMR，直肠悬吊固定术、乙状结肠切除术（联合直肠缝合固定）等其他经腹手术方式依然具有临床应用价值。

经肛门手术方式包括经肛吻合器直肠切除术（stapled transanal rectal resection，STARR）和 Delorme 术等，推荐用于治疗中重度直肠内脱垂和 / 或直肠前突导致的 ODS 患者。STARR 术的近期总体有效率及患者术后总体满意度均较高，但远期疗效欠佳，并发症包括吻合口出血、大便急迫、大便失禁、直肠肛门痛和直肠阴道瘘等。Delorme 术后患者存在发生肛裂、缝合线裂开和吻合口狭窄等并发症的风险。盆底失弛缓型便秘包括耻骨直肠肌肥厚综合征和盆底痉挛综合征所致便秘，病因较为复杂，临床治疗效果欠佳，属于难治性 ODS，目前，对其的诊疗仍存在诸多困境。对于耻骨直肠肌肥厚综合征和盆底痉挛综合征是一类疾病的两个不同阶段还是两种不同疾病的争议，学术界尚无定论。根据肛管直肠压力测定结果显示的推动力和肛门括约肌收缩力类型，盆底失弛缓综合征患者的肛管直肠压力测定报告中将其分为 4 种亚型。失弛缓型便秘患者的术前精准亚型分类能够指导临床医师对于手术方式的选择，同时能协助医师判断患者术后恢复情况。但是目前临床医师对于盆底失弛缓综合征精准亚型分类未能重视。此外，目前最常被应用于治疗盆底失弛缓综合征的手术方式是耻骨直肠肌部分离断术，其短期有效率可以达到 60%，但其长期疗效尚不确切。

大便失禁的手术治疗包括骶神经刺激、人工肛门括约肌、股薄肌转位成形术、肛门括约肌修补术、肛提肌修补术及结肠造口等。骶神经刺激的短期效果尚可，但是取得远期疗效者仅 50%，且存在发生电极移位、伤口感染等并发症的风险。对于置入人工肛门括约肌，由于术后伤口感染发生率较高且人工肛门括约肌易侵蚀皮肤以及黏膜，目前已经限制其临床应用。股薄肌转位成形术术后存在发生伤口感染、直肠穿孔、电极移位、盆腔脓肿、肛门瘘管等并发症的风险，目前仅在欧洲国家以及加拿大部分医疗中心有临床应用。肛门括约肌修补术以及肛提肌修补术近期效果良好，并发症较少。但是这两种手术的疗效受到术前评估是否充分、手术医师经验和手术技巧的限制。对于结肠造口，在所有治疗均无效时可以推荐使用。目前，大便失禁手术治疗效果暂无高级别循证医学证据支撑，已有报道其对于临床医师进行诊疗抉择的帮助有限。

五、盆底外科疾病手术重建材料选择存在争议

对于盆底外科疾病手术重建材料的应用主要集中在 LVMR 中，学术界对于重建材料的选择一直存在争议。合成补片具有更高的支撑强度，但手术补片相关并发症包括补片侵蚀或感染导致直肠瘘、阴道瘘及直肠阴道瘘等的发生率较高。生物补片能够减少补片相关并发症的发生，但也存在支撑强度相对较低以及体内降解时间的限制等不足，且其远期疗效有待进一步观察。目前，相对于应用于妇科以及泌尿外科的重建材料研究，结直肠盆底外科重建材料相关的基础以及临床研究较少，且循证医学证据等级较低，能够为临床医师提供的参考价值有限。国内盆底外科起步较晚，相对于妇科以及泌尿外科，国内结直肠盆底外科目前正处于起步阶段。这也造成目前国内结直肠盆底外科诊疗水平偏低以及较为混乱的现状，给每位结直肠盆底外科医师的诊疗抉择都带来了极大的困难和挑战。目前，国内盆底外科的临床诊治仍缺乏高级别循证医学证据支持。未来开展多中心、前瞻性、能够提供高级别循证医学证据的临床研究至关重要，有助于后期国内结直肠盆底外科诊疗规范化以及诊治水平的持续提升。

（钱群　刘韦成）

参考文献

[1] CIANGOLA CI, CAPUANO I, PERRONE F, et al. Epidemiology and prevalence of pelvic floor disorders[M]// GASPARI AL, SILERI P. Pelvic floor disorders: surgical approach. Milano: Springer, 2014.

[2] 李春雨, 朱兰, 杨关根, 等. 实用盆底外科 [M]. 北京: 人民卫生出版社, 2021.

[3] 刘志新, 武爱文. 多学科协作在盆底功能性障碍疾病诊疗中的价值 [J]. 中华胃肠外科杂志, 2021, 24(4): 306-309.

[4] STEELE SR, HULL TL, HYMAN N, et al. The ASCRS manual of colon and rectal surgery[M]. Berlin: Springer, 2022.

[5] 中华医学会外科学分会结直肠外科学组. 中国成人慢性便秘评估与外科处理临床实践指南(2022 版)[J]. 中华胃肠外科杂志, 2022, 25(1): 1-9.

[6] GALLO G, REALIS LUC A, TROMPETTO M. Epidemiology, anorectal anatomy, physiology and pathophysiology of continence[M]//DOCIMO L, BRUSCIANO L. Anal incontinence. Switzerland: Springer Cham, 2023.

[7] ELSHAMY T, AJAYI O, CHILAKA VN. Chronic pelvic pain[M]//OKONOFUA F, BALOGUN JA, ODUNSI K, et al. Contemporary obstetrics and gynecology for developing countries. Switzerland: Springer Cham, 2021.

[8] BORDEIANOU L, PAQUETTE I, JOHNSON E, et al. Clinical practice guidelines for the treatment of rectal prolapse[J]. Dis Colon Rectum, 2017, 60(11): 1121-1131.

[9] LIU W, WAN S, YASEEN SM, et al. Transanal surgery for obstructed defecation syndrome: literature review and a single-center experience[J]. World J Gastroenterol, 2016, 22(35): 7983-7998.

[10] DROSSMAN DA, HASLER WL. Rome Ⅳ-functional GI disorders: disorders of gut-brain interaction[J]. Gastroenterology, 2016, 150(6): 1257-1261.

[11] VILLANI RD, DI NICOLA D. Medical management and supportive/hygienic measures[M]//DOCIMO L, BRUSCIANO L. Anal incontinence. Switzerland: Springer Cham, 2023.

[12] MONDA M. Diet in fecal incontinence[M]//DOCIMO L, BRUSCIANO L. Anal incontinence. Switzerland: Springer Cham, 2023.

[13] SUMMERS SL. Chronic pelvic pain[M]//Knaus J, Jachtorowycz M, Adajar A, et al. Ambulatory Gynecology. New York: Springer, 2018.

[14] MURPHY M, VOGLER SA. The ASCRS textbook of colon and rectal surgery[M]. 4th ed. New York: Springer Science Business Media, 2022: 1019-1033.

[15] EMILE SH, ELFEKI H, SHALABY M, et al. Outcome of laparoscopic ventral mesh rectopexy for full-thickness external rectal prolapse: a systematic review, meta-analysis, and meta-regression analysis of the predictors for recurrence[J]. Surg Endosc, 2019, 33(8): 2444-2455.

[16] DEGASPERI S, SCARPA M, ZINI O, et al. Laparoscopic ventral rectopexy for obstructed defecation: functional results and quality of life[J]. Surg Laparosc Endosc Percutan Tech, 2020, 31(1): 14-19.

[17] VAN DER SCHANS EM, PAULIDES T, WIJFFELS NA, et al. Management of patients with rectal prolapse: the 2017 Dutch guidelines[J]. Tech Coloproctol, 2018, 22(8): 589-596.

[18] LIU W, STURIALE A, FABIANI B, et al. Internal Delorme's procedure for treating ODS associated with impaired anal continence[J]. Surg Innov, 2017, 24(6): 566-573.

[19] MADBOULY KM, MOHII AD. Laparoscopic ventral rectopexy versus stapled transanal rectal resection for treatment of obstructed defecation in the elderly: long-term results of a prospective randomized study[J]. Dis Colon Rectum, 2019, 62(1): 47-55.

[20] EMILE SH, BARSOM SH, KHAN SM, et al. Systematic review and meta-analysis of the outcome of puborectalis division in the treatment of anismus[J]. Colorectal Dis, 2022, 24(4): 369-379.

[21] NALDINI G, STURIALE A, MENCONI C, et al. Sacral and percutaneous tibial nerve stimulation, stem cell therapy, and transanal irrigation device[M]//DOCIMO L, BRUSCIANO L. Anal incontinence. Switzerland: Springer Cham, 2023.

[22] SELVAGGI F, FUSCHILLO G, SELVAGGI L, et al. Sphincter reconstruction: dynamic myoplasty, artificial bowel sphincter, antegrade colonic enemas and colostomy[M]//DOCIMO L, BRUSCIANO L. Anal incontinence. Switzerland: Springer Cham, 2023.

[23] ROCHE B, RIS F. Surgical reconstruction of traumatic perineal and sphincter muscle defects[M]//DOCIMO L, BRUSCIANO L. Anal incontinence. Switzerland: Springer Cham, 2023.

[24] ASSMANN SL，KESZTHELYI D，KLEIJNEN J，et al. Guideline for the diagnosis and treatment of faecal incontinence-a UEG/ESCP/ESNM/ESPCG collaboration[J]. United European Gastroenterol J，2022，10（3）：251-286.

[25] VAN DER SCHANS EM，BOOM MA，EL MOUMNI M，et al. Mesh-related complications and recurrence after ventral mesh rectopexy with synthetic versus bio-logic mesh：a systematic review and meta-analysis[J]. Tech Coloproctol，2022，26（2）：85-98.

第二节　慢传输型便秘手术的适应证及术式选择

便秘是临床以及生活中常见的一组症状群或疾病，常常表现为以排便困难为主的一系列排便障碍症状，包括无排便欲望、排便不尽、排便梗阻感以及肛门坠胀等。便秘的发生与性别、年龄、饮食等多个因素有关。文献报道便秘发病率为 12%～17%，平均为 14%。在排除了器质性疾病和代谢性疾病所导致的便秘后，慢性便秘可被分为三个亚型：慢传输型便秘（slow transit consti-pation，STC）、出口梗阻型便秘（outlet obstructive constipation，OOC）及混合型便秘（兼有传输减慢和出口梗阻因素）。STC 也被称为结肠无力（colonic inertia），是由结肠传输功能障碍导致肠内容物通过结肠的时间明显延长所引起的。STC 的突出表现为便意减少甚至便意消失、排便次数明显减少（每周少于 2 次），严重者每周少于 1 次，患者依靠泻剂排便，可伴腹胀。该病多见于女性，病因不清、症状顽固，而且随着时间的推移症状逐渐加重。近年来，随着人民的生活质量日渐提高，慢传输型便秘的发病率有升高的趋势。慢传输型便秘已成为影响人们身心健康的重要因素之一。

临床上通常采用便秘的罗马诊断标准。按照罗马Ⅳ诊断标准，功能性便秘（functional consti-pation，FC）的诊断标准为：首先，必须排除便秘型肠易激综合征（irritable bowel syndrome with constipation，IBS-C），即不伴有腹痛、腹痛少见或腹痛至少每周少于 1 天。其次，在结直肠外科的临床实践中，在充分了解病史、仔细进行体格检

查并判断患者符合罗马Ⅳ诊断标准中的 FC 诊断标准前提下，还需要完成一些特殊检查包括结肠传输试验、排粪造影、肛管直肠压力测定等以明确便秘的亚型，以此指导临床医师制订科学合理的治疗方案。如果考虑手术，术前还必须进行肠镜或钡灌肠造影以排除器质性疾病，同时，这些检查还有利于排查患者是否存在巨结肠。

一、慢传输型便秘的诊断与治疗策略

1. 慢传输型便秘的诊断

（1）病史与体格检查：正常人的排便其实没有一个固定的模式，通常认为大多数时间排便次数在每天 3 次与隔 3 天一次之间均属正常。具体到便秘的诊断，就需要区分是症状性的便秘还是慢性顽固性便秘。另外，便秘也常常继发于某些疾病，了解患者近期有无便血、大便性状改变、肿瘤家族史对排查肿瘤等器质性疾病很重要。了解患者的饮食习惯与用药史对判断其病因、疾病发展过程、制订治疗措施有帮助。慢性病如糖尿病、免疫性疾病等导致的长期服药对患者排便功能的影响是需要考虑的；更年期、内分泌疾病等对便秘也有很大的影响。通常，慢性 STC 患者的腹部体格检查无特殊表现。对于符合罗马Ⅳ诊断标准中功能性便秘诊断标准的患者，如果其临床表现倾向于存在结肠慢传输的表现，比如明确的缺乏便意及排便频率降低，就需要进行完善的结肠传输试验以明确诊断。

（2）结肠传输试验检查：结肠传输试验可以客观地评测肠内容物推进的速度，从而判断患者是否存在肠道传输减慢，是诊断 STC 的主要依据。结肠传输功能的测定方法很多，包括不透 X 线标志物法、口服钡剂法、放射性同位素示踪等。《中国成人慢性便秘评估与外科处理临床实践指南（2022 版）》中指出，不透 X 线标志物法结肠传输试验具有成本低、易于开展等优点，是目前诊断 STC 的常用检查手段。一般认为试验开始后 72h 不能排出 80% 的标志物可作为诊断标准（建议口服标志物后 6、24、48、72h 拍摄腹部 X 线平片），必要时可进行多次检查。应注意：从检查前 3d 直到检查结束期间，禁止用任何影响胃肠道动力的药物如泻剂、止泻剂，禁止灌肠或使用开塞露协助排便，以免出现假阳性或假阴性结果。

为精准检测结肠不同部位的传输时间以指导临床医师确定手术切除范围，1992年，Evans报道了采用三种形状的标志物，即环状、柱状、立方体状，分别于第1天、第2天、第3天口服，于第5天拍摄腹部X线平片，观察不同形状的标志物在肠道中的位置。由此可以了解每天的标志物滞留数量，从而判断患者是否存在结肠传输减慢。

2. 慢传输型便秘的治疗策略 非手术治疗是所有功能性便秘的首要治疗手段。个体化的综合治疗是本病的治疗原则。治疗策略的具体内容包括帮助患者充分认识导致便秘的因素并去除诱发因素，向患者推荐合理的膳食结构，建议其增加饮水量和体力活动量，帮助其建立正确的排便习惯，解除患者对排便过度紧张的心理负担，调整精神心理状态；对于需长期应用通便药维持治疗者要避免滥用泻剂。对于经过系统、综合的保守治疗，症状依然顽固，病程长，严重影响生活质量的患者，手术可以使之获益。

（1）饮食调理：饮食调理是治疗和预防慢性便秘的基础方法，包括多饮水、多进食富含膳食纤维的食品。

（2）养成良好的排便习惯：彻底改正不良习惯，如人为抑制便意、排便时看书/看手机、过度用力排便等。学会利用正常的排便条件反射排便，如起立反射、胃结肠反射。

（3）运动疗法：经常进行深呼吸并锻炼增强腹肌有助于提高排便时的腹压，利于粪便的排出。特别是对于老年人而言，这一点非常关键。此外，还应科学地锻炼、增强体质，全身素质的改善也有利于排便。

（4）药物治疗：对于较严重的STC患者，可酌情应用泻剂。但应该熟悉各类泻剂的特点，合理选择应用，切忌滥用。常用的泻剂包括以下几类。

1）高渗性泻剂：又称为容积性泻剂，包括硫酸镁、甘露醇等，其特点是口服后难以吸收，药物使肠内形成高渗透压，使水分滞留于肠腔内，增大食糜容积，机械性刺激肠道蠕动而促进排便。

2）刺激性泻剂：有时被称为接触性泻剂。常见的有比沙可啶、大黄、番泻叶、蓖麻油等。此类泻剂通过刺激肠壁内神经元促进肠蠕动，有研究认为其长期应用可损伤肠神经系统、降低肠壁的敏感性。

3）润滑性泻剂：常见的包括石蜡油、香油等。这类油剂在口服后不被人体吸收，还可妨碍水分的吸收，起单纯润滑作用。这类泻剂对粪便干结、排出无力的年老体弱者最为适宜，可长期服用。每晚睡前服20ml石蜡油，患者第2天起床可排便，这种治疗方法还有利于养成定时排便的条件反射。但长期应用会影响脂溶性维生素的吸收。

4）促肠动力药物：促肠动力药物种类较多，其中，5-HT4受体激动剂类药物较常用。莫沙必利（mosapride）是5-HT4受体激动剂，通过激活胃肠道的胆碱能中间神经元及肌间神经丛的5-HT4受体，使这些神经释放乙酰胆碱，产生促消化道动力的作用。但这类药物对顽固性便秘的治疗效果仍然不够理想。新型的促动力药物普芦卡必利有更好的效果。

5）灌肠及其他通便方法：灌肠是将一定量的溶液直接注入直肠及结肠，刺激结肠与直肠蠕动而引起排便的方法。主要应用于急性便秘和对于重症患者的对症处理。一般用生理盐水或1%肥皂水灌肠导泻，溶液的温度控制在39～40℃为宜；也可使用中药大承气汤、甘油栓。

二、慢传输型便秘的手术适应证

2022年，由中华医学会外科学分会结直肠外科学组制订的《中国成人慢性便秘评估与外科处理临床实践指南（2022版）》中明确指出：慢传输型便秘综合保守治疗失败的患者可以从手术中获益（证据级别：C，推荐强度：强）。对于非手术治疗失败的顽固性慢传输型便秘患者，手术是确切有效的治疗方式。研究表明，90%以上的患者对术后的功能改善满意，但术后腹泻、慢性腹痛等也是长期困扰部分患者并影响其生活质量的负面因素，因此，必须严格掌握手术适应证。根据国内外研究报告，参考有关便秘的指南与共识，一般认为STC的手术适应证应该包括以下几种：①符合罗马Ⅳ诊断标准中的功能性便秘诊断标准；②结肠传输试验提示结肠传输迟缓；③病程一般≥2年，并经过系统的非手术治疗无效；④排除严重的出口梗阻型便秘及巨结肠；⑤除外结直肠器质性疾病；⑥严重影响工作、生活，患者手术意愿明确；⑦精神与心理评估无手术禁忌证。STC的手术主要涉及结肠切除范围的确定与肠道重建方式的选择。结肠的全切除或次全切除是目前较受认可的手术方式。如果 STC 患者合并有中度以上直肠内脱垂或直肠前突等出口梗阻型便秘，同时伴有明显的出口梗阻症状，则应提前进行相关治疗或同期进行相应手术处理。

三、慢传输型便秘的术式选择

早在 1908 年，Lance 就首次报道了外科手术治疗便秘。当时，人们只是把便秘作为常见的消化道症状之一来看待，直到 1986 年，Preton 和 Joners 提出了慢传输型便秘的概念，由此，人们开始对 STC 有了新的认识，并提出了结肠切除适用于 STC。目前，常用的术式主要包括全结肠切除术及次全结肠切除术，也有关于使用结肠旷置术、回肠造口术、顺行结肠灌洗术等的小样本量研究报道。现就目前的主流术式及选择的利弊简要介绍。

（一）全结肠切除 + 回肠直肠吻合（total colectomy with ileoretal anastomosis，TC-IRA）

TC-IRA 是治疗 STC 的主流术式，对于该术式，国内外报道较多。该术式的术后长期有效率高，手术彻底，术后复发率低。TC-IRA 切除了全部传输减慢的 STC 结肠，大大缩短了肠内容物通过的时间，可明显缓解患者的排便困难症状。对于这种治疗方法，文献报道的患者满意度较高（表 5-1）。国内文献报道的 TC-IRA 有效率平均为 92.5%（75%～100%），国外为 84.9%（65%～100%）。TC-IRA 术后患者的排便频率显著上升，达到了缓解便秘的目的，但短期内严重腹泻是其主要的问题，对于这一问题，需要药物控制。大部分在术后发生了严重腹泻的患者在术后 1～2 年时的排粪次数可减少到平均每天 4～6 次。TC-IRA 术后的常见近期并发症是炎性肠梗阻（发生率为 6.7%～27.0%）、常见的远期并发症是粘连性肠梗阻（发生率为 8%～20%），其他并发症还包括慢性腹痛（发生率为 13.0%～20.7%）等。这些都是影响患者术后生活质量的主要原因，但随着时间的推移，这些并发症都会有明显的好转趋势，一般在术后两年会达到患者较满意的状态。一项回顾性病例对照研究结果表明，腹腔镜 TC-IRA 在术后肠梗阻发生率、便秘复发率和腹泻发生率方面都显著低于开腹手术。尽管

TC-IRA 尚有不尽如人意的地方，但从便秘复发率低的角度来看，TC-IRA 仍然是治疗 STC 的首选术式。

（二）次全结肠切除术

鉴于部分患者在 TC-IRA 术后存在较突出的腹泻、肠梗阻等问题，次全结肠切除术应运而生，可作为 TC-IRA 的替代术式进行选择。按照保留盲肠或者保留部分乙状结肠的不同，次全结肠切除又有两种术式。

1. 次全结肠切除 + 盲肠直肠吻合（subtotal colectomy cecalrectal anastomosis，SC-CRA） SC-CRA 按照肠管吻合方式分为顺蠕动盲直肠吻合和逆蠕动盲直肠吻合。顺蠕动盲直肠吻合为盲肠与直肠间的端端吻合，最早于 1955 年由 Lillehei 与 Wangensteen 等提出，术中保留回盲部，从右向左进行 180° 旋转，将盲肠与直肠断端行顺蠕动端端吻合，但对于这样的手术方式，也有研究者顾虑其可能造成患者具有术后小肠梗阻和肠系膜血管扭转的隐患。2001 年，意大利学者 Sarli 等报道了将逆蠕动盲直肠吻合用于治疗 STC，这种术式无需旋转回盲部，而是将盲肠底部与直肠断端直接吻合，更加符合生理解剖结构。一项研究报道了对 22 例 STC 患者行次全结肠切除 + 逆蠕动盲直肠吻合，术后患者满意度为 88.2%。另有研究者报道了 TC-IRA 与 SC-CRA 的对比研究，发现术后 2 年时的患者满意率分别为 95.0% 与 96.9%。与 TC-IRA 比较，开展 SC-CRA 可减少术后并发症的发生率，提高患者的生活质量。SC-CRA 术后患者腹痛发生率偏高，有研究认为术后腹痛的原因与升结肠保留过长有关。因此，逆蠕动 SC-CRA 的手术重点是保留回盲部而不宜过多保留升结肠，通常认为保留 2～3cm 升结肠即可。也有不少研究认为 SC-CRA 术后患者的便秘复发率高于接受全结肠切除术者，因此，对于 SC-CRA 的开展，需要谨慎选择患者。

2. 次全结肠切除 + 回肠乙状结肠吻合（subtotal colectomy ileosigmoidal anastomosis，SC-ISA） 2008 年，Feng 等报道了 SC-ISA（45 例）与次全结肠切除 + 盲肠直肠吻合（SC-CRA）（34 例）的对比研究，术后进行 1 年随访，两组患者的平均每周排便次数分别为 15.5 次与 10.2 次，便秘复发率分别为 7% 与 27%，泻剂使用率分别为 6.7% 与 26.8%，灌

表 5-1　关于 TC-IRA 治疗 STC 结局的部分文献

作者（发表年份）	患者数量	结果
Platell 等（1996）	96	TC-IRA 或 SC-CRA，平均随访 5 年，症状缓解率为 81.6%，再手术率为 35.6%，55% 患者出现不同程度的腹痛
Nyam 等（1997）	74	中位随访 56 个月，97% 患者对结果满意，90% 患者表示生活质量有所提高，仅有 STC 的患者与合并盆底功能障碍、术前行生物反馈治疗的患者，术后结果没有差异
Pikarsky 等（2001）	30	平均随访 8.9 年，100% 患者表示结果"极好"，平均每天排便 2.5 次，20% 患者术后出现小肠梗阻，6% 患者术后出现持续便秘，6% 患者术后出现腹泻
Athanasakis 等（2001）	4	腹腔镜 TC-IRA，术后随访 9 个月，患者术后每天排便 2~4 次
FitzHarris 等（2003）	75	平均随访 3.9 年，81% 患者对结果满意，术后 41% 患者出现一定程度腹痛，21% 患者出现大便失禁，93% 患者表示如果有需要，会再次选择行 TC-IRA
Zutshi 等（2007）	35	平均随访 10.8 年，77% 患者表示手术治疗便秘有益处，术后 9% 患者仍存在便秘
Hsiao 等（2008）	44	手助腹腔镜 TC-IRA，88.6% 的患者表示效果"极好"或"好"
Jiang 等（2008）	20	平均随访 4 年，患者的胃肠道生活质量量表平均得分 111 分，手术成功率为 65%，术后患者平均每天排便 3.4 次
O'Brien 等（2009）	13	平均随访 97 个月，100% 患者表示"很满意"
Pinedo 等（2009）	20	平均随访 25 个月，患者满意度为 80%，95% 患者表示愿意为其他患者推荐手术治疗，35% 患者术后存在并发症
Sohn 等（2011）	37	平均随访 3.4 年，81.4% 的患者对手术结果满意，术后肠梗阻发生率为 10.8%
Sheng 等（2014）	68	手助腹腔镜 TC-IRA（32 例）对比开腹 TC-IRA（36 例），两组患者的术后并发症发生率相似，腹腔镜组患者的疼痛得分更低，肛门排气更早，住院时间更短
李凡等（2014）	72	TC-IRA 组（40 例）平均随访 63.9 个月，SC-CRA 组（32 例）平均随访 33.2 个月，术后 3 个月时患者满意度为 87.5%，术后 1 年患者满意度达 90%。并发症发生率为：TC-IRA 组 32.5%（13 例），SC-CRA 组 28.1%（9 例），其中发生肠梗阻的患者分别为 6 例（15%）与 4 例（12.5%）
田跃等（2020）	30	随访 2 年，患者满意度为 93.1%，术后近期和远期并发症发生率分别为 6.7%（2 例）与 20%（6 例），其中发生肠梗阻的患者共 6 例（20%）。

TC-IRA：全结肠切除 + 回肠直肠吻合；SC-CRA：次全结肠切除 + 盲肠直肠吻合；STC：慢传输型便秘。

肠率分别为 2.2% 与 11.8%，满意度分别为 93.3% 与 73.5%，这些结果表明 SC-ISA 的疗效可能优于 SC-CRA。2018 年，张晓微等报道了 SC-ISA（22 例）与 TC-IRA（23 例）的对比研究，术后随访 2 年，SC-ISA 组患者的术后止泻剂使用率明显下降，在术后第 3、6、12 个月时，TC-IRA 组患者的每日排便次数均明显多于 SC-ISA 组，至术后第 24 个月时，两组患者的排便功能均接近正常。但由于人与人之间乙状结肠长度差异较大，所保留的乙状结肠长度没有客观标准，故对术后疗效有较大影响，且 SC-ISA 术后患者便秘复发率较 TC-IRA 增高，因此，对于该术式，在临床工作中不作主要推荐。

（三）结肠旷置术

既然 STC 患者的结肠没有器质性病变，为什么不保留结肠，做短路手术以减小手术创伤呢？20 世纪 90 年代，有学者尝试了通过结肠旷置术治疗 STC。结肠旷置术的手术方式包括将升结肠离断后行盲肠直肠端侧吻合（不旷置回盲瓣）与将末段回肠离断的回肠直肠端侧吻合（旷置回盲瓣）。2003 年，代全武等报道了 14 例 STC 患者接受结肠旷置术的临床结局，术后随访平均 32 个月，患者均取得满意疗效。后续的一些小样本量观察性研究中报道了类似的结果。尽管这些早期的小样本量研究提示了可以接受的临床结果，但因为旷置结肠为盲袢，故术后腹胀、腹痛症状往往持续存在，影响患者术后生活质量，部分患者甚至需要再次手术。杨向东等报道了行结肠旷置术的28例患者，4例（14.3%）出现术后结肠综合征，他认为可能与没有切除传输缓慢的结肠有关，需要再次手术。结肠旷置术后结肠盲袢综合征是制约该手术广泛开展的主要原因。因此，结肠旷置术可能更适用于年老体弱、不能耐受更大手术的患者，其临床价值与应用范围相关证据较少，须慎重选择。

（四）回肠造口术

通过回肠造口术进行粪便转流是较为极端的手术，这是因为回肠造口本身容易带来水电解质的丢失/紊乱及造口护理问题等，所以这是仅针对年老体弱、不能耐受结肠切除术或者多次手术后失败者的无奈之举。有研究回顾性分析了24例行回肠造口术治疗便秘患者的长期随访结果，其中，造口回缩6例，造口周围脓肿3例，造口旁疝2例，并发症发生率高达46%。而且造口后腹痛、腹胀症状往往仍会存在。

（五）顺行结肠灌洗术

1990年，Malone等提出阑尾造口顺行灌洗治疗慢性顽固性便秘的方法。2001年，Ronge等和Christensen等先后报道了两种手术方式：一种是通过腹腔镜将阑尾在腹壁造口，另一种是将末段回肠切断、将近端与升结肠吻合、将远端在腹壁造口；造口后，通过阑尾或远端回肠插入灌洗管至盲肠，进行顺行结肠灌洗。顺行结肠灌洗术的创伤小、临床效果好，但是也存在盲肠内容物倒流的问题。文献报道了25例便秘患者行顺行结肠灌洗术的疗效，其中12例患者终止了顺行结肠灌洗术（术后2~100个月），其中有8例行进一步手术治疗；另外13例患者继续使用结肠灌洗术，平均每周灌肠4.6次，平均每次灌肠用水800ml（500~1 500ml），平均每次耗时20min；研究者认为约一半患者成功长期使用顺行结肠灌洗术，避免了更大的手术创伤，而另一半患者即使治疗失败了，也不影响再行其他手术治疗。国内未见该术式的临床应用报道。

（六）改良Duhamel手术

Bassotti等开展的研究中认为STC患者多数合并有出口梗阻型便秘并伴有直肠前突、直肠内脱垂等。也有研究认为出口梗阻型便秘患者也可

能因粪便不能顺利排出，长期积存，导致结肠运输功能减弱，两种便秘类型可能互为因果、恶性循环，最终形成顽固性混合型便秘。姜军等报道了通过改良Duhamel手术治疗慢性顽固性便秘。手术依次行全结肠切除、升结肠直肠后壁端侧吻合、直肠后壁全长与升结肠侧侧大口径吻合术，后来该手术被简称为"金陵术"。接受金陵术患者的长期随访结果表明，患者在术后早期可出现高达48.78%的腹泻发生率，但随着时间推移，排便次数逐渐减少，腹泻症状经口服蒙脱石散或洛哌丁胺等止泻剂均能得到控制；术后48个月的随访率为88.0%，排便满意率保持在93.2%；总的并发症发生率为25.54%，其中，手术部位感染发生率为4.36%，吻合口瘘发生率为6.00%，便秘复发率为8.82%。

四、总结

经过临床表现分析结合辅助检查诊断为STC的患者，经过系统地综合保守治疗仍然疗效不好，符合手术适应证时，在患者知情同意的前提下，手术是可以使患者获益的。尽管目前有关STC的外科手术研究中，多数都是回顾性的小样本量的研究，但通过现有的研究数据与经验仍然可以得出结论：全结肠切除+回肠直肠吻合（TC-IRA）是较常用、疗效确切的手术方式。多数研究表明TC-IRA术后的结果是良好的，患者满意率为80%~100%。近年来，中国的学者们在次全结肠切除后的各种不同形式重建手术中做了不少的研究观察，取得了可喜的研究结果。特别是发现SC-CRA手术因保留了回盲部，故对预防术后顽固性腹泻的发生有积极作用。回肠乙状结肠吻合术的主要缺点是乙状结肠保留长度缺乏标准化，存在较高的便秘复发率（高达50%）。金陵术是次全结肠切除的一种术式，属于改良Duhamel手术。根据目前的研究结果，全结肠切除后行IRA与次全结肠切除后行盲肠直肠吻合都有不错的疗效，临床上应根据患者的病情进行个体化选择。理论上，如果术前能够确定某一节段的结肠存在传输减慢，则切除相应的肠段即可，但目前还无法做到精准的传输功能检测。部分结肠切除术后患者的便秘复发率为20%~62%，因此，术前需要认真评估，谨慎选择。顺行结肠灌洗术有时可

作为结肠切除或肠造口的一种替代术式。将阑尾从腹壁造口，经此插管进行顺行灌肠。这一术式在小儿便秘的治疗中取得了良好的效果，但文献报道其在成人便秘治疗中的成功率为47%，主要并发症是开口处狭窄以及粪液外溢。国外有报道23%的全结肠切除患者在术后7年时因便秘复发行永久性回肠造口术，但国内关于患者因术后便秘复发而行永久性肠造口的报道较少。最近10年，腹腔镜微创技术、单孔腹腔镜技术、机器人手术以及经自然腔道拖出标本的NOSES术也在STC的手术治疗中有较多的应用并取得了初步的成效。对于良性疾病，微创技术值得提倡，特别是经自然腔道拖出标本的NOSES术可以减少腹部切口，避免相关并发症的发生。

（童卫东）

参考文献

[1] AZIZ I, WHITEHEAD WE, PALSSON OS, et al. An approach to the diagnosis and management of Rome IV functional disorders of chronic constipation[J]. Expert Rev Gastroenterol Hepatol, 2020, 14 (1): 39-46.

[2] 中华医学会外科学分会结直肠外科学组. 中国成人慢性便秘评估与外科处理临床实践指南（2022版）[J]. 中华胃肠外科杂志, 2022, 25 (1): 1-9.

[3] EVANS RC, KAMM MA, HINTON JM, et al. The normal range and a simple diagram for recording whole gut transit time[J]. Int J Colorectal Dis, 1992, 7 (1): 15-17.

[4] YIANNAKOU Y, PIESSEVAUX H, BOUCHOUCHA M, et al. A randomized, double-blind, placebo-controlled, phase 3 trial to evaluate the efficacy, safety, and tolerability of prucalopride in men with chronic constipation[J]. Am J Gastroenterol, 2015, 110 (5): 741-748.

[5] KNOWLES CH, GROSSI U, CHAPMAN M, et al. Surgery for constipation: systematic review and practice recommendations: results I: colonic resection[J]. Colorectal Dis, 2017, Suppl 3: 17-36.

[6] 童卫东. 顽固性慢传输性便秘的外科实践与探索 [J]. 国际外科学杂志, 2009, 36 (11): 727-729.

[7] 田跃, 张勇, 郑恢超, 等. 慢传输型便秘术后排便功能及生活质量评估 [J]. 中国普外基础与临床杂志, 2019, 26 (10): 1170-1174.

[8] SARLI L, COSTI R, SARLI D, et al. Pilot study of subtotal colectomy with antiperistaltic cecoproctostomy for the treatment of chronic slow-transit constipation[J]. Dis Colon Rectum, 2001, 44 (10): 1514-1519.

[9] FENG Y, JIANJIANG L. Functional outcomes of two types of subtotal colectomy for slow-transit constipation: ileosigmoidal anastomosis and cecorectal anastomosis[J]. Am J Surg, 2008, 195 (1): 73-77.

[10] 张晓微, 马振南, 孙威, 等. 结肠次全切除回肠乙状结肠吻合术治疗慢传输型便秘的临床疗效 [J]. 中国普外基础与临床杂志, 2018, 25 (12): 1469-1475.

[11] 代全武, 喻家菊, 兰明银, 等. 结肠旷置术治疗顽固性慢传输型便秘 [J]. 中华胃肠外科杂志, 2003, 6 (6): 394-396.

[12] 杨向东, 曹暂剑, 张琦, 等. 旷置结肠综合征的临床报告 [J]. 结直肠肛门外科, 2007, 13 (4): 235-237.

[13] 姜军. 金陵术治疗混合型顽固性便秘临床价值及评价 [J]. 中国实用外科杂志, 2013, 33 (11): 935-937.

[14] 赵松, 王李, 童卫东, 等. 单孔腹腔镜结肠次全切除联合盲肠直肠逆蠕动吻合术治疗慢传输型便秘 [J]. 中华消化外科杂志, 2014, 13 (8): 650-653.

第三节　出口梗阻型便秘外科治疗的现状与远期疗效评价

出口梗阻型便秘（outlet obstructive constipation, OOC）按照发病机制的不同大体可分为两类：松弛性出口梗阻型便秘与痉挛性出口梗阻型便秘。松弛性出口梗阻型便秘的发生往往是由于盆底组织及器官变性松弛、导致脱垂或套叠，常见于女性，特别是经产妇。痉挛性出口梗阻型便秘则是与神经功能障碍或慢性炎症等导致的包括耻骨直肠肌与肛门内括约肌的盆底肌的反常收缩、痉挛或异常肥大增厚有关。对于OOC的诊断同样参照功能性便秘的罗马IV诊断标准，同时须排除便秘型肠易激综合征（irritable bowel syndrome with constipation, IBS-C），即不伴腹痛或腹痛少见者。在临床实践中，患者的病史与临床表现即使符合罗马IV诊断标准中的功能性便秘，仍需要依靠特殊的辅助检查来区分OOC的亚型是直肠内脱垂、直肠前突还是盆底痉挛综合征。用来区分这些不同类型OOC的辅助检查手段包括排粪造影、盆腔多重造影、盆腔动态MRI、结肠传输试验及肛管直肠压力测定等。如果患者具备手术适应证,考虑手术,术前还必须检查肠镜或钡灌肠造影以排除器质性疾病并排查有无同时合并肠传输减慢以及巨结肠。

OOC 的治疗原则与 STC 相似的地方是均需要采用非手术的方法系统调理,但对于 OOC,因为其亚型较多,又需要根据其属于痉挛性还是松弛性等不同的疾病特点区别对待。即使是具有同样的诊断结果,也要根据不同患者的临床表现,个体化选择治疗方法。

一、直肠内脱垂

直肠内脱垂(internal rectal prolapse,IRP)是指排便过程中或腹压突然增高时,近端直肠肠壁的全层或黏膜层向远端套叠,但未脱出肛门外。直肠内脱垂与直肠外脱垂(脱肛)虽然在发病机制上相似,但在临床表现上差异较大。

(一)直肠内脱垂的诊断与分度

直肠内脱垂常常伴随有排便障碍症状,即便意频繁但排出困难、有排便梗阻感、有排便不尽感以及肛门坠胀等;而直肠外脱垂则突出地表现为肛门处外翻的直肠,可伴有不同程度的肛门失禁。对于 IRP 的诊断,在判断患者具备典型临床表现后,主要依据影像学表现来诊断。目前,临床最常用的是排粪造影、盆腔动态磁共振成像(MRI)、肛管直肠压力测定等。排粪造影检查可显示 IRP 的严重程度。根据影像学表现,IRP 可分为直肠黏膜脱垂、又称为直肠套叠(rectal intussusception)的直肠全层脱垂、肛管内直肠套叠(图 5-1)。长期的直肠内脱垂可导致盆底解剖结构的异常,如肛提肌分离、盆底异常加深、乙状结肠冗长、肛门括约肌松弛、直肠骶骨韧带松弛或分离等。

(二)直肠内脱垂的手术适应证

与直肠外脱垂不同,直肠内脱垂的手术适应证较为特殊。对 IRP 的治疗目的主要是缓解患者的排便功能障碍症状如肛门坠胀、便意频繁而排出困难、排便不尽感等,而不是单纯纠正解剖学异常。因此,对于 IRP 的治疗需要根据临床症状并结合检查结果进行评估,选择个体化治疗方案。一般来说,对于临床表现符合罗马Ⅳ诊断标准中排便障碍的相关标准且具备 IRP 的典型表现,通过排粪造影等检查明确存在直肠内脱垂甚

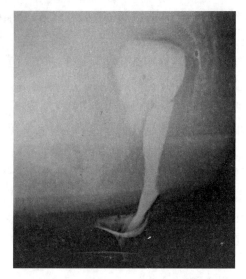

图 5-1 直肠内脱垂的排粪造影表现
(陆军军医大学陆军特色医学中心提供)

至是直肠套叠,通过肠镜等检查排除器质性疾病者,只有当非手术治疗无效,严重影响其生活质量,患者手术意愿强烈时,可考虑手术。

(三)直肠内脱垂的常见手术方式与疗效评价

直肠内脱垂的手术方式与直肠外脱垂大致相似,主要分为经腹手术和经会阴手术两大类。经腹手术主要包括各种不同方式的经腹直肠悬吊固定术。开展经腹直肠悬吊固定术时,又可根据病例的情况选择是否采用补片、是否切除冗长的乙状结肠等,具有多种变化,关于补片放置的位置,将其放于直肠前、侧方还是后方也有争议。对于 IRP 常用的经会阴手术主要包括直肠黏膜切除肌层折叠术(Delorme 术)及经肛吻合器直肠切除术(STARR、PPH、TST)等。

一般来讲,经腹手术入路适用于全身情况较好的患者,优点是复发率较低,功能改善较好,但并发症发生率略高;而经会阴入路更适合体弱、老年患者,并发症发生率相对较低。然而,随着微创手术的普及,经腹手术的安全性和并发症发生率已接近经会阴手术。Ricciardi 等分析了来自加利福尼亚州数据库的 1 772 例直肠脱垂患者的手术资料(1 035 例经腹手术和 737 例经会阴手术),两组患者的再手术率相似(11% 左右),该研究得出结论,影响手术入路与方法的选择的其他变量可能与再手术率更相关,如合并症、患者和外科医师的偏爱或经验以及功能结局。在陆军特色医学中心开展的研究表明,在排便障碍症状的

改善方面,经腹手术组患者的术后疗效显著优于经会阴手术组(图 5-2)。同样地,在 IRP 术后复发率方面,经腹手术组患者的复发率(4.34%)也显著低于经会阴手术组(14.85%)。然而,经会阴手术在手术时间、出血量、术后患者住院天数及住院费用等方面无疑具有更大的优势,且其术后晚期并发症更少。从患者主观评价的角度来看,两组患者在有效性及满意度评价上相当。因此,对于究竟是选择经腹手术还是经会阴手术,在相当长一段时间内,还是应该依据术者的经验及患者的特征(如年龄、手术耐受能力、手术意愿及对风险的预期等)个性化选择为妥。

对于风险可控的患者,建议首选经腹手术入路,推荐微创手术(机器人手术或腹腔镜手术),术式上首选 LVMR(图 5-3)。一项荟萃分析发现接受 LVMR 的患者的术后复发率比接受传统的

腹腔镜直肠悬吊固定术者更低。荷兰的 2017 版直肠脱垂患者处置指南中,LVMR 被作为外科治疗的首选推荐。LVMR 也是欧洲结直肠外科医师首选的直肠脱垂术式。机器人腹侧补片直肠固定术(robot ventral mesh rectopexy,RVMR)的疗效与 LVMR 相当。

一般认为经会阴手术具有患者围手术期死亡率低、疼痛轻、恢复快等优势。然而,一项针对老年患者(>70 岁)的 RCT 研究发现经会阴手术与 LVMR 均安全,LVMR 远期疗效更佳且患者的并发症发生率更低。不过,当患者因高龄或具有麻醉高风险等原因而不宜采用全身麻醉以及腹腔镜手术时,经会阴手术显然是合适的选择。

二、直肠前突

直肠前突(rectocele,RC)是指直肠前壁的一部分向前方突出,呈囊袋样,也被称为直肠前膨出。直肠前突患者中绝大多数为女性,该疾病在经产妇中多见,是女性出口梗阻型便秘的常见原因之一。直肠前突的常见临床表现为排便不尽感、排便困难、便意频繁等,与 IRP 的排便障碍症状相似。该疾病患者产生上述症状的机制是:排便时其直肠腔内及腹腔压力增高,致使松弛的直肠前壁、会阴体以及直肠阴道隔向前方突出,排便的部分推进力朝向阴道方向(图 5-4),分散了向肛门的推进力并导致部分粪便进入直肠前突形成的囊袋内;排便后囊袋内的这部分粪便又返

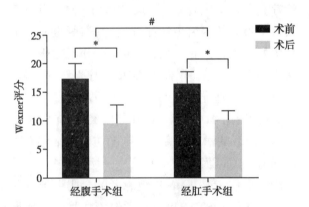

图 5-2　经腹与经会阴手术前后 Wexner 评分比较
*P<0.001 为组内比较;#P<0.001 为组间比较。

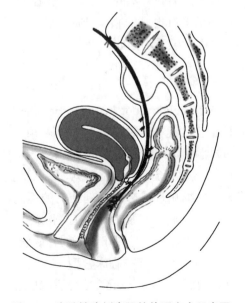

图 5-3　腹腔镜腹侧直肠补片固定术示意图

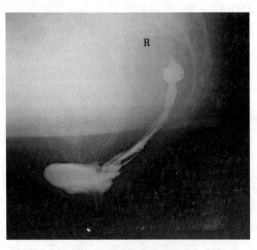

图 5-4　排粪造影提示直肠前突
(陆军军医大学陆军特色医学中心提供)
R:直肠。

回直肠腔内,患者因此产生排便不尽感且便意频繁,这又会导致患者更加用力地排便,形成恶性循环。男性的直肠前方有尿道与前列腺等坚固组织支持,很少发生直肠前突。

(一)直肠前突的诊断与分度

对于直肠前突进行诊断时首先需要详细询问病史。直肠前突的症状其实与IRP非常相似,有时直肠前突也可以同时伴有不同程度的IRP。对于直肠前突患者,直肠指检时可在直肠前壁齿状线上方触及薄弱区、囊袋样突入阴道方向。排粪造影是明确诊断的最佳方法,可显示直肠前突的形态、大小、深度并可观察是否同时存在盆底肌痉挛所形成的典型的"鹅头征"影像学表现。其他检查如结肠传输试验、肛管直肠压力测定、结肠镜检查、钡灌肠造影等对于鉴别诊断具有重要价值。

(二)直肠前突的手术适应证

按照中华医学会外科学分会结直肠外科学组制订的《中国成人慢性便秘评估与外科处理临床实践指南(2022版)》的意见,直肠前突的手术适应证为:出口梗阻型便秘症状明显,临床及影像学诊断考虑直肠前突,保守治疗无效时,可考虑手术。一般认为,排粪造影显示的直肠前突深度>3cm、部分研究认为直肠前突深度>2cm且症状严重时,也可考虑手术;前突的囊袋中有造影剂残留、需用手压迫阴道或需手助排粪也是使临床医师更多地考虑手术的重要依据。

(三)直肠前突的常见手术方式与疗效评价

直肠前突的手术按照入路分为经阴道直肠前突修补术、经肛直肠前突修补术、经会阴直肠前突修补术、经腹直肠前突修补术几种。

1. 经阴道直肠前突修补术 该修补术是较经典的术式之一,有较低的复发率,且手术创伤不大,临床应用较多,其解剖学治愈率为76%～100%。近年来也有不少研究者采用补片或生物补片修补以提升直肠前突修补的可靠性,其安全性与可行性已得到验证,但远期效果还有待观察。

2. 经肛直肠前突修补术 方法较多,一般是采用经肛门吻合器完成手术。包括经肛吻合器直肠切除术(stapler transanal rectal resection, STARR)以及采用TST痔吻合器的选择性STARR等。STARR术后患者总体满意度比较高,文献报道患者满意度达68%～99%。但随着随访时间延长,患者的便秘复发率上升,便秘评分有所上升,生活质量评分下降。因此,近年来对于STARR的应用有所减少。

3. 经会阴直肠前突修补术 常联合补片置入或肛提肌成形术,尤其适用于直肠前突伴有肛门括约肌缺损引起的大便失禁患者。经会阴直肠前突修补术附加肛提肌成形术可能对患者的肛门功能有改善作用,但目前仍缺乏强有力的证据。经会阴直肠前突修补术的常见并发症有伤口感染或延迟愈合、伤口出血或血肿、性交痛、直肠阴道瘘及补片相关并发症(补片侵蚀等)等。

4. 经腹直肠前突修补术 对高位直肠前突患者或伴有直肠内脱垂、盆底腹膜疝等的直肠前突患者,腹腔镜腹侧补片直肠固定术(laparoscopic ventral mesh rectopexy, LVMR)具有优势。最近,一项研究比较了LVMR与经阴道直肠前突修补术治疗直肠前突的疗效,结果显示,LVMR组患者获得了更高的术后生活评分,排粪造影也显示了其更好的解剖纠正。Madbouly所开展的研究中认为,相对于经肛手术,LVMR治疗直肠前突和/或直肠内脱垂导致的ODS便秘的术后复发率更低(术后随访41个月,LVMR组7% vs STARR组24%),患者的术后满意度未随随访时间推移而明显降低(术后随访>36个月)。术后12个月,排粪造影显示80% LVMR组患者的会阴下降改善50%以上,而STARR组患者的该症状则未出现改善。最近的一项随机临床对照研究表明,接受经阴道直肠前突修补术的患者较接受经会阴直肠前突修补术者有更好的临床结局,无论是便秘改善还是性生活感受均是如此。

三、盆底疝

盆底疝(pelvic floor hernia)一般被认为是腹腔脏器或组织疝入异常加深的盆底陷凹或者疝入盆底的异常间隙或扩大的正常间隙内。疝内容物以小肠、乙状结肠或大网膜多见,偶见膀胱或输卵管等。根据病理或影像解剖结构的不同,盆底疝又被分为盆底腹膜疝、闭孔疝、坐骨疝及会阴疝等。以下主要介绍与便秘相关的盆底腹膜疝。

(一)盆底腹膜疝的临床分型

盆底腹膜疝(peritoneocele)是指盆底陷凹向下加深、脱垂至低于阴道的上1/3,表现为阴道与直肠之间出现肠管，也被称为肠疝。根据腹膜的位置将盆底腹膜疝分为三种类型。

1. 直肠腹膜疝（rectal peritoneocele） 表现为用力排便时盆底陷凹异常加深，疝囊低于阴道上 1/3 水平，陷凹底增宽，疝囊的后下缘紧邻直肠前壁，疝囊底部光滑。造影剂、小肠、乙状结肠或网膜进入直肠套叠的前壁内，也称"直肠壁内疝"。

2. 间隔腹膜疝（septal peritoneocele） 疝囊下降到直肠阴道隔内。排粪造影的特征性 X 线表现为患者用力摒便时疝囊底部迅速下降超过 3.0cm，疝囊底部进入直肠阴道隔内。间隔腹膜疝的另一特征为直肠阴道隔间距增宽超过 2.0cm。

3. 阴道腹膜疝（vaginal peritoneocele） 影像学表现为腹膜连同腹腔造影剂一同疝入阴道，临床上容易误诊为阴道脱垂。患者用力排便时，影像学可见疝囊迅速下降超过 3.0cm 或低于阴道上 1/3 水平，疝囊突入阴道，直肠阴道隔不增宽。

多数直肠内脱垂患者伴有不同程度的盆底腹膜的下移，特别是直肠全层脱垂时，下降的盆底腹膜容易形成直肠腹膜疝。直肠内脱垂伴发直肠腹膜疝与其他原因引起的盆底疝不容易鉴别。可能的区别在于：直肠腹膜疝只是在患者排便时随脱垂的出现而出现，且多数情况下仅有疝囊存在，并无疝内容物，排便后随提肛以及脱垂的复位而消失；而间隔腹膜疝则在患者静止时就存在。

（二）盆底腹膜疝的病因与病理

盆底腹膜疝的发病机制不明确，一般认为与盆底松弛、多产、腹压升高、盆腔手术、盆底解剖结构异常等有关。盆底腹膜疝常常与直肠内脱垂或直肠前突伴随出现，是导致直肠排空障碍性便秘（出口梗阻型便秘）的重要原因之一。

（三）盆底腹膜疝的诊断

患者具备典型的临床表现时，结合辅助检查诊断往往不困难。排粪造影是常规检查，其在明确是否存在直肠内脱垂与直肠前突的同时可初步判断伴随盆底腹膜疝的可能性。与此同时进行盆腔造影就可以清楚地显示盆底腹膜的轮廓，对盆底腹膜疝和会阴疝有较高的诊断价值（图 5-5）。磁共振排粪造影可以用于盆底形态变化检查，但目前普及程度还不够。

（四）盆底腹膜疝的治疗与疗效评价

盆底腹膜疝的治疗分为保守治疗和手术治

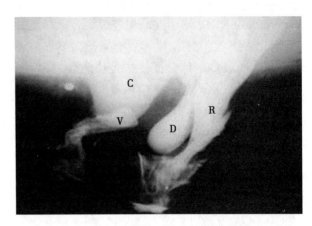

图 5-5 盆腔四重造影显示直肠内脱垂伴盆底腹膜疝
C. 膀胱；D. 盆底；V. 阴道；R. 直肠。

疗。保守治疗包括饮食、理疗、胸膝位提肛锻炼等。临床上最重要的是术前综合评估，应评估盆底腹膜疝伴随的直肠内脱垂或直肠前突情况及结肠传输情况，判断引起出口梗阻型便秘的主要原因，从而进行相应的处理。手术治疗的目的主要是消除异常深陷的直肠前陷凹以及与其有关的解剖结构异常。对便秘症状严重的患者，除了重建盆底腹膜外，同时还需解决引起出口梗阻型便秘的其他解剖结构异常，包括对于直肠脱垂的悬吊固定以及对于冗长结肠的切除等。

常用的术式可按照入路分为经腹、经会阴或两者结合的途径。盆底腹膜疝的手术治疗较多地采用经腹入路，包括腹腔镜机器人手术，手术操作涉及切开盆底的直肠子宫陷凹、封闭直肠阴道间隙、缝合修复并抬高盆底、缩短子宫圆韧带以固定子宫及阴道穹隆于前位。术中，绝大多数情况下需要同时处理合并的直肠内脱垂或直肠前突。如患者合并结肠冗长，则可考虑同时行部分结肠切除术。具体的手术方式参考直肠内脱垂部分。

四、排便协同失调

对于与盆底肌痉挛相关的便秘，现在一般统称为排便协同失调（dyssynergic defaecation，DD），即功能性排便障碍，主要特征是患者的肛门内括约肌及耻骨直肠肌等盆底肌肉在排便时不能放松或松弛不充分，甚至反常收缩。文献报道，该疾病患者中男女比例约为 1∶1.15。DD 包括盆底肌痉挛综合征（spastic pelvic floor syndrome，SPFS）与耻骨直肠肌综合征（puborectal muscle syndrome，PRS）。对于盆底肌痉挛综合征与耻骨直肠肌综合征的区别，学术界有争论。多数学者认为，盆底肌痉挛综合征往往是功能性的、可逆性的，通过非手术治疗有望恢复；而耻骨直肠肌综合征多继发于直肠肛管周围感染、炎症或外伤等，会导致局部瘢痕化或者耻骨直肠肌病理性肥厚。因此，耻骨直肠肌综合征更多地表现为器质性疾病，非手术治疗效果不佳。鉴于两者在临床上表现基本相同，难以区别，且治疗措施也基本相同，所以在下文中一并叙述。

（一）排便协同失调的病因与发病机制

两种疾病的病因及发病机制尚不明确，但可能与以下因素有关。

1. 精神与心理因素　DD 的发生可能与患者长期畏惧排便或忽视便意有关，患者的这些精神与心理因素可能引起肛门括约肌或耻骨直肠肌功能失调、反常性收缩，与盆底肌痉挛综合征的发病关系密切。

2. 耻骨直肠肌周围感染　感染可能刺激耻骨直肠肌、使之痉挛性收缩，随着时间的推移，肌肉的长久反常收缩导致肌纤维肥大、瘢痕形成，最终形成不可逆的耻骨直肠肌综合征。

3. 先天性神经肌肉功能障碍　部分不典型的先天性超短型巨结肠可能表现为本病，临床上难以区别。有研究认为 DD 就是超短型巨结肠的一种特殊表现。也有研究将之称为肛门内括约肌失弛缓症。

（二）排便协同失调的临床表现

排便困难是 DD 的突出特点，常常伴有便意频繁及排便不尽感。盆底肌痉挛综合征患者和耻骨直肠肌综合征患者因肌肉痉挛性收缩或耻骨直肠肌肥大，导致肛管不能正常开放，故必然排便困难。排便困难可呈进行性加重，患者排便时需过度用力，排便非常困难，所以每次排便时间显著变长。由于每次排便量较小，排便后肛门、直肠仍有坠胀感，所以患者表现出不同程度的便次频繁、排便梗阻感、排便不尽感。直肠指诊可触及患者的肛门括约肌张力高、肛管变长，嘱患者模拟排便动作时可以感觉到肛门括约肌不但不松弛反而收缩。以下检查有助于确诊 DD。

1. 排粪造影　排粪造影是诊断 DD 的重要方法，静息与力排时肛直肠角的大小变化对诊断有

意义。在盆底肌痉挛的状态下，患者用力排便时耻骨直肠肌不松弛，反而会出现收缩，肛直肠角不变大甚至会变得更小，直肠肛管结合部后缘可看到耻骨直肠肌痉挛的压迹，肛管的长度呈现不同程度的增加（图 5-6）。耻骨直肠肌综合征患者在发生肌肉增厚或纤维化时，可呈典型的"搁架征"。如果同时合并有直肠前突，则又可呈现出典型的"鹅头征"。

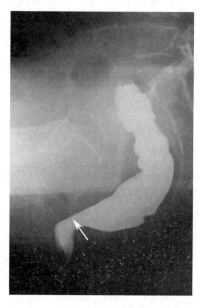

图 5-6　排粪造影
（陆军军医大学陆军特色医学中心放射科提供）
箭头所示为耻骨直肠肌痉挛的压迹。

2. 肛管直肠压力测定　盆底肌痉挛综合征患者及耻骨直肠肌综合征患者的肛管静息压、最大收缩压均高于正常人，肛门括约肌松弛反射减弱或消失（图 5-7，彩图见文末彩插）。

3. 盆底肌电图　盆底肌电图能够检测出盆底肌各个时相的活动波形，对 DD 的诊断有重要价值。DD 患者的肌电活动减弱，动作电位幅度减小、时程变短，肌纤维放电密度增大，并且有较多的短棘波多相电位。

4. 球囊逼出试验　球囊逼出试验阳性可作为盆底肌痉挛综合征及耻骨直肠肌综合征的辅助诊断手段，但该检查特异性不高。

5. 盆腔磁共振成像　盆腔磁共振成像可显示耻骨直肠肌增生、肥厚或者纤维化情况，同时，开展该检查有利于判断盆底其他组织器官的情况，可弥补排粪造影的不足。

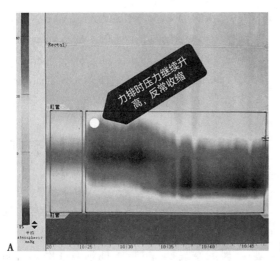
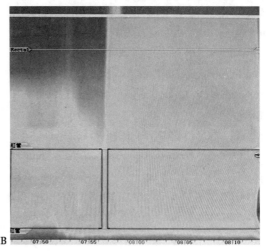

图 5-7　肛管直肠压力测定
A. 耻骨直肠肌痉挛；B. 正常对照。

（三）排便协同失调的治疗效果与评价

盆底肌痉挛综合征患者的盆底肌往往并无器质性疾病，通过非手术治疗使之可逆性地恢复功能的可能性较大，而对于耻骨直肠肌综合征患者，因为存在肌肉肥厚甚至纤维化，故功能恢复的效果不好。但因为两者往往并不好鉴别，所以临床上通常采取非手术治疗，而不应盲目手术。仅在非手术治疗效果不佳、症状较严重时，个体化考虑手术的可行性。

1. 非手术治疗

（1）调整饮食与排便习惯：增加富含膳食纤维食物的摄入量，如蔬菜、水果等。增加饮水量，每日至少达到 2 500ml。养成良好的排便习惯，排便时不看书与手机等。

（2）扩肛疗法：渐进性扩张肛管或肛周封闭后扩肛的短期疗效较好，可减少使用泻药、灌肠的次数，是一种简单、有效的治疗选择。可使用不同型号的扩张器（直径分别为 20、23、27mm），由小到大，每日行渐进性肛管扩张，每次 10min，为期 3 个月。

（3）生物反馈治疗：于 1987 年被首次应用于治疗部分盆底肌痉挛综合征引起的便秘。生物反馈治疗即通过直肠训练和盆底肌训练减轻排便过程中的协调障碍，通过以压力、肌电图等作为反馈信号，训练肛门直肠协调功能使之恢复，减轻患者的心理障碍，70% 患者的症状能够得到不同程度的改善，长期随访发现其疗效确切。几项 RCT 研究证实了生物反馈治疗组的疗效优于对照组、饮食调节组、运动和部分泻药组、安慰剂组。生物反馈治疗的不良反应小，可重复应用。

（4）肉毒杆菌毒素 A 注射治疗：对于盆底肌痉挛综合征的患者局部注射肉毒杆菌毒素 A，能够阻断神经肌肉接头处胆碱能神经递质的释放，松弛横纹肌，减轻耻骨直肠肌痉挛。该疗法对于症状的改善率为 29.2%～100%，可作为生物反馈治疗失败后的一种治疗选择。

2. 手术治疗　目前，手术治疗仍存在较多争议。手术治疗的疗效缺乏高质量研究证实，需要慎重选择，仅当非手术治疗无效、充分评估与患者知情同意的情况下才考虑手术治疗。

五、总结

总体来说，出口梗阻型便秘的种类比较多，针对每种类型的手术方式也较多，而且新的手术理念与术式还在不断涌现，但争议并未减少，目前还缺乏可作为"金标准"的术式。

（童卫东）

参考文献

[1] RAO SS，RATTANAKOVIT K，PATCHARATRAKUL T. Diagnosis and management of chronic constipation in adults[J]. Nat Rev Gastroenterol Hepatol，2016，13（5）：295-305.

[2] 中华医学会外科学分会结直肠外科学组. 中国成人慢性便秘评估与外科处理临床实践指南（2022 版）[J]. 中华胃肠外科杂志，2022，25（12）：1-9.

[3] 童卫东. 成人便秘的外科治疗 [J]. 中华结直肠疾病电子杂志, 2015, 4（2）: 122-124.

[4] BORDEIANOU L, PAQUETTE I, JOHNSON E, et al. Clinical practice guidelines for the treatment of rectal prolapse[J]. Dis Colon Rectum, 2017, 60（11）: 1121-1131.

[5] RUSSELL MM, READ TE, ROBERTS PL, et al. Complications after rectal prolapse surgery: does approach matter?[J]. Dis Colon Rectum, 2012, 55（4）: 450-458.

[6] VAN DER SCHANS EM, PAULIDES TJC, WIJFFELS NA, et al. Management of patients with rectal prolapse: the 2017 Dutch guidelines[J]. Tech Coloproctology, 2018, 22（8）: 589-596.

[7] RICCIARDI R, ROBERTS PL, READ TE, et al. Which operative repair is associated with a higher likelihood of reoperation after rectal prolapse repair?[J]. Am Surg, 2014, 80（11）: 1128-1131.

[8] D'HOORE A, PENNINCKX F. Laparoscopic ventral recto（colpo）pexy for rectal prolapse: surgical technique and outcome for 109 patients[J]. Surg Endosc, 2006, 20（12）: 1919-1923.

[9] HAJIBANDEH S, HAJIBANDEH S, ARUN C, et al. Meta-analysis of laparoscopic mesh rectopexy versus posterior sutured rectopexy for management of complete rectal prolapse[J]. Int J Colorectal Dis, 2021, 36（7）: 1357-1366.

[10] PICCIARIELLO A, O'CONNELL PR, HAHNLOSER D, et al. Obstructed defaecation syndrome: European consensus guidelines on the surgical management[J]. Br J Surg, 2021, 108（10）: 1149-1153.

[11] MADBOULY KM, MOHII AD. Laparoscopic ventral rectopexy versus stapled transanal rectal resection for treatment of obstructed defecation in the elderly: long-term results of a prospective randomized study[J]. Dis Colon Rectum, 2019, 62（1）: 47-55.

[12] 李春雨. 肛肠外科学 [M]. 2 版. 北京: 科学出版社, 2022: 151-152.

[13] GROSSI U, HORROCKS EJ, MASON J, et al. Surgery for constipation: systematic review and practice recommendations: results Ⅳ: recto-vaginal reinforcement procedures[J]. Colorectal Dis, 2017, 19 Suppl 3: 73-91.

[14] ABDELNABY M, FATHY M, ABDALLAH E, et al. Laparoscopic ventral mesh rectopexy versus transvaginal posterior colporrhaphy in management of anterior rectocele[J]. J Gastrointest Surg, 2021, 25（8）: 2035-2046.

[15] SKARDOON GR, KHERA AJ, EMMANUEL AV, et al. Review article: dyssynergic defaecation and biofeedback therapy in the pathophysiology and management of functional constipation[J]. Aliment Pharmacol Ther, 2017, 46（4）: 410-423.

第四节 肛门失禁手术方式的选择与疗效评价

肛门失禁（anal incontinence）包含大便失禁（fecal incontinence, FI）以及气体失禁，是一种肛肠外科的常见病，也是一种难治性疾病。对于肛门失禁的定义是患者年龄 > 4 岁，不能控制粪便和 / 或气体，病史持续时间至少 1 个月。根据流行病学调查，肛门失禁在全球的患病率为 4.4%～50%，在老年人群中尤其高发。虽然肛门失禁不会危及患者的生命安全，但是这种疾病会影响患者的生活质量及心理健康。目前，针对肛门失禁的患者而言，在考虑手术治疗之前，所有患者必须接受根据症状量身定制的非手术治疗，包括饮食调节、药物治疗以及生物反馈治疗等。当非手术治疗无效时，可选择进行针对性的手术治疗。

一、肛门失禁的外科治疗

对于肛门失禁的治疗目标不仅在于减轻失禁的症状，同时也在于提高患者的生活质量。诊疗难点在于病因及发病机制的多样性、复杂性，因此，对于肛门失禁的规范化、个体化治疗方案应由肛肠外科、妇产科、泌尿外科、儿科以及老年学科等多学科医师共同探讨制订。在制订治疗方案时，一定要对患者的症状进行全面评估，判断病情的严重程度及其对患者生活质量的影响。评估内容包括详细的病史、既往史（分娩史、手术史、糖尿病史、神经肌肉疾病史、尿失禁史等）、肛门直肠检查（直肠指诊、肛管直肠压力测定、感觉阈值测定、肌电图、直肠腔内超声、MRI、结肠镜等）。不受控制的粪便或气体漏出与感觉下降、肛管直肠反射功能障碍或肛门括约肌功能异常有关。当患者试图忍便，但粪便或气体漏出时，表明其具有肛门括约肌功能障碍或直肠顺应性下降。让患者记录下每日的症状有助于确定检查和治疗的目标，也有助于判定疗效。选择采用手术治疗的标准为难治的、明显的肛门失禁患者以及存在肛门括约肌严重损伤、阴部神经病变的患者。随着对肛门失禁发病机制认识的加深以及新技术和新材料的涌现，外科治疗大便失禁的方法已从直接修补缺损肌肉、结肠造口发展到通过介入技术进行治疗，如神经刺激和肛门膨胀剂等。目前对肛门失禁的外科治疗可以分为：神经电刺激治疗、肛门功能增强、肛门括约肌修补及充填、生物材料替代及结肠造口等（图5-8）。

二、肛门失禁的手术方式及选择

1. 神经电刺激治疗 对于患有中度或重度失禁且在经过3个月或更长时间的保守措施和生物反馈治疗后无反应且没有禁忌证的患者，应考虑进行骶神经刺激（sacral nerve stimulation，SNS）。SNS即使用电池供电的刺激器对骶神经进行连续脉冲电刺激，是一种微创且可逆的治疗失禁的手术方法。在临床上，SNS于1982年首次被应用于尿失禁的治疗，于1995年被应用于肛门失禁的治疗，于2011年被美国食品药品监督管理局（FDA）批准并在临床上被正式应用。SNS减轻大便失禁的可能机制包括以下3种。①增强躯体-内脏反射：通过作用于骶神经根的阴部神经的躯体传入神经纤维，增强交感传出、抑制结肠蠕动，促进肛门内括约肌收缩；②调节感觉信号传入：通过激活躯体传入纤维，抑制运动纤维的激活，减少直肠过度活动，进而抑制排粪反射的感觉上行传导，阻止反射性排粪的发生；③增强肛门外括约肌的肌张力：刺激阴部神经能够增强与肛门活动有关的皮层区域的反应，进而促进肛门外括约肌收缩。

SNS治疗分为两个阶段：第一阶段为经过大约2周的测试刺激期，评估该程序的功效，并在有效的情况下通过二次手术置入神经刺激装置，进入第二阶段——永久置入期。SNS的特点是具有可逆性，治疗无效的患者可以选择移除电极。研究者在一项纳入81项研究的荟萃分析中发现，接受永久性SNS后，13%～88%的失禁患者症状得到改善，即通过SNS改善了患者的临床症状、减少了失禁发作次数并降低了严重程度评分。SNS应该首选用于无肛门括约肌受损的患者，SNS在无肛门括约肌损伤的失禁患者中的成功率为75%。对于存在肛门括约肌缺损的患者是否首选SNS，目前仍然存在争议，但有研究提示无论患者肛门括约肌损伤的程度如何，SNS都可能是有益的。通常，SNS使用大约7年后必须更换电池，最常见的不良事件是置入部位的疼痛和感染，多达10%的患者会出现这种情况。但SNS治疗大便失禁在国内仍处于起步阶段，仍需大样本量的长期随访结果以验证其疗效。若患者无法接受SNS手术治疗，则可尝试采用经皮胫神经刺

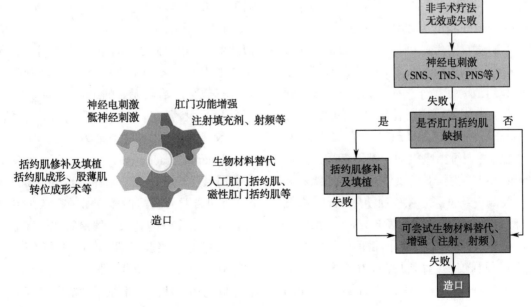

图5-8 肛门失禁的外科治疗
SNS：骶神经刺激；TNS：胫神经电刺激；PNS：阴部神经电刺激。

激以及阴部神经刺激，但是目前尚缺少能验证其疗效的大样本量的长期随访数据。

2. 肛门功能增强　通过将生物材料注射到肛门直肠黏膜下层和肛门括约肌间隙，生物材料膨胀并适当闭合肛管，可以增强肛管的密封性以治疗失禁。此方法目前亦取得了较好的临床疗效，超过 50% 接受该治疗的患者可以在短期内改善临床症状，注射材料包括例如有机硅生物材料（PTQ）、碳涂层珠（Durasphere）、稳定透明质酸（NASHA Dx）中的葡聚糖及人类脂肪来源的基质 / 干细胞（hADSC）等。目前，对于轻度的大便失禁患者，可考虑采取注射填充剂治疗，但治疗的有效性目前仍存在争议。在一项随机、双盲、假对照试验中，治疗 6 个月时，与假手术组患者相比，52% 接受 NASHA Dx 注射的患者的失禁次数至少减少了 50%。Maeda 等通过系统评价发现 NASHA Dx 注射在短期内改善了 52% 患者的控便能力。此方法操作较为简易，多可在门诊或日间病房中完成，但是对患者的最佳注射剂量、理想注射层次目前尚无规范。NASHA Dx 注射时的常见不良事件包括直肠痛（14%）、发热（8%）和出血（7%）。该技术具有操作方便、可重复使用等优点，引起了学术界的关注。

射频疗法即通过将温度可控制的射频能量输送到肛管直肠交界处，起到重塑、瘢痕化并使肛门区域的胶原组织收缩而发挥控便的作用，2002年，FDA 批准将射频疗法用于治疗大便失禁。Secca 系统是一种温度可控制的射频设备，可造成组织损伤，使胶原蛋白沉积、肛门内括约肌收紧，该设备由一侧带有间隔 5mm 的镍钛弯针电极的肛门镜组成。在操作过程中，电极针头穿过黏膜层，每个电极均可进行持续 90s 的刺激（能量为 465kHz，25W），当温度超过 85℃时，电极自动停止供电，并在每根电极的底部不断用冷冻水（45ml/min）冷却黏膜，对于女性患者需注意不要在其肛门前侧进针过深。在一项使用 Secca 系统治疗 23 例肛门失禁的研究中发现，Secca 系统可以有效改善患者的失禁评分，但目前该治疗方法相关的文献证据较少，存在局限，在考虑采取射频疗法之前可选择其他治疗方式，同时，目前国内尚未开展该治疗。

3. 肛门括约肌修补及充填　肛门括约肌呈环状包绕肛门，其断裂、挛缩可影响肛门的关闭从而使肛门收缩功能减退，肛门括约肌修补以及肌肉填充治疗适用于由肛门括约肌缺损、撕裂导致的肛门失禁。然而，控便是由肌肉力量、直肠感觉、直肠顺应性和神经功能之间复杂的相互作用而实现的。因此，肛门括约肌成形术可能达不到预期效果，但通过手术恢复肛门括约肌的完整性，从而使肛门形成一个动态阻力屏障也可改善一部分失禁症状。肛门括约肌损伤是导致失禁的常见病因，肛门括约肌损伤的常见原因包括分娩时会阴撕裂、肛瘘手术等。用于肛门括约肌缺损修复的肛门括约肌成形术中，可以使用"端端缝合"修复方式或"重叠缝合"修复方式对肛门括约肌缺损进行修复。然而，在目前发表的文献中，这种手术的成功率为 25%～83%。在肛门括约肌缺损小于 120°的情况下，特别是对于病程较短的肛门括约肌损伤患者，肛门括约肌修补可能是一种推荐的治疗选择，但是对于前期曾行肛门括约肌修补并再次出现失禁的患者，再次进行肛门括约肌修补的效果则较差。肛门括约肌修补的方式主要可分为肛管前方括约肌修补及肛管后方括约肌修补。产伤所致的肛门外括约肌缺损是失禁的原因之一，这类缺损常位于肛管前侧，若肛门括约肌损伤早期没有明显瘢痕且肌肉组织健康，可考虑行一期端端缝合，若存在瘢痕组织，则需要进行重叠缝合。由于肛管后方括约肌修补在各项研究中并未显示使患者明显获益，故 2015 年的《美国结直肠外科医师协会临床实践指南：大便失禁的治疗》指出此手术不再推荐使用。股薄肌转位成形术通常被用于治疗患有严重的肛门失禁，并且其他手术治疗无效的患者，该术式即使用患者自身的股薄肌替代肛门括约肌。股薄肌转位成形术有两种：一种是非动力性股薄肌转位成形术（adynamic graciloplasty，AG），另一种是动力性股薄肌转位成形术（dynamic graciloplasty，DG）。AG 仅包含股薄肌的转移，DG 在 AG 的基础上联合了电刺激设备的置入。股薄肌转位成形术的手术过程包括游离股薄肌，将肌肉转移入会阴部，并将其包裹在肛门周围，形成一个新的肛门括约肌。肛门括约肌的正常生理功能需要其在大部分时间保持收缩状态以防止失禁，只有在排便时才需要放松。然而，股薄肌是一种骨骼肌，为了发挥新的肛门括约肌功能，能够长时间收缩，它必须被改造成慢收缩、抗疲劳的肌肉。为此，DG术中通过置入皮下神经刺激器和电极，根据预先设定的参数刺激肌肉，将快缩型肌纤维（Ⅱ型肌纤维）转化为慢缩型肌纤维（Ⅰ型肌纤维），经过8周的训练后，肌肉不断地受到刺激并收缩，从而实现保持控便功能。在一项纳入123例患者的多中心研究中，91例患者（74%）发生了并发症，包括感染、穿孔、疼痛等，49例患者（40%）对上述并发症进行了手术治疗。股薄肌转位成形术是治疗肛门失禁的一种手术选择，然而，作为一项复杂的手术，它需要手术医师度过较长的学习曲线来掌握手术技术，因此推荐相关患者至专业化机构进行该手术，以减少并发症的发生。

4. 生物材料替代 对于患有重度肛门失禁而药物治疗无效或不适用SNS、肛门功能增强、肛门括约肌成形术或结肠造口术的患者，可以考虑使用人工肛门括约肌以及磁性肛门括约肌进行替代。人工肛门括约肌（artificial bowel sphincter，ABS）由充当新括约肌的可充气袖带、控制泵以及气囊组成。已发表的最大规模的单中心研究（n=52，平均随访时间>5年）表明ABS很少能完全消除患者的失禁症状，50%的患者在平均（57.7±35.0）个月后需要再次手术，其中73.1%患者由于充气袖带泄漏而需要手术，由于充气袖带泄漏而需要手术者中有32%的患者需要取出ABS，另26.9%患者由于发生器械相关感染而需要手术。

磁性肛门括约肌包括一系列相互连接的钛珠，其内部磁芯形成一个柔性环，环绕在肛门外括约肌外侧并形成屏障，排便时，磁珠分离让粪便通过。该装置被放置在距肛门边缘上方3~5cm的位置，围绕通过会阴体前切口产生的肛门括约肌周围的圆周管道。该装置通过加强现有的肛门括约肌复合体而起控便作用。在一项前瞻性研究中发现，置入磁性肛门括约肌或人工肛门括约肌后，患者失禁的严重程度和生活质量评分显著改善，磁性括约肌组患者的手术时间和住院时间比人工括约肌组患者短。由于目前研究样本量较小，故证据尚不能完全支持采用磁性肛门括约肌治疗肛门失禁。

5. 结肠造口 结肠造口术主要被应用于其他治疗方式无效的或者拒绝接受其他治疗方法的患者。结肠造口通常被认为是治疗肛门失禁的最后手段，但是对于特殊人群（例如患有严重神经损害、智力缺陷、生活不能自理的患者）进行结肠造口可以有效地解决失禁问题。在对69例因失禁接受结肠造口的患者进行随访的过程中，84%的患者表示对造口治疗满意，并表示如有需要会选择再次接受结肠造口。

三、肛门失禁手术的疗效评价

在针对肛门失禁的疗效评价方面，其应包括针对症状、生活质量的量表评价，并且应在术前进行评价以作为基线资料。针对患者肛门失禁的严重程度，目前已有许多量表来进行临床症状以及生活质量评价。常用的量表包括佛罗里达克利夫兰诊所大便失禁评分（Cleveland clinic Florida cecal incontinence score，CCF-FIS）、圣马克评分（St. Mark评分）、大便失禁严重程度指数（fecal incontinence severity index，FISI）（表5-2~表5-4）。CCF-FIS评分也被称为Wexner评分，以开发问卷的Wexner博士的名字命名。CCF-FIS评分由5个条目组成，其中3个条目针对气体、液体大便和固体大便失禁的频率，另外2个条目针对患者因失禁而使用护垫以保护和改变生活方式的频率，优点是可以使用相对较少的问题来评估患者的生活质量。St. Mark评分也被称为Vaizey评分，以开发它的Vaizey博士的名字命名，问卷共有7个条目，其中包含CCF-FIS的5个条目，增加了"服用止泻药物"和"无法延缓排便超过15min"这2个条目。因此，CCF-FIS以及St. Mark量表中，除了评估失禁的临床表现之外，同时包含了部分条目来评估患者的生活质量。FISI量表中仅评价了肛门失禁的临床症状（气体、黏液、液体粪便和固体粪便引起的失禁频率），这与CCF-FIS评分和St. Mark评分不同，因此，使用FISI量表时需要结合其他失禁生活质量量表进行补充评价。2015年，Fernando等建立了大便失禁快速评价量表（rapid assessment fecal incontinence score，RAFIS），并于2021年进行了改良修正，RAFIS量表显示出了良好的内部一致性和重测信度，可区分失禁的严重程度，后续仍然需要大样本的信度及效度测试（表5-5）。

表 5-2 CCF-FIS 评分

条目	频率				
	从不	偶尔	有时	通常	总是
固体大便失禁	0	1	2	3	4
液体大便失禁	0	1	2	3	4
气体失禁	0	1	2	3	4
需要使用护垫或肛门栓	0	1	2	3	4
改变生活方式	0	1	2	3	4

CCF-FIS 评分也被称为 Wexner 评分。总分为 0 即无失禁；总分为 20 分即完全失禁；从不即 0（从不）；很少即 <1 次 / 月；有时即 <1 次 / 周，≥1 次 / 月；通常即 <1 次 /d，≥1 次 / 周；总是即 ≥1 次 /d。

表 5-3 St. Mark 评分

条目	从来没有	很少	有时	每周	每日
固体大便失禁	0	1	2	3	4
液体大便失禁	0	1	2	3	4
气体失禁	0	1	2	3	4
改变生活方式	0	1	2	3	4
需要使用护垫或肛门栓				0	2
服用止泻药物				0	2
无法延缓排便超过 15min				0	4

从来没有，过去 4 周内没有发作；很少，过去 4 周内有 1 次；有时，过去 4 周内 >1 次，但每周 <1 次；每周，每周 1 次或更多次，但每天 <1 次；每天，每天 1 次或更多次。

表 5-4 FISI 评分

条目	绝不	每月 1~3 次	每周 1 次	每周 2 次或更多次	1 天 1 次	1 天 2 次或更多次
固体	0	8	10	13	16	18
液体	0	8	10	13	17	19
黏液	0	3	5	7	10	12
气体	0	4	6	8	11	12

最低分为 0 分（无大便失禁）；最高分为 61 分（最严重的大便失禁）。

表 5-5 RAFIS 评分

条目	评分
严重程度	
每天至少经历 1 次失禁	5
每周都有几次失禁，但不是每天都有	4
每月都有几次失禁，但也有几周没有失禁	3
偶尔有失禁，但有几个月没有任何失禁	2
有失禁的经历，但很少	1
从来没有失禁过	0
类型	
无法分辨气体、固体及液体大便，必须马上去洗手间，如果不去洗手间将会出现固体或液体大便失禁	3
固体或液体大便失禁（有 / 无内裤污染）	3
污染内裤或纱布	2
气体失禁	1
没有失禁	0
对失禁情况的看法	
我认为失禁的情况非常糟糕，即使是治疗之后	3
我认为失禁的情况很糟糕，即使是治疗之后	2
我认为失禁的情况不是很好，即使是治疗之后	1
尽管失禁，但是我感觉不错	0

特定适用于失禁患者的生活质量问卷中最常用的为大便失禁生活质量量表（fecal incontinence quality of life scale，FIQL）以及健康状况调查简表（SF-36）。FIQL 的英文原版于 2000 年由明尼苏达大学的研究中心、美国结直肠外科医师协会以及明尼苏达结直肠基金会共同制订，该量表所评估的指标包括生活方式（10 个问题）、应对 / 行为（9 个问题）、抑郁 / 自我认知（7 个问题）和尴尬情绪（3 个问题），其翻译版本已经过多种语言的验证，包括中文、日语、法语、意大利语等。在中文版验证中量表的内部一致性较高（Cronbach's alpha＞0.70，介于 0.71 和 0.93 之间），并且具有高稳定性及灵敏度。

随着治疗手段的不断涌现，越来越多的新技术被运用到肛门失禁的治疗中。对于大多数患者而言，通过合适的保守治疗可以缓解临床症状，但是对于保守治疗无效或重度肛门失禁患者，手术治疗仍然是解决问题的核心手段。肛门失禁的原因复杂多样，患者可能伴随有尿失禁、子宫脱垂等盆底综合问题，因此，对于肛门失禁的治疗需要进行多专科的协作诊治，结直肠外科医师则需要扎实地掌握盆底的解剖结构并具有丰富的手术经验。对于目前的肛门失禁手术治疗来说，部分新技术可能仍然未被批准在临床应用，并且其临床疗效需要长期的随访结果以证实，因此，选择合适的手术方案时需要医师与患者的共同决策以及评估，选择治疗方法前应综合考虑失禁的原因、伴发疾病、患者的一般情况、手术风险和禁忌证等。对于难治性患者，可能需要反复使用同一种技术或联合多种方法进行综合治疗。

（王 琛 肖长芳）

参考文献

[1] ASSMANN SL, KESZTHELYI D, KLEIJNEN J, et al. Guideline for the diagnosis and treatment of Faecal Incontinence: a UEG/ESCP/ESNM/ESPCG collaboration[J]. United European Gastroenterol J, 2022, 10(3): 251-286.

[2] 姚一博, 肖长芳, 王琛. 大便失禁的非手术治疗研究进展[J]. 结直肠肛门外科, 2021, 27(5): 5.

[3] BHARUCHA AE, RAO SSC, SHIN AS. Surgical interventions and the use of device-aided therapy for the treatment of fecal incontinence and defecatory disorders[J]. Clin Gastroenterol Hepatol, 2017, 15(12): 1844-1854.

[4] KIM Y, ORTEGA M, VON BARGEN E. Updates in treating fecal incontinence in women[J]. Curr Opin Obstet Gynecol, 2020, 32(6): 461-467.

[5] MAEDA K, KATSUNO H, TSUNODA A, et al. Japanese practice guidelines for fecal incontinence part 3: surgical treatment for fecal incontinence, fecal incontinence in a special conditions: English version[J]. J Anus Rectum Colon, 2021, 5(1): 84-99.

[6] RODRIGUES FG, CHADI SA, CRACCO AJ, et al. Faecal incontinence in patients with a sphincter defect: comparison of sphincteroplasty and sacral nerve stimulation[J]. Colorectal Dis, 2017, 19(5): 456-461.

[7] EDDEN Y, WEXNER SD. Therapeutic devices for fecal incontinence: dynamic graciloplasty, artificial bowel sphincter and sacral nerve stimulation[J]. Expert Rev Med Devices, 2009, 6(3): 307-312.

[8] GRAF W, MELLGREN A, MATZEL KE, et al. Efficacy of dextranomer in stabilised hyaluronic acid for treatment of faecal incontinence: a randomised, sham-controlled trial[J]. Lancet, 2011, 377(9770): 997-1003.

[9] TAKAHASHI-MONROY T, MORALES M, GARCIA-OSOGOBIO S, et al. SECCA procedure for the treatment of fecal incontinence: results of five-year follow-up[J]. Dis Colon Rectum, 2008, 51(3): 355-359.

[10] PAQUETTE IM, VARMA MG, KAISER AM, et al. The American Society of Colon and Rectal Surgeons' clinical practice guideline for the treatment of fecal incontinence[J]. Dis Colon Rectum, 2015, 58(7): 623-636.

[11] IVATURY SJ, WILSON LR, PAQUETTE IM. Surgical treatment alternatives to sacral neuromodulation for fecal incontinence: injectables, sphincter repair, and colostomy[J]. Clin Colon Rectal Surg, 2021, 34(1): 40-48.

[12] WONG MT, MEURETTE G, STANGHERLIN P, et al. The magnetic anal sphincter versus the artificial bowel sphincter: a comparison of 2 treatments for fecal incontinence[J]. Dis Colon Rectum, 2011, 54(7): 773-779.

[13] COLQUHOUN P, KAISER R, WEISS EG, et al. Correlating the fecal incontinence quality-of-life score and the SF-36 to a proposed ostomy function index in patients with a stoma[J]. Ostomy Wound Manage, 2006, 52(12): 68-74.

[14] DE LA PORTILLA F, RAMALLO I, MAESTRE MV, et al. Validation of a novel fecal incontinence scale: the rapid assessment fecal incontinence score (RAFIS)[J]. J Clin Gastroenterol, 2021, 55(2): 141-146.

[15] ROCKWOOD TH, CHURCH JM, FLESHMAN JW, et al. Fecal incontinence quality of life scale: quality of life instrument for patients with fecal incontinence[J]. Dis Colon Rectum, 2000, 43(1): 9-16.

[16] MAK TW, LEUNG WW, NGO DK, et al. Translation and validation of the traditional Chinese version of the faecal incontinence quality of life scale[J]. Int J Colorectal Dis, 2016, 31(2): 445-450.

[17] HSU LF, HUNG CL, KUO LJ, et al. An abbreviated faecal incontinence quality of life scale for Chinese-speaking population with colorectal cancer after surgery: cultural adaptation and item reduction[J]. Eur J Cancer Care (Engl), 2017, 26(5): 1-14.

第五节 功能性肛门直肠痛的治疗现状与对策

一、概述

功能性肛门直肠痛（functional anorectal pain，FAP）是发生在肛门直肠区域的反复发作的慢性疼痛，发病率为 1%～11.6%，在女性中较为常见。该病在临床上常表现为肛门直肠部位的疼痛和坠胀不适，反复发作，可放射至臀部、腰骶、大腿等部位，严重者表现为肛门剧痛。疼痛可因久站、久坐、性交或排便而加重，严重者会影响睡眠和生活质量。患者常伴有一定程度的焦虑、抑郁等精神症状。

根据 2016 年版的国际功能性胃肠疾病（FGIDS）-Rome Ⅳ标准，FAP 可以被分为慢性肛门直肠痛（chronic proctalgia，CP）和痉挛性肛门直肠痛（proctalgia fugax，PF）两种类型，这两种类型常同时存在，但可以根据疼痛持续的时间、频率和特征加以区分。

1. 慢性肛门直肠痛

（1）慢性或反复发作的肛门直肠痛。以上症状至少诊断前 6 个月出现，持续至少 3 个月。

（2）疼痛持续至少 20min。

（3）排除其他引起肛门直肠痛的原因，如缺血、炎症性肠病、隐窝炎、肌间脓肿、肛裂、痔疮、前列腺炎和尾骨痛。

慢性肛门直肠痛又可分为肛提肌综合征（levator ani syndrome，LAS）和非特异性功能性肛门直肠痛两种亚型。①肛提肌综合征：符合慢性肛门直肠痛诊断标准，并且从后部牵拉耻骨直肠肌时可引起触痛；②非特异性功能性肛门直肠痛：符合慢性肛门直肠痛诊断标准，从后部牵拉耻骨直肠肌时不会引起触痛。

2. 痉挛性肛门直肠痛

（1）反复发作的位于肛门区和直肠下段的疼痛。

（2）发作持续数秒至数分钟。

（3）发作间期无肛门直肠痛。

需要注意的是，在诊断痉挛性肛门直肠痛时，上述症状持续时间必须满 3 个月，对临床诊断和评估而言，痉挛性肛门直肠痛症状持续时间可短于 3 个月。

FAP 治疗方法繁多，常用的治疗方法有：生物反馈治疗、骶神经刺激、局部神经阻滞、针灸治疗、温水坐浴、中药坐浴、心理治疗和手术治疗等。

根据 2021 年版《ACG 临床指南：良性肛肠疾病的管理》，在临床上，对于伴有直肠指诊触痛的肛提肌综合征（LAS）患者，常可积极进行干预；而对于非特异性功能性肛门直肠痛患者和痉挛性肛门直肠痛患者，生物反馈治疗与骶神经刺激疗效不佳，以病因解释和言语慰藉等心理干预手段为主要对策。

二、功能性肛门直肠痛的治疗现状

（一）一般治疗

包括肛门按摩、温水坐浴等。温水坐浴可以通过温热刺激而降低痛觉神经兴奋性、局部神经末梢压力和肛管静息压，使肌肉、肌腱、韧带等组织得到松弛，从而起到止痛的作用。

（二）生物反馈治疗

FAP 的病因尚无定论，可能与血流、神经、肌肉的异常变化有关：肛门直肠局部的血管受到刺激而发生异常收缩，导致其走行范围内组织缺氧，产生大量酸性物质刺激神经细胞；神经细胞受到刺激后，支配相应肌肉组织异常收缩；肌肉组织的非正常收缩反过来影响沿肌肉走行的血管的功能——三者相互作用，最终引起肛门直肠部位反复发作的疼痛。

生物反馈疗法治疗 FAP 的原理为利用生物反馈治疗仪将正常情况下人体无法感觉到、意识到的生理活动予以放大，同时将它们转化为听觉、视觉信号来提示肌肉活动状态的正常或异常。医师在此基础上加以指导，训练患者以一定规律来收缩、放松肛门肌肉，从而逐步建立一个"反馈 - 调节"的反射过程。患者通过对局部肌肉的收缩及放松训练，达到控制或改变这些原本不受意识支配的生理活动的目的，以起到调整肛门神经反射、消除功能障碍的作用。生物反馈治疗可以提高患者盆底肌的协调性，改善盆底肌张力异常的状态，双向调节肛管静息压，提高直肠痛觉阈值从而缓解疼痛。

进行生物反馈治疗前，应进行肛管直肠压力测定和球囊逼出试验，如果患者的肛管静息压升高、球囊逼出试验结果呈阳性，则可作为进行生物反馈治疗的指征。

生物反馈治疗包含 3 种训练模式：神经肌肉电刺激（被动训练）、触发式电刺激（半主动训练）和 Kegel 训练（主动训练）。神经肌肉电刺激模式侧重于神经肌肉的调节；触发式电刺激是患者主动收缩肌肉，达到阈值后，机器给予一过性电刺激的训练方式，不仅能够增强盆底肌肉的力量，增大肌肉收缩、放松的幅度，还可以促进神经传导功能的恢复，提高患者对盆底肌肉的控制能力；Kegel 训练通过患者主动进行盆底肌肉运动，对盆底肌肉运动过程进行调整，实现改善局部血液循环、增强感受器与效应器的联系的作用。

由于缺乏更好的替代疗法，目前，生物反馈治疗仍是治疗 FAP 的主要手段，从国内外应用情况来看，其有效率为 35.0%～87.5%，患者所获疗效存在较大差异，这可能与 FAP 的发病机制尚不明确有关。FAP 的发生与遗传因素、括约肌疾病、盆底肌功能、神经感觉异常等诸多因素相关，在临床应用生物反馈治疗时，可以考虑联合其他疗法以提高临床疗效。近年，有临床医师发现中医药在治疗 FAP 方面具有其独特的优势，中药口服联合生物反馈治疗，可提高临床疗效。多项临床研究发现，口服中药汤剂联合生物反馈疗法治疗 FAP 相比单纯使用生物反馈治疗，在缓解疼痛、改善盆底肌表面肌电值方面效果更好。

（三）药物治疗

1. 一般药物治疗 一般药物治疗 FAP 的给药途径包括口服、吸入以及局部应用等，其原理是通过药物抑制肛门括约肌的异常收缩，松弛肌肉，从而达到止痛的目的。此类疗法可能仅对 FAP 中存在明显肌肉痉挛的类型有效。经报道，用于治疗 FAP 的药物有吸入剂沙丁胺醇，钙通道阻滞剂硝苯地平、地尔硫草，骨骼肌松弛剂地西泮等。此外，局部涂抹硝酸甘油软膏，利用硝酸甘油产生的 NO 抑制肛门内括约肌收缩，也可达到松弛肌肉、缓解疼痛的效果。

2. 局部神经阻滞 在解剖学上，肛门部位的感觉由肛神经支配，肛神经是骶丛中阴部神经的分支，骶丛由腰骶干、骶神经和尾神经的前支组成。当"骶丛 - 阴部神经 - 肛神经"这条神经传导通路受到损伤时，常会发生肛门部的疼痛不适。这类患者往往有产伤或相关外伤史，常合并其他的阴

部慢性疼痛，临床表现为坐位或平卧时症状加重。

局部神经阻滞疗法常用的药物包括营养神经类药物、激素类药物和局部麻醉药物等，治疗方法是在疼痛明显的神经走行部位做封闭注射，兼有营养神经、抗炎和阻滞感觉神经的作用，可以阻滞疼痛信号的传导，阻止感受器的调制与改造、神经通路重构；同时，少量激素类药物可以对抗局部无菌性炎症，减少神经异常放电，减轻水肿，缓解疼痛症状。

王云等进行的一项随机对照研究中，对 120 例 FAP 患者进行不同的干预治疗，结果显示，硬膜外药物注射封闭组（药物组合：维生素 B_{12} 注射液 1mg，醋酸曲安奈德注射液 40mg，盐酸利多卡因注射液 5ml）患者的生活质量评分均明显改善，且试验组（硬膜外药物注射封闭组）患者治疗后的简氏疼痛问卷（McGill 疼痛问卷）与不良情绪评分的各个维度均明显优于常规组（氟哌噻吨美利曲辛片口服），证明局部神经阻滞疗法不失为针对 FAP 的一种较好的治疗方案。

谭茂华等对 25 例 FAP 患者采用羟考酮静脉自控镇痛联合骶神经阻滞治疗，与治疗前相比，治疗结束时及治疗结束 3 个月后患者的肛管最大收缩压、肛管静息压、疼痛视觉模拟评分（VAS）均明显降低，总有效率为 84.0%（21/25），治疗结束时总满意度为 88.0%（22/25），治疗结束 3 个月时总满意度为 84.0%（21/25），结果显示，局部阻滞治疗在缓解 FAP 患者疼痛症状方面有较好的效果。

肉毒杆菌毒素（botulinum toxin，BTX）是一种神经毒素，可与交感神经节后纤维的胆碱能神经末梢结合，阻断神经 - 肌接头之间的信号传递，弛缓性麻痹肛门括约肌，降低肛管静息压。刘士溱等对 11 例 FAP 患者采用肛周肉毒杆菌毒素注射治疗，72.7% 患者的症状有不同程度的改善，1 年的随访中只有 1 例患者出现暂时性的肛门失禁。但接受该疗法患者的复发率达到 37.5%（3/8），这可能是由于被 BTX 阻断的神经末梢芽生出新的神经突触，弛缓的肛门括约肌再次出现痉挛所致，一般需要重复注射。

3. 中医药治疗

（1）中药汤剂：FAP 属于中医的"谷道痛""大肠胀""魄门痛"等范畴，近代医家称之为肛门直肠神经症、肛门坠胀等，常作为泄泻或便秘等疾

病的伴随症状出现。多数中医医家认为，该病由饮食不节、内伤七情、外感六淫、先天禀赋不足等原因，导致脾胃虚弱、脾失健运，升降失调，气机阻滞，肠道气机失调而形成；主要病机为气滞血瘀，不通则痛；气血不足，不荣则痛。久则虚实夹杂，病情迁延难愈。

参考国家中医药管理局医政司出版的《中医诊疗方案（试行版）》，FAP主要分为以下几个证型。

1）气滞血瘀证：肛门坠胀疼痛，持续不解或痛如针刺；胸胁胀闷；舌暗红或有瘀斑，苔薄白，脉弦紧或脉涩。证因患者情志不畅，肝郁气滞，气滞日久成血瘀，瘀血阻滞经络，瘀于肛门，不通则痛。治宜活血化瘀，疏肝解郁止痛。方选柴胡疏肝散合活血化瘀汤加减。

2）肝脾不调证：肛门下坠不适；胸胁胀满，精神抑郁，善太息，大便失调；舌质淡，苔薄腻，脉弦。本病多由情志不畅，肝木失其条达，肝失疏泄，木乘脾土，脾为气血生化之源，脾虚则气血乏源，不荣则痛。治宜疏肝解郁，养血健脾，佐以活血化瘀。方选柴胡疏肝散或逍遥散加减。

3）中气下陷证：肛门坠胀；体倦乏力，伴有盆腔器官松弛；舌质淡，舌边有齿痕，苔薄白，脉细弱。证因患者年老体弱，五脏虚衰，中气虚而下陷。治宜补中益气，升阳举陷。方选补中益气汤加减。

4）肝肾阴虚证：肛门灼热、疼痛甚至牵及少腹；腰膝酸软，烦躁易怒，盗汗，少寐；舌质红，苔薄白，脉弦细数。证因情志过极，肝火盛极或肝阴不足，甚则及肾，肝肾阴虚，虚火内灼。治宜滋阴益肾，补血养肝，方选六味地黄丸加减。

5）湿热下注证："肛门灼痛、大便难下、便时肛门疼痛"这三者属热象，"肛门潮湿感、腹部胀满、口干口臭、纳差"这四者属湿象。证因患者平素饮食不节，脾失运化，湿热内蕴，困阻脾胃，下注肛门。治宜清热利湿，健脾和胃。方用止痛如神汤或萆薢渗湿汤。

（2）中药熏洗、坐浴及保留灌肠：中医学认为FAP的病机与气滞血瘀关系密切。肝经绕阴器，肝气郁结，日久则血行不畅，瘀血阻络，故而发病。若患者口服疏肝理气药物和活血化瘀药物后，疼痛仍无明显减轻，则考虑为药力不够，且病位在下焦，药力难以布达病所，故可将清热解毒、活血化瘀，通络止痛药物，如大黄、黄连、桃仁、

当归、赤芍、皂角刺、秦艽、五倍子等制成熏洗制剂，熏洗时透皮吸收，从而改善肝经气血运行情况。中医外用药物的优势在于能将药液直接施布到局部病痛处，不经过胃液消化和肝肠循环，能快速高效地为身体局部所吸收，以促进局部血液循环和淋巴回流，降低局部肌肉和结缔组织的张力，有效缓解平滑肌痉挛；温热蒸汽既可温通气血经络，又可加强药液本身的功效，从而达到止痛的目的。研究发现，中药熏洗具有消肿、止痛、抗炎、促进创面愈合等作用，对不同类型的肛肠疾病均有较好的治疗效果。

李劲芽等对37例FAP患者在常规西医疗法的基础上，采用补阳还五汤加减坐浴熏洗辅助治疗，疗效优于仅接受西医治疗的患者。康雨龙等进行的一项随机对照研究中，将60例FAP患者随机分为治疗组和对照组，治疗组患者采用止痛如神汤口服加坐浴治疗，对照组采用美辛唑酮红古豆醇酯栓进行塞肛，结果显示，与对照组相比，治疗组患者的肛门坠胀、疼痛症状缓解明显。

此外，叶宇飞等进行的一项随机对照研究中，将中药保留灌肠联合熏洗与单纯中药熏洗作对照，结果显示，中药保留灌肠联合熏洗疗法疗效更佳，患者疼痛缓解更明显，生活质量大幅提升。可见，配合保留灌肠时，中药成分通过直肠黏膜吸收并加快局部血液循环及渗透，双管齐下，内外并用，更充分地使药力通达作用部位，缓解肌肉痉挛，松弛肛门括约肌的作用更明显，促使肛周气血流动，标本兼治的作用得到了更好的体现。中药灌肠及熏洗可由患者在家自行操作，简便易行，治疗过程舒适，较针刺治疗而言依从性更好，是缓解FAP的可选择的有效方法之一。

（四）穴位针刺

从现代医学角度来说，穴位针刺主要从分子、神经、内分泌、心理调节等多方面发挥镇痛作用。穴位针刺不仅能使神经系统和免疫系统发生显著变化，还可以使针刺部位的皮肤、肌肉乃至内脏器官的血流量明显增加、血流速度明显加快，通过促进局部微循环，调节微血管的自律活动，改善微循环形态与血流动力学状况，使得病灶组织的血氧供应量增加，代谢加速，局部致痛因素被消除，从而达到消除疼痛症状的目的。此外，针刺还可以调节交感神经的兴奋性，从而达

到促进血液循环与镇痛的作用。

中医称肛门为"魄门"，为"五脏使"，与多条经络相关："足太阳之正，别入于腘中，其一道下尻五寸，别入于肛""肾足少阴之脉，……出腘内廉，上股内后廉，贯脊属肾，络膀胱"，肛门部位的疼痛不适与督脉、足太阳膀胱经和足少阴肾经有密切联系。

临床上使用针刺治疗慢性肛门直肠痛时，常根据患者病情及整体情况，遵循近部取穴、对症取穴、循经取穴等原则。

1. 近部取穴　长强穴在会阴部，尾骨下方，尾骨端与肛门连线的中点处，其解剖结构深部有尾神经后支和肛神经分布，操作方法为紧靠尾骨前面斜刺 2.7～3.3cm；腰俞穴亦属督脉穴位，位于后正中线上，正对骶管裂孔，深部分布有马尾、终丝及丰富的血管丛，操作方法为向上斜刺 1.7～3.3cm。徐天舒等采用电针刺激腰俞、长强二穴治疗功能性肛门直肠痛，取得了较好的疗效。

2. 对症取穴　现代医学中发现，针刺百会穴可以调节下丘脑 - 垂体 - 肾上腺轴（the hypotha-lamic-pituitary-adrenal axis，HPA 轴），通过拮抗 HPA 轴亢进的功能来缓解患者的抑郁症状，发挥一定的抗抑郁作用。临床上可用此法治疗伴有精神心理障碍（焦虑、抑郁等）的 FAP 患者。

3. 循经取穴　大肠俞为大肠背俞穴，为大肠经气流注转输之处，针刺该穴可疏通大肠的经络、气血，起到通经络、和气血、平衡阴阳的作用；上巨虚为大肠下合穴，主要具有治疗肠腑疾病的功效。承山穴属足太阳膀胱经穴，由于足太阳膀胱经别走于肛门，故使肛门成为足太阳膀胱经所能联系的特殊部位。治疗时，对于承山、长强二穴常同时针刺，针刺长强的作用为直接调肛肠为病所近用，针刺承山的作用为疏通足太阳膀胱经、为循经远取，两穴远近相配，共收通络散瘀、疏理肠道、舒筋解痉、缓解疼痛之功。

（五）骶神经刺激

骶神经刺激（sacral nerve stimulation，SNS）属于神经电刺激治疗，利用介入技术将一种短脉冲刺激电流连续施加于特定的骶神经，人为激活兴奋性或抑制性神经通路，干扰异常的骶神经反射弧，进而影响与调节膀胱、尿道括约肌及盆底等骶神经支配的效应器官的行为，起到"神经调节"的作用。骶神经刺激早期主要被用于治疗尿失禁、

尿潴留、尿频 - 尿急综合征等泌尿系统疾病，后逐渐开始应用于对肛门失禁的治疗。随着技术的发展，其在肛肠疾病治疗中的应用范围不断扩大。

SNS 的作用机制尚未完全明确，其可能通过直接促进盆底肌以及肛门括约肌的协调活动而调节盆底运动，或通过激活神经传导的上行通路，从中枢层面调节内脏的感觉和非自主运动。SNS 可作用于结直肠的运动及感觉神经，抑制升结肠的顺行运输，促进降结肠的逆行运输，改善直肠壁的感觉与顺应性。

SNS 分为短期间断刺激和长期刺激。长期刺激通常是分阶段进行的，首先进行测试刺激，即通过置入带体外刺激器的电极来进行 2～4 周的低频电刺激测试，若治疗有效（患者临床症状减轻 50% 以上）则置入永久性刺激装置。SNS 的刺激频率通常为 10～30Hz，脉冲持续时间通常为 180～240μs，刺激方式可分为持续型和周期型。2022 年 5 月，一份骶神经刺激治疗功能性肛门痛的荟萃分析的研究结果显示，SNS 可以降低患者的 VAS 评分（$P = 0.02$），但在肛管静息压与收缩压的变化上，差异无统计学意义，由此可推论，SNS 可能主要通过改变直肠感觉而非肛门运动来缓解 FAP 患者的疼痛症状。

SNS 的禁忌证包括骶骨畸形、妊娠、存在有感染风险的皮肤病、合并精神疾病、已置入心脏起搏器或需定期做 MRI 检查等，SNS 的并发症包括置入部位感染、疼痛、导线断裂以及导线移位等。此外，在置入设备时通常需要借助影像学定位并预防性应用抗生素。

功能性肛门直肠痛患者发病后，其中较多存在精神情绪问题，仔细权衡、筛选合适的患者进行 SNS 治疗有助于提高治疗的成功率。对于药物和生物反馈治疗无效的功能性肛门直肠痛患者，在采用更积极的手术治疗之前，可考虑应用 SNS。

（六）手术治疗

盆底肌的支持作用减弱可能会导致直肠脱垂及直肠黏膜脱垂，成为部分 FAP 的病理基础，这些患者常常伴有严重的便秘。对于此类患者，可行黏膜硬化剂注射、胶圈套扎治疗；若直肠黏膜脱垂较严重，可行直肠黏膜切除术或吻合器直肠黏膜术如 PPH、STARR、TST 等，器械手术除能切除多余黏膜外，还可起到固定黏膜的作用，近期

治疗效果令人满意。

对于盆底肌明显肥大、肛管长度显著延长、长期保守治疗无效者，常可采用耻骨直肠肌松解或部分切断术。对于无明显盆底肌痉挛表现的神经源性盆底疼痛患者，若能发现盆底触痛点，且疼痛部位局限固定，则可考虑行肛门探查及疼痛结节切除的手术治疗，临床研究证明，术后半数以上的患者盆底疼痛会消失。

此外，郝润春等认为部分肛门直肠疼痛是因为交感神经兴奋性过高，导致肛门内括约肌处于超敏状态，受到刺激后产生痉挛性疼痛，故运用后方肛门括约肌挑出切断术作为一种根治的方法。但因为此手术易引起肛门松弛等后遗症，在临床上应用较少。

（七）心理干预

现代研究表明，社会心理因素是 FAP 发生与发展中不可忽视的病因之一。FAP 患者在患病初期因未发现明显的器质性病变且无明确的实验室指标作为参考，故仅以患者个人主观感受来就诊，给其诊断带来了一定困扰，甚至延误病情。患者反复就诊，不仅罹遭疾病之苦，时间久之，还不被亲人理解，加上随之而来的经济负担加重，患者身心俱疲，极易出现焦虑不安、情绪抑郁等不同程度的心理问题，而这些心理负担又反作用于疾病本身，由此形成恶性循环。此时，合理的心理疏导就显得尤为必要，适时的心理干预旨在帮助患者正确认识疾病并由此树立战胜疾病的信心。

（张书信）

参考文献

[1] 汪建平. 中华结直肠肛门外科学 [M]. 北京：人民卫生出版社，2014：805-810.

[2] WALD A，BHARUCHA AE，LIMKETKAI B，et al. ACG Clinical guidelines: management of benign anorectal disorders[J]. Am J Gastroenterol，2021，116（10）：1987-2008.

[3] 韦元成，金黑鹰，张春霞. 功能性肛门直肠痛的临床诊疗进展 [J]. 世界华人消化杂志，2021，29（1）：1-6.

[4] 丁旭枫，李鹏，李小嘉. 功能性肛门直肠痛临床治疗进展 [J]. 山东中医杂志，2020，39（8）：891-895.

[5] 徐三荣. 功能性胃肠道疾病罗马诊断标准的历史变迁及标准Ⅳ[J]. 中华诊断学电子杂志，2016，4（3）：184-190.

[6] 孔垂霖，张伟，周东红，等. 双侧阴部神经阻滞治疗功能性肛门直肠痛的安全性和有效性观察 [J]. 中国疼痛医学杂志，2016，22（2）：155-157.

[7] OOIJEVAAR RE，FELT-BERSMA RJF，HANGEURTS IJ，et al. Botox treatment in patients with chronic functional anorectal pain: experiences of a tertiary referral proctology clinic[J]. Tech Coloproctol，2019，23（3）：239-244.

[8] 谭茂华，周激，杨向东. 羟考酮静脉自控镇痛联合骶管神经阻滞治疗功能性肛门直肠痛的临床体会 [J]. 中国肛肠病杂志，2018，38（2）：57-59.

[9] 刘士滦，辛学知，李志. 肉毒毒素注射治疗功能性肛门直肠痛的疗效观察 [J]. 中国肛肠病杂志，2016，36（1）：50-52.

[10] 闵丽，陈龑，张少军，等. 下髎穴注射治疗肛提肌综合征 40 例疗效观察 [J]. 浙江中医药大学学报，2016，40（8）：625-628.

[11] 王云，魏志军，吴喜华，等. 腰骶神经硬膜外药物注射封闭治疗功能性肛门直肠痛的临床效果观察 [J]. 中国医药科学，2018，8（6）：155-157.

[12] 张娇娇，丁义江，丁曙晴，等. 功能性肛门直肠痛中医证型研究 [J]. 辽宁中医药大学学报，2018，20（6）：107-109.

[13] 王冰冰. 功能性肛门直肠痛的中药治疗 [J]. 饮食科学，2021（9）：1-2.

[14] 李劲芽. 补阳还五汤加减结合肛肠熏洗剂坐浴辅治功能性肛门直肠痛临床观察 [J]. 实用中医药杂志，2020，36（3）：317-318.

[15] 康雨龙，何伟，严进. 止痛如神汤治疗功能性肛门直肠痛 [J]. 中国中西医结合外科杂志，2018，24（3）：319-321.

[16] 叶宇飞，徐慧岩. 四黄祛毒汤保留灌肠联合熏洗治疗功能性肛门直肠痛临床观察 [J]. 中华中医药杂志，2018，33（3）：1181-1183.

[17] 陆铤，薛雅红，丁曙晴，等. 针刺治疗慢性肛门直肠痛 [J]. 世界华人消化杂志，2014（7）：951-955.

[18] 徐天舒，钱海华，刘兰英. 电针腰俞、长强二穴治疗功能性肛门直肠痛的临床观察 [J]. 中国医药导报，2009，6（29）：79-80.

[19] 薛雅红，丁曙晴，丁义江，等. 生物反馈结合针刺治疗功能性肛门直肠痛 40 例临床疗效分析 [J]. 腹部外科，2011，24（3）：174-176.

[20] 常海静，沈峰，丁义江. 骶神经刺激治疗肛肠疾病的临床研究现状 [J]. 结直肠肛门外科，2021，27（1）：98-102.

第六章 先天性疾病

第一节 先天性巨结肠发病机制的研究进展

先天性巨结肠（hirschsprung disease or congenital megacolon）是肠神经系统发育异常引起的先天性疾病，其主要特点是肠管远端的肠神经节缺失，导致此部分肠管持续性痉挛，引起肠梗阻，进而引起近端结肠明显膨胀、扩张。根据失神经节肠管的分布范围，将其分为短段型（局限于直肠中远段）、普通型（肛门至直肠近端、直肠-乙状结肠交界处或乙状结肠远端）、长段型（肛门至降结肠甚或横结肠）、全结肠型（波及升结肠及距离回盲部30cm内的回肠）和全肠型（全部结肠及距离回盲部30cm以上小肠，甚至十二指肠），普通型较为常见。

一、肠神经系统与先天性巨结肠

（一）肠管的支配神经及功能

肠管的支配神经主要包括外来神经（交感神经和副交感神经）和内在神经（肠神经系统），两者相互协调，共同感受来自消化道壁内的化学感受器和机械感受器传递的信号。肠神经系统是周围神经系统中最复杂、最庞大的一部分，呈网状分布在消化道壁内，其神经细胞的数量甚至超过了脊髓。肠神经系统主要包括黏膜下神经丛和肌间神经丛两部分，其在肠的正常生理过程中发挥着重要的作用，黏膜下神经丛主要控制腺细胞和内分泌细胞的分泌，而肌间神经丛主要调节肠管平滑肌的收缩以使肠道产生蠕动和混合运动。根据其功能的不同，肠神经节分为感觉神经节（固有初级传入神经节）、中间神经节和运动神经节三类。感觉神经节可以感受肠黏膜的牵拉、扩张和化学信号，引起相关反射。中间神经节交互相

连并与运动神经节相连接，通过控制相应区域肠管平滑肌的收缩和舒张，引起肠管不同形式的运动，促进肠内容物的消化及移动。肠神经系统可以通过改变肠道起搏细胞（卡哈尔间质细胞）的活动，调节肠管的运动节律。肠神经系统相对独立于中枢神经系统，近年来的研究发现，肠神经系统和中枢神经系统可以通过肠-脑轴相互传递信号而影响各自的活动。因此，肠神经系统在机体内发挥着重要的作用，其异常不仅会导致食物消化吸收异常和肠内容物的排泄异常，也可能提升罹患其他疾病的风险。

（二）肠神经系统的发育和形成

胚胎发育的过程中，在内、外胚层之间形成脊索后，外胚层被诱导形成神经板（神经外胚层），神经板中央沿着长轴方向凹陷，形成神经沟，随后神经沟闭合形成神经管，同时，神经板外侧缘的细胞迁移形成神经管背外侧的神经嵴。神经管最终分化成为中枢神经系统（脊髓、脑等），神经嵴分化为周围神经系统（神经节和周围神经等）。而肠神经系统便是源于神经嵴细胞（enteric neural crest cells）的，在妊娠的第3~8周，神经嵴细胞沿着从前肠到中肠、后肠的方向迁移并增生、分化，最终形成完整的肠神经系统。若此过程出现异常，肠神经系统前体细胞未能在肠远端定植，将造成黏膜下神经丛和肌间神经丛内神经节细胞完全缺如，而外来神经纤维增粗、增多，导致病变肠管无法进行原本由内在神经介导的推进性运动，而肠管强直性收缩却持续存在，最终形成功能性梗阻，即先天性巨结肠（图6-1，彩图见文末彩插）。尽管目前主要认为肠神经嵴源性细胞沿着肠管从头至尾方向呈线性迁移定植，但也有病例报道中发现，在个别患者失神经节肠管两侧的肠段存在正常肠神经节，即"跳跃型"先天性巨结肠，这些患者主要为全结肠型先天性巨结

肠,而这种"跳跃型"先天性巨结肠现象给这一疾病的传统发病机制理论带来了挑战,对此,目前大家较为接受的解释是:神经嵴源性细胞除了沿着肠壁迁移外,也可沿肠系膜缘迁移,形成了失神经节区域远端肠管的神经节。

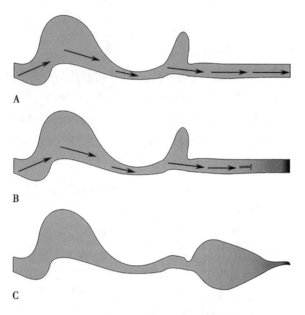

图6-1　先天性巨结肠

A. 正常情况下,肠神经嵴源性细胞沿前肠、中肠到后肠方向(绿色箭头)迁移、定植;B. 肠神经嵴源性细胞迁移和定植受阻(红色标志),导致远端肠管缺乏神经节(灰色肠管);C. 先天性巨结肠示意图,远端失神经节肠管持续收缩,导致肠内容物通过障碍,近端肠道明显膨胀扩张。

细胞层面上,肠神经系统的形成包括了神经嵴来源的细胞向发育中的肠管迁移、增殖,神经节和神经胶质细胞的分化,神经节的形成,轴突寻路以及突触发生。上述过程相互依赖,相互关联,并且需要精准的调控,许多营养因子、细胞表面受体、转录因子和信号分子是肠神经系统前体细胞在胎儿肠管定植所必需的,若控制这些重要过程的基因异常,将会增加先天性巨结肠发病的风险。

二、先天性巨结肠的危险因素与发病机制研究

先天性巨结肠中的大部分病例呈散发型,少部分呈现家族性聚集发病,为非孟德尔遗传方式,呈部分显性,表明它是一种多因素的基因病。先天性巨结肠主要作为一种单独的病症出现,但也可作为某些综合征的一部分,同时合并其他先天性畸形,如唐氏综合征、瓦登伯革综合征及莫厄特-威尔逊综合征等。

(一)基因突变

目前已经鉴定出多个在先天性巨结肠发生过程中起关键作用的基因,其中最经典的是 GDNF/GFRα1/RET 通路和 EDN3/EDNRB 通路。

编码了细胞膜受体酪氨酸激酶的 RET 基因(Ret proto-oncogene)在先天性巨结肠发病中有重要作用,其杂合突变见于约48%的家族性病例和20%的散发型病例,可使先天性巨结肠的发生风险增高达普通人的3 000倍。在正常情况下,胶质细胞源性神经营养因子(glial cell-line derived neurotrophic factor,GDNF)和 GFRα1 等配体与 RET 蛋白结合后,刺激受体二聚化和下游信号通路的激活,在细胞分化、生长、迁移和生存中发挥调节作用。肠神经嵴源性细胞表达的 RET 信号通路活性降低可以明显抑制肠神经系统前体细胞在肠管的定植。目前已有研究证实,在小鼠和斑马鱼等动物中敲除或敲低 RET 基因可导致肠神经节细胞缺乏症的发生。RET 基因不仅在中枢神经系统和周围神经系统的发育中起重要作用,而且还参与了肾脏的发育。

另一个重要的基因异常为 EDN3/EDNRB 信号通路的异常。迁移中的肠神经嵴源性细胞表达的 G 蛋白偶联受体——内皮素受体 B(EDNRB),在与其配体内皮素3(EDN3,于肠管表达)结合时被激活,引导肠神经嵴源性细胞沿着肠管迁移。EDNRB 的信号转导还与维持肠神经嵴源性细胞的增殖状态和抑制其过早分化有关。ENDRB 基因异常见于约5%的先天性巨结肠患者,该基因杂合突变可导致患病风险增高约1 000倍,纯合突变者患病风险增高约3 700倍。

SOX10 基因的异常使先天性巨结肠风险增高4 000倍以上,约4%的患者存在 SOX10 基因突变。SOX10 基因编码 SOX(SRY 相关的 HMG-BOX)转录因子家族的一个成员,该蛋白在与其他蛋白形成蛋白复合物后可作为转录激活因子,对神经嵴和周围神经系统的发育有重要作用。SOX10 可以促进肠神经嵴源性细胞的肠道定植,激活 RET 蛋白的表达。该基因突变除引发先天性巨结肠外,还可引起感音神经性聋、视力缺陷和髓鞘缺陷等。

其他基因如转录因子 *PHOX2B*、*ZFHX1B* 等的异常也可能参与先天性巨结肠的发生。

（二）染色体异常

除基因突变外，染色体异常也可能导致先天性巨结肠的发生风险增高，其中常见的染色体异常是唐氏综合征（21-三体综合征）。约8%的先天性巨结肠儿童患有唐氏综合征，该染色体异常可使先天性巨结肠的发生风险增高50～100倍，提示21号染色体上可能存在先天性巨结肠的相关基因。目前，研究发现，存在于21号染色体上的Ⅵ型胶原蛋白基因可能发挥了重要作用，由于Ⅵ型胶原蛋白基因随染色体数目一同增多，故导致肠壁中Ⅵ型胶原蛋白含量的增多，而该胶原蛋白具有抑制肠神经嵴源性细胞迁移的作用（详见"微环境异常"部分）。也有关于其他染色体异常病例的报道，如10号染色体长臂缺失（q11.2q21.2）患儿同时发生全结肠神经节缺失，导致先天性巨结肠，这可能是由位于10号染色体的 *RET* 等基因同时缺失所致；13号染色体片段缺失（13q22）和2号染色体缺失［del（2）（q22q23）］分别造成 *EDNRB* 和 *ZFHX1B* 基因缺失，可参与引起先天性巨结肠。还有一些染色体异常导致的先天性巨结肠患者中，并不存在截至目前已被发现的关键基因缺失，其发病机制还需进一步深入地研究。

（三）非编码区异常

染色体的非编码区域异常在先天性巨结肠的发生中也发挥着重要的作用。*RET*、*ECE1*、*EDN3*、*EDNRB*、*GDNF*、*NRTN*、*SOX10* 和 *ZFHX1B3* 这几个基因是先天性巨结肠病例中较为常见的突变基因，即使如此，它们也只占病例中不到30%的数量。研究发现，非编码区异常可以通过影响相关基因的表达，参与先天性巨结肠的发生。如内含子1中保守性增强子样序列内的常见非编码 *RET* 变异体与先天性巨结肠的易感性显著相关，其对先天性巨结肠患病风险的贡献是罕见等位基因的20倍，这是由于作为增强子的 MCS＋9.7（multi-species conserved sequences）区域发生突变，改变了 SOX10 这一转录因子结合 *RET* 的位点，并且抑制了 ARNT5/NXF 和 HOXB5 的结合，进而降低 RET 蛋白的表达，增加了先天性巨结肠的发生风险。此外，该突变的遗传还呈现出性别依赖，也部分解释了先天性巨结肠的发病率在男性中高于女性。

（四）微环境异常

微环境异常也可能参与先天性巨结肠的发生。神经嵴源性细胞在沿着肠壁迁移的过程中，受微环境的影响。细胞间质是一种非细胞的三维结构，主要是由胶原蛋白、蛋白聚糖和糖蛋白（如纤维连接蛋白、层粘连蛋白和细胞黏合素）等构成。多种细胞参与了肠壁细胞外基质的形成，包括肠神经嵴细胞。细胞外基质蛋白可通过与分泌至细胞外的配体或跨膜受体相互作用进而影响细胞生存、增殖、分化和迁移，从而改变细胞行为。研究也证实，在正常肠壁中，层粘连蛋白和Ⅳ型胶原蛋白分布均匀，而先天性巨结肠患者的肠壁中，上述分布出现异常。Ⅵ型胶原蛋白的过多沉积可能通过干扰纤维连接蛋白的功能而阻碍肠神经嵴源性细胞迁移。整合素是细胞外基质的主要黏附受体，Ⅵ型胶原蛋白（抑制迁移）和纤维连接蛋白（促进迁移）可能与整合素 β_1 亚单位竞争性结合，而整合素 β_1 亚单位和细胞外基质的相互作用对于神经嵴源性细胞的迁移相当重要。此外，肠神经嵴源性细胞也可以通过分泌细胞黏合素 C（tenascin-C）、胶原蛋白18以及集聚蛋白等，重塑其周围微环境，促进自身迁移。

（五）非遗传因素

虽然遗传因素在先天性巨结肠的发病中发挥了主要作用，其他非遗传因素也可以通过影响 *RET* 信号通路或者其他易感基因，来影响肠神经系统的发育。如维生素 A 缺乏可以抑制视黄酸受体激活而降低 *RET* 基因的转录活性，最终增加了先天性巨结肠的罹患风险。营养、运动、药物使用、病毒感染等外部环境因素，也可能通过影响基因表达或使代谢改变而参与先天性巨结肠的发生。一项纳入了600多万例患者的关于出生缺陷的回顾性研究中发现，受孕季节的不同可能影响先天性巨结肠的发病率（4～9月为高峰），推测这可能与不同季节的气温、空气污染、细菌暴露、病毒暴露和饮食等因素有关，其具体机制尚不清楚。

（六）多因素共同参与先天性巨结肠的发生

目前已知的先天性巨结肠的易感基因只是部分显性的，这可能是由基因之间的相互影响、低外显率风险等位基因和胎儿环境因素共同影响导致的。先天性巨结肠相关基因之间可以存在相互作用，如 *RET* 的转录依赖于 *SOX10*、*PHOX2B* 和视黄酸受体基因所表达的蛋白，Y 染色体性别决定区（SRY）与 SOX10 在 *RET* 调控元件上竞争，可增加男性先天性巨结肠的发病率。

总之，先天性巨结肠是一种复杂的多因素基因病，并不是某个基因或非遗传因素单独异常而引起的，而通常是在多个易感基因改变或遗传和非遗传危险因素的共同作用下，导致了疾病的发生。尽管目前已鉴定出许多先天性巨结肠的危险因素，但复杂的基因 - 基因和基因 - 环境相互作用，即遗传和非遗传因素共同影响控制肠神经嵴源性细胞存活、增殖、分化和迁移的信号转导途径，致使其具体的发病机制相当复杂，仍需要不断地深入研究来揭示。

（孙学军）

参考文献

[1] 中华医学会小儿外科学分会肛肠学组，中华医学会小儿外科学分会新生儿学组. 先天性巨结肠的诊断及治疗专家共识 [J]. 中华小儿外科杂志，2017，38（11）：805-815.

[2] 丁文龙，王海杰. 系统解剖学 [M]. 北京：人民卫生出版社，2015：134-135.

[3] HEANUE TA, PACHNISP V. Enteric nervous system development and Hirschsprung's disease: advances in genetic and stem cell studies[J]. Nat Rev Neurosci, 2007, 8（6）: 466-479.

[4] FURNESS JB, CALLAGHAN BP, RIVERA LR, et al. The enteric nervous system and gastrointestinal innervation: integrated local and central control[J]. Adv Exp Med Biol, 2014, 817: 39-71.

[5] AGIRMAN G, YU KB, HSIAO EY. Signaling inflammation across the gut-brain axis[J]. Science, 2021, 374（6571）: 1087-1092.

[6] HEUCKEROTH RO. Hirschsprung disease - integrating basic science and clinical medicine to improve outcomes[J]. Nat Rev Gastroenterol Hepatol, 2018, 15（3）: 152-167.

[7] OBERMAYR F, HOTTA R, ENOMOTO H, et al. Development and developmental disorders of the enteric nervous system[J]. Nat Rev Gastroenterol Hepatol, 2013, 10（1）: 43-57.

[8] 李春雨. 肛肠外科学 [M]. 2 版. 北京：科学出版社，2022：216-218.

[9] SCHUCHARDT A, D'AGATI V, LARSSON-BLOMBERG L, et al. Defects in the kidney and enteric nervous system of mice lacking the tyrosine kinase receptor Ret[J]. Nature, 1994, 367（6461）: 380-383.

[10] SHEHERD IT, PIETSCH J, ELWORTHY S, et al. Roles for GFRalpha1 receptors in zebrafish enteric nervous system development[J]. Development, 2004, 131（1）: 241-249.

[11] EMISON ES, MCCALLION AS, KASHUK CS, et al. A common sex-dependent mutation in a *RET* enhancer underlies Hirschsprung disease risk[J]. Nature, 2005, 434（7035）: 857-863.

[12] PARIKH DH, TAM PK, VAN VELZEN D, et al. Abnormalities in the distribution of laminin and collagen type IV in Hirschsprung's disease[J]. Gastroenterology, 1992, 102（4 Pt 1）: 1236-1241.

[13] SORET R, MENNETREY M, BERGERON KF, et al. A collagen VI-dependent pathogenic mechanism for Hirschsprung's disease[J]. J Clin Invest, 2015, 125（12）: 4483-4496.

[14] BENAVIDES E, LUPO PJ, LANGLOIS PH, et al. A comprehensive assessment of the associations between season of conception and birth defects, Texas, 1999-2015[J]. Int J Environ Res Public Health, 2020, 17（19）: 7120.

第二节　先天性巨结肠外科治疗的术式选择及疗效评价

对于先天性巨结肠的外科治疗，其治疗的主要目标是切除失神经节肠管，重建有正常神经支配的肠管，同时保留正常的括约肌功能。由于失神经节肠管的受累范围不同，因而术式选择差异较大。按是否保留失神经节直肠和肠管与肛管吻合方式的不同可将术式分为 Swenson 手术、Duhamel 手术和 Soave 手术等，按游离直肠的路径又可将术式分为经腹手术和经肛手术。除此之外，还有一些其他手术，如 Rehbein 手术和 State 手术，目前仍有少数医师在实施。由于对手术方式进行比较的前瞻性研究很少，因此对于个体患者而言，最好的手术方式是外科医师接受过培训并能熟练实施的手术方式。同时，外科医师应高度关注患者的术后管理、患者家属教育及并发症的防治与处理。

一、是否分次手术的选择与评价

对于先天性巨结肠的手术，由于患者的结肠常处于扩张状态，故既往外科医师在手术时，通常会进行二期甚至三期手术，即先进行横结肠右半造瘘手术或回肠造瘘手术，待近端肠管恢复正常粗细并在病理学检查确定失神经节肠管的位置后进行切除吻合；或者先切除造口，后再进行吻合重建。而自1980年开始，一期手术的安全性和有效性逐渐被越来越多的医师报道，特别是经肛拖出术得到应用以后，一期手术逐渐成为主流，现有的荟萃分析等文献均提示，一期手术的安全性和有效性不劣于甚至优于分期手术，同时，一期手术拥有更好的美容效果，特别是其中的腹腔镜辅助手术和完全经肛手术。虽然一期手术已经成为大多数医师和患儿的首选手术方式，但是对于一些复杂或严重的病例，或者无法明确失神经节肠管移行区的病例，实施分期手术仍是有必要的。目前较为认可的进行分期手术的指征包括：①合并严重的小肠炎、结肠炎；②合并肠穿孔，如最常见的盲肠穿孔；③无法进行快速病理诊断明确失神经节肠管节段或者病理科医师对快速病理诊断的经验不足时；④可疑长节段病变；⑤近端肠管极度扩张的状态。目前，针对新生儿，在医师手术技术熟练且新生儿麻醉、监护和管理条件具备的情况下，推荐一期手术。如果条件不成熟、患者肠管扩张严重或合并小肠炎/结肠炎，则应该先行洗肠、应用益生菌等保守治疗，3～6个月诊断明确后再行一期手术。在手术是否分期的选择中，临床医师应根据自身经验和患儿情况个体化地选择较为安全、有效的手术方式，或转诊到条件成熟的专科医师处手术。

二、常用手术方式及评价

（一）Swenson手术

Swenson手术又称经肛门拖出型直肠乙状结肠切除术，该术式最早由Swenson在1948年报道，手术原则为切除整段失神经节肠管，将结肠吻合在肛门括约肌上方，手术最初为经腹游离直肠至腹膜反折下盆底处，将其近端于失神经节肠管终点切断，术中应贴近直肠壁游离直肠，避免切除、损伤盆腔自主神经、血管及其他重要结构，

如阴道、前列腺、输精管和精囊腺等。将远端失神经节肠管经肛门外翻、拖出肛门，并拖出近端正常肠管，与肛管齿状线上方0.5～1cm处的肛管行结肠肛管吻合（图6-2A，彩图见文末彩插）。术中应避免切除齿状线附近黏膜或吻合在齿状线及其下方，以免导致肛管移行区黏膜的过多损伤，而影响患者的术后感觉。术前应使用水溶性造影剂行结肠造影，明确移行段肠管的位置。在腹腔镜微创技术被推广应用后，Georgeson等于1994年报道了使用腹腔镜辅助进行活检以确定失神经节肠管的终点位置并游离直肠及近端肠管的方法，并得到广泛应用；中山大学附属第二医院小儿外科的邓小秋等于2015年报道了腹腔镜Swenson手术和腹腔镜Soave手术的对比，腹腔镜Swenson手术在手术时间和患者的术后住院时间、出血量等方面均优于腹腔镜Soave手术，患者术后早期的便秘、肛门失禁、肛门狭窄等并发症方面稍优于腹腔镜Soave手术，在肠炎及长期并发症方面，两组并无差异。日本医师Yokota等也对比了腹腔镜下Swenson手术和腹腔镜下Soave手术，两组患者在围手术期出血、手术时间及并发症等方面均并未见明显差别。也有医师尝试经肛切断并游离失神经节直肠后向上游离并将近端结肠拖出肛门进行吻合。由于Swenson手术在直肠肠壁外游离，理论上存在损伤盆腔自主神经的风险，一篇稍早期的荟萃分析显示，开腹手术后，患者便秘和失禁的发生率均高于接受经肛拖出手术者，推测其原因可能是早期手术操作相对粗糙，经直肠肠壁外的直肠游离损伤自主神经的概率更大，因此造成了更差的术后效果；而在腹腔镜精细解剖的情况下进行的Swenson手术，在患者的术后长期便秘、失禁及小肠结肠炎的发生率方面均不高于经直肠肌鞘内游离的手术，也有良好的远期功能预后。

（二）Soave手术

Soave手术亦称直肠黏膜剥除鞘内结肠拖出术，由Soave最早于1960年报道，Soave手术的主要原则为黏膜下剥离直肠，保留部分失神经节直肠肌鞘，并将近端正常肠管经肛拖出，固定在失神经节肌鞘内并且和肛管吻合。Soave手术从直肠黏膜下剥离，极大地降低了损伤盆腔重要结构的风险（图6-2B，彩图见文末彩插）。早期的

Soave 手术先经腹游离并于反折近端进入直肠黏膜下层，而后剥离至肛门处。后于 1998 年，De la Torre-Mondragón 和 Ortega 报道了改良的 Soave 手术，即一期单纯经肛门拖出术（transanal endorectal pull-through，TERPT），即改行经肛直肠黏膜剥离。开展单纯经肛门拖出术时，患者采用截石位或俯卧位，俯卧位操作更简单，完全经肛门入路进行，充分暴露患者肛门（盘装拉钩或缝线）后，于齿状线上方 0.5~1cm 处切开直肠黏膜，缝 12~16 针牵引直肠黏膜，进入黏膜下层后，采用钝性与锐性结合的方式由下至上游离失神经节直肠的黏膜数厘米，环形切断肌层并游离至移行区近端，拖出直肠。保留肛管上方的直肠肌鞘 2cm 左右为宜，不宜保留过长，以免后期导致狭窄，将近端肠管经肌鞘拖出，与肛管完成吻合。经肛 Soave 手术避免了腹部切口，拥有更好的美容效果，且避免了经腹部入路手术中可能损伤盆腔自主神经的风险，在长期的并发症如便秘、失禁、肠炎等发生率方面均不劣于传统手术。此外，TERPT 对医疗器械要求更低，部分患者不需要腹腔镜辅助就能够完成该手术，即使在部分不发达国家也能够开展，因此，单纯经肛门拖出术受到越来越多小儿外科医师的青睐，成为治疗短段型及常见型先天性巨结肠的主流手术方法。尽管经肛直肠黏膜剥离手术耗时较长，为充分暴露需要持续牵拉扩肛，引起对肛门括约肌损伤、失禁及出口梗阻等的担忧，但大多数后期随访研究报道了经肛 Soave 手术有良好的远期预后，Thomson 和 Yan 等进行的荟萃分析均显示完全经肛 Soave 手术在术后便秘、失禁等方面不劣于甚至优于经腹手术。

（三）Duhamel 手术

Duhamel 手术亦称直肠后结肠拖出术，Duhamel 于 1960 年首次报道了该术式，该手术保留部分失神经节直肠，术中，将结肠游离后，在腹膜反折附近离断直肠，仅进行直肠后间隙的分离，分离进行至肛管上方，在齿状线上 1cm 处行横切口，将正常肠管通过直肠后间隙拖出至肛管，并与直肠切口环形吻合，使用直线吻合器完成直肠后壁与结肠前壁的侧侧吻合，直线吻合器的侧壁应达直肠的顶端，从而形成一个前方无神经节、后方有神经节支配的新肠腔（图 6-2C，彩图见文末彩插）。许多外科医师认为 Duhamel 手术比 Swenson 手术或 Soave 手术更容易、更安全，无须游离直肠前壁与阴道 / 精囊腺的间隙，减小了盆腔自主神经损伤的概率，同时形成了一个非常大的吻合口，降低了发生狭窄的风险。但由于该手术方式残留了失神经节直肠，形成了一个大的储袋，故导致了便秘及小肠结肠炎发生率的升高。直肠结肠间隔未被完全切开或直肠端保留过长可导致盲袋炎的发生。虽然曾有 Duhamel 手术的结局劣于经肛门拖出术的报道，但近年的两篇荟萃分析文献均显示 Duhamel 手术的远期结果与其他术式的结果相似，且 Mao 等的研究显示接受 Duhamel 手术的患者的小肠结肠炎发生率还低于单纯经肛门拖出术。但 Duhamel 手术中会使用机械吻合器，而 Soave 手术及 Swenson 手术均采

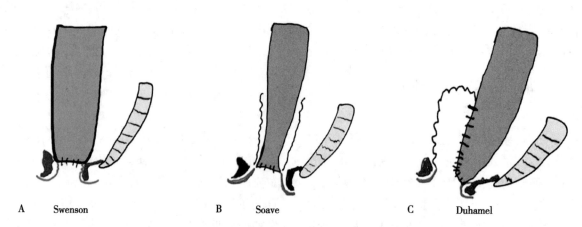

图 6-2　先天性巨结肠常用的三种术式示意图

A. Swenson 手术；B. Soave 手术；C. Duhamel 手术。波浪线条显示失神经节的肠壁（肌层），实线条及橙色肠管显示有神经节肠管。

用手工吻合，因此，开展 Duhamel 手术可能带来医疗费用的上涨。

目前，就上述三种术式，并没有数据表明某种术式在功能方面明显优于其他术式，同时由于先天性巨结肠的发病率相对较低，并且失神经节肠管范围存在差异，仍没有设计严谨的大规模随机对照试验进行，因此在术式的选择上通常因医师和患儿具体情况而有所不同。

三、常用手术入路的选择与评价

（一）腹腔镜辅助的拖出手术及 Duhamel 手术

Georgeson 于 1995 年首次描述了腹腔镜技术在先天性巨结肠手术中的应用。随后，腹腔镜辅助下进行上述三种术式均被广泛报道。腹腔镜辅助下的手术便于活检，便于对结肠充分游离，还能直视观察避免肠管扭转。对于 Swenson 手术及 Soave 手术，使用腹腔镜放大的情况下也能更好地紧贴直肠壁进行直肠游离，达到肛提肌裂孔附近，减小神经损伤的概率。行 Duhamel 手术时，将直肠分离至腹膜反折附近予以离断。会阴部的手术与传统手术类似，腹腔镜手术微创优势明显，具有更短的患者住院时间，早期和中期结果似乎与其他手术相同。完全经肛逆行切除失神经节直肠时，对于失神经节肠管较长的患者，可能因近端肠管游离度不够导致肠管张力过大，增加发生并发症的风险；其次，由于在对比研究中发现，关于直肠乙状结肠移行带，8%～10% 患者在更近端另有移行段，因而术中进行肠壁的活检以明确正常肠管的真正界限是必要的。鉴于腹腔镜手术的上述优势，其主要适用于常见型和长节段型先天性巨结肠。

（二）经肛游离拖出手术

经肛门入路最早由 Torre、Ortega 于 1998 年和 Langer 等于 1999 年描述，并被越来越多的外科医师采用和报道。手术中患者可采用俯卧位或截石位。根据患儿的体形，在齿状线上方 0.5～1.0cm 处做黏膜切口，行 Soave 手术时，术者从肠壁肌肉表面剥离直肠黏膜。尽管缩短直肠肌鞘长度可能降低小肠结肠炎的发生率，也可减少狭窄的发生，无需反复扩肛，但黏膜下剥离术中剥离的长度通常因术者习惯而异，剥离相对长的肌鞘有助于避免盆腔自主神经的损伤，剥离完成后再切除多余肌鞘。也可直接实施 Swenson 手术。沿直肠壁继续向上分离，将进入直肠的血管离断，至完全游离失神经节肠管，并能够将整个直肠和部分乙状结肠经肛门拖出。经肛切除失神经节肠管后，行结肠肛管吻合。对于移行区位于更近端（通常在乙状结肠上段或降结肠）的患者，需要通过腹腔镜或脐部小切口来游离左半结肠和/或结肠左曲，以获得足够长度的结肠，保证无张力吻合的实施。当移行段位于更近端时，可切断中结肠动脉，通过 Deloyers 法将升结肠翻转 180°，保留 10～15cm 升结肠，将其拖出行结肠肛管吻合。经肛门入路手术的并发症发生率低，术后疼痛轻，患儿可更早期进食和出院。但在拖出肠管时应注意翻转，避免乙状结肠扭转而导致后期发生肠梗阻。经肛手术的长期预后缺乏大样本的随机对照研究，但现有的荟萃分析均显示经肛手术在术后长期的便秘、失禁以及肠炎的发生率上不劣于经腹手术。北美的多中心数据显示，单纯经肛门拖出术在患者的术后住院时间、花费、围手术期并发症发生率等方面均优于开腹手术。

四、长节段无神经节巨结肠的手术选择

由于先天性巨结肠的病理过程为神经节细胞的迁移异常，故位于远端的直肠总是受累及，乙状结肠受累亦为常见。但也有患者的神经节缺失可见于更近端的大节段结肠、全结肠甚至小肠。既往教科书中通常将长段型先天性巨结肠定义为移行段位于横结肠中段近端的巨结肠疾病，但 2021 年，美国小儿外科协会（American Pediatric Surgical Association，APSA）结合专家共识及文献评价，建议按降乙交界、5cm 末段回肠来确定先天性巨结肠的分型，其中，失神经节肠管范围超过降乙交界即为长段型先天性巨结肠（LSHD），累及全部结肠及末段回肠 5cm 以内者为全结肠型先天性巨结肠（total colonic hirschsprung disease，TCHD），失神经节肠管累及更多小肠的称为小肠型先天性巨结肠（small intestinal hirschsprung disease），若有神经节肠管距屈氏韧带 <20cm 则称为全肠型先天性巨结肠（total intestinal hirschsprung disease）。对于长段型先天性巨结肠，其中约有 8% 患者存在"跳跃征"，诊断并确定移行段更加困难。大多数患长段型先天性巨结肠的患儿在新生儿时期即

表现出远端小肠梗阻，偶有在断奶后才出现肠梗阻表现者。直肠活检显示肠壁内无神经节细胞，但也有部分病例的乙酰胆碱酯酶染色无异常或者看不到肥大的神经纤维。为了明确移行区的位置，手术设计应包含连续结肠活检这一步骤，在冰冻切片或石蜡切片上寻找神经节细胞，结肠造影对移行段判断的准确性较低（约31%）。这些活检可以通过开腹或腹腔镜进行，也可以通过脐部切口进行。进行阑尾活检可能导致假阳性诊断。因此，较好的方法是进行盲肠活检。一旦确定了失神经节肠管的终止位置，多数医师会提出在该段肠管造口，然后再等待永久性切除远端肠管的确定性手术。在有神经节区域先行造口通常是必要的，这是因为长段型先天性巨结肠患者在术后更容易发生小肠结肠炎（31%~80%）。个别医师也对长段型先天性巨结肠患者进行一期拖出的结肠肛管吻合或结肠肛管吻合手术，但这对病理医师提出了极高的要求。对于存在无神经节肠管的"跳跃区"现象者，仅靠冰冻切片分析神经节状况的难度太高，有可能保留部分失神经节肠管于吻合口近端，导致复发。因此，建议在全结肠切除术之前先进行石蜡切片病理检查明确移行区。

对于长段型先天性巨结肠的手术原则依然是尽可能切除失神经节肠管，然后完成近端肠管和肛管的吻合或近端肠管造口。长段型先天性巨结肠的具体手术方式选择更多地由失神经节肠管的范围决定。全结肠切除后，患者的水分及营养物质的吸收、储便功能均存在显著障碍，还要警惕避免残留失神经节肠管，在手术方式的选择上没有确切的标准，医师的偏好更加明显。

对于还有较多正常结肠残留的LSHD，其术式选择通常和短段型先天性巨结肠相似，将正常结肠通过左侧直接拖出，或通过右侧翻转拖出，采用Swenson手术、Duhamel手术或Soave手术之一的重建方式，完成结肠肛管吻合即可。但对LSHD患者开展手术治疗时通常需要更多的腹腔内操作，包括游离固定结肠左曲，切断中结肠动脉左支或完全切断中结肠动脉，保证结肠血管弓的完整性等。

对于全结肠型先天性巨结肠和小肠型先天性巨结肠，由于要切除绝大部分的结肠，因此如何平衡储便功能和残留巨结肠的多少是手术的关键。而根据美国小儿外科协会的调查，目前文献报道中采用最多的术式仍是Duhamel手术，占所调查患者的45%，即切除乙状结肠近端的所有结肠，将小肠松解后经直肠后间隙拖下来至直肠远端肛门处，并与残留直肠完成小肠直肠侧侧吻合。接受全结肠切除后的Duhamel手术者中，肛门失禁率在手术后初期可高达40%，但生活质量总体可能优于直接拖出肠管行Swenson手术或Soave手术后的生活质量。为克服结肠吸收水分功能的丧失，Martin手术被设计出来，其在长段型先天性巨结肠手术中的占比约为21%，Martin手术实则为延长的Duhamel手术（图6-3，彩图见文末彩插）。为利用结肠黏膜加强对水分的吸收，

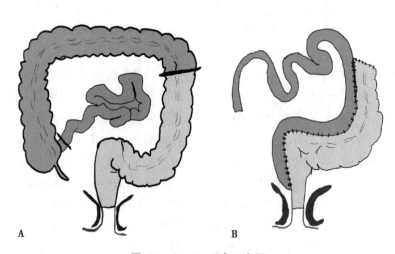

图6-3 Martin手术示意图

A. 蓝色部分肠段为被切除部分；B. 将无神经节的直肠乙状结肠与有神经节的小肠侧侧吻合。

该术式保留失神经节的直肠和乙状结肠,将小肠经直肠后间隙拖下来至肛门口,并完成直肠和小肠间的侧侧吻合以及小肠和乙状结肠间的侧侧吻合,理论上,这样就增加了小肠液在肠管内的吸收,从而减少因大便水分吸收不全而导致的排便次数增加,但该术式似乎也并没能显著改善失禁的情况,且由于失神经节结肠在后期的扩张,患者需要再次手术的概率反而更大。Kimura 手术中采用失神经节的右半结肠作为补片与小肠做侧侧吻合(图 6-4,彩图见文末彩插),以利用升结肠黏膜加强对水分的吸收,通常,Kimura 手术中会先造口,然后在拆除造口后两期完成将小肠结肠的储袋与肛管进行吻合。也有部分医师使用小肠"J"形储袋或小肠直接与肛管吻合。总体来说,采用结肠黏膜作为小肠的补片加强水分吸收的 Martin 手术及 Kimura 手术,可能带来更高的手术并发症发生率,患者的生活质量并不明显优于接受 Duhamel 手术者。虽然 Martin 手术以及 Kimura 手术中应用了结肠补片,有可能因水分吸收较好而导致粪便排出量减少,但术中所保留的失神经节的结肠后期往往会扩张,发生重度小肠结肠炎的概率更大,需要移除或缩小残留的无神经节肠壁/肠管或改行永久性造口。而对于接受小肠"J"形储袋或小肠肛管直接吻合的患儿,研究报道,随着小肠的适应性改变,其排便次数随时间推移,在 3~5 年后会逐渐减少,生活质量尚可,并有望完全恢复。因此,对于长段型先天性巨结肠的手术,美国小儿外科协会并未作出明确的推荐,较多医师倾向于使用 Duhamel

手术,Duhamel 手术既可提供储液囊,并发症发生率也可接受。对于长段型先天性巨结肠,通常采用分期手术,推荐可延迟造口还纳时间至患儿满 3 岁后。

五、先天性巨结肠术后的疗效评价与常见并发症

(一)梗阻与便秘

梗阻是先天性巨结肠术后常见且被用于评价手术效果的并发症之一,梗阻可以表现为排便困难、腹胀、呕吐、严重便秘、腹部膨隆等多种形式,其发生率为 8%~30%。对于梗阻,根据其原因可分为解剖性、病理性和功能性。

解剖性梗阻通常与手术相关。吻合口狭窄是较常见的梗阻原因,通常通过直肠检查或造影剂灌肠即可诊断。根据狭窄的严重程度和长度,可以通过扩张或再次手术重新拖过肠管并进行吻合来解决。此外,梗阻也可能是由于拖出肠管扭转造成,这通常出现于单纯经肛门拖出术,往往需要再次手术。在实施 Duhamel 手术的患儿中,可能因残留的无神经直肠过多且侧侧吻合未贯通保留直肠的全长,造成大便在上方的直肠盲端内积聚,而积聚大便的盲端肠管向后方压迫拖出的肠管而造成梗阻。而在实施 Soave 手术后,残留的直肠肌鞘可能挛缩或者形成瘢痕组织,也可导致拖出的肠管扩张受限而发生梗阻。

病理性梗阻则是由于切除肠管不够,残留无神经节肠管或移行区肠管,导致新直肠依旧呈巨结肠状态而出现梗阻。病理性梗阻需要在直肠指

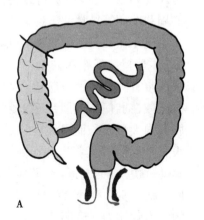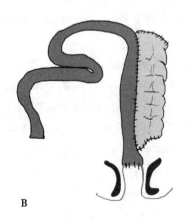

图 6-4　Kimura 手术示意图

A. 切除失神经节的横结肠至直肠(蓝色);B. 将失神经节的升结肠与有神经节的小肠侧侧吻合,将形成储袋后的小肠与肛管吻合。

检和造影剂灌肠排除机械性梗阻后，并且在正确的肠管重复活检中发现神经节细胞缺失或数量不足时才能诊断。也有罕见情况，如拖出过程中肠管血运欠佳，正常肠管可能会发生神经节细胞的丧失。对于病理性梗阻，在重复活检明确手术切除范围不足后，须重新切除、拖出正常肠管用于吻合。

功能性梗阻包括三种形式：肛门内括约肌失弛缓、近端动力异常和憋便行为。肛门内括约肌失迟缓和直肠肛管抑制反射缺失在先天性巨结肠术后是普遍存在的，但仅在少数患儿中引起梗阻。而对于肛门内括约肌失迟缓引发梗阻的诊断须在排除机械性梗阻和病理性梗阻后，对肛门内括约肌和肛门外括约肌注射肉毒杆菌毒素，以确定降低肛门括约肌基线压力是否能缓解梗阻症状，但即使是有肛门内括约肌失迟缓的患者，也仅有部分对肉毒杆菌毒素有反应。对于确有肛门内括约肌失迟缓而引发梗阻症状的患儿，注射肉毒杆菌毒素也是治疗方案之一，对肛门内括约肌失迟缓患者不应轻易采取肛门内括约肌切断术，以免影响长期的控便能力，通常等待几年症状会自行缓解。对于某些梗阻症状，排除机械性因素、病理性因素及肛门内括约肌失迟缓因素后仍未缓解，则需考虑患儿近端肠管存在单处或多处肠动力障碍，对于这种动力障碍，若实施手术治疗需特别谨慎，要在通过放射性核素结肠传输试验和结肠测压等诸多检查确诊的情况下才能进行。最后是憋便行为，即患儿直肠肛管抑制反射缺失常常导致肛门外括约肌压力的增大，导致排出硬便时疼痛加重，患儿不愿排便，这就形成了一个恶性循环，即便秘导致疼痛，疼痛引起憋便，进而加重便秘和结肠扩张。

（二）大便失禁/粪便污染（污粪）

大便失禁和污粪也是先天性巨结肠手术后常见的并发症。通常，对先天性巨结肠手术后的患儿而言，实现自主控便需要具备以下条件：①能够感受到拖出肠管的扩张状态；②能够感知粪便与肛管的接触；③有足够的肛门括约肌张力和适当的结肠动力。这些因素中的任一环节受损都可能导致患儿部分或完全失禁，进而导致污粪（需排除幼儿、有发育迟缓的儿童及有智力障碍的儿童）。临床中，存在解剖结构或生理上的失禁机制

者被称为真性失禁，包括肛门括约肌功能异常和感觉异常；而手术后患儿有完整的控便机制，还是持续出现污粪的情况被称为假性失禁。

先天性巨结肠术后患儿肛门括约肌功能异常所致的真性失禁可能是因经肛手术中过度扩张造成肛门括约肌损伤或者曾有肛门括约肌部分切除/切开史而发生的。对于肛门括约肌功能异常，通常可以通过肛管直肠压力测定或直肠腔内超声识别。而感觉异常引起的真性失禁通常有两种形式：一种是下拉"新直肠"不能感受便意，即患儿无法感知到直肠是否扩张，这种感觉的缺乏可能与潜在的先天性巨结肠固有的动力异常相关，也可能与手术离断血管后，肠管去神经支配有关。这类感觉缺失通常可通过肛管直肠压力测定确诊。另一种感觉异常是患儿无法分辨气体和粪便。目前认为完整的齿状线和肛管变移上皮是分辨肠管内气体和粪便的主要解剖结构，若先天性巨结肠手术中，拖出肠管吻合在齿状线以下即可导致变移上皮的感觉缺失，从而导致污粪。对于肛门括约肌无力和感觉异常所导致的这类真性失禁，通常不采用手术治疗。对大多数患儿而言，最好的治疗方法是通过排便训练来建立排便规律，以达到保持大便干燥、适时排便以清空直肠的效果。保持大便干燥通常通过饮食调整实现，而适时排空直肠则需要通过使用刺激性泻药或灌肠实现。目前，生物反馈训练也是学术界较为推崇的治疗方案之一，尤其是对于肛门括约肌无力的患儿。在部分严重的失禁病例中，当规律的排便训练无法进行时，如唐氏综合征患儿，可考虑行结肠造口，避免持续污粪和因此而产生的肛周并发症等异常的出现。

患儿在肛门括约肌功能和感觉均完好的情况下，术后持续发生污粪则称为假性失禁。假性失禁通常有两种原因：①拖出的"新直肠"无法有效排空或在肛门括约肌水平发生梗阻，导致大便在肠管内大量淤积而最终自行溢出，症状可表现为腹胀、呕吐、排便频繁和污粪等；②当拖出的肠管蠕动过快，动力亢进，粪便在结肠内快速运动，当肛门括约肌和肛门直肠感觉机制面对向肛门推进的剧烈收缩而无法阻止排便时，就会出现粪便不自主排出。对于两种假性失禁之间的差异，可以通过排粪造影或者结肠动力检查明确诊断。对于

粪便淤积引起的污粪，最好通过饮食调整和药物治疗（包括高纤维饮食和刺激性泻药）进行长期排便管理；同时，在大便排空后，应对粪便淤积原因进行全面检查，以排除机械性梗阻、无神经节肠管移行区残留、肛门内括约肌失弛缓和结肠运动障碍等的可能。

综上所述，对先天性巨结肠手术后污粪患儿的治疗方法选择，取决于对污染原因的准确判断，评估时需仔细询问病史，进行体格检查，并结合腹部 X 线检查、排粪造影、肛管直肠压力测定及结肠动力检查等，区分真性失禁或假性失禁并探寻其致病原因，从而根据其致病机制进行相应的处理。

（三）先天性巨结肠相关小肠结肠炎

小肠结肠炎是先天性巨结肠术后的常见并发症评价指标之一，其病因不明，可能与多种因素有关，是肠神经系统异常、黏液蛋白产生异常、免疫球蛋白产生不足和肠道菌群异常等因素综合作用的结果。小肠结肠炎可能在手术前后即存在，其严重程度从轻度到危及生命均有可能。根据肠管受累的范围以及炎症的轻重可表现为一种或多种体征和症状，包括发热、腹泻、呕吐、进食不耐受、腹胀、恶臭便以及严重的细菌入血导致的败血症，腹部影像学检查显示肠管水肿。现有文献报道的小肠结肠炎发病率变异较大，从 30%～80% 不等，但大多数研究表明，手术方式对于其发生率无太明显的影响，无论进行哪种类型的手术，小肠结肠炎的发生率均相似，而长段型先天性巨结肠患儿的小肠结肠炎发生率可能比短段型先天性巨结肠患儿更高。

术后小肠结肠炎的治疗措施包括液体复苏、抗生素、结肠减压和冲洗等。由于小肠结肠炎可能迅速造成患儿全身失代偿，因此其是先天性巨结肠患儿较常见的死亡原因；同时，反复发作的小肠结肠炎也对患儿的控便功能有影响；术前未患小肠结肠炎的患儿在术后也可能发生小肠结肠炎。外科医师向家属宣教这种并发症的风险，并教会其如何早期识别这一并发症，在出现相关症状时尽早返回医院对该并发症的治疗至关重要。

除了上述三项并发症外，先天性巨结肠手术后的其他并发症等也会见于文献评价统计指标。

临床工作中，我们的研究生和规培学员不仅要注意手术细节的学习，更要注意术后管理及对于常见并发症的观察记录，这样才能更好地自我反馈，提高自身临床能力，更好地为患者服务。

（王自强）

参考文献

[1] RUTTENSTOCK E, PURI P. Systematic review and meta-analysis of enterocolitis after one-stage transanal pull-through procedure for Hirschsprung's disease[J]. Pediatr Surg Int, 2010, 26（11）: 1101-1105.

[2] GEORGESON KE, COHEN RD, HEBRA A, et al. Primary laparoscopic-assisted endorectal colon pull-through for Hirschsprung's disease: a new gold standard[J]. Ann Surg, 1999, 229（5）: 678-683.

[3] DENG X, WU Y, ZENG L, et al. Comparative analysis of modified laparoscopic Swenson and laparoscopic Soave procedure for short-segment Hirschsprung disease in children[J]. Eur J Pediatr Surg, 2015, 25（5）: 430-434.

[4] YOKOTA K, UCHIDA H, TAINAKA T, et al. Single-stage laparoscopic transanal pull-through modified Swenson procedure without leaving a muscular cuff for short- and long-type Hirschsprung disease: a comparative study[J]. Pediatr Surg Int, 2018, 34（10）: 1105-1110.

[5] DE LA TORRE-MONDRAGON L, ORTEGA-SALGADO JA. Transanal endorectal pull-through for Hirschsprung's disease[J]. J Pediatr Surg, 1998, 33（8）: 1283-1286.

[6] NEGASH S, GETACHEW H, TAMIRAT D, et al. Hirschsprung disease managed with one-stage transanal endorectal pull-through in a low-resource setting without frozen section[J]. BMC Surg, 2022, 22（1）: 89.

[7] YAN BL, BI LW, YANG QY, et al. Transanal endorectal pull-through procedure versus transabdominal surgery for Hirschsprung disease: a systematic review and meta-analysis[J]. Medicine（Baltimore）, 2019, 98（32）: e16777.

[8] THOMSON D, ALLIN B, LONG AM, et al. Laparoscopic assistance for primary transanal pull-through in Hirschsprung's disease: a systematic review and meta-analysis[J]. BMJ Open, 2015, 5（3）: e006063.

[9] MAO YZ, TANG ST, LI S. Duhamel operation vs. transanal endorectal pull-through procedure for Hirschsprung disease: a systematic review and meta-analysis[J]. J

Pediatr Surg, 2018, 53 (9): 1710-1715.

[10] SEO S, MIYAKE H, HOCK A, et al. Duhamel and transanal endorectal pull-throughs for Hirschsprung' disease: a systematic review and meta-analysis[J]. Eur J Pediatr Surg, 2018, 28 (1): 81-88.

[11] KIM AC, LANGER JC, PASTOR AC, et al. Endorectal pull-through for Hirschsprung's disease-a multicenter, long-term comparison of results: transanal vs transabdominal approach[J]. J Pediatr Surg, 2010, 45 (6): 1213-1220.

[12] KAWAGUCHI AL, GUNER YS, SØMME S, et al. Management and outcomes for long-segment Hirschsprung disease: a systematic review from the APSA Outcomes and Evidence Based Practice Committee[J]. Pediatr Surg, 2021, 56 (9): 1513-1523.

[13] ANDERSON KD, CHANDRA R. Segmental aganglionosis of the appendix[J]. Pediatr Surg, 1986, 21 (10): 852-854.

[14] GOSAIN A, FRYKMAN PK, COWLES RA, et al. Guidelines for the diagnosis and management of Hirschsprung-associated enterocolitis[J]. Pediatr Surg Int, 2017, 33 (5): 517-521.

[15] CHATOORGOON K, PENA A, LAWAL TA, et al. The problematic Duhamel pouch in Hirschsprung's disease: manifestations and treatment[J]. Eur Pediatr Surg, 2011, 21 (6): 366-369.

[16] DICKIE BH, WEBB KM, ERADI B, et al. The problematic Soave cuff in Hirschsprung disease: manifestations and treatment[J]. Pediatr Surg, 2014, 49 (1): 77-81.

[17] WEST KW, GROSFELD JL, RESCORLA FJ, et al. Acquired aganglionosis: a rare occurrence following pull-through procedures for Hirschsprung's disease[J]. Pediatr Surg, 1990, 25 (1): 104-109.

[18] KOIVUSALO AI, PAKARINEN MP, RINTALA RJ. Botox injection treatment for anal outlet obstruction in patients with internal anal sphincter achalasia and Hirschsprung's disease[J]. Pediatr Surg Int, 2009, 25 (10): 873-876.

[19] DI LORENZO C, SOLZI GF, FLORES AF, et al. Colonic motility after surgery for Hirschsprung's disease[J]. Am J Gastroenterol, 2000, 95 (7): 1759-1764.

[20] SAADAI P, TRAPPEY AF, GOLDSTEIN AM, et al. Guidelines for the management of postoperative soiling in children with Hirschsprung disease[J]. Pediatr Surg Int, 2019, 35 (8): 829-834.

[21] DI LORENZO C, BENNINGA MA. Pathophysiology of pediatric fecal incontinence[J]. Gastroenterology, 2004, 126 (1 Suppl 1): S33-S40.

[22] BISCHOFF A, LEVITT MA, BAUER C, et al. Treatment of fecal incontinence with a comprehensive bowel management program[J]. Pediatr Surg, 2009, 44 (6): 1278-1283.

[23] ELHALABY EA, TEITELBAUM DH, CORAN AG, et al. Enterocolitis associated with Hirschsprung's disease: a clinical histopathological correlative study[J]. Pediatr Surg, 1995, 30 (7): 1023-1026.

[24] TEITELBAUM DH, CANIANO DA, QUALMAN SJ. The pathophysiology of Hirschsprung's-associated enterocolitis: importance of histologic correlate[J]. Pediatr Surg, 1989, 24 (12): 1271-1277.

[25] PASTOR AC, OSMAN F, TEITELBAUM DH, et al. Development of a standardized definition for Hirschsprung's-associated enterocolitis: a Delphi analysis[J]. Pediatr Surg, 2009, 44 (1): 251-256.

[26] HACKAM DJ, FILLER RM, PEARL RH. Enterocolitis after the surgical treatment of Hirschsprung's disease: risk factors and financial impact[J]. Pediatr Surg, 1998, 33 (6): 830-833.

第三节　直肠阴道瘘发病机制及诊断方法的热点、难点问题

直肠阴道瘘（rectovaginal fistula, RVF）为直肠前壁黏膜和阴道后壁上皮之间形成的病理性通道，临床表现为阴道内有气体、脓液或粪便排出，患者有长期阴道内感染，伴会阴瘙痒、疼痛等，常给患者造成沉重的心理负担，严重影响其生活质量。直肠阴道瘘极少自行愈合，绝大多数需要手术治疗，手术方式多样，且术后复发率很高。研究显示，直肠阴道瘘首次修补的成功率为70%～90%，复发瘘修补术的成功率则降至40%～85%。

不管是在妇产科还是在肛肠外科，直肠阴道瘘都是处理起来比较棘手的疾病。对于复杂性直肠阴道瘘，目前的常规做法是先行结肠造口，然后再行直肠阴道瘘修补术，最后再完成造口还纳。之所以进行这种分阶段手术处理，主要是因为直肠阴道瘘修补术后容易由于直肠的粪便污染而导致修补失败，故先期行结肠造口以改变粪便

排出路径,旷置直肠,为直肠阴道瘘的修补提供条件。这种传统的修补方法对患者来说需要经历三次手术,对其心理和生理都会造成巨大的打击,同时,这种手术方式增加了直肠阴道瘘患者的心理负担,不利于患者身心健康的恢复。

一、直肠阴道瘘的发病机制

经过一定的证据积累,美国结直肠外科医师协会于2016年首次将直肠阴道瘘的治疗写进指南中,并在2022年进行了更新。在直肠阴道瘘的初始评估和治疗中,必须首先了解其病理学特点,评估可能存在的原因,如产伤、肛窦感染、克罗恩病或恶性肿瘤等,在疾病活动期或处于感染状态时,治疗常常失败。

病因是影响直肠阴道瘘预后的众多因素之一。引起直肠阴道瘘的原因有很多,主要病因依次为产伤、溃疡性结肠炎(UC)、直肠低位前切除术、盆腔恶性肿瘤、盆腔放疗等。直肠阴道瘘是临床上较少见的疾病,是肛门直肠瘘中的一种,仅占肛门直肠瘘的5%。目前,直肠阴道瘘有多种分类方法:根据瘘管在直肠阴道隔上的位置分为低位瘘、中位瘘和高位瘘;根据治疗难易程度分为单纯性瘘和复杂性瘘。大多数(约占88%)的直肠阴道瘘是由产伤引起的;其次,在炎症性肠病(特别是克罗恩病)患者中,直肠阴道瘘的发病率为0.2%~2.1%。近年来,直肠阴道瘘逐渐成为了使用吻合器或置入异体材料的痔手术或盆底直肠手术后的一种常见并发症。据报道,低位直肠切除术后直肠阴道瘘的发病率为0.9%~2.9%。目前,尚无直肠阴道瘘的相关预防措施。对于盆底手术后患者,可先行粪便转流以降低发生直肠阴道瘘的风险;对于克罗恩病致瘘的患者,术前需严格控制患者症状,诱导、维持缓解。除了产伤,近年来随着低位直肠癌保肛手术数量的增加,相关医源性损伤也逐渐增多,同时,盆腔恶性肿瘤的放疗、结直肠恶性肿瘤的放疗及炎症性肠病都是导致直肠阴道瘘发生的病因和导致其术后复发的高危因素。

(一)直肠阴道瘘按位置分类

1. 低位 直肠侧瘘口位于或低于齿状线,阴道侧瘘口位于或低于阴唇系带;或直肠侧瘘口位于齿状线处或其上方,在阴道侧开口于阴唇系带处。

2. 中位 在低位及高位之间,内口累及直肠阴道隔,开口在阴道中下段。

3. 高位 直肠侧瘘口位于直肠的中1/3以上,阴道侧瘘口位于或高于宫颈平面的阴道后穹隆处,位于直肠阴道隔上段,有腹膜覆盖,通常需经腹修补。

(二)直肠阴道瘘按大小分类

1. 小型 瘘口直径<0.5cm。

2. 中间型 瘘口直径0.5~2cm。

3. 大型 瘘口直径>2.5cm。

(三)根据瘘口在阴道内的位置、大小及病因分类

将直肠阴道瘘分为单纯性瘘和复杂性瘘。单纯性瘘定义为发生于阴道的中低位,直径<2.5cm,可为一个瘘口,也可为两个或两个以上的瘘口,多为由创伤或感染因素引起的瘘;复杂性瘘则定义为发生于阴道高位,直径>2.5cm,多为由炎症性肠病、放疗或肿瘤引起的瘘,此外还包括修补失败的复发瘘。

二、直肠阴道瘘的初始评估

根据病史及直肠指诊、阴道指诊或探针检查,直肠阴道瘘的确诊率为74%,对于一些极小的瘘则需要借助直肠腔内超声、直肠镜、阴道镜等检查。诊断要点如下。

1. 症状 粪便从阴道内流出。

2. 阴道镜检查 在阴道窥器下可看到瘘口,或可用子宫探子检查到瘘口,肛门内指端可触及探子头部。

3. 辅助检查

(1)X线造影检查:从阴道内注入造影剂,然后拍摄正、侧位片,以显示瘘管并提示瘘管的位置。

(2)亚甲蓝染色检查:在阴道窥器下检查,如有可疑直肠阴道瘘,则先在直肠内相应部位放一干净纱条,在可疑部位涂上亚甲蓝,如纱布上有染色即可确认。

以上几项中有一项者,即可确诊。

在麻醉状态下检查和影像学评估往往是必要的,其目的为确定瘘管的解剖形态和评估受累的组织,对选择合理的手术方式和手术路径至关重要。修复过程中还应该注重对患者肛门括约肌

功能的评价，肛门功能将影响治疗方式的选择。因此，评估肛门括约肌的解剖和功能是评估直肠阴道瘘患者的关键步骤。以下两方面必不可少：①对直肠阴道瘘进行全面的术前评估；②基于患者病情和术者个体化的经验制订直肠阴道瘘的治疗方案。全面而完整的术前评估应该包含病因学的评估和对瘘及周围组织的解剖学评估。不同病因引起的直肠阴道瘘存在各自的特点，需要根据病因进行特殊的检查。产伤是引起直肠阴道瘘的最常见的原因，产伤导致的直肠阴道瘘常常合并肛门括约肌的损伤。因此，除了常规关注瘘管位置和瘘口大小外，还应当对直肠阴道瘘患者常规进行 Wexner 评分来明确术前患者是否存在肛门失禁的情况。炎症性肠病（尤其是克罗恩病）也是引起直肠阴道瘘的常见病因，炎症性肠病是否处于活动期以及是否合并直肠炎是影响手术成败的关键因素。因此，推荐在术前行结肠镜检查，明确患者肠管的情况，以便为患者选择最合适的治疗手段及治疗时机。直肠恶性肿瘤和妇科恶性肿瘤的手术及放射性治疗同样可能引发直肠阴道瘘，对于这类患者，术前必须首先明确是否有肿瘤复发的迹象，否则手术修补便毫无意义。因此，一个全面的解剖学评估应该包括以下信息。①瘘口距肛缘和阴道口的距离：《铁林迪妇科手术学》中将距肛门 > 3cm 的瘘管称为直肠阴道瘘，靠近肛门括约肌、距肛门在 3cm 以内者称为肛门阴道瘘。产伤所致直肠阴道瘘多位于阴道下段或中下段，会阴 IV 度裂伤修补未愈也可以被看成肛门阴道瘘。而妇科盆腔手术，如经阴道子宫全切术和 / 或附件手术所引发的瘘多位于阴道上段或阴道断端。而阴道闭锁、先天性无阴道患者的造穴或阴道后壁修补术等，根据损伤直肠部位不同，其所引发的瘘可位于阴道上、中、下段。先天性直肠阴道瘘中，以位于阴道下段或阴道前庭者为多见。瘘口位置低，容易暴露，修补相对方便；瘘口位置高，暴露和操作困难相对较大；②瘘管的数目：较大的瘘口容易发现，较小的瘘口不易发现，可能仅表现为某处瘢痕，或鲜红色的小肉芽组织，而见不到瘘口。一些复杂的直肠阴道瘘可能有多个瘘口和窦管，窦管可能崎岖，阴道与直肠不在同一平面，此时需用探针或者内镜检视、亚甲蓝或者过氧化氢注射等方法

进行探查；③瘘口的直径；④是否合并直肠阴道隔和会阴体的活动性炎症反应或脓肿；⑤直肠的顺应性及邻近直肠黏膜的健康情况；⑥肛周结构的完整性和肛门括约肌功能：需要在修补瘘管的同时，修复括约肌损伤，以免使患者遗留大便失禁的痛苦。

直肠阴道瘘的影像学检查方法包括直肠腔内超声、阴道造影、钡剂灌肠、CT 及 MRI 等，其中直肠腔内超声较常用，通过直肠腔内超声检查可确定直肠阴道瘘的位置，该检查能较好地评估肛门括约肌损伤程度、可发现分支窦管、评估局部炎症反应和脓肿。但直肠腔内超声视野小，仅能观察直肠壁，不能评估直肠阴道周围病变。

近年来，直肠 MRI 亦被广泛应用于对直肠阴道瘘的评估。由于其在发现瘘口、术前检测肛门括约肌功能障碍、评估局部炎症反应和脓肿方面的卓越表现，MRI 在直肠阴道瘘患者的术前解剖学评估中的地位愈发举足轻重。Dwarkasing 等推荐在有条件的情况下，应当对直肠阴道瘘患者在术前行 MRI，对直肠阴道瘘进行临床分型，对于放疗相关的直肠阴道瘘患者，可选择使用阴道镜加瘘管造影以除外可能发生的小肠阴道瘘或结肠阴道瘘。

MRI 评估对实现直肠阴道瘘的标准化评估及随后的手术治疗方案的制订都极其重要。基于患者病情和术者个体化的经验制订的直肠阴道瘘治疗方案包括选择合适的手术时机和合理的手术方式。手术时机的选择是手术成功的关键。对于新鲜的手术创伤或外伤所引起的直肠阴道瘘，原则上应立即进行修补。对于肛周感染或炎性疾病引起的直肠阴道瘘，由于周围组织充血、水肿，很难找到直肠、阴道之间的正确层面，不适合立即手术修补，应该将控制炎症反应作为治疗的首要目标。对于复杂的直肠阴道瘘同时合并直肠阴道隔脓肿的患者，可先采用引流挂线的方式充分引流组织深部间隙的脓肿，为随后的根治性手术创造条件。直肠阴道瘘的手术入路和手术方式多种多样，我们认为具体选择何种手术方式主要取决于瘘及周围组织的解剖特点、患者肛门括约肌的完整性以及之前的手术修补史。

直肠肛管 MRI 能很好地显示周围的肛门括约肌、瘘管及内口，可对直肠阴道瘘进行临床分

型，但其检查视野较小，不能提供盆腔整体病变的信息。使用 MRI 相控阵体部线圈，能从冠状位、矢状位、轴位等多角度观察患者盆底的复杂解剖结构，充分显示微小瘘管与阴道及肛管直肠周围肌肉的关系，对于评估瘘管形态以及评估肛门括约肌功能有较大意义。静息状态下的直肠、阴道均处于闭合或半闭合状态，直肠及阴道壁较厚，瘘管空虚、内无液体，MRI 显示欠清。在直肠和阴道内灌入超声耦合剂，充分扩张直肠、阴道和瘘管，可增强瘘管与周围正常组织的对比度，且超声耦合剂在 MRI 图像上不产生伪影。矢状位最利于观察瘘管的位置及直肠肛管、阴道、瘘管三者的解剖关系，结合轴位图像，可准确评估瘘口的数量、大小及与周围组织结构的关系。关于直肠阴道瘘的 MRI 表现，在 T_2WI 及脂肪抑制 T_2WI 序列上，瘘管内部含有耦合剂或混杂脓液呈明显高信号，括约肌组织及瘘管壁呈低信号，脂肪抑制序列上脂肪呈低信号，使得瘘管与周围脂肪、肌肉、瘘管壁形成鲜明对比。非活动期瘘管壁为纤维瘢痕组织，一般强化不明显；活动期瘘管壁含丰富的肉芽组织，增强扫描明显强化，内部液体无强化，病灶呈环形或边缘强化，DWI 呈高信号。T_1WI 可清晰显示瘘管与周围盆底解剖结构的关系。将以上序列结合，可准确评估直肠阴道瘘。MRI 诊断直肠阴道瘘主瘘管的灵敏度、特异性、阳性预测值、阴性预测值均为 95.5%，受试者操作特征曲线下面积（area under curve，AUC）为 0.955，诊断价值较高。此外，MRI 可同时发现并发肛瘘、肛周脓肿、肛门内括约肌损伤及会阴肌损伤。

通过 MRI 诊断直肠阴道瘘时，需明确内口数量及位置。处于炎症活动期时，内口在 T_2WI 及脂肪抑制序列表现为点状高信号，DWI 呈高信号，增强扫描呈明显强化，如观察到瘘管走行与直肠腔或阴道腔直接相通，即可明确内口位置。如瘘管末端紧贴于直肠、阴道外壁，根据直肠阴道瘘的病因学和瘘管末端位置可判断间接内口位置。间接内口可能是由于瘘管纤维化、闭锁导致内口细小造成的。但需注意假阳性结果的存在，需要进行判断。通过 MRI 诊断直肠侧内口、阴道侧内口的灵敏度分别是 95.5%、88.5%，特异性分别为 90.9%、92.3%，阳性预测值分别为 91.3%、

92.0%，阴性预测值分别为 95.2%、88.9%，AUC 分别为 0.904、0.932，诊断价值较高。虽然既往修补失败是直肠黏膜推移皮瓣术的危险因素，但有报道称再次行直肠黏膜推移皮瓣术的成功率为 55%～93%。尽管造口转流不能显著改善直肠黏膜推移皮瓣术治疗直肠阴道瘘患者的结果，但可根据患者的具体情况考虑实施。

直肠黏膜推移皮瓣术治疗直肠阴道瘘的成功率为 41%～78%。这一结果的差异性与致瘘病因、手术操作技术以及对瘘管愈合定义的差别有关。直肠黏膜推移皮瓣术失败的相关危险因素包括：肛门括约肌功能损伤、肛门镜或肛管直肠压力测定提示肛门括约肌功能不全、克罗恩病、复杂性瘘以及复发性瘘。因此，更全面的术前检查及评估对于指导直肠阴道瘘手术方式选择、提高直肠阴道瘘的修补成功率十分重要。

三、总结

直肠阴道瘘的治疗虽然历经了百年的历史，但通往疾病治愈的道路仍然充满着荆棘和挑战。现阶段，我们只有在全面术前评估的基础上，制订合理的治疗方案，才能最大程度地提高直肠阴道瘘的治愈率，改善患者的生活质量。细致的专科体检是明确诊断的基础，磁共振成像和直肠彩超可以协助我们对直肠阴道瘘和周围组织的情况进行精确的标准化评估。合适的手术时机和良好的肠道准备是手术成功的前提，虽然目前治疗直肠阴道瘘的手术入路和方法很多，但并没有治疗各种直肠阴道瘘的最佳手术方式，仍需根据瘘口及周围组织的解剖特点、肛门括约肌的完整性以及之前的手术修补史进行个体化选择。加强围手术期的管理，对于提高手术成功率、降低复发率同样至关重要。

（张　卫）

参考文献

[1] OMMER A，HEROLD A，BERG E，et al. German S3-guideline: rectovaginal fistula[J]. Ger Med Sci，2012，10: Doc15.

[2] DE PARADES V，DAHMANI Z，BLANCHARD P，et al. Endorectal advancement flap with muscular plication: a modified technique for rectovaginal fistula

repair[J]. Colorectal Dis, 2011, 13(8): 921-925.

[3] PITEL S, LEFEVRE JH, PARC Y, et al. Martius advancement flap for low rectovaginal fistula: short- and long-term results[J]. Colorectal Dis, 2011, 13(6): e112-115.

[4] GIORDANO A, DELLA CORTE M. Non-operative management of a rectovaginal fistula complicating stapled haemorrhoidectomy[J]. Int J Colorectal Dis, 2008, 23(7): 727-728.

[5] LI DESTRI G, SCILLETTA B, TOMASELLI TG, et al. Rectovaginal fistula: a new approach by stapled transanal rectal resection[J]. J Gastrointest Surg, 2008, 12(3): 601-603.

[6] GOTTGENS KW, HEEMSKERK J, VAN GEMERT W, et al. Rectovaginal fistula: a new technique and preliminary results using collagen matrix biomesh[J]. Tech Coloproctol, 2014, 18(9): 817-823.

[7] VOGEL JD, JOHNSON EK, MORRIS AM, et al. Clinical practice guideline for the management of anorectal abscess, fistula-in-ano, and rectovaginal fistula[J]. Dis Colon Rectum, 2016, 59(12): 1117-1133.

[8] 王辉, 张帆, 韩宝, 等. 分流造口术对直肠阴道瘘患者预后的影响[J]. 检验医学与临床, 2017, 14(17): 2638-2640.

[9] 折占飞, 吕毅. 直肠阴道瘘临床研究进展[J]. 中华胃肠外科杂志, 2014, 17(12): 1250-1254.

[10] 王丹, 汤献忠. 弧形直肠推移瓣治疗低位直肠阴道瘘的体会(附 11 例报告)[J]. 结直肠肛门外科, 2014, 20(1): 63-65.

[11] ZOULEK E, KARP DR, DAVILA GW. Rectovaginal fistula as a complication to a Bartholin gland excision[J]. Obstet Gynecol, 2011, 118(2 Pt 2): 489-491.

[12] QUERALTO M, BADIOU W, BONNAUD G, et al. Vaginal flap for rectovaginal fistulae in Crohn's disease[J]. Gynecol Obstet Fertil, 2012, 40(3): 143-147.

[13] 任东林. 肛肠疾病治疗中的关注点[J]. 临床外科杂志, 2018, 26(4): 245-247.

[14] 胡邦, 任东林. 结直肠肛门良性疾病的诊疗进展[J]. 结直肠肛门外科, 2019, 25(1): 1-5.

[15] YIN HQ, WANG C, PENG X, et al. Clinical value of endoluminal ultrasonography in the diagnosis of rectovaginal fistula[J]. BMC Med Imaging, 2016, 16: 29.

[16] DWARKASING S, HUSSAIN SM, HOP WC, et al. Anovaginal fistulas: evaluation with endoanal MR imaging[J]. Radiology, 2004, 231(1): 123-128.

[17] BALCI S, ONUR MR, KARAOSMANOGLU AD, et al. MRI evaluation of anal and perianal diseases[J]. Diagn Interv Radiol, 2019, 25(1): 21-27.

[18] MACCIONI F, AL ANSARI N, BUONOCORE V, et al. Prospective comparison between two different magnetic resonance defecography techniques for evaluating pelvic floor disorders: air-balloon versus gel for rectal filling[J]. Eur Radiol, 2016, 26(6): 1783-1791.

[19] 刘得超, 李文儒, 王馨华, 等. 肛瘘磁共振成像分型[J]. 中华胃肠外科杂志, 2018, 21(12): 1391-1395.

[20] 袁芬, 周智洋. 肛瘘的磁共振成像应用及进展[J]. 青岛大学医学院学报, 2016, 52(4): 500-501.

[21] 林杨皓, 连永伟, 朱文淼, 等. MRI 直肠阴道造影在直肠阴道瘘分类中的应用[J]. 中国中西医结合影像学杂志, 2021, 19(4): 360-363.

[22] 韩金花, 袁芬, 王琦, 等. 磁共振 LAVA 技术在复杂性肛瘘内口诊断中的应用价值[J]. 医学影像学杂志, 2017, 27(6): 1123-1127.

[23] 蔡香然, 孟悛非, 张中伟, 等. 肛瘘的高分辨 MRI 表现[J]. 中华放射学杂志, 2007, 41(7): 712-715.

第四节 直肠阴道瘘手术方式的合理选择及远期疗效评价

直肠阴道瘘(rectovaginal fistula, RVF)是先天性或后天获得性的肛管或直肠与阴道之间的病理性通道。直肠阴道瘘占所有肛门直肠瘘的 5%。先天性直肠阴道瘘可伴有或不伴有肛门直肠畸形；后天获得性直肠阴道瘘多由产伤、克罗恩病、肛窦感染、恶性肿瘤、放射性损伤、憩室炎、储袋炎、手术创伤、外伤等所导致。根据瘘口位置的高低，直肠阴道瘘可被分为：①低位，即瘘管位于远端直肠(齿状线或以下)与后侧阴唇系带之间；②高位，即瘘管位于阴道上段(子宫颈平面)与直肠之间；③中位，即瘘管位于高位与低位之间。直肠阴道瘘也可被分为单纯性瘘(位置低、直径<2cm，常由产伤或感染引起)与复杂性瘘(位置较高，直径较大，由放疗、恶性肿瘤或盆腔手术并发症所导致者及多次修补失败者)。

一、直肠阴道瘘的外科治疗

极少有直肠阴道瘘可自愈，多需手术治疗。直肠阴道瘘存在治愈率低、复发率高等问题，很多患者会经历不止一次手术,严重影响患者生理、心理健康,对患者和医师都是很大的挑战。直肠阴道瘘治疗成功率低与多种因素有关:直肠阴道隔缺少肌肉,本身薄弱,加之处于直肠高压区,易发生感染,难以愈合;反复手术致周围组织血供不佳、瘢痕严重等。

直肠阴道瘘病因各异,瘘管位置及周围组织情况也各不相同,术前需充分评估患者的瘘管位置、瘘管走行、会阴体厚度、肛门括约肌完整性、肛门功能、直肠顺应性及黏膜健康状况等。个性化地选择手术方式是治疗成功的关键。阴道直肠双合诊、探针、过氧化氢检查、亚甲蓝染色、阴道镜、直肠乙状结肠镜可被用于评估、确认瘘管位置,对于隐蔽的直肠阴道瘘建议在麻醉下检查;影像学检查如腔内超声、MRI 有助于确定瘘管的位置、走行及评估肛门括约肌的完整性,通过肛管直肠压力测定可以评估肛门括约肌功能及直肠顺应性。对于炎症性肠病、放射性损伤、肿瘤等,需要另外根据疾病进行内镜、影像学、病理等相关评估(图 6-5)。

二、手术方式的选择

先根据病因进行评估,评估是否存在急性感染、是否处于克罗恩病活动期、恶性肿瘤进展状态等,若存在急性感染则先需要引流挂线,一般需要 3~6 个月,待水肿及炎症消退后,行进一步修复。合适手术方式的选择需要根据直肠阴道瘘位置的高低、局部组织的情况、肛门括约肌复合体的状况、既往手术修复情况等而定。

(一)经肛门直肠入路修补

1. 直肠黏膜推移皮瓣术(endorectal advancement flap) 该技术最早于 1902 年由 Noble 提出,后几经改良,适用于低位、中位直肠阴道瘘,是目前临床上较常用的手术方式,手术成功率为 41%~88%,是大多数直肠阴道瘘患者的首选手术方式。于瘘的远端切开直肠黏膜、黏膜下层、部分肛门内括约肌,切除含瘘的远端皮肤、黏膜后,用直肠黏膜瓣覆盖直肠阴道隔的缺损处,开展该术式时失败的原因多为黏膜瓣的回缩或坏死,因此,为保证其血供,需注意保证推移瓣具

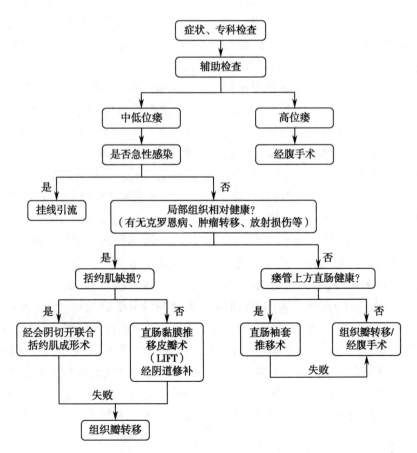

图 6-5 直肠阴道瘘的治疗流程

有足够的厚度及宽度，即其游离后的基底部宽度需为顶部处的 2 倍以上，且需保证覆盖后吻合无张力。对于伴有肛门失禁的女性同时行肛门括约肌成形术，改善其肛门功能的同时可明显提高手术成功率。Tsang 等观察了 52 例患者共行 62 次直肠阴道瘘修复，均为相对简单的产伤性直肠阴道瘘，接受直肠黏膜推移皮瓣术者的治愈率为 40.7%（11/27），而联合肛门括约肌成形术（部分叠加肛提肌成形术）者的治愈率则为 80.0%（28/35）。直肠黏膜推移皮瓣术的优势是能封闭瘘管高压端，不切开会阴体、不切断肛门括约肌，肛门失禁风险低，安全性高，具有可重复性，且不强制转流造口。Studniarek 等进行了时长 25 年的单中心随访观察，直肠黏膜推移皮瓣术成功率为 57.9%（22/38）。Lowry 等观察到初次进行黏膜瓣推移修复时有 88% 的成功率，在行两次及以上推移后成功率则下降至 55%。

2. 直肠袖套推移术（rectal sleeve advancement） 该技术于 1991 年由 Berman 首次报道，适用于瘘管累及直肠周长 1/3 以上、直肠壁或有多个内口的直肠阴道瘘。手术方式为从齿状线平面开始游离至黏膜下层做一环形切口，沿肛门内括约肌表面向上游离，充分游离远端直肠，游离至病变组织切除后直肠仍可无张力地与肛门吻合固定于齿状线上，阴道侧开放引流。该技术需要患者的瘘口上方直肠组织相对健康且肛门周围正常的括约肌结构。Simmang 等采用该技术治疗克罗恩病直肠阴道瘘伴有直肠狭窄的患者，切除狭窄环后进行吻合，疗效满意。

2009 年，Schouten 对该手术方式进行改良，观察了 8 例患者，其中 6 例采用经骶尾部入路的 Kraske 后入路，2 例采用经腹入路，治愈率为 75%（6/8），其中 1 例采用 Kraske 后入路的患者不能游离出足够吻合的肠管而转经腹，故 Kraske 后入路手术的实际治愈率为 60%（3/5），该手术中患者取俯卧折刀位，自左侧骶尾关节外侧开始，至肛门外括约肌上方做弧形切口，切除尾骨远端，更有助于充分暴露盆底，露出直肠远端，游离近端直肠环周，袖状切除病变直肠，将直肠阴道隔的缺损闭合两层，近端直肠与齿状线吻合。其优势是以直肠覆盖瘘口，避免了因组织瓣转移所致的性交困难等并发症的发生，但其创伤较大、操作复杂。

（二）经会阴入路修补

1. 肛门括约肌间瘘管结扎术（LIFT） LIFT 是 Rojanasakul 于 2007 年发明的手术方式，目前已被广泛应用于肛瘘的治疗。也可用于低位直肠阴道瘘的治疗。在患者的会阴做横形切口，沿肛门内、外括约肌间平面分离至瘘管，结扎，切开瘘管，闭合创面。Schwandner 治疗了 7 例患者，仅 1 例行造口转流，治愈率为 57.1%（4/7），其优势是游离组织少、操作相对简单、损伤较小。

2. 经会阴入路吻合器直肠阴道瘘切除闭合术 适用于治疗中、低位直肠阴道瘘。手术方式为于阴道与直肠之间做"U"形切口，分离直肠阴道隔，使用腔镜直线切割缝合器切开并闭合瘘管，用可吸收线将会阴两侧筋膜组织、肛门外括约肌深部相对缝合，以将肠壁侧瘘管残端包埋，术中联合肛提肌成形术和 / 或肛门括约肌成形术。林宏城等采用该方法治疗非克罗恩病直肠阴道瘘 15 例，疗效显著，治愈率达 86.67%（13/15），腔镜直线切割缝合器可更好地承受来自直肠的高压力，肛提肌、肛门括约肌成形术在加强直肠阴道隔组织的同时降低了瘘管闭合口的张力。

3. 组织瓣转移修补 适用于缺少健康的支持组织、空腔较大或曾多次修补失败的复发性及复杂性直肠阴道瘘。其优点是将健康、带血供的组织植入直肠与阴道之间，增加直肠阴道隔的厚度，改善其血供，从而提高治愈率。但手术操作较复杂，存在转移组织局部缺血坏死、感染的可能，通常需要辅助行转流性结肠造口术。目前常用的组织瓣转移修补包括以下几种。

（1）大阴唇脂肪垫和球海绵体肌修补（Martius 法）：Martius 法最早于 1928 年由 Martius 提出，即应用球海绵体肌和大阴唇脂肪垫进行转移植入，血供来源于闭孔动脉、阴部内动脉及阴部外动脉。总体有效率为 60%～94%。手术方式为于患者会阴做一横形切口，沿直肠阴道隔向上分离至瘘管，再向上充分分离，切除瘘管、闭合直肠侧瘘口，垂直切开大阴唇，游离阴唇脂肪垫及球海绵体肌，游离时注意保护血供，将游离好的组织瓣旋转植入直肠阴道隔的直肠闭合口上方并将组织瓣固定于直肠闭合口上方。Trompetto 等观察了 Martius 法治疗低位直肠阴道瘘 24 例，成功率达 91.7%（22/24），对于瘘管直径 >1cm、经历两次及以上手术或局部组织存在慢性炎症的患者，可考虑将其作为一线治疗方法。Martius 法的并发症多为组织瓣缺血、坏死以及感染，术中需避免血管蒂扭转，其他并发症有性交困难、大阴唇处感觉减退及瘢痕增生等。

（2）股薄肌肌瓣转移（gracilis muscle transposition）：于 1928 年由 Garlock 首次描述，股薄肌肌瓣转移适用于瘘口较大或复发性直肠阴道瘘。利用血供丰富的股薄肌加强直肠阴道隔，减少会阴无效腔并关闭瘘口，总体治愈率为 50%～92%。术中患者取截石位，做会阴横切口后按解剖结构分离直肠阴道隔，确认瘘管位置后继续向上分离约 2cm 至健康组织，分别于直肠、阴道侧闭合瘘口，直肠侧闭合瘘口时可联合直肠黏膜推移皮瓣术。沿患者大腿内侧在股薄肌上方做纵行皮肤切口（可沿股薄肌做长切口或在近端及远端分别做小切口），游离股薄肌，注意保护肌肉穿支血管及神经，将股薄肌由皮下隧道穿至会阴，注意避免扭转，以免影响血供，将肌肉固定于直肠阴道隔分离处的顶端，闭合会阴切口。Frontali 等回顾性观察了 61 例股薄肌转移治疗直肠阴道瘘的病例（其中 10 例为回肠肛管吻合术后回肠阴道瘘），治愈率为 60.7%（37/61），其中克罗恩病相关直肠阴道瘘的治愈率为 56.7%（17/30），所有患者中会阴部并发症的发生率为 25%，其中 3 例发生严重并发症：因感染、会阴切口及阴道裂开而再次手术，基于该中心的前期研究，所有患者均行转流造口。张彦斌等治疗了 40 例直肠阴道瘘患者，早期治愈率为 72.5%（29/40），22.5% 患者（9/40）出现薄肌转移侧大腿麻木、疼痛。Chen 等报道了 11 例患者，对其进行健康状况调查简表（SF-36）评分、Wexner 评分后发现这些患者的生活质量和大便失禁情况得到明显改善。股薄肌肌瓣转移较 Martius 法更为复杂、创伤更大，发生转移供区感染等并发症的风险较高，建议辅助行粪便转流。

对于伴有大便失禁的患者，可采用改良股薄肌肌瓣转移，将远端股薄肌肌腱转位环绕肛管，固定于同侧耻骨或坐骨骨膜以加大肌肉张力，改善患者的肛门自控功能。

（3）阴股沟组织瓣修复：于 1989 年由 Wee 和 Joseph 首次描述，使用阴部内侧组织瓣修复中、低位直肠阴道瘘。对于阴股沟组织瓣，根据所需填充的组织量，选择以闭孔动脉前支或以阴唇后动脉外侧支为血管蒂的皮瓣，术前采用多普勒超声血流探测仪确定血管走行及位置，设计皮瓣保证其轴点旋转后较瘘口直径大 1～2cm，切开皮肤、皮下组织达深筋膜平面，进行旋转、覆盖、无张力缝合。原野等观察了 18 例使用此方法修复中、低位直肠阴道瘘的病例，随访 6 个月以上均治愈、无复发。阴股沟组织瓣修复后瘢痕较小、符合美学要求，但皮瓣较短不用于治疗高位直肠阴道瘘，且不适用于因放射及手术等而损伤的肛周皮肤。

4. 经会阴直肠切开术　经会阴直肠切开术适用于治疗伴有不同程度肛门括约肌损伤及大便失禁的直肠阴道瘘。手术方式为用探针穿过瘘管，沿探针切开瘘管，切开会阴体、肛管、肛门括约肌复合体，形成类似于可控的Ⅳ度会阴撕裂伤的切口，分离阴道后壁及直肠前壁，修补直肠壁，再按解剖结构进行分层缝合修补。其优势是切除了瘘管，治愈率较高，达 78%～100%，手术视野清晰，便于开展肛门括约肌成形术及会阴体重建；缺点是切断了肛门括约肌，对肛门功能有所损伤，基于 Shafik 的"三肌袢学说"，该手术方式切断了基底袢、中间袢，保留了由肛门外括约肌深部及耻骨直肠肌组成的对自控功能起决定作用的尖顶袢，多项研究表明术后患者的肛门功能还是可接受的。Hull 等回顾性观察了 42 例接受经会阴直肠切开术的患者（其中 38 例产伤，3 例克罗恩病，1 例隐窝腺感染），治愈率达 73.8%（31/42）。申震等采用经会阴直肠切开术治疗了 20 例产伤为主的中、低位直肠阴道瘘，随访（7±2.6）个月，均治愈，6 例患者在术后发生切口红肿及脓性渗出等并发症，经换药后愈合。Hull 回顾了 50 例接受经会阴直肠切开术的产伤或腺源性直肠阴道瘘患者，治愈率达 78%（39/50），对比 37 例接受直肠黏膜推移皮瓣术患者的治愈率为 62.6%（23/37），采用 SF-12 量表观察两组患者的生活质量、使用大便失禁生活质量量表（FIQL）进行评估、对性生活活跃的女性患者随访女性性功能指数（FSFI），结果显示，两组间差异无统计学意义。术前存在大便失禁的有 25 例患者，术后只有 4 例（8%，4/50）。对于肛门括约肌损伤的产伤及腺源性直肠阴道瘘患者,经会阴直肠切开术可作为一线手术方案。

(三)经阴道入路修补

妇产科医师习惯于经阴道入路修补,视野更清楚,同时,因为直肠阴道瘘的病变源头在直肠,故阴道组织相对柔软、健康,易于操作。

1. 阴道推移瓣　将阴道组织瓣游离、提起,覆盖阴道侧瘘口,使用可吸收缝合线闭合直肠与阴道缺损处及阴道组织瓣。何俊等对比观察经阴道推移瓣9例,一次修补成功率为33.3%(3/9),而经肛门直肠黏膜推移皮瓣术成功率达85.7%(12/14)。经阴道入路修补成功率较低,这是因其无法修补直肠内高压区,故经阴道入路修补的同时修补直肠侧可提高治愈率。Sher等采用阴道推移瓣治疗克罗恩病直肠阴道瘘,疗效显著者达92.8%(13/14),这一手术不仅分别闭合了阴道侧及直肠侧瘘口,而且在修补时将肛提肌拉至中线缝合以加强支持作用。Ruffolo回顾观察11项研究219例克罗恩病直肠阴道瘘的推移瓣手术,结果显示,直肠黏膜推移皮瓣术一次闭合率为54.2%,而阴道推移瓣可达69.4%,差异无统计学意义,鉴于少数临床研究证据水平较低,Ruffolo认为在无肛门狭窄的情况下,仍应将直肠黏膜推移皮瓣术作为首选手术,而阴道推移瓣可作为肛门直肠狭窄或直肠黏膜推移皮瓣术失败后的进一步尝试。

2. 经阴道闭合器切除修补术　操作与经会阴闭合器操作类似,分离整个瘘管至中下1/3处,吻合器闭合,移除阴道侧瘘管残端处吻合钉,分别缝合修补阴道后壁及直肠侧。2021年吴斌等报道了54例患者,随访3个月～1年,无复发。

(四)经腹入路修补

适用于高位、复杂性或复发性直肠阴道瘘。当需切除直肠位置较高,通过直肠袖套推移术可能无法进行无张力吻合时;内口位于阴道穹窿处,经会阴、肠腔均难以触及时;或为结直肠吻合并发症相关、放射性相关及多次经局部及组织转移术仍未愈合的复发性或复杂性直肠阴道瘘时,可选择经腹手术。

手术方式有以切除病灶并吻合为目的的低位前切除术、经腹肛拖出式直肠切除术(Maunsell-Weir手术)、经腹经会阴肛管吻合术(TATA)、Turnbull-Cutait分期拖出式手工结肠肛管吻合术

等。Studniarek回顾观察经腹切除术治疗直肠阴道瘘的治愈率为55.2%(16/29)。Nowacki等采用Parks结肠肛管袖状吻合术治疗放射性直肠阴道瘘,治愈率达78.6%(11/14),手术方式为经腹充分游离结肠,其可被无张力拉下到齿状线,将直肠游离至瘘管水平并切除,行结肠肛管吻合,术中均行转流造口。张士虎等观察改良Bacon术治疗复杂性直肠阴道瘘15例(经腹5例、腹腔镜10例),手术方式为游离结肠并拖出肛门3cm,切除多余结肠,保留了外科肛管并将大肠远端经外科肛管拉出,用正常的直肠或结肠取代,随访6个月均治愈,该术式避免了低位的吻合口,降低吻合口瘘并发症发生率,且无需造口。Turnbull-Cutait分期拖出式手工结肠肛管吻合术操作步骤:第一阶段,切除直肠、陈旧的结直肠吻合口及瘘管。充分游离降结肠、结肠左曲和横结肠,直到结肠通过肛管被拉出,在体外留下一个长约5cm的结肠残端,预留结肠肛管吻合线。切除齿状线以上的直肠黏膜。术后第5～7天,第二阶段切除结肠远端残端,在齿状线处手工进行结肠肛管吻合。该手术被用于治疗复杂性直肠阴道瘘,可确保结肠肛管吻合口位于瘘口下方,降低吻合失败的概率。

以填充为目的的网膜填塞:将血供丰富的网膜填充在骨盆并覆盖瘘管进行修复,40例患者于腹腔镜下分离瘘管、关闭瘘管、大网膜成形,中位随访28个月,仅2例复发。

转流造口:是否转流主要取决于瘘管局部的情况及采用的手术方式,对于瘘口较大,周围组织瘢痕及炎症明显,反复手术或复发的患者,应在评估后行预防性造口术;根据手术方式恢复需要,对于采用经腹部切除、经骶尾部入路修补及组织瓣转移术的患者建议行转流手术;肛门失禁、粪便难以管理患者,可考虑行粪便转流。重症克罗恩病控制欠佳时存在需行永久性造口的可能。

(五)经骶尾部入路修补

经骶尾部入路多用于肛门直肠成形术,肛门直肠成形术是修复高位肛肠畸形的一种术式,可用于儿童直肠阴道瘘的修复,特别是新生儿,可更好地辨别耻骨直肠肌,避免经会阴入路分离时对其的损害,同时,该术式易于游离直肠及剔除较高位置的瘘管。

其他方法如生物补片、瘘管栓、结肠镜下 OTSC 闭合术等治疗直肠阴道瘘的研究，均为小样本量观察，且复发率高，不作为常规手术方式推荐。

综上所述，根据瘘管位置的高低选择是采取经腹手术还是局部修补；手术时机的选择：对于新发的创伤及医源性损伤应立即修补，对于存在急性感染的患者建议挂线引流 3～6 个月后再行修补术；局部组织相对健康且无明显肛门括约肌损伤者首选直肠黏膜推移皮瓣术；对于存在肛门括约肌损伤者，建议行经会阴直肠切开联合肛门括约肌成形术；对于局部组织相对不健康，如克罗恩病伴有直肠环状狭窄者，可行直肠袖套推移术；对于复发性或复杂性直肠阴道瘘可考虑行组织瓣转移术。

三、特殊直肠阴道瘘的处理

（一）克罗恩病相关直肠阴道瘘

克罗恩病相关直肠阴道瘘多由于疾病本身的透壁性炎症而发生，约 2.3% 的女性克罗恩病患者的病变会发展成直肠阴道瘘。对于克罗恩病相关直肠阴道瘘的术前评估不仅需要通过常规的 MRI、超声检查评估直肠阴道瘘的局部情况，同时应该完善胃肠镜及小肠 CT 等检查以评估整个胃肠道疾病活动区域。对于处于活动期、局部感染明显的直肠阴道瘘建议行挂线引流，不建议行修复手术。

临床医师应重视克罗恩病相关直肠阴道瘘的药物治疗。一项系统回顾显示药物治疗中有 38.3%（36/94）患者瘘管闭合；药物治疗联合手术治疗中，瘘管闭合率达 44.2%（19/43）；抗肿瘤坏死因子药物单独应用或与其他药物联合应用时，瘘管闭合率达 41.0%（32/78）。克罗恩病相关直肠阴道瘘患者应用生物制剂可减轻炎症，有助于瘘管闭合，Sands 等观察接受英夫利西单抗治疗的克罗恩病相关直肠阴道瘘患者，第 14 周有 44.8%（13/29）患者的瘘管闭合。Ruffolo 等采用推移瓣（包括直肠黏膜推移皮瓣术和阴道推移瓣）联合抗 TNF 治疗 52 例克罗恩病相关直肠阴道瘘患者，瘘管闭合率达 81%，初次手术成功率为 56%。

选择合适的时间及手术方式开展手术治疗。一项新的系统回顾示 11 项临床研究中有 7 项报道克罗恩病相关直肠阴道瘘瘘管闭合率为 50%～

75%。经阴道入路手术的治愈率为 40%～92.3%。对于低位瘘管、肛管解剖形态相对正常的直肠阴道瘘仍推荐直肠黏膜推移皮瓣术。Hull 观察了 24 例采取直肠黏膜推移皮瓣术治疗克罗恩病相关直肠阴道瘘的患者，瘘管闭合率达 66.7%（16/24），直肠黏膜推移皮瓣术避免了直接切开导致的锁眼畸形，且对肛门功能影响小，操作具有可重复性；Jarrar 等采用该方法治疗克罗恩病相关直肠阴道瘘患者，第一次术后治愈率为 41.7%（5/12），第二次为 42.9%（3/7），第三次为 66.7%（2/3），总治愈率为 83.3%（10/12）。

Korsun 等采用股薄肌肌瓣转移治疗复发性克罗恩病相关直肠阴道瘘 21 例，对于其中肛门功能欠佳的患者采用改良股薄肌肛门环状肌袢治疗，瘘管闭合率达 71.4%（15/21），其中瘘管闭合中的 1 例患者发生非瘘管性脓肿。

异体来源脂肪干细胞移植虽然目前观察病例较少，但其损伤小且安全性高，对肛门功能影响不明显，初步观察到其对于克罗恩病相关直肠阴道瘘的治愈率为 60%（3/5）。另一项采用干细胞移植术治疗克罗恩病相关直肠阴道瘘患者的荟萃分析纳入了 7 项研究，结果显示，该疗法是一种高安全性和有潜力的治疗方法。

对于克罗恩病相关直肠阴道瘘患者，如果挂线引流、内科治疗仍无法改善局部症状，或大便频率高、稀薄，则建议行转流手术。对于多次手术的克罗恩病相关直肠阴道瘘患者，建议修补术前行转流手术。

（二）放射性直肠阴道瘘

《美国结直肠外科医师学会肛周脓肿、肛瘘、直肠阴道瘘临床诊治指南》（2022 年版）指出，治疗放射性相关或复发性、复杂性直肠阴道瘘，可能最终需要行直肠切除术，联合或不联合结肠拖出或结肠肛管吻合术。Karakayali 等观察了 21 例女性患者在根治性子宫全切术后接受辅助化疗和盆腔放疗后发生的直肠阴道瘘，排除肿瘤复发，均行经腹手术，11 例患者行超低位前切除术，10 例患者行腹会阴联合切除结肠肛管吻合术，平均随访 20 个月，术后均无复发，且患者的大便失禁生活质量量表（FIQL）评分较术前有改善。钟清华等用腹腔镜 Parks 术治疗放射性直肠阴道瘘 9 例，1 年后患者的症状缓解，术中注意排除肿瘤复发及转移，但吻合口并发症发生率较高，占55.6%（5/9）。刘锦阳等对于放射性直肠阴道瘘主张早期行一期乙状结肠肛管吻合术＋回肠双腔造瘘术，避免急性组织放射性改变影响直肠尤其是吻合部位组织的血运和组织修复，待伤口愈合后再进行二期造瘘口还纳。Zelga等观察了50例局部晚期妇科恶性肿瘤放疗后直肠阴道瘘患者（多数为宫颈癌），48例仅行转流术、2例行直肠切除术，6例愈合。对于无法耐受复杂手术的患者而言，粪便转流不失为一种简单、安全的选择。

（三）肿瘤术后并发症

研究表明，直肠癌根治术特别是结直肠吻合术所致直肠阴道瘘占所有直肠阴道瘘病例的10%～20%。我国近期一项研究显示直肠癌患者接受直肠前切除术后并发直肠阴道瘘者约为2.8%（12/420）。评估肿瘤有无复发和转移是治疗的关键。有研究将瘘管进行分类，分别为单纯性直肠阴道瘘、直肠阴道瘘伴有无效腔、直肠阴道瘘伴吻合口狭窄及直肠阴道瘘同时伴无效腔和吻合口狭窄，该分类提示，医师须采用相对应的处理方案，如伴有无效腔时需要引流，伴吻合口狭窄时更倾向切除有问题的吻合口（瘘管所在位置、狭窄部位）再进行结肠吻合等。

（四）先天性直肠阴道瘘伴有畸形

先天性直肠阴道瘘多伴有肛门闭锁、直肠尿道瘘等畸形，其诊治需要联合肛门重建。黄心洁等治疗了12例先天性直肠阴道瘘伴肛门闭锁患儿，采用前矢状入路肛门成形术6例，后矢状入路肛门成形术5例，经腹辅助肛门成形术1例，其中1例患儿术后出现伤口感染、直肠回缩，术后大部分患儿可自主排便但普遍有便秘和污粪问题。申喜琴观察了7例先天性直肠阴道瘘患者，其直肠直接通入阴道，部分伴肛门闭锁，手术修补、游离直肠，将直肠末端移植于肛门原位，行肛门成形术，术后均愈合。

四、直肠阴道瘘手术疗效评价

直肠阴道瘘的手术疗效评价围绕症状或体征消失、肛门功能、生活质量、性功能等方面综合展开。其他随访内容包括术后并发症，如严重疼痛、切口裂开、切口感染等。

术后观察患者有无阴道排气、排便，有无阴道分泌物，有无反复出现的阴道炎等情况。术后予亚甲蓝染色检查确认瘘管是否愈合：患者阴道内置入纱布，直肠注入稀释亚甲蓝溶液，观察阴道内纱布有无染色。肛门镜检查、探针检查、充气实验、直肠腔内超声也有助于判断瘘管愈合情况。当患者有复发性、复杂性直肠阴道瘘时，对于不确定是否闭合的瘘管，可进行直肠镜、乙状结肠镜检查及盆腔MRI以随访。对于症状、体征不明显的患者，转流造口回纳前务必仔细检查确认瘘管愈合情况。

1. 肛门功能 可采用Wexner评分（表5-2）、肛门功能Williams评分及肛管直肠压力测定等，术后腔内超声亦可排除感染、无效腔并评估肛门括约肌情况。

2. 生活质量评分 使用大便失禁生活质量量表（FIQL）评估患者的生活方式、应对行为、抑郁和尴尬程度。使用健康状况调查简表（SF-36）从生理功能、生理职能、躯体疼痛、总体健康、活力、社会功能、情感职能、精神健康方面评估患者的康复情况，亦可使用健康状况调查简表（SF-12）评估。

3. 性生活评分 使用女性性功能指数（FSFI）评分进行评估。

直肠阴道瘘手术的目的是修补以及重建，不仅是形态的重建，更是功能的改善。首次手术成功率较高，二次、三次手术的成功率逐渐降低，对于接受过多次手术的复发性直肠阴道瘘应注意清除坏死感染组织、去除手术瘢痕、游离直肠阴道隔、去除无效腔，同时还应注意局部血供、无张力修补，必要时更换手术入路及方式如行组织瓣转移修补、经腹入路修补等，此外，不可拘泥于某一种具体的手术入路或手术方式，应联合治疗，使各种手术方式为我们所用，目前的手术方式多样，其中可保护功能、损伤小且可重复的手术方式受到一致认可。

（王琛 丁雅卿）

参考文献

[1] 汪建平. 中华结直肠肛门外科学 [M]. 北京：人民卫生出版社，2014: 899-904.

[2] GAERTNER WB, BURGESS PL, DAVIDS JS, et al. The American society of colon and rectal surgeons clini-

cal practice guidelines for the management of anorectal abscess, fistula-in-ano, and rectovaginal fistula[J]. Dis Colon Rectum, 2022, 65(8): 964-985.

[3] LEVY AD, LIU PS, KIM DH, et al. ACR Appropriateness Criteria® anorectal disease[J]. J Am Coll Radiol, 2021, 18(11): S268-S282.

[4] 彭慧, 任东林. 直肠阴道瘘的诊断治疗现状 [J]. 中华胃肠外科杂志, 2016, 19(12): 1324-1328.

[5] BAIG MK, ZHAO RH, YUEN CH, et al. Simple rectovaginal fistulas[J]. Int J Colorectal Dis, 2000, 15(5/6): 323-327.

[6] STUDNIAREK A, ABCARIAN A, PAN J, et al. What is the best method of rectovaginal fistula repair? A 25-year single-center experience[J]. Tech Coloproctol, 2021, 25(9): 1037-1044.

[7] 大卫·E. 贝克, 史蒂文·D. 韦克斯纳, 詹妮丝·F. 拉弗蒂. Gordon & Nivatvongs 结直肠肛门外科学: 从理论到临床 [M]. 傅传刚, 汪建平, 王锡山, 译. 北京: 中国科学技术出版社, 2021: 310-319.

[8] VALENTE MA, HULL TL. Contemporary surgical management of rectovaginal fistula in Crohn's disease[J]. World J Gastrointest Pathophysiol, 2014, 5(4): 487-495.

[9] SCHWANDNER O, FALCH C, REISENAUER C. Preliminary results of transperineal ligation of fistula tract for rectovaginal fistulas[J]. Zentralblatt fur Chirurgie, 2019, 144(4): 374-379.

[10] PARLAKGUMUS A, EZER A. LIFT techniue for simple rectovaginal fistula[J]. J Coll Physicians Surg Pak, 2017, 27(12): 791-792.

[11] 林宏城, 周茜, 陈华显, 等. 经会阴入路吻合器直肠阴道瘘切除闭合术的临床效果研究 [J]. 结直肠肛门外科, 2019, 25(1): 19-23.

[12] 吴斌, 胡孔旺, 林宏城. 一次性切割闭合器治疗中低位直肠阴道瘘的疗效 [J]. 安徽医学, 2021, 42(5): 502-504.

[13] SCOTT RS, TRACY LH, THOMAS ER, et al. The ASCRS textbook of colon and rectal surgery[M]. 3rd ed. Berlin: Springer, 2016: 275-286.

[14] TROMPETTO M, REALIS LA, NOVELLI E, et al. Use of the Martius advancement flap for low rectovaginal fistulas[J]. Colorectal Dis, 2019, 21(12): 1421-1428.

[15] WANG D, CHEN J, ZHU L, et al. Surgical repair of rectovaginal fistula using the modified Martius procedure: a step-by-step guide[J]. J Minim Invasive Gynecol, 2018, 25(4): 573-575.

[16] FRONTALI A, ROTTOLI M, CHIERICI A, et al. Rectovaginal fistula: risk factors for failure after graciloplasty—a bicentric retrospective European study of 61 patients[J]. Colorectal Dis, 2021, 23(8): 2113-2118.

[17] 张彦斌, 陈小兵, 廖代祥, 等. 股薄肌转移联合双套管冲洗治疗直肠阴道瘘的疗效研究 [J]. 重庆医学, 2021, 50(2): 271-274.

[18] HULL TL, SAPCI I, LIGHTNER AL. Gracilis flap repair for reoperative rectovaginal fistula[J]. Dis Colon Rectum, 2021, 66(1): 113-117.

[19] KORSUN S, LIEBIG-HOERL G, FUERST A. Gracilis muscle transposition for treatment of recurrent anovaginal, rectovaginal, rectourethral, and pouch-vaginal fistulas in patients with inflammatory bowel disease[J]. Tech Coloproctol, 2019, 23(1): 43-52.

[20] 强帅, 李森恺, 李强, 等. 单侧阴股沟组织瓣修复低位直肠阴道瘘八例及文献复习 [J]. 中国美容整形外科杂志, 2021, 32(3): 129-132.

[21] 原野, 李强, 李森恺, 等. 阴股沟组织瓣带蒂转移治疗直肠阴道瘘的临床应用 [J]. 中华整形外科杂志, 2021, 37(12): 1339-1344.

[22] KHALIL HH, MALAHIAS MN, KARANDIKAR S, et al. Internal pudendal artery perforator island flap for management of recurrent benign rectovaginal fistula[J]. Plast Reconstr Surg Glob Open, 2016, 4(8): e841.

[23] 张士虎, 黄平, 程青. 复杂型直肠阴道瘘 15 例治疗经验 [J]. 中华普通外科杂志, 2016, 31(11): 924-926.

[24] VENARA A, TRILLING B, NGOMA M, et al. Ano-rectovaginal fistula after obstetrical anal sphincter injury: diverting stoma does not improve the surgical results[J]. Colorectal Dis, 2022, 24(11): 1371-1378.

[25] KIRSCHNIAK A, SUBOTOVA N, ZIEKER D, et al. The Over-The-Scope Clip(OTSC) for the treatment of gastrointestinal bleeding, perforations, and fistulas[J]. Surg Endosc, 2011, 25(9): 2901-2905.

[26] TONG Y, TRILLING B, SAGE PY, et al. Short-term outcomes of the over-the-scope clip proctology system for rectovaginal fistula repair: a prospective study[J]. Tech Coloproctol, 2019, 23(3): 245-249.

[27] 谢惠, 李娜, 余东亮, 等. OTSC 治疗难治性消化道瘘的应用评价 [J]. 胃肠病学和肝病学杂志, 2022, 31(3): 269-274.

[28] 胡邦, 任东林. 结直肠肛门良性疾病的诊疗进展 [J]. 结直肠肛门外科, 2019, 25(1): 1-5.

[29] IGLAY K, BENNETT D, KAPPELMAN MD, et al.

A systematic review of the patient burden of Crohn's disease-related rectovaginal and anovaginal fistulas[J]. BMC Gastroenterol, 2022, 22 (1): 36.

[30] GARCIA-ARRANZ M, HERREROS MD, GONZA-LEZ-GOMEZ C, et al. Treatment of Crohn's-related rectovaginal fistula with allogeneic expanded-adipose derived stem cells: a phase I -IIa clinical trial[J]. Stem Cells Transl Med, 2016, 5 (11): 1441-1446.

[31] CAO Y, SU Q, ZHANG B, et al. Efficacy of stem cells therapy for Crohn's fistula: a meta-analysis and systematic review[J]. Stem Cell Res Ther, 2021, 12 (1): 32.

[32] KARAKAYALI FY, TEZCANER T, OZCELIK U, et al. The outcomes of ultralow anterior resection or an abdominoperineal pull-through resection and coloanal anastomosis for radiation-induced recto-vaginal fistula patients[J]. J Gastrointest Surg, 2016, 20 (5): 994-1001.

[33] 钟清华, 黄小艳, 李杨, 等. 腹腔镜 Parks 手术治疗慢性放射性直肠损伤的可行性和安全性 [J]. 中华胃肠外科杂志, 2020, 23 (8): 745-751.

[34] 刘锦阳, 赵科, 罗超, 等. 直肠阴道瘘的诊断与治疗分析 [J]. 中华普通外科杂志, 2018, 33 (9): 785-786.

[35] ZELGA P, TCHORZEWSKI M, ZELGA M, et al. Radiation-induced rectovaginal fistulas in locally advanced gynaecological malignancies-new patients, old problem?[J]. Langenbecks Arch Surg, 2017, 402 (7): 1079-1088.

[36] LOHSIRIWAT V, JITMUNGNGAN R. Rectovaginal fistula after low anterior resection: prevention and management[J]. World J Gastrointest Surg, 2021, 13 (8): 764-771.

[37] 孙强, 卢浩, 徐楷, 等. 直肠癌直肠前切除术后并发直肠阴道瘘的危险因素分析 [J]. 中国现代普通外科进展, 2019, 22 (10): 761-764.

[38] KOMORI K, KINOSHITA T, OSHIRO T, et al. Surgical strategy for rectovaginal fistula after colorectal anastomosis at a high-volume cancer center according to image type and colonoscopy findings[J]. Anticancer Res, 2019, 39 (9): 5097-5103.

[39] 黄心洁, 彭春辉, 王祎帆, 等. 先天性肛门闭锁伴直肠阴道瘘 12 例诊疗经验 [J]. 中华小儿外科杂志, 2021, 42 (5): 418-423.

[40] WARE JJ. SF-36 health survey update[J]. Spine (Phila Pa 1976), 2000, 25 (24): 3130-3139.

[41] 李鲁, 王红妹, 沈毅. SF-36 健康调查量表中文版的研制及其性能测试 [J]. 中华预防医学杂志, 2002, 36 (2): 38-42.

第五节 泄殖腔畸形的发病机制、诊断标准及治疗策略

泄殖腔畸形是小儿肛肠外科的常见病,是先天性肛门直肠畸形 (congenital ano-rectal malformation, ARM) 的一种。该病是指患者的原始肛门位置处无肛门,直肠、阴道、尿道共同开口在会阴部的一个腔内,大、小便都由这个共同的开口排出,亦称泄殖腔存留。该病是仅见于女性的严重先天性肛门直肠畸形,发病率极低,约为 1/50 000。近年来,虽然对于泄殖腔畸形的诊断和治疗水平都在提高,但仍有约 30% 的患儿在术后出现并发症,其中包括排便障碍、排尿障碍及性功能障碍等,这些都会严重影响患者的生活质量,给患儿及其家庭乃至社会带来沉重的负担。

一、病因

泄殖腔畸形是一种由环境因素和遗传因素共同作用所致的复杂疾病,受多基因调控。众所周知,泄殖腔畸形是胚胎期后肠发育障碍所致的消化道畸形,尽管国内外很多学者已经应用人类胚胎标本或致畸的动物模型标本对泄殖腔的发育过程进行了研究,但泄殖腔畸形的发病机制却尚不清楚,受标本来源的限制,人们对泄殖腔的正常发育过程尚存有争议,如泄殖腔发育过程中尿直肠隔与泄殖腔膜是否融合就备受争议。

胚胎期泄殖腔发育是细胞的定向分化、增殖及凋亡共同作用的结果。在胚胎发育的初期,后肠末端逐渐膨大并与前面的尿囊相互连通,形成泄殖腔。泄殖腔的尾端是被泄殖腔膜所封闭的,泄殖腔膜来源于外胚层的上皮细胞,正是泄殖腔膜的出现才使得泄殖腔可以与外界隔离。随着胚胎发育的进展,泄殖腔内的中胚层和内侧间质增生形成皱襞并向尾侧方向延伸,尿直肠隔逐渐形成。泄殖腔被尿直肠隔分为尿生殖窦和原始直肠两个部分,这两个部分通过泄殖腔管相通。随着胚胎发育,尿直肠隔逐渐向尾侧延伸直至与泄殖腔膜相互融合,融合后泄殖腔膜被切断分为两个部分,分别称为尿生殖膜和肛膜。在胚胎发育的第五周左右,外胚层逐渐分化,肛凹形成并向肠管方向加深,直至肛膜破裂,此时起源于外胚层的肛

凹与起源于内胚层的直肠相通，肛门发育成形。

但是关于泄殖腔的发育过程也存在不同的观点。Kluth 等认为泄殖腔正常发育的过程中确实形成了尿直肠隔，但它在下降的过程中并未与泄殖腔膜融合，只是泄殖腔本身的形态发生了变化。也有学者做了与上述实验相同的观察，结果认为泄殖腔是一个中胚层结构，尿生殖膈不断向下生长而与泄殖腔膜间的距离越来越近，最终与泄殖腔膜的内胚层上皮和间质成分相互融合，逐渐形成尿道。

Van der Putte 等通过动物实验研究泄殖腔的胚胎发育过程，他们通过对猪和人的胚胎的研究发现：在泄殖腔分化过程中，泄殖腔背侧连同其间质成分会向背侧方向延伸，而泄殖腔膜会向腹侧延伸，背侧泄殖腔膜逐渐变薄并破裂形成肛门，使得直肠与外界相通。

如果胚胎早期的发育过程出现问题，背侧泄殖腔膜的发育受阻，泄殖腔发育出现异常，形态发生改变，肛门未在正常位置开口或是与周围器官形成瘘，发生这些胚胎发育异常时，胎儿会出现先天性肛门直肠畸形。异位的肛门开口位置阻碍了背侧泄殖腔的发育，其缺损的形式和程度决定了所形成肛门直肠畸形的类型。

泄殖腔畸形形成复杂，其不仅仅是肛门直肠发育存在缺陷，也会连带周围的肌肉包括耻骨直肠肌、肛门外括约肌和肛门内括约肌发生不同程度的畸形。这种发育异常也会引起神经系统发育障碍。此外，肛门直肠畸形虽然可以独立存在，但其常常会合并其他畸形，会作为综合征及其他复杂畸形的一部分出现，其中最常见的是泌尿生殖系统畸形。例如，有的泄殖腔畸形患儿会合并阴道积液，Levitt 统计了 490 例泄殖腔畸形患儿，其中有 139 例患儿存在阴道积液。

人类疾病或多或少都会受到遗传因素的影响。每个人的遗传基因不同，对疾病的遗传易感性也不同。对于人类基因多态性的研究可以帮助人们更多地了解各种基因及它们的等位基因在不同种族和人群中的分布情况，有助于我们在基因水平去研究各种疾病在不同种族和人群中的发病率和发病机制。遗传流行病学研究表明泄殖腔畸形是由多个基因共同参与的疾病，其发病机制中可能存在一个或多个主基因，还很可能有较多微效基因累加，而环境因素也会起到很大的作用，包括工作环境等，长期受电离辐射或从事装修类工作的人，其所生胎儿患先天畸形的可能性会明显增大。

泄殖腔畸形的发病机制十分复杂，而且常伴发其他畸形，因相关的基因很多，且研究相对表浅，所以泄殖腔畸形相关致病基因的定位工作尚未完成，其遗传方式尚未明了。学术界对泄殖腔畸形致病基因的候选基因的研究还处于起步阶段，至今也未能找到有明确意义的相关基因，这可能是由于以下几方面的原因：①泄殖腔畸形发育机制复杂，形态多种多样。泄殖腔畸形可以独立存在，但极少发生，常伴有其他种类的畸形，例如，发生泄殖腔畸形时，患者的盆腔肌肉、神经亦会出现发育异常的情况，且伴发畸形率高。②泄殖腔畸形的种类很多，疾病本身的分类方式也很多，且分类比较复杂。有学者把肛门直肠畸形分为独立型（单纯）肛门直肠畸形和综合征型（复杂）肛门直肠畸形两类，并且推测它们的发病机制及致病基因可能不同。③泄殖腔畸形是一种受多基因、多因素影响的复杂疾病；④泄殖腔畸形的遗传方式复杂多样。⑤可供研究的动物和人类标本来源受限。泄殖腔畸形是一种受多因素影响的、受多个基因调控的复杂畸形，而对其发病机制的研究重点就是找出这些基因，明确其在胚胎发生中的作用，探究其发挥作用的具体机制。目前，大多数实验室都应用致畸动物模型研究泄殖腔畸形，实验方法一般都采用乙烯硫脲、维 A 酸等建立致畸模型，对其胚胎发育的过程及相关的基因表达情况进行探索。

以往很多学者致力于研究泄殖腔畸形的遗传方式，认为泄殖腔畸形的发病与遗传相关。他们通过总结家族性肛门直肠畸形病例，而对肛门直肠畸形的遗传方式进行研究和推测，但是得出的结论却很不统一。有学者认为泄殖腔畸形是常染色体显性遗传病；也有学者认为其是 X 连锁隐性遗传病；甚至有学者认为，由于泄殖腔畸形的发生受多基因调控，尤其当其作为综合征及其他复杂畸形的一部分出现时，其遗传方式可能取决于该综合征。因此，就目前研究得出的结论来看，泄殖腔畸形的遗传方式尚有很大的争议。

在泄殖腔的发育过程中，如果某些与泄殖腔

发育有关的基因及其产物出现异常则会导致泄殖腔异常发育，形成肛门直肠畸形。国内外学者发现了一些与泄殖腔畸形发生有关的候选基因（如 *CDX1*、*TCF4*、*WNT5A*、*HOX*、*SHH*、*FGF10*、*EPHB2*、*BMP4*、*SALL1*）和一些可能发现致病基因的候选区域（如 7q36，Xp22，22pter-22q11.2）等，这些可能会导致发生泄殖腔畸形。其中，*CDX1*、*HOX* 共属一个基因家族，该基因家族是一个高度保守的转录因子家族，在胚胎发育前后轴的形成阶段中起作用，同时在中轴骨、胃肠、泌尿生殖系统和肢体的发育中起重要作用。虽然研究者们已经发现了一些候选基因，但对于这些基因是如何调控消化道末端发育及通过怎样的通路调控消化道末端发育也尚未得出结论。

泄殖腔畸形有几种分类方式，但最常用的还是 Peña 分型，其分型方式如下。Ⅰ型：典型泄殖腔畸形（typical cloaca），患者的尿道、阴道及直肠汇合于泄殖腔管近端，泄殖腔管长 2～3cm，阴道长度、直径正常，外括约肌复合体发育和位置均正常，泄殖腔管开口于正常尿道的部位，会阴体较正常小；Ⅱ型：高位泄殖腔畸形（high cloaca），泄殖腔开口小，会阴短，该型患者的泄殖腔管长 3～7cm，阴道直径极小，拖出成形极为困难，盆腔狭窄，骶骨短，盆底肌及外括约肌发育差；Ⅲ型：为不常见的泄殖腔畸形，直肠开口位置高，开口于阴道后壁的顶部；Ⅳ型：低位泄殖腔畸形（low cloaca），该型患者的泄殖腔管长 0.5～1.5cm，表现为低位直肠阴道瘘合并女性尿道下裂（low recto-vaginal fistula associated with female hypospadias）；Ⅴ型：泄殖腔畸形合并阴道积液（cloaca with hydrocolpos），泄殖腔管为常见型，阴道大量积液，约 40% 泄殖腔畸形患者合并阴道积液，阴道积液易继发泌尿系梗阻和感染。这种类型的泄殖腔畸形患者做阴道成形时取材容易。因该类型患儿尿液从膀胱经较短的近端尿道直接进入扩张的阴道，故在阴道引流后可能发生假性尿失禁；Ⅵ型：泄殖腔畸形合并双子宫、双阴道（cloaca with double vagina and double uterus），约占泄殖腔畸形的60%，有时为完全分离的双子宫、双阴道，有时中间有隔、为不完全分离。

其次，Raffenspersgers 分型也较为常用。Raffenspersgers 分型法将此病分为 9 型，其中第 1 型又分为 4 类。因 Raffenspersgers 分型复杂，不利于临床应用，故临床上多采用 Peña 分型。肛门直肠畸形国际分类法（Krinkenbeck 分型）和 Peña 分型在泄殖腔畸形的分型上保持一致：依据尿道、阴道、直肠汇合开始处至会阴出口处共同管长度分为两型，共同管 <3cm 型和共同管 >3cm 型。也有学者根据泄殖腔的共同管长度将本病分为高位型（>3cm）、常见型（2～3cm）和短段型（<2cm），以指导手术入路。

二、诊断

泄殖腔畸形的诊断并不十分困难，从临床表现基本可进行诊断，但为了更明确地分型以进行治疗，以下诊断方法也常会用到。

（一）会阴部体格检查

进行简单的会阴部检查时，只要重视泄殖腔畸形就可以根据定义对其基本明确诊断从而减少误诊。当女婴出生后无胎粪排出及仅少量胎粪从尿道、会阴瘘口排出，且正常位置无肛门开口时，应警惕发生泄殖腔畸形的可能。尤其在接诊直肠舟状窝瘘、直肠阴道瘘患儿时，需将两侧大阴唇提起、分开，仔细观察尿道、阴道和直肠瘘的相互关系，如不明确，需完善进一步检查。

（二）内镜检查

内镜检查有助于泄殖腔畸形的诊断及术前评估，通过膀胱镜可以在直视下了解患者泌尿生殖系统的精细解剖结构情况并准确测量共同管的长度从而确定手术术式。内镜下微创手术可以对泄殖腔畸形的术后并发症进行预防和治疗，包括术后阴道狭窄、尿道狭窄、阴道积液等，治疗效果也得到了认可。

（三）尿道膀胱造影和瘘管造影

造影检查对于判断泄殖腔畸形患者的共同管和尿道开口、直肠阴道瘘的关系必不可少。使造影剂充满瘘管或进入直肠、阴道对确诊有重要价值，由此可判断瘘管方向、有无共同管及有无造影剂分离出现，还可以鉴别有无外瘘发生，但有时新生儿会阴部短小、造影剂影重叠从而对判断造成一定困难，故建议在根治手术前再次造影以进一步明确关系。

（四）超声检查

对胎儿进行全程产前检查对于及早发现泄殖

腔畸形极为重要，超声检查即为产前诊断的首选方法。泄殖腔畸形的超声影像常表现为下腹壁皮肤层回声的中断、缺损，盆腔内无膀胱显示，且在缺损处可见包块，可合并有脊髓、脊膜的膨出及肛门闭锁的超声征象。当出现下列影像学改变时常提示可能存在泄殖腔畸形：①泌尿器官的畸形病变；②胎儿盆腔发出的囊状结构、双侧肾积水；③结肠和尿道内钙化的胎粪影；④膀胱和尿道根部的膨大；⑤胎儿（22周）前腹壁发出的条索状组织突出影（象鼻征）。重视胎儿产前检查，提早诊断泄殖腔畸形，采取相应的措施，将有助于降低畸形儿出生率，提高新生儿的生存质量。

（五）MRI检查

用MRI行泄殖腔畸形辅助诊断，对泄殖腔畸形患儿行术前标准对照、泌尿生殖系造影及三维磁共振成像造影，是因为学术界认为三维磁共振成像造影相对于标准造影有优势，能提供包括女性生殖管畸形（主要是重复畸形和发育不全）和直肠闭锁程度的信息；通过此方法同时亦能观察到脊柱畸形且没有明显的检查并发症，通过结合三维透视及耻骨的MRI三维重建，甚至能发现小的膀胱阴道瘘，从而辅助术前解剖结构重建并提供手术设计依据。总之，MRI可准确、无创、全面地显示肛门直肠畸形的类型、瘘管存在与否、肛周肌肉的发育状态以及伴发的畸形情况，此技术简单易行，能为临床提供更多的诊断信息，协助治疗方案的确定，提高患儿的存活率及生活质量。

（六）分子水平的基因诊断

随着精准医学的提出与实践，目前已可根据VACTERAL综合征进行了一整套基因组学的相关基因筛查，提前针对幼儿常见疾患与产前、产后可疑疾患及早作出疾病方向的指导。但其中针对泄殖腔畸形提出的相关基因序列并不多，可能还需进行一整套的基因组外显子检测。

三、治疗

泄殖腔畸形多样而复杂的病理改变决定了手术治疗的方式。泄殖腔畸形手术重建的目标是实现排尿功能、排便功能以及性功能，最终实现生殖功能。通常在选择术式的时候根据共同管的长度将患者分成两组，共同管长度>3cm的为一组，<3cm的为另外一组。

治疗泄殖腔畸形的手术方式多种多样，较为经典的是20世纪80年代中期美国儿科医师Hendren的手术方法，但遗憾的是手术时间长达12h。随后，为了克服这一缺点，Peña医师用后矢状入路肛门、直肠、阴道、尿道成形术治疗本病。1997年，Peña医师又报道了用泄殖腔整体游离术（total urogenital mobilization，TUM）的手术方法治疗泄殖腔畸形，手术操作较为简单，时间明显缩短。术后尿道口外露，即使患儿出现排尿障碍，也易于插入导尿管。

（一）后矢状入路肛门直肠阴道尿道成形术

自1982年DeVries等提出后矢状入路肛门直肠成形术（PSARP）以来，由于该术中可在直视下精确解剖，使直肠盲端准确地通过耻骨直肠肌复合体中央，同时还可修复并加强相应肌肉，故而此术式现已被多数小儿外科医师采用，临床疗效显著改善。

操作方法如下。①定位泄殖腔正中位置：对泄殖腔正中位置的定位是通过局部外观判定的，即通过刺激泄殖腔皮肤找到肛门括约肌收缩中心。取骶尾部正中纵行矢状切口。切口自尾骨上缘至泄殖腔正中且须超过尾骨，其目的是当直肠末端位置较高时劈开尾骨使直肠游离更充分。切口下方位置达泄殖腔中心即可，以防牵拉切口时撕开泄殖腔。②暴露瘘管并修补瘘管：切开皮肤后，纵行切开横纹肌正中及肛门外括约肌。边刺激肌肉组织边切开，同时观察肛提肌、肛门括约肌发育及分布情况。当肌层完全分开后，向深层小心分离，找到直肠盲端，分离直肠两侧及瘘管处，因尿道紧贴直肠、易损伤尿道，故可用手触摸尿道内的脐尿管来辨认尿道以免伤及尿道。切开直肠后壁，辨认尿道瘘口。将尿道瘘管处黏膜层分离至距脐尿管2~3mm水平，缝扎关闭瘘管。③游离直肠末端：游离直肠直至达泄殖腔水平处为止。分离直肠时应紧邻浆肌层进行操作，以免损伤骶前神经丛及膀胱周围的神经丛。④固定直肠并形成肛门：先固定直肠前壁，经肛口插入1根导管，缝合固定直肠后壁。固定直肠时要使肛门括约肌及肛提肌包绕直肠四周，缝合横纹肌复合体时要各层一一对应缝合。缝合尾骨及骶尾部切口皮肤，直肠与肛穴皮肤间断缝合1周，形成肛门；⑤将阴道与尿道分离并分别成形，但当共同管较长时，须将阴道后壁从尿道上分离以成形阴道，将共同管作为尿道的一部分成形尿道，同时行代阴道术。

此术式是治疗泄殖腔畸形的有效手术方法。其优点：①可充分进行解剖，暴露肛周肌群，避免发生额外损伤，有助于肛周肌群重建，可避免术后发生肛门功能障碍；②可充分游离直肠盲端及瘘管，找出肛周肌肉复合体中心位置，从而将游离出的直肠从其中心拖出，可有效预防术后发生大便失禁和污粪情况。

但是此术式因术中阴道及尿道分离过程较精细，分离时间长，同时术中分离面较大，所以会造成阴道及尿道部位血液循环障碍，且术后阴道及尿道狭窄的发病率较高。一项包含 54 例研究对象的研究显示，该手术术后，25% 的患者出现阴道狭窄，18% 出现尿失禁，12% 出现尿道阴道瘘，还出现了 1 例输尿管损伤和 1 例阴道缺血性坏死。直肠狭窄和肛门瘢痕形成多因下拖直肠有张力，使吻合口裂开导致直肠回缩。因此，直肠与肛周皮肤的无张力吻合十分重要。术中要将直肠充分游离以保障直肠与肛周的无张力吻合。

（二）泄殖腔整体游离术（total urogenital mobilization，TUM）

泄殖腔整体游离术避免了尿道与阴道的大面积解剖分离，术后阴道及尿道狭窄的发病率较前明显下降，适用于共同管长度 <3cm 的患儿。术中患儿取俯卧位，切口由骶前延伸至共同管开口处，依次切开皮肤、皮下组织、肛门括约肌复合体，于正中位置切开共同管，显露尿道、阴道及直肠的开口，常规分离直肠，将泄殖腔作为整体从周围组织游离，其前方须经耻骨后分离至耻骨尿道韧带上方，其两侧须完全分离尿道和阴道，术中须仔细保留尿道及阴道的血供，以显露耻骨后脂肪作为泄殖腔整体游离的标准，待游离完成后自正中将共同管分成 4 个皮瓣，其中 2 个皮瓣分别成形阴道口及尿道口，遗留的 2 个皮瓣成形阴唇。

本术式对手术技术要求较高，术者应熟练掌握后矢状入路肛门直肠成形术的手术技术并具备多例成功治疗经验。手术操作需遵循以下原则：①应用配备了针状刀头的高质量电刀完成切开、游离等技术操作，减少出血和组织损伤；②使用电刺激器（可用针麻仪代替）辨认相关的排便控制肌群；③用牵引线及自动拉钩显露术野，避免随意钳夹组织；④泄殖腔整体游离要适度，避免游离位置过高造成局部组织缺血、坏死和可能发生的高位尿道瘘；⑤直肠血运丰富，可充分游离，以避免开腹。松解直肠外纤维鞘后可使直肠延长 1 倍，如操作得当甚至可以松解盆底腹膜，将很高位的直肠盲端拖至肛门。

术后排尿控制障碍为本手术最易出现且难以处理的并发症。应强调游离泄殖腔的正确层次与适当高度。还应注意紧贴肠壁游离直肠，以避免损伤骶前神经。一旦出现排尿控制障碍应先行保守治疗，部分患儿可以恢复，对于不能经保守治疗恢复者提倡终身间歇导尿。

为了降低并发症发生率并缩短手术时间，更加提倡使用泄殖腔整体游离术（TUM）。TUM 包括将阴道和尿道从直肠游离下来，从技术上将会使步骤更简单，降低血管损伤的风险。在行 TUM 的 11 例患者中，Peña 医师在随访的 1～14 个月内未发现尿道阴道瘘、阴道闭锁及阴道狭窄。

对于拥有长共同管（>3cm）的患儿，手术有更高的技术难度，同时需要开腹并做后矢状切口。而拥有短共同管（<3cm）的患者只需要经会阴切口。当共同管长度 >5cm 时，将其连通到会阴部是不可能的，因此，此段共同管被保留下来作为尿道，阴道被分离。输尿管损伤是很危险的，故对于患者的阴道可以使用米勒管重建，或者使用一段肠管重建阴道。

有研究通过对 5 家小儿外科医疗机构于 1985—2009 年行手术治疗的 42 例患儿进行回顾性研究，认为泄殖腔整体游离术的推荐年龄为 6～12 个月，年龄 <6 个月的患儿术后伤口裂开率较高（42%），而患儿手术年龄较大时不利于排便控制训练。

（三）腹腔镜泄殖腔修复术（laparoscopic cloacal repair）

近年来，随着腹腔镜下根治先天性肛门直肠畸形手术的普及，这一技术被发现对于泄殖腔畸形亦存在一定的实用性。腹腔镜手术的优势包括：损伤小，患者术后恢复快，腹腔镜镜头可以深入盆腔，清晰地显示瘘管部位，有利于分离和结扎瘘管、避免尿道损伤等。另外，利用镜头的放大功能，可以从骶盆面观看到两侧耻骨尾骨肌肌腹的中心点，由此辨认横纹肌复合体，减少了对周围肌肉的损伤。当然，泄殖腔畸形患儿常常合并卵巢、子宫和阴道畸形，单用腹腔镜难以完成整个手术。目前认为，腹腔镜可作为辅助工具用于全面了解腹腔内情况，帮助医师针对阴道和子宫的变异及时选择正确的治疗方案。泄殖腔畸形手术的"金标准"还是以 TMU 为主，相对于 TUM，腹腔镜辅助下肛门成形术的优点是无需肠造瘘，一期行肛门、阴道、尿道的成形，但只针对共同管长度 <3cm 的患儿，术中切开共同管侧壁及后壁的泌尿生殖膈，避免损伤前壁和膀胱，以拖出阴道、肛门。对于共同管长度 >3cm 的患儿，还需使用球囊扩张 2 周以上，从而获得足够的长度以拖出阴道至会阴，且手术较为复杂。总之，腹腔镜手术因其创伤小，术中出血少，术后恢复快，正逐渐被人们接受。

（四）球囊持续扩张疗法

共同管的长度 >3cm 的患儿常伴有外阴前庭区发育不良和共同管细小，所以其治疗的难点是没有足够的组织来成形尿道和阴道。对此，目前流行的治疗方法是将纤细的共同管留作尿道，采用大腿内侧皮瓣、阴道壁瓣整形以及结肠、小肠或直肠襻替代等方法成形阴道，这些方法的缺点是术后患儿易发生尿失禁、阴道狭窄和阴道干涩等并发症。采用球囊持续扩张的方法诱导共同管生长，解决了尿道和阴道成形中组织材料不足的问题，再造尿道、阴道取得了良好效果。据报道，32 例患儿用双腔导尿管扩张共同管，根据年龄向气囊内注射生理盐水从 2～4ml 开始，最大量为 10～15ml，每天扩张 16h，每 2h 增加 0.5～2ml，以患儿能从尿管排尿为标准，经扩张，共同管直径达到 2.0～3.9cm 后，行尿道和阴道成形术。采用这种球囊持续扩张术时，共同管组织在受到持续扩张张力作用后，出现黏膜上皮组织增厚、基底层细胞活跃增生和黏膜下层组织中的毛细血管增生的表现，增加了重建后尿道和阴道的血运，该疗法还诱导共同管腔扩大生长来产生足够的与尿道和阴道组织结构相近的黏膜，可一期完成尿道、阴道和肛门直肠成形手术，术后会阴部外观满意，成形后的阴道会随着生长而发育，阴道发育状况与正常女性基本相同。

（五）组织工程自体移植

泄殖腔畸形手术患者有时需要进行阴道结构重建，泄殖腔成形过程中与直肠、阴道、尿道相类似的上皮组织均可被应用于组织重建，通过组织间的同源性，可以选择合适的替代组织。以阴道为例，重建过程中可能的传统选择材料有直肠、乙状结肠乃至小肠、皮肤及口腔黏膜等。在未来的发展中，组织工程学方法在治疗先天肛门直肠畸形方面也将取得很大的进展，成为泄殖腔畸形治疗的新方向。

四、预后

患者的预后及生活质量也非常重要。在儿童期，不良的预后容易影响患儿上学、同伴交往、心理健康等。研究发现，随着肛门直肠畸形患者年龄的增长，虽然其相应功能得到部分改善，但在成人期仍存在许多功能障碍，这会影响其工作与正常生活，生活质量明显低于正常人。Rintala 等于 1994 年对 83 例低位肛门直肠畸形患者及 33 例中高位肛门直肠畸形患者进行生活质量调查时发现，11 例（13%）低位肛门直肠畸形患者及 10 例（30%）中高位肛门直肠畸形患者因大小便失禁而使性生活受到影响。生活质量内容综合而广泛，包括生理、心理、社会等方面内容，要能够从多维的角度对患者健康状况进行评估。

常见的并发症包括以下几种。①败血症：败血症是泄殖腔畸形术后较常见的并发症，原因可能为患儿出生后数天或数周内粪便对泌尿道的污染，也可能为未排空膀胱导致的膀胱输尿管反流。因此，为了后期修补能达到最佳效果和避免感染后永久的阴道损伤，在新生儿期及时、正确的阴道积液引流，位置、方式正确的肠造瘘对预防严重后遗症至关重要。②排便功能障碍：排便功能障碍对患儿生活质量的影响是多方面的，也是长期的，这会严重影响患儿的生理和心理健康。术后可采用 2005 年 Krickenbeck 会议制订的评价先天性肛门直肠畸形手术效果的 Krickenbeck 评价标准进行分析。该评价标准将控制排便能力、便秘及污粪作为 3 个主要的评价参数，可较全面地评价术后患儿的肛门排便功能。患儿术后良好控制排便的概率为 54%～95%，因此，儿科医师应重视肛门直肠畸形的治疗，尤其是首次手术治疗效果，不断提高手术治疗水平，尽量减少排便功能障碍的发生。③尿失禁也是泄殖腔畸形患儿术后的常见并发症，有报道显示患儿术后良好控制排尿的概率为54%～95%。对部分尿失禁的患儿可通过间歇清洁导尿保持清洁干燥，极少数患儿需行尿流改道。④生殖系统异常也是常见的，Versteegh等统计了1993—2012年71例泄殖腔畸形术后患儿的妇科情况，其中25例患儿青春期月经正常，其他患儿青春期均有不同程度的妇科问题，如原发闭经、子宫积血、阴道狭窄等。Warne等随访了21例泄殖腔畸形术后患儿成年后的性生活情况，12例（57%）患儿成年后可过正常的性生活。关于泄殖腔畸形患儿术后的生育问题尚无大宗长期随访报道，因此，泄殖腔畸形患儿的生育问题可能是将来的研究方向之一。

泄殖腔畸形的治疗不仅限于挽救患儿生命，还应该注意其未来的生活质量。术后并发症会给患儿带来沉重的心理负担，更应重视全面的、综合的康复治疗以提高肛门直肠畸形患儿的远期生活质量。

（张伟华　张春泽）

参考文献

[1] 李春雨. 肛肠外科学 [M]. 北京：科学出版社，2016：223-228.

[2] 裴家好，郑珊. 一穴肛畸形的认识与诊治进展 [J]. 中华小儿外科杂志，2018，39（12）：944-948.

[3] 徐伟珏，吕志宝，吕逸清，等. 一穴肛精准分型与手术方案决策的临床研究 [J]. 临床小儿外科杂志，2020，19（10）：891-896.

[4] LEVITT MA, PEÑA A. Cloacal malformations: lessons learned from 490 cases[J]. Semin Pediatr Surg, 2010, 19（2）: 128-138.

[5] OVERSIGHT HP, SLOOTS CE, DE JONG JR, et al. Early versus late reconstruction of cloacal malformations: the effects on postoperative complications and long-term colorectal outcome[J]. J Pediatr Surg, 2014, 49（4）: 556-559.

[6] SONG SH, KIM A, LIM B, et al. Endoscopic surgery as an adjuvant treatment modality before or after definitive correction of cloacal anomalies[J]. J Pediatr Urol, 2014, 10（2）: 336-343.

[7] VERSTEEGH HP, VAN ROOIJ IA, LEVITT MA, et al. Long-term follow-up of functional outcome in patients with a cloacal malformation: a systematic review[J]. J Pediatr Surg, 2013, 48（11）: 2343-2350.

第七章 急 重 症

第一节 肛周坏死性筋膜炎的发病机制与诊断方法

一、概述

肛周坏死性筋膜炎（perianal necrotizing fasciitis, PNF）是一种由多种细菌协同作用导致的、以肛周和会阴三角区皮肤和软组织坏死并蔓延为特征的爆发性感染性疾病。发病率较低，为1.6/10万～3.3/10万，病死率为9%～25%甚至更高，多见于男性，平均发病年龄为50.9岁。现代医学认为，PNF常继发于各种感染、肿瘤、创伤之后，以致命性的筋膜组织感染坏死、不侵犯肌肉组织为特点，早期诊断困难、进展迅速，如果治疗不及时，可导致脓毒血症、多器官衰竭甚至死亡。

二、发病机制

（一）病因

PNF主要的感染来源为肛管直肠周围脓肿（50%），包括直肠肛管的原发感染及其术后的继发感染，其次为泌尿生殖系统感染（20%～40%），再次为皮肤损伤（20%）。

PNF常由需氧菌、厌氧菌或兼性厌氧菌的多种细菌混合感染引起，常见的病原菌有大肠埃希菌、链球菌、葡萄球菌、拟杆菌类、克雷伯菌、梭状芽孢杆菌和念珠菌等。这些细菌通常存在于肛管及中远端直肠，生理情况下，其毒性很低，不容易致病，当存在危险因素及尿道、胃肠道或皮肤侵袭性损伤时，这些细菌会变成致病菌并协同作用产生极强的毒素和破坏力。

病原菌入侵途径：①从皮肤直接侵入，常继发于阴囊皮肤的损伤或感染；②尿道感染（主要是尿道周围腺体的感染）向周围发展，穿破Buck筋膜后沿阴茎、阴囊的Dartos筋膜或会阴的Colles筋膜以及腹壁的Scarpa筋膜播散；③肛周脓肿向周围蔓延或腹膜后感染沿阴茎、阴囊的筋膜蔓延。

（二）危险因素

PNF的危险因素包括糖尿病、酗酒、肥胖、免疫抑制状态、局部创伤、泌尿生殖系统感染、获得性免疫缺陷综合征、恶性肿瘤放化疗后、肝肾功能障碍等。

机体免疫力低下是此病发生的重要条件，包括：①糖尿病，特别是血糖持续高水平的患者、血糖波动较大的慢性糖尿病患者以及糖尿病合并多系统疾病的患者；②肿瘤疾病引起的恶病质，如消化系统肿瘤（胃癌、食管癌、结直肠癌）患者、呼吸系统肿瘤（肺癌、支气管癌）患者、血液系统恶性肿瘤（白血病）患者等；③年老体弱、长期卧床者；④应用免疫抑制剂的患者，如风湿及类风湿患者、艾滋病患者等。

在上述危险因素中，糖尿病最为常见，文献报道，36.4%～76.9%的PNF患者合并糖尿病，病死率高达36%～50%。其原因可能是：糖尿病患者的机体长期处于高血糖状态，易出现微血管病变和神经营养障碍，长期营养障碍导致神经元变性，对纤维蛋白游走、趋化性和吞噬细胞活性产生不利影响，从而导致PNF发生；其次，高血糖环境可促进皮肤组织内晚期糖基化终末产物（advanced glycation end product, AGE）的蓄积，干扰内皮细胞与白细胞间的相互作用，抑制单核巨噬细胞的功能，降低其分泌细胞因子的能力，使修复细胞不能及时迁移和增殖，抑制成纤维细胞合成胶原蛋白原的能力及其增殖能力并促进其凋亡，导致皮肤自我保护能力下降，延缓创面愈合。

（三）病理改变

PNF主要累及皮下软组织，患处皮下组织坏死，有恶臭脓液，皮下小血管栓塞，深、浅筋膜呈灰色或黑色，充血、水肿严重，广泛变性、坏死，与肌肉组织分离。病变波及范围与感染来源有直接关系：如由肛周脓肿继发本病，病变常蔓延到肛周、腹壁、臀部等处；如感染来自泌尿生殖系统，则主要侵犯阴囊、阴唇、腹股沟等处。

PNF 的感染进程中，需氧菌诱导血小板聚集和补体沉积；厌氧菌产生肝素酶和胶原酶，导致血管中血栓形成，皮肤和软组织发生缺血、坏死；链球菌和葡萄球菌产生透明质酸酶、链激酶和链道酶，使坏死和缺血部位组织中的吞噬细胞功能严重受损，导致感染、坏死迅速发展，组织溶解，局部表现为奇臭的血性渗液、坏死。厌氧菌产生的氢气和氮气在皮下组织内聚集，导致"捻发音"的产生。

三、诊断及鉴别诊断

（一）临床表现

肛周坏死性筋膜炎早期无特异性临床表现，主要以会阴部或肛管直肠周围的疼痛为首发症状。随着病情的进展，病变皮肤呈暗红色甚至黑色，出现大小不一的散在性皮肤血疱，破溃后溢出血性渗液，有特殊气味，患处感觉减退甚至消失，触诊患处可有"握雪感"或闻及"捻发音"。随着感染症状的加重，患者多伴有高热、寒战，甚至出现神志不清、烦躁嗜睡、意识模糊等脓毒血症症状。

（二）诊断要点

1. 病史 病史方面，患者多有肛周脓肿、泌尿生殖系统感染等始发因素，部分患者合并糖尿病、肿瘤、艾滋病等全身性疾病。

2. 症状和体征 当出现以下临床表现时，应高度怀疑 PNF 的发生：①与体征不相符的剧痛；②高张力性肿胀（硬性肿胀），触诊时皮下组织坚硬，呈木质感；③肿胀边缘超过红斑范围；④皮损呈淡紫色改变；⑤皮肤感觉迟钝或缺失（可能由于肿胀的压迫或皮肤神经纤维的损害而发生）。

3. 专科体格检查 PNF 起病隐匿、进展迅速、病势多险，是否能够早期手术、彻底清创对于患者的预后影响极大，所以临床上治疗与诊断经常同步进行。清创探查是临床上较常用的诊断和治疗手段，其中手指试验对于临床诊断 PNF 至关重要。

4. 影像学检查 目前的影像学检查主要包括 X 线摄影、超声、CT、磁共振成像（MRI），影像学检查对于临床表现不明显的 PNF 患者的早期诊断有明显帮助。

（1）X 线摄影：X 线摄影可以在出现"捻发音"前检测到阴囊和会阴部软组织中的气体，还可以显示阴囊肿胀的软组织和皮下气肿。但是当 X 线摄影未见软组织积气时，并不能排除 PNF 的诊断。对于深筋膜气体的检测是 X 线摄影的一项弱点。

（2）超声：坏死性筋膜炎的特征性声像图表现为在肛门周围皮下软组织、会阴区及坐骨直肠窝均探及大片状稍强回声区，透声差，病变区皮下软组织增厚、肿胀，皮下的筋膜层可见不规则的液性无回声区及气体样强回声。无回声区内可见浮点状弱回声，探头加压后见内部点状回声蠕动。病变区肌肉层未见异常回声。彩色多普勒血流成像（CDFI）示病灶内可见丰富的动静脉血流信号。

超声检查中，除了病灶表现为弥漫性的肿胀和水肿（阴囊壁或阴茎表现为混合性声影）外，还可以检测睾丸旁的血流影像。由于血液供应来源不同（阴囊的血液供应来自阴部动脉及股动脉的分支，而睾丸的血液供应来自睾丸动脉的分支），睾丸和附睾经常表现为正常的大小和回声纹理。

超声也有助于鉴别本病与腹股沟、阴囊的嵌顿性疝。检测阴囊内彩色多普勒血流成像和超声对于软组织内空气的显影比 X 线摄影更为明显。但是因为皮肤的坏死，故在大多数情况下超声检查难以进行。

（3）CT：CT 可以进行早期诊断和评估疾病的严重性，具有比 X 线摄影和超声更高的特异性。CT 可以发现不对称的筋膜增厚、积液、脓肿形成、皮下气肿，也可以显示感染的来源和程度，具有高灵敏度和特异性。皮下气肿是 PNF 的标志，但不是所有情况下都有。早期的皮下气肿在 CT 中很少被看到，而这是因为感染通常非常迅速，缺乏皮下气肿的早期阶段。

CT 在 PNF 的诊断中起到了非常重要的作用，可以帮助发现疾病的原因，评估病情严重程度，并为制订适当的手术治疗方法提供参考。增强 CT 可以鉴别坏死组织和活组织，提高手术计划和干预措施的精准度；还可以帮助判断浅、深筋膜的情况（对比 X 线摄影）并区分 PNF 的软组织水肿和蜂窝织炎。

（4）MRI：MRI 对于确定坏死性筋膜炎的范围非常有用，此点要优于 X 线摄影和超声检查。MRI 可以非常精确地检测炎症进展过程和病情严重程度。因此，MRI 也可以作为 PNF 的早期诊断工具。

5. 实验室检查 PNF 的实验室检查结果中通常会出现白细胞增多伴核左移、血小板减少、高血糖症、低钠血症、低蛋白血症和贫血。细菌培养常可发现拟杆菌、消化链球菌（厌氧菌）和革兰阴性杆菌。

Wong 等报道，以坏死性筋膜炎实验室风险指数（laboratory risk indicator for necrotizing fasciitis，LRINFC）的分数进行筛查，对 PNF 的诊断价值较大。其中包含的实验室指标如下。①C 反应蛋白 <150mg/L：0 分，≥150mg/L：4 分；②白细胞 <15×10^9/L：0 分，（15～25）×10^9/L：1 分，>25×10^9/L：2 分；③血红蛋白 >135g/L：0 分，110～135g/L：1 分，<110g/L：2 分；④血清 Na$^+$ 浓度≥135mmol/L：0 分，<135mmol/L：2 分；⑤肌酐≤141mmol/L：0 分，>141mmol/L：2 分；⑥血糖≤10mmol/L：0 分，>10mmol/L：1 分。当总分数≥6 分时，提示有可能发生 PNF，总分数≥8 分时，极有可能发生 PNF。

6. 组织学检查 组织学检查是诊断 PNF 的重要依据，应尽可能选择足量的、坏死组织边缘直至出血处（靠近正常组织处）的筋膜进行组织学检查。PNF 的早期组织学检查结果表现包括：①坏死的浅筋膜、真皮中可见多形核细胞浸润；②坏死浅筋膜中的血管可见纤维素性血栓形成，出现纤维素样坏死；③坏死的筋膜和真皮内可见病原微生物；④肌肉组织未受累。

（三）诊断标准

《肛周坏死性筋膜炎临床诊治中国专家共识（2019 年版）》中肛周坏死性筋膜炎的诊断标准：①典型的临床症状；②实验室检查提示白细胞计数 >20×10^9/L，可合并血小板减少、贫血、低蛋白血症、低钠血症等；③B 超、CT、MRI 检查可见局部组织结构紊乱和气体。

Fisher 诊断标准有助于早期诊断：①皮肤、皮下浅筋膜的广泛性坏死并向周围组织内潜行扩散；②不同程度中毒症状伴有神志改变；③未累及肌肉；④伤口血培养未发现梭状芽孢杆菌；⑤无重要血管阻塞的情况；⑥清创组织病理检查发现有广泛的多形核白细胞浸润、筋膜及邻近组织灶性坏死和微血管栓塞。如患者具备前文所述易感因素，结合病变局部表现，即高度考虑该病。

（四）鉴别诊断

1. 气性坏疽 气性坏疽是梭状芽孢杆菌引起的急性特异性感染，多见于肌肉丰厚部位的严重创伤和手术后，局部体格检查可见肿胀明显，触痛剧烈，随后肌肉、皮肤可见大片坏死，脓液浑浊、稀薄、恶臭，混有气体，并有严重的脓毒血症症状。

鉴别要点如下。①从病原学上鉴别：气性坏疽病原学检查结果为梭状芽孢杆菌，呈特异性急性感染，而肛周坏死性筋膜炎为多重细菌的混合感染，为非特异性急性感染；②从部位上鉴别：气性坏疽除了有皮肤和皮下组织的感染外，其感染部位多波及肌肉，而坏死性筋膜炎仅为脂肪组织、浅筋膜及深筋膜的感染，感染并未累及肌肉组织。

2. 肛周脓肿 肛周脓肿表现为局部红、肿、热、痛，病变部位深隐，全身症状重而局部症状轻，常伴发热；PNF 的病变部位浅表，局部红、肿、热、痛明显而全身症状轻，发热可有可无。肛周脓肿患者排便时肛门疼痛明显，成脓时间一般为 5～7d，肿块自行破溃或者经切开引流后肿痛减轻，也可反复发作，日久多形成肛瘘。

鉴别要点如下。①从侵犯部位上鉴别：肛周脓肿可侵犯皮肤、皮下组织、脂肪组织和肌肉组织，且其日久多有破溃，容易形成肛瘘，而肛周坏死性筋膜炎病变不累及肌肉组织；②从发病时间上鉴别，肛周脓肿虽然发病较快，一般为 5～7d，但是其脓肿播散的速度一般为 2～3cm/d。而肛周坏死性筋膜炎发病极其迅速，且非常凶险，一般 1～2d 即可发病，其播散速度可达 2～3cm/h，远远高于肛周脓肿的程度和速度。

3. 阴囊丹毒 阴囊丹毒是由溶血性链球菌引起的累及阴囊皮肤毛细淋巴管的急性感染。多发生于年迈体弱者。感染途径一般是致病菌由阴囊皮肤裂孔侵入毛细淋巴管而致病。阴囊丹毒蔓延迅速，但不引起阴囊皮肤坏疽和化脓。

4. 阴囊蜂窝织炎　阴囊蜂窝织炎是一种阴囊壁受细菌侵犯所致的急性弥漫性化脓性炎症，是阴囊部常见的非特异性感染，以阴囊皮肤红、肿、热、痛而睾丸不肿大为特点。

（张书信）

参考文献

[1] 汪建平. 中华结直肠肛门外科学 [M]. 北京：人民卫生出版社，2014：879-881.

[2] 陈畅泉，吕晶. 老年肛周脓肿病人发生坏死性筋膜炎的危险因素分析 [J]. 实用老年医学，2022，36（3）：302-305.

[3] 柳瑞瑞，曹永清，姚一博. 肛周坏死性筋膜炎的中西医治疗进展 [J]. 中国中西医结合外科杂志，2020，26（2）：382-385.

[4] 禹振华，黄忠诚. 肛周坏死性筋膜炎诊治要点浅谈 [J]. 结直肠肛门外科，2019，25（4）：399-405.

[5] 李春雨. 肛肠外科学 [M]. 2 版. 北京：科学出版社，2022：269-270.

[6] 安阿玥. 现代中医肛肠病学 [M]. 北京：中国医药科技出版，2019：287-292.

[7] 孙宝澍，邵为民，陈涤平. Fournier 坏疽的诊疗进展 [J]. 中国性科学，2018，27（7）：130-134.

[8] 田锦波，陈凌云. 肛周坏死性筋膜炎的诊断及治疗（附 20 例报告）[J]. 结直肠肛门外科，2013，19（6）：376-378.

[9] 刘帮华，王熙，杜勇军，等. 肛周坏死性筋膜炎的诊疗体会 [J]. 现代中医药，2013，33（2）：35-38.

[10] LEWIS GD, MAJEED M, OLANG CA, et al. Fournier's gangrene diagnosis and treatment: a systematic review[J]. Cureus, 2021, 13（10）: e18948.

[11] 中国医师协会肛肠医师分会临床指南工作委员会. 肛周坏死性筋膜炎临床诊治中国专家共识（2019 年版）[J]. 中华胃肠外科杂志，2019，22（7）：689-693.

第二节　肛周坏死性筋膜炎外科治疗的效果与思考

肛周坏死性筋膜炎（perianal necrotizing fasciitis, PNF）是一种由多种细菌混合感染导致的、较少见的、若治疗不及时可严重威胁人类生命的急性爆发性感染性疾病，临床表现为感染沿肛周和会阴三角区筋膜迅速蔓延，引起受累部位皮肤、皮下组织及筋膜进行性广泛坏死而肌肉组织大多正常，最终导致脓毒血症、感染性休克甚至多器官功能衰竭。该病具有起病隐匿、发展迅速、破坏力强、病死率高等特点，尽管近年来国内基本医疗服务水平明显提高，其发病率逐步降低，但其早期临床表现无特异性，且早期临床诊治缺乏可靠经验，极易导致延迟诊断而耽误最佳治疗时机，造成严重并发症和后遗症的发生甚至导致死亡。随着我国人口老龄化的进展，当患者伴有高龄及糖尿病、免疫抑制、慢性肾衰竭、肝硬化等其他基础性疾病时，PNF 的预后更差。因此，早期诊断和治疗是非常有必要的。

一、肛周坏死性筋膜炎的诊疗

肛周坏死性筋膜炎的诊断一旦明确，应尽早行手术治疗，早期切开、通畅引流对患者的预后有着极大的益处。该病的早期诊断尤为重要，明确诊断后，针对该病的治疗措施应提升至：纠正感染中毒性休克；经验性抗感染，应用足量广谱抗生素；早期急诊切开引流、清创治疗。不应该认为该病是"严重的肛周脓肿"，耽误了治疗时机。早期诊断主要依靠病史、临床表现及辅助检查，而"尽可能选择足量的坏死组织边缘（切除至靠近正常组织的出血处）的筋膜进行组织学检查"是诊断肛周坏死性筋膜炎的"金标准"。早期组织学检查的阳性结果包括坏死浅筋膜，真皮中可见多形核细胞浸润，坏死浅筋膜中血管可见纤维素性血栓形成，组织中查见病原菌，肌肉组织未受累。近年来，大多数学者认为，肛周坏死性筋膜炎的诊断标准包括：全身性重度中毒症状伴神志改变，皮下的筋膜广泛坏死伴有广泛潜行灶、逆行向周围扩散，未累及肌肉组织，有重要血管阻塞症状，组织学检查有广泛的炎性细胞浸润、筋膜邻近的组织有灶性坏死及微小血管栓塞。

近年来，随着临床对该疾病认识的不断加深，多种新的技术手段开始被应用于该病的外科治疗以及术后创面的重建，如负压封闭引流（vaccum sealing drainage，VSD）、高压氧治疗（hyperbaric oxygen therapy，HBOT）、中药治疗等。不论采用何种手术方法，尽早手术切开引流仍是最为关键的治疗措施。手术的几个关键点在于：全面的病灶切开引流，确保不遗漏任何感染病灶；创面坏死组织的彻底清除,不遗留任何已经完全坏死的组织、脓液、无效腔;尽量多地保留尚有生机的组织,为后续创面的重建留有余地;应有多次手术的心理准备,第一次手术应本着"损伤控制"的原则,在确保彻底清除、通畅引流的前提下应顾及患者的术中生命体征变化,不宜恋战;第一次手术后应密切观察创面变化、患者一般状态变化,随时准备进一步手术清创。

二、肛周坏死性筋膜炎的外科处理

本着上述手术原则,肛周坏死性筋膜炎的手术方式相对明确,但该病的外科处理应是一个多措并举的综合治疗体系,与肛周脓肿切开引流后仅行换药治疗截然不同。

(一)手术清创、通畅引流

1. 早期彻底清创　对于肛周坏死性筋膜炎,一经确诊或疑诊,患者均应接受早期急诊手术治疗。如相关辅助检查未完善,可于术中做小切口,行手指试验。而早期手术应果断、及时、迅速、彻底。从明显坏死的皮肤或病灶中心切开,建议采用环形清创模式,从最严重的区域逐渐向外扩展,直到达到健康的、出血的软组织为止。根据皮肤的外观,坏死区域通常远远超出最初预期的范围。应彻底探查伤口的边缘和深度,以确保完全切除坏死组织。

若皮肤没有感染坏死,可行减压引流切口,清除皮下坏死组织,切口之间可以挂线对口引流,对感染累及深部的腔隙予以置管引流。若清创不彻底,则可能增加患者感染性休克和肝肾功能衰竭的发生率。

由于本病可危及生命,故应将清创后是否需要采取进一步的皮肤覆盖和重建措施这一问题放在次要位置,但对于男性患者应保护睾丸,必要时可将其置入股窝内,待二期修复重建。术中应避免注射稀释的肾上腺素,尽管其可减少出血,但肾上腺素注射会促进沿筋膜平面进行的感染播散或损害组织活力。术中出血时可使用电灼止血。在清创过程中,应从多个部位获得多个组织活检标本和培养物,进行微生物学和组织学评估以确认致病菌,指导敏感抗生素和抗菌敷料的选择和应用。对于伤口边缘的标本也可行病理检查,以确认手术是否已彻底清除所有坏死和感染组织。

2. 清创后创面的处理　既往对于肛周坏死性筋膜炎的创面处理,大多采取单纯创面换药的方法,因为其成本低廉、易于操作,目前仍是大部分基层医院的创面处理方式。

在创面换药时,一方面可清洁创面、控制感染;另一方面可去腐生肌、促进愈合。目前,常规换药方式有过氧化氢联合甲硝唑冲洗、单纯过氧化氢冲洗和碘酊冲洗等,用以清除坏死组织和分泌物,保证创面引流通畅。过氧化氢冲洗或过氧化氢冲洗后用康复新液外敷,有利于创面愈合。

随着多种新型护创材料的问世,目前有较多新的创面处理方式。

(1)抗菌敷料:常见的抗菌敷料有 0.025% 次氯酸钠、聚六亚甲基双胍 / 甜菜碱、醋酸麦芬胺和各种银离子敷料,在创面换药的同时应用抗菌敷料可加速对创面感染的控制,相较于普通的纱布换药有着明显的优势。

(2)负压封闭引流装置:装置由医用泡沫敷料、负压引流管、医用贴膜、连接头、连接管等组成。用医用泡沫敷料覆盖创面,在泡沫敷料中留置进水管和负压引流管,以医用贴膜覆盖形成密闭空间,对创面进行持续的冲洗引流,以达到促进创面愈合、促进创面肉芽生长的目的。国内外已有多项研究表明,在肛周坏死性筋膜炎清创术后联合应用负压封闭引流装置能够获得更好的治疗效果,在坏死性筋膜炎的治疗中,负压封闭引流联合冲洗能够促进水肿消退和肉芽生长,从而有利于减轻病情和促进创面愈合,具有较高的临床应用价值。与传统换药技术相比较,该技术能够减小清创术后的创面渗液量,减少皮瓣及创面的缺血坏死情况的发生。肛周坏死性筋膜炎患者采用负压封闭引流联合清创术治疗的效果显著,这种治疗方法有利于创面愈合,可改善患者肛门功能,且不增加并发症的发生,安全性较高。

(3)高压氧治疗:高压氧治疗可以改善局部组织供氧,为伤口愈合提供有利条件,增强吞噬细胞功能,减轻局部组织水肿,提高周围正常组织对致病菌的抵抗能力,有效改善患者预后。

(4)中药治疗:外用中药以清热利湿、消肿止痛为原则,常用药物包括苦参、马齿苋、苍术、益母草、大青叶、板蓝根、鱼腥草、金银花、连翘、蒲公英、苦地丁等;内服中药一般选用清热解毒、利湿排脓、托毒生肌的中药治疗，常用方药一般选用五味消毒饮、黄连解毒汤、透脓散、仙方活命饮等方剂化裁。

3. 转流性结肠造口术 在术前，应对患者常规行肛门指检以明确是否有原发性肛瘘形成，同时应于术前明确患者的肛门功能是否因受到肛周坏死性筋膜炎的累及而出现障碍，若术前患者已有肛门失禁，则须于首次清创的同时做转流性结肠造口术，避免因术后肛门失禁而造成创面的污染，延迟创面的愈合；若术中发现病情比术前评估更严重，应与患者或家属讨论，是否需行转流性结肠造口术并告知该疾病的真实预后。肛周大范围感染甚至累及直肠、盆腔和腹膜后的患者，可从转流性结肠造口术中受益，减少肠道细菌造成继发性伤口污染的风险。术前讨论中应确定造口的位置、造口方法（腹腔镜或开腹）以及可能的回纳时机。

（二）密切观察创面、反复清创

对于肛周坏死性筋膜炎，通常一次手术无法完全彻底地清除坏死组织，或因首次手术时术中无法明确坏死界限，故多需在后续治疗过程中反复清创。在首次手术后需密切观察患者的一般状态、感染相关检验指标、创面恢复情况。通过患者的一般状态变化，判断感染性休克是否得到控制。根据《肛周坏死性筋膜炎临床诊治中国专家共识（2019年版）》的推荐，除了标准的术后血液检查和定期临床评估外，建议每6~8h检测一次降钙素原、C反应蛋白（CRP）和乳酸水平，这是因为这些实验室感染标志物的水平有助于确定重复清创的时机。其中，降钙素原与感染严重程度、器官功能障碍密切相关，也有助于指导抗菌药物的应用时间及疗效评估。常规换药时，对于小范围的坏死组织，应及时清创，患者平均需要3~4次清创。如有新发现的感染灶或首次手术后进一步坏死的新发感染灶，应尽早手术、及时清除。

（三）围手术期营养支持

肛周坏死性筋膜炎患者都应接受完整的营养评估，以确定所需营养支持的适当途径和类型。如存在低蛋白血症，则提示患者的感染性休克消耗症状较重，预后不良，需给予人血清白蛋白或新鲜血浆予以纠正。如长期禁食水，加之多次手术清创、频繁创面换药等操作，则会诱发甚至加重患者的营养不良，导致其机体愈合能力下降、成纤维细胞活性降低、新生血管形成不足、机体免疫力降低，最终导致患者进入"感染—消耗—加重感染"的恶性循环。因此，早期的肠内营养有助于扭转营养不良加重感染性休克的局面，而经过完整的营养评估可明确患者是否需要同时辅以肠外营养甚至全肠外营养支持治疗。如果经过肠内、肠外营养支持后患者的基础营养需求得到满足，同时能够保证无成形粪便污染肛周创面，即可以通过这种治疗方式替代转流性结肠造口术，从而减少辅助手术（转流性结肠造口术），这无疑对患者的预后及康复后的生活质量有着极大的改善。

三、会阴部创面的重建

肛周坏死性筋膜炎患者会阴部创面的重建始终是困扰着临床医师的一大难题，而这是因为会阴部具有特殊的解剖结构。在女性患者中，有阴道及肛门的开口；在男性患者中，由于阴囊较大的活动度，这些因素都导致了会阴部创面修复后的不稳定性增加，不利于愈合。同时由于患者下肢的活动，可能导致局部摩擦增加，对皮瓣的固定缝线、游离皮瓣等修复手段造成不良影响，不利于愈合。此外，会阴部多汗、易污染，也不利于修复后的切口愈合，提升了伤口的并发症发生率。

2016年，Mericli等提出了盆底的亚单位分区修复方案，将盆底按功能与解剖结构分为前、中、后3个区。前区包括阴阜、耻骨联合区域，中区包括阴囊、阴唇区域，后区包括肛周区域。根据不同的区域选择不同的皮瓣进行会阴部创面重建修复，使用股前外侧皮瓣修复前区，使用股薄肌皮瓣修复中区的阴唇或阴囊区域，使用臀筋膜皮瓣修复会阴后壁的孤立性缺损，据此为会阴部创面的修复重建提出了较为全面的临床解决方案。但由于会阴部多个器官的特殊生理功能，仅修复重建创面不能满足患者全部的功能需求，故近年来也有国内外学者单独将男性会阴区分为Ⅰ区阴茎龟头部、Ⅱ区阴茎体部、Ⅲ区阴囊部及Ⅳ区阴阜部，该分区方法更加细致，在修复创面的同时兼顾了男性外生殖器的外形及术后的功能问题，让其外观及功能得到了一定程度的恢复。

（一）直接关闭浅筋膜

对于创面浅筋膜缺损宽度＜2cm 的部位，可应用浅筋膜游离、组织分离技术，降低局部组织张力，在创面新鲜、创面培养结果为阴性后行一期缝合，创腔内留置负压引流装置，待创腔愈合后拔除负压引流装置。此法适用于大多数的感染经腹股沟向腹壁蔓延后所形成的腹壁清创切口。在行切开引流、清创术时应考虑后续重建的问题。在保证清创及引流彻底的前提下，尽量保留更多的浅筋膜组织、保留更多的皮瓣，为重建时直接缝合提供更多的可能性。

（二）皮瓣修复

1. 局部皮瓣 局部皮瓣的优势在于选取方便，皮瓣质地、肤色等与局部创面接近，如果选择皮瓣修复，那么对于会阴部创面，首先要考虑的就是局部皮瓣修复。会阴部的主要供血血管为阴部内动脉及其分支、股动脉的深支、闭孔动脉及其分支。根据血供分布情况，选取临近的合适皮瓣进行修补，可选取臀部、股后区域的皮瓣，将之旋转后进行修补。局部皮瓣的局限性在于仅能修补临近的缺损创面，对于过大或者距离较远的创面，需行带蒂皮瓣或游离皮瓣的修补。

2. 带蒂皮瓣 由于局部皮瓣在修补范围及距离上的限制性，所以当创面过大时，仍需考虑采取带蒂皮瓣转移法修补局部创面，带蒂皮瓣的选取有着较大的自由度，常见的带蒂皮瓣有：带蒂旋髂浅动脉穿支皮瓣、带蒂股前外侧皮瓣、带蒂腹壁下动脉穿支岛状皮瓣、股薄肌皮瓣、腹直肌皮瓣、臀大肌皮瓣等。带蒂皮瓣扩展了会阴部的可修补范围，不同皮瓣有着各自不同的优势，可依据创面的具体情况进行个体化的选取，但带蒂皮瓣也有自身的局限性，其取皮瓣时有一定概率造成供区缺损过大，从而形成了新的皮瓣缺损区，严重者甚至导致供区无法关闭，须单独行植皮手术进行创面覆盖。而且在切取时，带蒂皮瓣通常组织量较大，在携带肌肉的同时又携带了大量的皮下脂肪组织，愈合后常导致修复区饱满甚至肿胀，轻者影响美观，重者影响功能，进而需要行局部切除手术来保证患者的行走功能及性功能。

3. 游离皮瓣 常用的游离皮瓣有游离桡动脉穿支皮瓣和游离腹壁下动脉穿支皮瓣，对于游离皮瓣，在选取之前多需超声引导以明确皮瓣对应的血管穿支，在保护主要供血血管的前提下根据缺损区域大小而设计和选取。游离皮瓣与带蒂皮瓣有着相似的劣势，故在选取皮瓣时应谨慎对待供区创面，尽量避免医源性损伤造成新的不可一期缝合的创面。

（三）植皮术

植皮术在大面积皮肤缺损的修复方面效果确切，多被应用于修复大面积烧伤、外伤等导致的皮肤缺损。常见的植皮术有微粒皮植皮术、Meek 植皮术、传统邮票植皮术等。在会阴部创面的修复方面，植皮术同样可以起到很好的效果。

不同的植皮术在皮源的量、植皮后的成活率、植皮恢复后的瘢痕等方面有着较大差异，但均需要保证植皮前受区创面的清洁、肉芽新鲜。对于肛周坏死性筋膜炎患者，这一先决条件对植皮术应用于会阴部创面的修复造成了极大挑战。此外，开展微粒皮植皮术时难以保证微粒皮的方向一致性、创面覆盖率及微粒成活率，开展 Meek 植皮术则需要专用的取皮、植皮机，应用推广较难。

另外，与大面积烧伤相比，肛周坏死性筋膜炎患者的会阴部创面面积尚在可控范围内，对于皮源的需求量尚可，故而传统的邮票植皮术有一定的优势。刃厚皮片的优势在于取皮区恢复快，植皮成活率较高，但因其厚度过薄，在会阴部应用并愈合后易磨损，造成疼痛等不良预后，相比之下中厚皮片更适合应用于会阴部创面的修复。

四、效果及思考

坏死性筋膜炎是一种潜在威胁生命的进行性感染性疾病，是由细菌入侵皮下组织和筋膜引起的、快速进展的急性坏死性软组织感染，而肛周由于其特殊的解剖结构，导致了其在机体各部位中有较高的坏死性筋膜炎发病率。近年来，随着对肛周坏死性筋膜炎认识的逐步加深，该病患者在入院后因手术延误导致病情进展的情况越来越少。急诊手术、多次清创的临床诊疗思维逐步建立，这样才能降低肛周坏死性筋膜炎患者的病死率。

随着医疗技术的提高、患者对术后恢复要求的提高，针对肛周坏死性筋膜炎预后的目标不能仅仅停留在降低病死率的层面。患者经过多次清创后，感染性休克得以纠正，全身中毒症状明显缓解，经过单纯创面换药，培养创面生长出新鲜肉芽组织后长期以创面换药维持生活,如创面较大无法完全愈合则应寻求进一步的创面重建,否则将给患者的生活带来极大的不便,甚至影响行走能力、落下终身残疾。故应对治疗过程提高要求,尽力保证完整的治疗过程,不仅提升对清创过程的认识,也要进一步树立创面的重建意识,形成完整的诊治思路,在清创时亦应有预见性地进行操作,尽可能地多保留尚有生机的皮瓣、筋膜、组织。另外,关于肛周坏死性筋膜炎,我们从以下方面提出几点思考。

(一)肛周坏死性筋膜炎的预防

根据肛周坏死性筋膜炎较常见的发病原因,有针对性地做好预防,是社区医疗护理工作中的重要内容。肛周坏死性筋膜炎较常见的发病原因是损伤。损伤后发生本病需两个条件:一是特异性细菌,二是慢性消耗性疾病。肛周坏死性筋膜炎的致病菌大多为溶血性链球菌、凝固酶阳性的葡萄球菌及肠道内的细菌,常见革兰阴性厌氧杆菌、大肠埃希菌、产气荚膜杆菌、梭状变形杆菌、金黄色葡萄球菌、绿脓杆菌等,且多为厌氧菌及需氧菌混合性感染。因此,预防肛周坏死性筋膜炎的重点是防止感染。

1. 防止滥用侵入性诊疗手段 对于侵入性诊疗,可作可不作的坚决不作。对于必须进行的,医务人员须加强基本功训练,在避免检查(如直肠镜、肠镜等)造成的额外损伤外,还要尽量缩短各种导管保留的期限,仔细观察患者的不良反应,减小感染的概率。

2. 避免医源性感染发生 医务人员应严格进行无菌操作,严格进行消毒隔离。医务人员必须懂得,在医院,病原体传播的主要媒介是污染的手。因此,做好手卫生对于控制传染源起着重要的作用。重视肠道细菌对伤口感染的作用:肛肠疾病手术,特别是肛周脓肿手术后,如合理应用抗生素,则术后感染发生率明显下降。

3. 特殊人群的疾病预防 肛肠手术特别是肛周脓肿术后患者、合并糖尿病者以及老年患者合并动脉硬化时、恶性肿瘤放化疗及免疫抑制者是肛周坏死性筋膜炎的高危人群或特殊人群,本病多由术后创腔、脓腔得不到及时引流或引流不彻底所致,对于上述人群须做好预防保健。①尽可能避免损伤:近年来,各种肛肠手术的开展,花

样之多,加上广告的效应,使许多可保守治疗的肛肠疾病患者也采取了手术的方法,这就增加了局部损伤的机会。因此,须严格掌握肛肠疾病手术的适应证,避免不必要的组织损伤。对于手术患者须尽量减少手术创伤,减少出血,缩短手术时间和麻醉时间,减少手术的不良刺激。损伤合并糖尿病等慢性消耗性疾病使患者全身抵抗力下降,其肠道内兼性菌使局部游离氧浓度下降,局部氧化还原电势下降,致厌氧菌异常生长。因此,应提倡合理的外科操作原则,美国的Halsted提出了6项手术操作原则,即对组织轻柔操作,正确地止血,锐性解剖分离,手术野清洁、干净,避免大块结扎,使用好的缝合材料。这些对于预防切口感染非常有利。②积极控制原发病:肛肠疾病患者如合并未有效控制的糖尿病、老年病、癌症放化疗等,此时做肛肠手术,术后感染的概率明显增大。因此,应积极控制原发病,重视基础疾病的治疗。③增强患者抗感染能力:加强围手术期管理,改善患者的营养状况和全身状况,提高其免疫功能。如患者不能进食或进食受到限制,则营养支持更为重要。

(二)新型敷料的应用

随着材料科学的进步,有大量的新型医用创面敷料投入临床使用,肛周坏死性筋膜炎术后创面的处理方面有了更多的选择。应用于创面修复的新型敷料不一而足,目前临床中常见的新型敷料有:水胶体敷料、水凝胶敷料、藻酸盐敷料、泡沫敷料、抗菌敷料(纳米银敷料、磺胺嘧啶银敷料等)等。与传统的纱布敷料相比,新型敷料有着明显的优势,而各种新型敷料之间,又有着各自的特点。比如磺胺嘧啶银敷料结合了银离子的抗菌性、凡士林的疏水性、水胶体的亲和性,有着创面抗菌、不粘肉芽、异物反应小等优点;藻酸盐敷料可以吸收自身重量15~20倍的液体,且不黏附组织,可生物降解。藻酸盐敷料适用于有大量渗出的创面。由于藻酸盐敷料释放的钙离子可以激活凝血级联反应中的凝血酶原,因此也有助于止血。因此,可以根据每一位患者创面的不同特点,个体化地选择新型敷料应用于清创后的创面换药。

(三)建立多学科诊疗机制

对疾病本身认识的提高以及对疗效要求的提

高,使得肛周坏死性筋膜炎的治疗过程中对临床医师的多方面要求也随之提高,故有条件的单位可以考虑建立针对该疾病的多学科诊疗机制。以普通外科(肛肠外科)为主导,至少应该包括以下学科。

1. 重症医学科 负责急危重感染阶段患者的抗休克治疗、围手术期生命支持治疗。

2. 感染科 针对细菌感染尤其是特殊菌感染提供抗生素决策支持。

3. 营养科 围手术期营养支持方案的制订及调整。

4. 整形科 依据每一位患者创面的不同情况,制订个体化的创面修复方案。

5. 精神心理科 因为肛周坏死性筋膜炎的病程通常较长,所以需要在整个治疗过程中对患者予以心理疏导,尽量减少其因短期的剧烈疼痛以及长期的慢性疼痛导致的精神心理问题的产生。

此外,还可以纳入高压氧疗科、中医科等相关科室,在清创术后结合高压氧治疗、中医中药治疗等促进创面愈合,减轻患者痛苦。总之,随着医疗体系的逐步完善,肛周坏死性筋膜炎的外科治疗体系也会逐步完善,也会进一步提升对于该病的治疗效果。

(朱安龙)

参考文献

[1] 中国医师协会肛肠医师分会临床指南工作委员会. 肛周坏死性筋膜炎临床诊治中国专家共识(2019年版)[J]. 中华胃肠外科杂志,2019,22(7):689-693.

[2] 梅先水,王建民. 肛周坏死性筋膜炎的研究进展[J]. 世界最新医学信息文摘,2019,19(76):116-117.

[3] 李春雨,徐国成. 肛肠病学[M]. 2版. 北京:高等教育出版社,2021:141-142.

[4] 刘移峰,黄锦刚,高俊仕,等. 负压封闭引流技术联合冲洗技术治疗坏死性筋膜炎的有效性与安全性的临床研究[J]. 中外医学研究,2021,19(25):54-57.

[5] 陈杰,夏军,王思群,等. 坏死性筋膜炎研究现状[J]. 国际骨科学杂志,2011,32(2):96-98.

[6] 练纯朴,岳维成,易彩文,等. 早期手术联合负压综合治疗肛周坏死性筋膜炎的术后恢复情况分析[J]. 中国医学创新,2021,18(18):110-115.

[7] LEE JY, JUNG H, KWON H, et al. Extended negative pressure wound therapy - assisted dermatotraction for the closure of large open fasciotomy wounds in necrotizing fasciitis patients[J]. World J Emerg Surg, 2014, 9: 29.

[8] 赵素斌,李守霞,张文娴,等. 持续封闭负压引流技术在坏死性筋膜炎治疗中的应用价值[J]. 中国医学装备,2017,14(12):75-77.

[9] LANCEROTTO L, TOCCO I, SALMASO R, et al. Necrotizing-fasciitis: classification, diagnosis, and management[J]. J Trauma Acute Care Sur, 2012, 72(3): 560-566.

[10] 马宗仁,许明卿,李松,等. 封闭负压吸引技术治疗重症坏死性筋膜炎[J]. 云南医药,2014,35(3):285-289.

[11] 李垒,刘保池,俞晓峰,等. 坏死性筋膜炎的救治[J]. 中华卫生应急电子杂志,2017,3(5):272-276.

[12] 谢宇,梁德森. 负压封闭引流技术应用于坏死性筋膜炎术后创面修复的疗效研究[J]. 中华损伤与修复杂志(电子版),2018,13(5):331-335.

[13] ELLIOT DC, KUFERA JA, MYERS RA. Necrotizing soft tissue infections: risk factors for mortality and strategies for management[J]. Ann Surg, 1996, 224(5): 672-683.

[14] 刘三凤,刘志豪,戴志波. 负压封闭引流技术(VSD)对各种复杂创面修复的临床研究[J]. 当代医学,2009,15(6):66-68.

[15] SINGH G, SINHA SK, ADHIKARY S, et al. Necrotizing infections of soft tissues: a clinical profile[J]. Eur Surg, 2002, 168(6): 366-371.

[16] 李春雨. 肛周坏死性筋膜炎的临床表现及处理原则[J]. 中华结直肠疾病电子杂志,2013(4):151-153.

[17] 刘兆辉,徐小平,蔡晓辉,等. VSD技术治疗会阴部Fournier坏疽的临床效果观察[J]. 中国高等医学教育,2015(8):128-129.

[18] 安阿玥. 肛肠病学[M]. 3版. 北京:人民卫生出版社,2015:150-151.

第三节 下消化道出血的发病原因、诊疗方法及其困惑与挑战

下消化道出血(lower gastrointestinal hemorrhage, LGIH)的定义为屈氏韧带以下的肠出血,包括小肠出血和结直肠出血。下消化道出血在临床中比较常见,其年发病率为33/10万～87/10万,占全部消化道出血的20%～30%。下消化道出血患者的结局优于上消化道出血者,大约80%

可自行止血。一些侵入性较小的有效干预措施在过去20年中有效地降低了下消化道出血患者的病死率和发病率。大部分的下消化道出血是可以被很好地处理，但是需要依赖多学科协作诊疗团队（MDT）的紧密协作。而对于下消化道出血的诊断和处理，其目标是不变的，主要包括复苏患者、定位出血来源、控制出血和预防复发。在本节中我们将根据最新的国内、国际指南，就下消化道出血的发病原因、诊断方法、治疗方法、诊疗中存在的困惑与挑战展开详细叙述。

一、下消化道出血的发病原因

（一）初步评估

1. 初步临床评估 在患者就诊时详细地获得患者病史并对其进行初步的体格检查和实验室检查，以判断出血的严重程度、可能的出血原因和出血部位。

在病史采集方面，对于便血患者，初诊时就应该详细采集病史，包括大便的性状、便血的次数、持续时间、出血量等，以及有无其他伴随症状，如腹痛、腹胀、大便习惯改变、体重下降、头晕乏力、心慌等。同时，应采集患者的相关既往病史，如是否有消化道出血、消化道肿瘤、炎症性肠病、内镜下微创手术、消化道大型手术、腹部放疗等相关病史，以及便血前是否曾进行灌肠等治疗。此外，应该了解患者是否合并有心肺疾病、慢性肝病、慢性肾病等，还要了解患者的用药情况，尤其是增加消化道出血风险的药物，如非甾体抗炎药、抗血小板药和抗凝药物等。

在进行初步的体格检查时，检查项目应该包括患者的一般生命体征、精神状态、心肺体格检查等，并应进行仔细的腹部体格检查和直肠指诊。通过腹部体格检查可以初步明确患者有无门静脉高压表现、腹部肿块等；通过直肠指诊可以发现直肠病变和肛门病变，还可以明确便血的颜色和性状。

对患者进行初步的实验室检查，检查项目包括血常规、血型、粪便常规、凝血功能试验和肿瘤标志物检测等检查。而对于不能除外上消化道出血的患者，在结肠镜检查前还要完善胃镜检查。

2. 对病情紧急程度和严重程度的评估 病情严重程度与失血量和失血速度呈正相关。当患者

出现快速失血、失血量较大时会伴随周围循环衰竭的征象，休克指数（心率/收缩压）是判断失血量的重要指标。而对病情严重程度的判断将决定患者是否需要紧急住院治疗。

对于具有中度至重度出血风险的患者（如至少罹患两种合并症、心率>100次/min、收缩压<115mmHg、皮肤或结膜苍白、毛细血管再充盈减少）应进行快速评估并可能需要住院紧急治疗。对于血流动力学不稳定（收缩压<115mmHg或心率>100次/min）的便血患者，应咨询消化内镜医师以评估是否有上消化道出血以及是否需要紧急消化内镜检查。与大多数门诊评估类似，结肠镜检查是住院评估的首选。

3. 对预后的评估 下列因素被认为可能与患者预后不良有关：血流动力学不稳定、持续性的出血、年龄>60岁、合并症多、血肌酐升高和严重贫血等，患者出现这些风险因素越多则预示病情越严重，对于这类患者需要重点关注并进行更积极的抢救治疗。

（二）小肠出血

小肠出血曾被称为不明原因消化道出血（obscure gastrointestinal bleeding，OGIB），而这是因为传统常规内镜（包括胃镜与结肠镜）检查不能达到这些位置进而无法明确病因。美国胃肠病学会在2015年提出以"小肠出血"替代OGIB，将其定义为从屈氏韧带至回盲瓣之间的空肠及回肠出血的总称。由于小肠出血通常较隐匿、缺乏特异性且小肠具有长度较长、腹腔内活动度较大的解剖特点，故普通胃镜及结肠镜检查难以到达，导致小肠出血的诊疗仍然比较困难。

1. 常见病因 小肠出血的常见病因为炎症性肠病（如克罗恩病）、肿瘤、梅克尔憩室、血管畸形、黏膜下恒径动脉破裂出血、息肉综合征、非甾体抗炎药相关性溃疡、肠结核、应激性溃疡以及缺血性肠炎等。

2. 少见病因 有一些少见疾病会引起小肠出血，比如过敏性紫癜、自身免疫病的肠道表现、小肠血管畸形合并门静脉高压、肠寄生虫感染、淀粉样变性、蓝色橡皮疱痣综合征、遗传性息肉综合征等。

（三）结直肠出血

结直肠出血是消化科常见的临床危重症之

一。随着内镜诊治技术的不断提高,临床上对结直肠出血的诊疗研究有了很大的进展。虽然大多数急性下消化道出血会自行停止,并且预后良好,但在老年患者和有合并症的患者中,其发病率和病死率有所上升。需要注意的是,对于肛周疾病如痔瘘裂导致的出血需要同结直肠出血相鉴别,并且其未被划分于下消化道出血范畴内。

1. 常见病因 结直肠肿瘤、结肠憩室病、炎症性肠病(包括溃疡性结肠炎、克罗恩病)急性感染性肠炎、缺血性结肠炎、结肠病变外科或者内镜治疗术后出血等。而服用药物如非甾体抗炎药、抗血小板药、抗凝药物也逐渐成为结直肠出血的重要病因。

2. 少见病因 结直肠血管畸形、放射性肠炎、黏膜下恒径动脉破裂出血、孤立性直肠溃疡、门静脉高压性直肠静脉曲张、物理化学损伤以及外伤等。一些全身疾病,如肝肾功能障碍、凝血机制障碍、血液系统恶性肿瘤、结缔组织病等也可引起结直肠出血。

二、下消化道出血的诊断

(一)小肠出血的诊断

1. 临床表现 根据出血的部位、速度、出血量等,可表现为缺铁性贫血、粪便隐血试验阳性、黑便、血便、呕血或休克等全身表现等。肿瘤及小肠寄生虫病引起的出血多表现为缺铁性贫血、粪便隐血试验阳性或黑便;恶性肿瘤所致出血可同时伴有消瘦、腹部包块及肠梗阻等;血管畸形引起的出血以无痛性血便及黑便为主;炎性病变引起的出血变异性比较大,可以为间歇性大出血或慢性少量出血,但会伴有发热、腹痛或腹泻,克罗恩病所致出血可同时伴有腹部包块及瘘管形成;而息肉病、肠套叠及小肠憩室所致出血则常表现为腹痛及血便同时存在。

2. 体格检查 对于怀疑小肠出血的患者,需进行详细的体格检查,包括生命体征检查及全身体格检查。腹部的体检有助于发现压痛部位、肿瘤部位或者炎症性肠病导致的瘘管等。

3. 辅助检查

(1)内镜检查:视频胶囊内镜(VCE)和深部小肠镜(DE)在小肠出血的诊断和治疗中发挥着重要作用。

1)VCE 能够在大约 90% 的患者中实现整个小肠的可视化。一项包含 227 项研究的大型系统评价显示,VCE 对小肠出血的诊断率可达 59.4%。在持续明显出血期间进行 VCE 的诊断率最高,这证明了紧急情况下 VCE 在诊断方面的价值。

2)DE 能够在小肠内进行病理诊断和治疗干预。DE 包括使用推拉技术发挥作用的单气囊小肠镜(SBE)检查和双气囊小肠镜(DBE)检查,以及使用旋转推进技术发挥作用的螺旋管式小肠镜(SE)检查。在三种类型的 DE 中,DBE 已被确定为处理小肠病变和小肠出血的较可行选择。

(2)小肠造影检查:主要包括 CT 小肠造影(computed tomography enterography,CTE)、CT 血管造影(computed tomography angiography,CTA)、磁共振小肠造影(magnetic resonance imaging enterography,MRE)。

1)CTE 集小肠造影和 CT 检查的优点于一体,能够同时显示肠腔内外的病变。因此,对于小肠肿瘤性出血,CTE 有利于显示肿瘤的位置、大小、侵犯的范围以及血供等。一项荟萃分析显示 CTE 对疑似小肠出血患者的诊断率为 40%。

2)CTA 对急性小肠出血的诊断价值较高,适用于急性活动性出血的患者。一项荟萃分析显示 CTA 在急性小肠出血诊断中的灵敏度和特异性分别为 89% 和 85%。

3)MRE 应用于小肠出血诊断的相关研究不多,但是其对于炎症性肠病以及免疫性肠病,可观察肠壁增厚、肠壁强化、肠腔狭窄以及肠管扩张等。

(3)肠系膜动脉数字减影血管造影(digital substraction angiography,DSA):为一项有创性检查,对小肠的出血有定性、定位作用,检测到造影剂的外溢是出血的直接征象,而异常走行的畸形血管是小肠出血的间接征象,DSA 对消化道出血的定位诊断率为 44%~68%。

(4)发射计算机断层显像(emission computed tomography,ECT):主要用于出血病变的初筛和大致定位。开展 ECT 时常运用 ^{99m}Tc 标记的红细胞进行扫描,对诊断微量慢性出血有其他方法不可替代的作用。与 DSA 不同的是,ECT 适用于出血量为 0.1~0.5ml/min 的慢性反复性出血,而不适用于大出血患者。其对小肠出血的检出率为

15%～70%，对于梅克尔憩室导致的出血的诊断阳性率可达 75%～80%。

（二）结直肠出血的诊断

1. 临床表现 结直肠出血的典型临床表现为突发的便血，暗红色血便或鲜红色血液通过直肠排出，出血量较大时可伴有周围循环衰竭的休克表现。但是来自右半结肠的少量缓慢出血可表现为黑便。而恶性肿瘤的出血通常和大便混在一起或者呈潜血阳性，并常有乏力、消瘦、大便习惯改变等表现。另外需要重视的是，有部分假定为急性下消化道出血的患者，其出血可能来源于上消化道。痔、瘘、裂等肛门疾病引起的出血在临床上也很常见，需进行鉴别诊断。缺血性结肠炎患者在便血前多有突发的痉挛性腹痛。

2. 体格检查 结直肠出血患者也需要完善的体格检查，包括生命体征及精神状态的检查；合并有恶性肿瘤的患者有时可以触及包块及触痛阳性；合并有严重溃疡性结肠炎的患者可有消瘦、贫血以及腹部压痛等；通过详细的直肠肛门指检可以发现大多数的直肠中下段病变。

3. 辅助检查

（1）内镜检查：结肠镜检查是诊断结直肠出血原因和部位的较好手段，可以同步在内镜下进行止血治疗。结肠镜检查中除了认真检查结直肠病变，还需要将结肠镜尽可能深地插入回肠末端，以判断有无来自小肠的出血。

（2）影像学检查：影像学检查是结直肠出血病因、定位诊断的重要手段。常用的影像学检查手段是腹部增强 CT 或者腹部 CTA 检查。CT 检查有助于发现结肠占位性病变以及炎症性肠病改变，而 CTA 的血管重建则可以提示可能的出血部位。应用 ECT 检查也是明确结直肠出血部位的手段之一。DSA 同样在结直肠急性出血的诊疗中扮演着重要角色，可以对出血部位进行定位及紧急止血处理，但并不是首选的检查。

三、下消化道出血的治疗

虽然大多数下消化道出血可以自行停止，有比较充足的时间为治疗做好准备，但这也需要在充分的评估基础上进行。下消化道出血的基本处理原则为快速评估患者的一般情况、稳定血流动力学、进行精确的定位及定性诊断。治疗措施包括一般支持治疗、药物治疗、内镜下治疗、血管栓塞治疗及外科治疗等。

（一）一般支持治疗

对于急性大出血患者，应积极进行液体复苏和针对生命体征的支持治疗。要根据患者的生命体征、血容量不足程度、出血速度、年龄和并发症情况，建立有效的静脉通路，给予快速、适当的止血、补液、输血等治疗，以维持生命体征稳定。同时建议快速启动包括消化内科、内镜中心、重症医学科、影像科及外科在内的多学科协作诊治。对于大量快速出血、合并心血管疾病、预估短期内无法进行止血治疗的患者应紧急输血，尽量维持血红蛋白在 90g/L 以上。对于在补充血容量的同时仍不能提升血压而危及生命者，可适量静脉滴注多巴胺、间羟胺等血管活性药物，维持收缩压在 90mmHg 以上，以避免重要器官的灌注不足时间过长，为进一步抢救争取时间。

（二）药物治疗

1. 生长抑素 生长抑素及其类似物在急性下消化道出血特别是小肠出血的短期治疗中应用较为广泛，其作用机制包括抑制血管生成、减少内脏血流和促进血小板聚集以减少出血。对于急性小肠出血的患者推荐采用持续泵入的方法；而对于血管扩张性病变导致出血的患者可以采用长效奥曲肽进行治疗。多项研究都证实了奥曲肽在下消化道出血中的治疗作用。

2. 沙利度胺 为谷氨酸衍生物，对血管扩张引起的小肠出血有效，作用机制与其抑制表皮生长因子、抗血管生成作用有关。有一项随机对照临床研究显示，对于胃肠道血管畸形导致的出血患者，沙利度胺（100mg/d）治疗 4 个月的有效率为 71.4%，显著高于使用铁剂的对照组（3.7%）。沙利度胺有严重的致畸性，因此禁用于妊娠期女性。

3. 止血药物 临床上常用的止血药物有垂体后叶激素、蛇毒凝血酶、去甲肾上腺素等，但目前尚缺乏足够的临床研究来评价药物止血的疗效。

（三）内镜下治疗

1. 内镜金属夹止血术

（1）对于小肠溃疡的裸露血管所致的出血及黏膜下恒径动脉破裂出血处的溃疡，可以在小肠镜下行钛夹止血。

（2）结肠憩室出血的发病人数目前在我国有

增多趋势,该病常发生于升结肠至结肠右曲,多为动脉出血,表现为无痛性便血。结肠镜下金属夹止血是治疗憩室出血的有效方法,使用金属夹时可以直接夹闭出血部位,也可以以"拉链"的方式封闭憩室开口来止血。

(3)术后的出血可发生在切除术后数周内的任意时间,息肉切除术后出血的治疗包括内镜金属夹止血术、内镜套扎治疗术、内镜热凝固止血术、黏膜下注射稀释的肾上腺素等,但是更推荐使用内镜金属夹止血术。

2. 内镜热凝固止血术

(1)对于血管畸形出血,氩等离子体凝固是目前常用的方法。对于小肠血管扩张性病变,在内镜下止血后,其再出血率是比较高的,需要引起重视;结直肠血管畸形常见于老年人,较常发生的部位是右半结肠。对于肠壁较薄的右半结肠,建议选用30~45W的低功率,控制氩气流速在1L/min左右,以降低肠壁穿孔的风险。

(2)息肉切除术后或内镜黏膜下剥离术(ESD)后出血的患者,因出血部位有溃疡形成,故金属夹夹闭止血无效或很难释放金属夹,可以考虑使用非接触式的热凝固疗法止血。

3. 内镜黏膜下注射术 对于小出血病灶,尤其是血管性病变,在视野不清晰、无法进行其他方法的内镜下治疗时,可进行局部的内镜黏膜下注射术。经常被采用的是肾上腺素注射治疗,按照1:10 000的浓度配制肾上腺素溶液。内镜黏膜下注射术通常需与其他方法联合使用,否则止血成功率较低且再出血风险高。

4. 联合方法 对于一些高危的下消化道出血患者,尤其是憩室出血、息肉切除术后或者ESD后出血的患者,采用2种或多种方法联合内镜下止血能够显著降低再出血、手术及死亡的风险。

(四)血管栓塞治疗

血管栓塞治疗适用于有明显活动性出血的患者。如果血管造影显示有造影剂外渗,则可以进行血管栓塞治疗。治疗方案的选择取决于患者的个体因素、医师专业知识和资源设备的可利用性。材料方面可以使用线圈、液体试剂或颗粒进行栓塞。一旦确定有造影剂外渗,栓塞的成功率是很高的,可达93%~100%。但是需要警惕肠缺血而导致穿孔的发生,并且栓塞后短期内再出血的概率为10%~50%。一项回顾性研究的证据显示,经验性血管栓塞治疗结肠肿瘤出血的成功率为68%,在急性出血的情况下可以增至98%。

(五)外科治疗

随着内镜技术的发展,手术已不再是治疗下消化道出血的主要手段。但肠道肿瘤、经保守治疗无效的大出血、肠道穿孔、不明原因的反复出血等仍是手术治疗的指征。当内镜下治疗或血管栓塞治疗失败时进行手术治疗是合理的。但是在没有定位出血来源的情况下进行手术可能极具挑战性,并且急诊手术的高风险性已得到充分确定,因此应该尽量避免。紧急结肠次全切除术是治疗未准确定位的大量下消化道出血的一种有效且明确的方法,但其相关并发症的较高发病率和病死率限制了其具体实施。因此,在理想情况下,手术应该在内镜医师在场的情况下进行,因为他们可以协助外科医师定位出血部位而进行有针对性的手术切除。而一些经过内镜下治疗或血管栓塞治疗后发生并发症的患者也可能需要手术治疗。一项对54例接受血管栓塞治疗的患者的回顾性研究报告表明,有20%的再出血或肠壁缺血等并发症需要通过手术治疗来解决。

四、下消化道出血诊疗中的困惑与挑战

目前,在下消化道出血的诊断和治疗方面还存在着很多困惑和挑战,虽然我国以及一些欧美国家都陆续制订了下消化道出血的诊治指南,但是仍然存在很多争论,需要更多的临床研究进一步证实。

困惑与挑战1:与上消化道出血的鉴别

在定义上,上消化道出血和下消化道出血是以屈氏韧带为分界的,这就决定了一些消化道出血患者中会出现两者混淆的可能。最初怀疑为下消化道出血的患者中最终有一部分是上消化道出血的。就目前已有的诊断措施来看,单凭便血的性状等临床表现不好区分出血是上消化道出血还是下消化道出血,但是详细的胃镜检查可降低这种误判的概率。快速出血时的DSA以及CTA检查也将有助于判断出血来源,但是需要更多证据支持。

困惑与挑战2:消化内镜检查的时机与作用

1. 消化内镜的检查时机 2016年,美国胃

肠病学会《急性下消化道出血临床指南》推荐，对于高危或持续性的下消化道出血患者，应于入院24h内完善急诊结直肠镜检查，这可以增加病灶识别率、缩短其住院时间、降低其全因死亡率，但问题是这个结论主要基于观察性研究或者回顾性研究，循证医学证据等级不高。最近的一些关于结直肠镜检查时机的临床研究也对该指南提出了挑战。一项前瞻性随机对照研究发现，入院24h内急诊结直肠镜检查相比于入院24h后的常规检查，不能提高下消化道出血患者的病灶识别率或降低再出血率。一项荟萃分析发现，24h内的急诊结直肠镜检查并不能降低下消化道出血患者的病死率。而一项纳入了较多重度出血患者的前瞻性随机对照研究表明，急诊结直肠镜检查可提高病灶识别率，但对患者的病死率及再出血率没有明显改善。虽然急诊结直肠镜在急性下消化道出血的诊断中反复被提及并发挥着重要作用，但是众多研究表明其在改善患者的主要结局事件，如再出血率及病死率方面，与择期检查无明显区别，但这些研究的纳入患者人数较少，且病情轻重的异质性明显。故该结论是否适用于急性大出血患者尚待进一步论证。基于这些研究，2021年版欧洲胃肠内镜学会《急性下消化道出血诊治指南》认为，对于下消化道出血入院的患者只需要完善常规结直肠镜检查即可。但对高危的结直肠出血或活动性出血的患者，我国中华医学会消化内镜学分会等于2020年发布的《下消化道出血诊治指南》中仍采纳了2016年版的美国胃肠病学会《急性下消化道出血临床指南》，即入院24h内行急诊结直肠镜检查以明确出血原因并行内镜下止血。

2. 检查前的肠道准备 目前，在做消化内镜前的肠道准备方面也存在一定争议。最新的国内外指南对于拟行结直肠镜检查的患者，均推荐进行肠道准备，而聚乙二醇被认为是可以安全使用的。未行肠道准备的患者，回盲部插管成功率仅为55%～70%，而充分的肠道准备可以提高内镜到达回盲部的概率、提高病灶识别率、提高止血成功率、减少穿孔等并发症的发生。但对于急性大出血患者，因为担心在肠道准备中口服洗肠液可能会加重其出血症状而不进行肠道准备；但是技术的改进使得目前常用的电子结直肠镜已具有

自动冲洗功能。为此，一项研究评估了未行肠道准备对下消化道出血患者结直肠镜检查的影响，发现在未行肠道准备的情况下患者均完成了结肠镜检查，病变的总体识别率为91%，但该研究并没有对比进行肠道准备后的检查情况。因此，基于这些原因，既往研究结果并不一定适用于当前的患者。对于急性下消化道大出血的患者是否需要进行充分的肠道准备再进行结肠镜检查仍存在争议，需要更多的研究来支持。

3. 内镜下止血的选择 目前尚缺乏高质量的研究评估哪类病灶需要积极的内镜下止血治疗。2016版的美国胃肠病学会《急性下消化道出血临床指南》建议，内镜下发现喷射状出血、活动性渗血、裸露的血管、黏附血凝块的病灶的患者，需要行内镜下止血。但此建议是依据于一项以憩室为主要出血病灶的前瞻性研究的。而对于其他类型比如药物相关黏膜损伤、血管畸形等引起的出血，尚缺乏足够的证据证明内镜下止血会使患者有所获益。而如上所述，内镜下止血方式包括了内镜黏膜下注射术、内镜热凝固止血术、氩等离子体凝固、内镜金属夹止血术或者圈套器夹闭术等方式，但是对于选用哪种方式目前也没有足够的证据，更多的是经验之谈。具体到不同的发病原因引起的出血，处理也不尽相同，而且尚无定论。

（1）憩室出血：根据2016版美国胃肠病学会《急性下消化道出血临床指南》，对于近期有出血表现特别是喷射状出血、活动性渗血、裸露的血管以及黏附血凝块的憩室应给予积极的内镜下止血，且治疗方式推荐首选内镜金属夹止血术、圈套器夹闭术等。不同的研究表明这些机械压迫式止血方式的有效率都比较高。但是圈套器夹闭术，尤其是在右半结肠及小肠，有可能引发肠穿孔等严重并发症。而选用内镜热凝固止血术处理较薄的肠壁时也有较高的引发肠穿孔的风险，我国2020年《下消化道出血诊治指南》更是指出，对于憩室出血，内镜金属夹止血术较内镜热凝固止血术安全，且操作更简单。

（2）血管畸形出血：常常发生于老年患者，出血部位以右半结肠为主，可以采用内镜热凝固止血术及氩等离子体凝固的方法止血。研究表明，非接触式的氩等离子体凝固更安全、有效，而且

向肠黏膜下注射生理盐水后再进行止血可以提高疗效并降低肠壁穿孔等并发症的发生率。但是对于血管畸形引起的下消化道出血，初次内镜止血成功后的再出血率高达 1/3。因此不应仅依靠内镜，是否需要联合其他方式比如手术以解决再出血的问题值得更多的探讨。

（3）息肉切除或者 ESD 术后出血：可于切除后立即出血、也可发生于数天或数周内，内镜金属夹止血术、圈套器夹闭术、内镜热凝固止血术等方法均可用于息肉切除术后出血的处理，但是水肿、瘢痕可能导致金属夹等操作不易。对于局部喷洒止血药联合内镜热凝固止血术的方式也可以考虑，但是需要警惕肠穿孔的风险，目前尚缺乏足够的证据证明哪一种止血方式更佳。

困惑与挑战 3：血管造影及血管栓塞治疗的价值

血管造影及血管栓塞治疗在下消化道出血的诊治中具有重要价值，但是对于在什么情况下将其作为首要选择则争议很大。基于回顾性研究，CTA 对出血较慢的下消化道出血的检出灵敏度是 79%～95%，特异性是 95%～100%。而 CTA 检测结果为阳性的患者可及时选择 DSA 以进行血管栓塞治疗。

DSA 虽然能够对出血同时进行诊断和治疗，但目前并不推荐将其作为首选方法，因为它的检出率相比较于 CTA 来说更低并且更受出血速度的影响。但是通过 DSA 超选动脉后进行血管栓塞治疗，止血成功率高达 93%～100%，且引起肠缺血的可能性较小。另有一项回顾性研究表明，CTA 检查后 90min 内进行 DSA 超选动脉后进行血管栓塞治疗，其成功率可以提高 8 倍。因此，2021 年版欧洲胃肠内镜学会《急性下消化道出血诊治指南》推荐对于大出血导致的血流动力学不稳定的患者，应于 CTA 检查后 60min 内进行血管栓塞治疗。

困惑与挑战 4：药物治疗的选择

1. 生长抑素 这类药物可以增强血管收缩药的作用、可有效减少内脏血流等，因此一直被推荐用于曲张静脉出血的治疗以及毛细血管扩张、蓝色橡皮疱痣综合征引起的小肠出血的治疗。发表于 2014 年的一项荟萃分析指出，生长抑素类似物对治疗血管畸形引起的消化道出血是有

效的。但是单纯应用生长抑素显然是不行的，有争议的地方就是如何联合治疗。

2. 沙利度胺 该药物可以通过抑制表皮生长因子表达而对血管畸形相关的小肠出血有一定的治疗效果。我国 2020 年《下消化道出血诊治指南》指出，对于出血部位不明或弥漫性病变，不适用内镜、手术或者血管栓塞治疗，以及经治疗后无效的小肠出血患者，可以考虑应用生长抑素及其类似物或沙利度胺治疗。这种推荐也是基于其他治疗失败或者不能实施的情况下进行的。

3. 其他药物 临床中常常经验性应用的一些止血药物如蛇毒凝血酶、垂体后叶激素、特利加压素等，这些药物在治疗下消化道出血中的作用并没有被明确，尚缺乏严谨的研究证据。

困惑与挑战 5：特殊人群的治疗

1. 服用抗凝药物的人群 服用抗凝药物是引起消化道出血的重要原因之一，目前，服用抗凝药物引起的下消化道出血比较常见。

抗血小板药能预防心血管事件的发生，但也提高了消化道出血的发生率。我国 2020 年《下消化道出血诊治指南》、欧洲 2021 年版《急性下消化道出血诊治指南》及美国 2016 年《急性下消化道出血临床指南》均建议，对于进行心血管病一级预防的患者，一旦发生出血即停用阿司匹林且不建议恢复使用。但是在下消化道出血方面，对于抗血小板药与出血的关联研究较少。一项回顾性的多中心研究发现，服用 1 种抗血小板药的下消化道出血患者入院后的再出血风险是未服用者的 3 倍，而服用 2 种抗血小板药将使再出血风险提升至未服用者的 5 倍。因此，对于是否停用抗血小板药，要同时评估其对心血管不良事件的影响。对低危风险的进行心血管事件预防的患者，可在下消化道出血发生后停用抗血小板药。但对于进行二级预防的患者，停用抗血小板药使其发生心血管疾病的风险提高 3 倍，并且近 70% 的心血管疾病发生在停药后的 7～10d 内，这就提出了继续使用抗血小板药的挑战。在关于上消化道出血的研究中显示，对于上述患者，继续使用阿司匹林可以降低患者的全因死亡率，而合并使用质子泵抑制剂会降低阿司匹林引起消化道出血的风险。这一发现是否值得在治疗下消化道出血中参考，值得推敲，而这主要是因为质子泵抑制剂在

下消化道出血中的作用不确切。

对于服用华法林或直接口服抗凝药（DOAC）的患者，在急性出血时应立即停药，因为这类药物的半衰期长。但是研究发现服用华法林、DOCA这类抗凝药物入院的下消化道出血患者，其院内再出血风险并不会较不服用这些药物的患者显著升高。在有效止血后需要恢复抗凝药物的使用，这不仅可以降低血栓栓塞风险，且不会提高再出血发生率。2019年英国胃肠病学会《下消化道出血诊疗指南》推荐，在出血事件后的第7天恢复华法林的使用。对于DOAC的恢复用药时机，目前也建议在出血事件后的7d内恢复用药，但是因为缺乏高等级循证学依据，这类药物的恢复时间也存在争议。

2. 使用NSAID的人群 使用NSAID是引起下消化道出血或者再出血的重要原因之一。一项纳入132例憩室出血患者的研究表明，有77%的NSAID用药者在15个月的中位随访期内发生了再出血，而停止服用NSAID后仅有9%的患者发生了再出血。由此可以认为，对于发生下消化道出血的患者，应尽量避免再次使用NSAID。但是有研究表明使用COX-2选择性的NSAID可以降低上消化道出血的风险。因此，下消化道出血的患者是否能够继续使用NSAID也是争论之一。

综上所述，在下消化道出血的诊断和治疗中，虽然众多国家都发布了相关指南，但是依然存在很多有争论的地方，主要原因是所参考的研究多数循证医学等级不高，因此需要更多的前瞻性随机对照研究来改善这一状况。

（覃吉超　徐向上）

参考文献

[1] QAYED E, DAGAR G, NANCHAL RS. Lower gastrointestinal hemorrhage[J]. Crit Care Clin, 2016, 32（2）: 241-254.

[2] WHITEHURST BD. Lower gastrointestinal bleeding[J]. Surg Clin North Am, 2018, 98（5）: 1059-1072.

[3] BRANDT LJ, FEUERSTADT P, LONGSTRETH GF, et al. ACG clinical guideline: epidemiology, risk factors, patterns of presentation, diagnosis, and management of colon ischemia（CI）[J]. Am J Gastroenterol, 2015, 110（1）: 18-44.

[4] GERSON LB, FIDLER JL, CAVE DR, et al. ACG clinical guideline: diagnosis and management of small bowel bleeding[J]. Am J Gastroenterol, 2015, 110（9）: 1265-1287.

[5] STRATE LL, GRALNEK IM. ACG clinical guideline: management of patients with acute lower gastrointestinal bleeding[J]. Am J Gastroenterol, 2016, 111（4）: 459-474.

[6] 中华医学会消化内镜学分会结直肠学组. 下消化道出血诊治指南（2020）[J]. 中华消化内镜杂志, 2020, 37（10）: 685-695.

[7] TRIANTAFYLLOU K, GKOLFAKIS P, GRALNEK IM, et al. Diagnosis and management of acute lower gastrointestinal bleeding: European Society of Gastrointestinal Endoscopy（ESGE）guideline[J]. Endoscopy, 2021, 53（8）: 850-868.

[8] YOON HM, SUH CH, KIM JR, et al. Diagnostic performance of magnetic resonance enterography for detection of active inflammation in children and adolescents with inflammatory bowel disease: a systematic review and diagnostic meta-analysis[J]. JAMA Pediatr, 2017, 171（12）: 1208-1216.

[9] GROOTEMAN KV, VAN GEENEN EJ, DRENTH JP. Multicentre, open-label, randomised, parallel-group, superiority study to compare the efficacy of octreotide therapy 40mg monthly versus standard of care in patients with refractory anaemia due to gastrointestinal bleeding from small bowel angiodysplasias: a protocol of the OCEAN trial[J]. BMJ Open, 2016, 6（9）: e011442.

[10] CHAN DK, SOONG J, KOH F, et al. Predictors for outcomes after super-selective mesenteric embolization for lower gastrointestinal tract bleeding[J]. ANZ J Surg, 2016, 86（6）: 459-463.

[11] 肖雪, 苏帕, 周敏, 等. 下消化道出血的临床诊治现状与指南解读[J]. 四川大学学报（医学版）, 2022, 53（3）: 367-374.

[12] GULUTKU O, KARATAY E. Immediate unprepared polyethylene glycol-flush colonoscopy in elderly patients with severe lower gastrointestinal bleeding[J]. Geriatr Gerontol Int, 2020, 20（6）: 559-563.

[13] HASHIMOTO R, HAMAMOTO H, TANUMA T. Endoscopic hemostasis of diverticular bleeding by using detachable snares[J]. Gastrointest Endosc, 2016, 84（2）: 379-380.

[14] REN JZ, ZHANG MF, RONG AM, et al. Lower gastrointestinal bleeding: role of 64-row computed tomographic angiography in diagnosis and therapeutic planning[J]. World J Gastroenterol, 2015, 21 (13): 4030-4037.

[15] KOH FH, SOONG J, LIESKE B, et al. Does the timing of an invasive mesenteric angiography following a positive CT mesenteric angiography make a difference? [J]. Int J Colorectal Dis, 2015, 30 (1): 57-61.

[16] GRALNEK IM, STANLEY AJ, MORRIS AJ, et al. Endoscopic diagnosis and management of nonvariceal upper gastrointestinal hemorrhage (NVUGIH): European Society of Gastrointestinal Endoscopy (ESGE) guideline - update 2021[J]. Endoscopy, 2021, 53 (3): 300-332.

[17] NAGATA N, NIIKURA R, AOKI T, et al. Impact of discontinuing non-steroidal anti-inflammatory drugs on long-term recurrence in colonic diverticular bleeding[J]. World J Gastroenterol, 2015, 21 (4): 1292-1298.

第四节 下消化道出血的处理原则与研究进展

下消化道出血（lower gastrointestinal hemorrhage, LGIH）一般不如上消化道出血凶猛，80%～90% 的患者可自行止血或通过非手术治疗止血，急性大量便血引起血流动力学改变而发生休克者的比例通常小于 10%。虽然 70%～80% 的下消化道出血能自行停止，但其中再次出血者占 22%～25%，同时，在复发病例中，再度出血率上升到 50%。因此，出血停止后仍需进一步处理。对于下消化道出血的处理，首先应仔细完成病史询问、体检、实验室检查和其他相关检查，初步确定出血的病因和部位。对于出血严重、血流动力学不稳定的患者，应在积极复苏的同时快速完成各项检查，寻找出血原因，从而采取及时有效的治疗措施。

一、急性下消化道出血的初步评估

（一）病史

了解便血情况是诊断下消化道出血的第一步，下消化道出血主要表现为鲜血便、暗红色或黑色大便，病史中要着重了解血便的特点：棕色粪便混有或沾有血迹，则出血多来源于乙状结肠、直肠或肛门；大量鲜红色血液，提示出血来自结肠；栗色粪便意味着出血位于右侧结肠或小肠；黑色粪便表示出血来自上消化道；无痛性大量出血，通常提示憩室出血或血管扩张出血；血性腹泻伴有腹部绞痛、急迫感或里急后重，是炎症性肠病、感染性结肠炎或缺血性结肠炎的特点。另外，年龄与可导致便血的疾病的关系不可忽视，如息肉、肠套叠、急性出血性肠炎多见于儿童、少年，结肠肿瘤及血管病变则常见于中老年人。患者的既往史中有无类似出血史，以及以往出血时的检查、诊断及治疗方法也很重要，如血管发育畸形的患者过去常有出血反复发作的情况。在询问患者的家族史时应注意有无遗传性疾病，如家族性结肠息肉病、遗传性出血性毛细血管扩张和血友病等。

（二）体格检查

一般情况检查中，观察贫血貌程度，注意有无皮疹、紫癜、毛细血管扩张；检查全身浅表淋巴结有无肿大；检查腹部有无触及肿块，听诊肠鸣音有无改变。特别需要强调的是，对于急性下消化道出血患者应常规进行直肠指诊，能在出血早期快速发现直肠、肛管内病变，简单高效。

（三）实验室检查

血常规（血红蛋白、红细胞计数、血细胞比容、血小板计数）；肝功能检查（胆红素、谷丙转氨酶、谷草转氨酶、血清白蛋白、碱性磷酸酶）；凝血功能（凝血酶原时间、活化部分凝血活酶时间、纤维蛋白原）。测算血尿素氮（BUN）和血肌酐（Cr）的比值有助于确定消化道出血的位置：95% 以上的上消化道出血患者的 BUN : Cr > 25 : 1，而 90% 以上的下消化道出血 BUN : Cr < 25 : 1；对于怀疑肿瘤者要进行肿瘤标志物检查；对于怀疑为伤寒者要做血培养及肥达试验。

（四）辅助检查

对于急性下消化道出血，目前仍然没有最明确有效的检查方法。2016 年美国胃肠病学会《急性下消化道出血临床指南》推荐，将纤维结肠镜检查作为急性下消化道出血的早期诊断方法，然而该指南并未对何为早期作出定义。因此，对于进行肠镜检查的时机仍然存在争议。其他有效的检查方法有 CT 检查、放射性核素显像、选择性动脉造影、肠镜检查及超声检查等。一项国外的回顾性研究提示，增强 CT 检查能够帮助医师决定、选择肠镜检查的最佳时机，结肠憩室引起的出血在增强 CT 影像学上表现为肠腔局部因造影剂外泄而出现浓集现象，一旦出现这种结果应立即行肠镜检查，可以快速明确出血部位并进行止血治疗。此外，当增强 CT 影像学结果表现为肠壁的增厚时，出血原因可能为结肠炎性改变或存在结肠占位性病变，在患者的血流动力学稳定后可以择期行肠镜检查。当结肠镜检查找不到出血病灶时，应考虑小肠出血的可能性，对此，选择性动脉造影是非常有效的检查手段，它对小肠出血的检出率能达到 40%～78%。

二、下消化道出血的诊治程序

1. 根据循环容量缺失程度，进行液体复苏。

2. 胃肠减压管内有血液者，先做十二指肠镜检查。

3. 胃肠减压管内无血液者，先做直肠镜检查以排除肛门直肠疾病。

4. 出血停止或减少时，做结肠镜检查：①结肠镜下出血为阴性者先进行观察，如再出血则按中等量或大量出血处理；②结肠镜下出血为阳性者先做内镜处理，若再出血则做肠段切除。

5. 持续中等量出血者，做紧急结肠镜检查或做 ^{99m}Tc-RBC 闪烁扫描：①闪烁扫描阳性者行肠系膜动脉造影，若发现出血部位则可注入药物或行血管栓塞治疗，否则做肠段切除；②闪烁扫描阴性者行手术探查。

6. 持续大量出血者行肠系膜动脉造影，其余处理方案同上述中等量出血者。

三、下消化道出血的非手术治疗

（一）急性下消化道出血导致出血性休克的处理

有以下情况之一出现应考虑为急性大出血：①鲜血便每次达 200～300ml；②面色苍白、出冷汗、脉搏在 120 次/min 以上，收缩压在 90mmHg 以下，一般而言，成人失血量在 800～1 000ml 以上且仍不能使血压、脉搏保持稳定者。

急性下消化道出血所致失血性休克的主要病理生理改变为有效血容量减少，及时补充血容量至关重要，微循环开放导致的毛细血管床扩大是休克的病理生理改变之一，因此，补液时不仅要补充已经丢失的血容量（全血、血浆、水和电解质），还要补充由于毛细血管床扩大所增加的液体量。休克发生的时间与微循环开放、毛细血管床扩大的严重程度关系密切，休克发生后，其持续的时间愈长，需要补充的血容量愈大。因此，抗休克治疗的早晚直接关系到其临床疗效。在确定补液量时，要充分考虑休克发生的时间并结合患者的血压、脉搏、心率、中心静脉压、实验室检查结果和临床疗效综合判断。通常，临床补液过多的情况远高于补液不足，对于补液，原则上是宁少勿多，分次补足，避免补液过多造成急性左侧心力衰竭和肺水肿。

补液种类和成分：从原则上来讲，以补充全血、红细胞或血浆为主，但是在临床操作过程中输血需要一定时间，因此，最便捷的方法就是补充晶体溶液和代血浆，此外，为了降低血液黏滞度、改善微循环，主张补充含钠的晶体溶液。含钠溶液不仅能很快地纠正功能性细胞外液减少，恢复机体内环境稳定，适量输入含钠溶液，还能改善和维护肾小管功能和肾小球滤过率。常用的晶体溶液有：平衡盐溶液、生理盐水、林格液、5%～10% 葡萄糖盐水等，主要是含钠溶液。当然还应为患者补充胶体溶液，胶体溶液有：全血、红细胞、血浆及各种代血浆等，胶体溶液有维持血浆胶体渗透压的作用，可防止水分从毛细血管渗出，能维持有效血容量。此外，补充全血和红细胞能提高血液的携氧能力，改善贫血和组织灌注，避免或减轻器官功能障碍——血浆除了能补充各种凝血因子外，还能补充一些抗体。各种代血浆的产生，除了有助于维持血浆胶体渗透压、保留血容量、维持血压外，还能缓解血源紧张和短缺的难题。但是各种晶体溶液和胶体溶液的补充，以维持血细胞比容（HCT）为 30%～35% 为限，而这主要是考虑到须避免血液黏滞度增高影响血液循环和重要脏器灌注的缘故。低分子右旋糖酐有扩容、维持血浆渗透压、减少红细胞聚集和防止发生弥散性血管内凝血（DIC）的作用，但可能干扰凝血机制，不宜大量使用。

补液速度：从严格意义上来讲，对于下消化道出血引起的失血性休克，恢复血容量的速度越快越好，但鉴于患者的心肺功能有限，盲目快速补液的结果是诱发心力衰竭和急性肺水肿,有心脏器质性病变患者中这一问题尤为突出。因此,补液速度的快慢是依据不诱发心力衰竭和肺水肿的最快速度而定,必要时还需借助强心药预防和纠正左侧心力衰竭。

下消化道出血引起休克的患者进行大量补液时,应严密监测血压、脉搏或心率、尿量、皮肤弹性、口唇干燥和口干的程度等,以便于判断和确定补液的量、种类、成分、速度等。中心静脉压(CVP)是目前被公认的较能反映和衡量机体血容量水平的监测指标,很多情况下将CVP的绝对值作为机体血容量水平的主要标志,并依据CVP的值决定补液量。当然,一味地强调CVP的值并不科学,应动态观察CVP值的变化并结合临床症状综合判断。

(二)药物止血

常用止血药包括以下几种,但目前缺乏科学的临床研究来评价药物止血的疗效。

1. 生长抑素 0.6mg醋酸奥曲肽加入500ml液体中,静脉滴注维持12h;3mg注射用生长抑素加入500ml液体中,静脉滴注维持12h。

2. 垂体后叶激素 通常将20U垂体后叶激素加入5%葡萄糖溶液或生理盐水中,在20min内缓慢静脉滴注。患者在静脉滴注垂体后叶激素期间应由专人监护,限制滴速,慎防心律失常。有冠心病和心肌梗死的患者禁用。

3. 巴曲酶 活动性出血时,1～2kU巴曲酶,肌内注射或静脉推注,每日1次。

4. 注射用凝血酶 一般情况下,活动性出血时,可肌内注射或静脉推注1～2kU,每日1次。紧急情况下,可立即静脉推注1kU,同时肌内注射1kU。

5. 去甲肾上腺素 8mg去甲肾上腺素加入200～300ml冷生理盐水中灌肠,必要时可重复应用,对直肠出血、乙状结肠出血可有止血作用。

6. 沙利度胺 100mg沙利度胺,每日1次或分次服用,对血管扩张引起的小肠出血有效。但是沙利度胺对胎儿有严重的致畸性,禁用于妊娠期女性。

(三)纤维内镜下止血治疗

纤维内镜不但是有效的检查方法,内镜下止血方法也多种多样。

1. 局部喷洒药物止血法 经结肠镜器械管道插入导管,对准出血病灶,于直视下喷洒药物进行止血。该法适用于结肠溃疡、糜烂、炎性病变、癌性溃疡、息肉摘除术后出血等。可酌情选用下列药物:去甲肾上腺素生理盐水溶液、1∶10 000盐酸肾上腺素溶液、孟氏液、组织黏合剂等。

2. 局部注射药物止血法 对较局限的小出血病灶,尤其是血管性病变,可经结肠镜插入注射针进行局部注射治疗。先用生理盐水冲洗出血灶表面,然后在出血灶周围选2～4个点注射药物,注射时注射针的针头倾斜30°插入黏膜下,针头不得与肠壁垂直,以免刺入过深造成肠穿孔。止血药物可选用下列药物。

(1)1∶10 000盐酸肾上腺素溶液:可在病灶周围选3～4个点,每个点黏膜下注射0.5～1ml。

(2)高渗氯化钠-肾上腺素溶液:该溶液内含有3.6%氯化钠注射液及0.005%盐酸肾上腺素注射液,在血管病灶周围选2～3个点,每个点注射1ml。

(3)无水乙醇:在病灶周围选3个点,每个点注射0.1～0.2ml,观察数分钟,若仍出血,可再注射1个点。每次注射量不宜超过0.6～0.8ml,注射量过大易致溃疡。

(4)硬化剂:采用1.5%聚桂醇或0.75%十四烷基磺酸钠,在血管病灶周围选2～3个点,每个点注射0.5ml。

3. 高频电凝止血法 通过结肠镜检查发现出血病灶后,先用生理盐水或去甲肾上腺素生理盐水冲洗以除掉血凝块及积血,然后根据病灶性质选用电热活检钳或电凝器止血。

4. 机械止血法 机械止血法主要包括内镜局部压迫止血法、止血夹止血法和结扎止血法。

(1)内镜局部压迫止血法:对于出血量较小、血管破损较轻微且破损血管较细微者,可以通过用内镜压迫出血位置,利用机械压迫出血血管及周围组织,在患者凝血功能较好的情况下,可配合患者自身凝血功能以达到止血目的。

(2)止血夹止血法:在内镜直视下,经器械管道用持夹器送入止血夹,夹住出血部位,松去持夹器,观察5min,若无出血可退镜。此方法主要用于内镜下波动性出血或喷血、活动性出血以及有裸露的血管残端等出血量较大者,但不宜用于大面积弥漫性出血及周围组织硬化的情况。常用的止血夹可分为非降解材料止血夹和可吸收高分子止血夹。

（3）结扎止血法：结扎止血法即在第一次进镜明确出血部位后，将标记夹放置在最近的出血点，准备内镜捆扎装置，在内镜下将捆扎装置贴近出血点，并在用透明帽对准后，负压吸引出血点，将病灶吸入透明帽内后收紧尼龙绳，送气并缓慢退镜，使被结扎的组织脱离捆扎装置，观察结扎后是否继续出血，可重复操作。此种方法适用于出血量较少且有充分视野的出血情况。

5. 氩等离子体凝固止血法　氩等离子体凝固（argon plasma coagulation, APC）是一种新型、可控制的非接触性电凝技术，该技术经离子化的气体将高频能量传递至靶组织，使该组织表层发生有效的凝固效应，从而发挥止血和治疗病变的作用。

（四）选择性动脉造影下治疗

对于下消化道出血尤其是小肠出血，选择性或超选择性动脉造影不仅可明确出血部位和性质，同时可有效地进行止血。治疗方法有药物灌注和血管栓塞治疗。常用的灌注药物有血管升压素、肾上腺素、去甲肾上腺素和麻黄碱等。血管升压素灌注较常用，对于成人，该药的灌注速度为 0.2U/min。一般情况下，肠系膜上动脉灌注速度为 0.2~0.3U/min，肠系膜下动脉灌注速度为 0.1~0.2U/min。这种药物通常在动脉内灌注后 20~30min 时的减少血流作用最强，但是需要持续用药并严密观察，其并发症包括低血压、心律失常和心搏骤停等，止血成功后发生再出血的概率为 36%~50%。随着介入技术和材料的发展，超选择性肠系膜动脉栓塞逐步被推广应用于急性下消化道出血的治疗。微弹簧圈是目前临床上较常用的栓塞材料，大小仅有 2~5mm，将微弹簧圈通过导丝置入肠系膜血管远端的终末血管分支，达到相应区域并完成栓塞，止血成功率可以达到 80%~90%，如果发生再出血，可以重复进行栓塞。对消化道出血严重但又不能手术者，也可先行血管栓塞治疗，待病情稳定后择期手术。栓塞也可作为永久性治疗，适用于小肠动脉畸形、海绵状血管瘤、小动静脉瘘引起的出血等。肠道缺血是血管栓塞治疗较为主要的并发症，该并发症

甚至会危及患者生命，其发生率为 10%~22%，该并发症通常发生于边缘动脉的栓塞后，栓塞的部位应尽量靠近肠系膜动脉终末的直的小血管。因此，行血管栓塞治疗时，对于导管无法到达出血靶血管的患者，应选择药物灌注或转外科手术治疗。此外，在栓塞剂注入时一定要实时监视，避免反流导致误栓。

四、下消化道出血的手术治疗

大多数急性下消化道出血甚至持续性出血的患者通过保守治疗能够成功止血，在积极复苏的情况下，患者的血流动力学仍然不稳定时，需要急诊外科手术干预。对于出血部位及病因明确，采取非手术治疗而病灶处理不满意者，根据病情可采取急诊手术或择期手术。

急诊手术的适应证：①大量液体复苏后仍然存在低血压或休克无改善。②持续输血（输血量大于 6U 红细胞）的情况下，通过急诊肠镜检查、动脉造影、放射性核素显像等检查仍然无法明确出血点。患者病情稳定，诊断明确，全身情况好转，但继续有出血。③出血的同时伴急腹症，如肠梗阻、肠穿孔、肠套叠、急性腹膜炎等。④诊断明确，出血虽已停止，但考虑到过去有消化道出血特别是多次出血史，此次属间歇性出血，出血为暂时性停止，可能在短时间内再次大出血。手术在制止出血的同时，根据病情对原发病做相应的处理。一些非梗阻性结肠缺血性疾病，尤其是肾衰竭或重度动脉粥样硬化引起的急性下消化道出血，常常是爆发性出血，如不及时手术，则病死率很高。对于出血部位诊断明确且各种保守治疗无效的患者应该行手术治疗，术前的精确定位对确定手术切除范围至关重要，不要盲目选择结肠次全切除术，因为其术后再出血率高达 33%，病死率达到 33%~57%。术前进行有效的检查、明确出血部位后进行相应肠段局部切除能有效地降低患者的术后死亡率。

手术中应仔细探查整个消化道，做到不遗漏。应先排除有无上消化道出血病变，如有可疑出血，可通过术中胃十二指肠镜检查或细针穿刺检查的方法排除。由于肠腔内存在大量积血，寻找出血部位非常困难，故探查应从空肠起始部开始，由近及远按顺序进行，观察肠壁或肠系膜血

管是否增多、密集，触摸肠壁有否隆起型病灶；必要时还可进行术中选择性动脉造影、纤维肠镜检查，以求能明确出血部位并进行相应的手术治疗。积血肠段检查：一般情况下，出血位置在积血肠段以上，从积血处向上探查，可发现肿瘤、息肉、憩室等病变，但也不可忽视积血肠段以下部位的探查。小肠出血时，大量血液流向结肠并积在结肠内，有可能会使医师误以为结肠出血，而错误地进行结肠肠段切除。因此，即使整段结肠内充满积血，也不能遗漏掉对小肠的探查，尤其是小肠内也有积血的情况下更是如此。肠段隔离法：在积血肠段以上肠管，每隔 50cm 使用一支肠钳，若病变正在出血，则肠钳间肠段内即可有积血出现，对于认定为病灶处可行肠管切开探查或必要时做切除，并解剖切下肠管，找出出血部位送病理科化验。术中纤维结肠镜检查多用于不明原因的小肠出血的探查，术中在小肠中段切开，将纤维结肠镜经切口分别插入近端和远端小肠，边进镜边观察，退镜时再仔细观察，在肠腔外同时观察，以发现病变的部位、数量、大小，这尤其对辨认小的血管异常特别重要。

尽管临床上对于治疗下消化道出血采取了多种手段，但是在该病的预后方面却仍存在缺陷，加强对下消化道出血的临床治疗研究，对于提高患者生存质量具有重要意义，也是未来医疗工作者必须面对的严峻挑战。

（张伟华　张春泽）

参考文献

[1] 李春雨. 肛肠外科学 [M]. 北京：科学出版社, 2016.
[2] 陈孝平, 汪建平, 赵继宗. 外科学 [M]. 9 版. 北京：人民卫生出版社, 2018.
[3] 中华医学会消化内镜学分会结直肠学组, 中国医师协会消化医师分会结直肠学组, 国家消化系统疾病临床医学研究中心. 下消化道出血诊治指南 [J]. 中国医刊, 2020, 55(10): 1068-1076.
[4] 陈浩源, 金世柱, 张思佳. 内镜技术治疗下消化道出血的研究进展 [J]. 现代消化及介入诊疗, 2021, 26(6): 786-788.
[5] 张翔宇, 柯娥, 曹长健. 动脉性下消化道出血介入治疗研究进展 [J]. 介入放射学杂志, 2021, 30(6): 632-635.
[6] LAURSEN SB, OAKLAND K, LAINE L, et al. ABC score: a new risk score that accurately predicts mortality in acute upper and lower gastrointestinal bleeding: an international multicentre study[J]. Gut, 2021, 70(4): 707-716.
[7] MARKISZ JA, FRONT D, ROYAL HD, et al. An evaluation of 99mTc-labeled red blood cell scintigraphy for the detection and localization of gastrointestinal bleeding sites[J]. Gastroenterology, 1982, 83(2): 394-398.

第五节　结直肠肛门损伤诊疗的热点和难点问题

结直肠肛门损伤是较常见的腹腔内脏器损伤，其中以横结肠损伤较为多见，横结肠、乙状结肠、右半结肠和降结肠损伤在结直肠肛门损伤中所占比例分别为 24.3%、17.5%、13% 和 8.7%，直肠因有骨盆保护，其损伤相对少见，但严重骨盆骨折时亦可伴发直肠、肛门、会阴部损伤。根据致伤原因，结直肠肛门损伤可分为穿透伤、钝性伤、医源性损伤、安全带伤。穿透伤可见于火器伤、冷兵器伤、咬伤、刺伤；钝性伤可见于交通伤、坠落伤、冲击伤、挤压伤等。

一、结直肠肛门损伤的分类及分级

1981 年，Flint 等将结肠损伤分为 3 级。1 级：孤立损伤，无延迟诊断、无休克，轻度污染；2 级：贯穿伤，撕裂伤，中度污染；3 级：严重组织缺损，血管离断，污染严重。美国创伤外科协会在 1990 年提出了结肠损伤评分（colon injury scale，CIS）和直肠损伤评分（rectal injury scale，RIS）。CIS 分级标准如下。1 级：挫伤或血肿并且没有血流断供，部分撕裂，无贯穿伤；2 级：撕裂伤 <50% 肠管周径；3 级：撕裂伤≥50% 肠管周径；4 级：结肠横断；5 级：结肠横断伴有组织缺损，血流断供。RIS 分级标准如下。1 级：部分撕裂伤；2 级：撕裂伤 <50% 肠管周径；3 级：撕裂伤≥50% 肠管周径；4 级：全层撕裂并延伸至腹膜；5 级：肠段血流断供。

在 RIS 分级中，没有明确按照直肠的解剖关系进行分级。根据损伤位于腹膜内、外的不同，可将结直肠肛门损伤分为腹膜内损伤及腹膜外损伤，腹膜内损伤包括所有结肠损伤及上段直肠损伤,腹膜外损伤包括下段直肠损伤及肛管、肛门损伤。根据肠管损伤的程度,又可将损伤分为毁损伤及非毁损伤,这种分类多以损伤肠管的撕裂程度判断,即损伤<50%肠管周径为非毁损伤,损伤≥50%肠管周径为毁损伤。Gonzales等学者提出,对于腹膜外直肠部分以损伤占肠管周径的25%为判断标准。损伤位于腹膜内、外及是否为毁损伤的分类不同对于治疗方式的选择具有指导意义。

(一)结肠损伤

1. 临床表现

(1)穿透伤及钝性伤:结肠损伤的临床表现取决于损伤部位、损伤方式、损伤程度、就诊时间及是否合并有其他脏器损伤。穿透性结肠损伤多伴有肠腔通过腹壁伤口与外界相通的情况,肠内容物流入腹腔内引起明显腹痛,患者表现出腹膜炎体征,亦可见到肠内容物通过腹壁伤口流出。钝性伤多发生在结肠的游离部分,如盲肠、横结肠、乙状结肠,在右半结肠处多发生肠系膜血管断流造成的继发性损伤。根据肠管损伤的情况不同,临床表现可呈多样,腹痛为常见表现,如破损肠段位于左半结肠,则可能由于肠内容物干结不易流入腹腔,不会引起严重的腹膜炎表现;如肠段破损处位于邻近后腹膜处或朝向肠系膜缘,则患者可能出现侧腹痛、腰痛等症状,但因难以表现出典型的腹膜刺激征症状,从而容易延误诊断。低位的结肠损伤者可能出现血便。

(2)医源性损伤:医源性损伤可发生于各种结肠镜检查过程中,尤其易发生于直乙交界、结肠左曲、结肠右曲三处肠管拐弯处。一般情况下,肠镜检查前多已进行了完善的肠道准备,即便检查过程中发生肠穿孔,也很少造成严重的腹腔污染,但空气进入腹腔依然会导致严重的腹膜炎。

(3)安全带伤:安全带伤包括安全带瘀伤、腰椎骨折、肠穿孔,多见于交通事故伤,尤其是使用2点式安全带时更容易发生。有安全带瘀伤的患者当中,12%可能发生肠管损伤,其中,手术当中发现的大肠损伤率高达39%。

2. 诊断热点

(1)腹部立位X线平片:结肠损伤患者的临床表现有差异,对于穿透伤,结合病史及临床表现较容易诊断,钝性伤表现多样,明确诊断时常需要辅以相关影像学检查。当肠管存在穿孔时,腹部立位X线平片上可发现膈下游离气体,但当穿孔部位位于后腹膜、系膜缘或受到大网膜及周围组织包裹时,常无法观察到明显的膈下游离气体,此时亦不能排除肠损伤的存在。

(2)创伤超声重点评估(focused assessment with sonography in trauma,FAST):创伤超声重点评估常被用于血流动力学不稳定的患者,可发现腹腔内游离液体等肠管或肠系膜损伤的间接征象。腹腔游离液体至少620ml时可以被FAST检测识别,经验丰富的操作者能够检测到至少400ml的腹腔游离液体,甚至能够发现腹膜腔内的游离空气,对诊断肠穿孔有重要意义。但FAST对腹腔内游离液体的检测对于诊断肠损伤没有特异性,应结合病史、临床表现及其他影像学检查来判断。

(3)腹部CT:对于血流动力学稳定的患者,腹部CT是首选的检查方式,发现腹腔游离积液或积气是提示肠损伤的一个敏感征象。在患者有穿透伤时,可观察到肠壁连续性中断,甚至可观察到肠腔通过腹壁伤道与腹壁外相连;口服或经肛使用水溶性造影剂时可观察到造影剂外渗入腹膜腔;发生肠系膜血管损伤时,行增强扫描可观察到造影剂从损伤处血管外渗。但禁止使用钡剂灌肠显影,这是因为肠管破损时钡剂可渗入腹腔并造成腹腔蓄积,难以清除,可导致继发感染、窦管形成等严重不良后果。对于钝性伤,如没有造成肠壁破损或穿孔,则不会在CT影像学表现中观察到肠壁连续性中断,但可能观察到肠壁水肿、增厚及血肿形成,肠系膜血肿形成。升结肠及降结肠发生腹膜缘损伤的患者中可观察到腹膜后结肠外积液、积气,腰大肌阴影模糊;乙状结肠及上段直肠系膜缘损伤者中可观察到后腹膜积气、积液,造影剂向后腹膜外渗。腹部CT检查对于结肠损伤依然有相当高的漏诊率,对于因受伤机制而高度怀疑肠损伤的患者,重复腹部CT检查是必要的。

(4)诊断性腹腔灌洗(diagnostic peritoneal lavage,DPL):DPL对于肠损伤的诊断具有较高的灵敏度,但其在技术先进的中心被操作更简便的FAST替代。将灌洗液中的白细胞和红细胞比例与外周血中的比例进行比较,甚至可在灌洗液中发现大便成分,可高度提示结肠损伤。对于腹部 CT 提示肠管损伤而临床无法评估的患者,辅以 DPL 可以帮助诊断。

(5)诊断性腹腔镜探查:对于完善相关检查,结合临床表现,考虑存在结肠损伤且血流动力学稳定的患者,可考虑行诊断性腹腔镜探查。腹腔镜手术相对于开腹手术具有创伤更小、术后恢复时间更短及相关的术后并发症发生率低的优点,腹腔镜对盆腔的探查较开腹手术也有明显优势。但腹腔镜手术难度较开腹手术高,需要手术医师具备一定的手术经验,对于经验不丰富的手术医师而言还可能增大漏诊的可能性。对于简单的损伤,在腹腔镜操作下处理可使患者获得更小的创伤和更快的恢复,但是如损伤情况较复杂,行腹腔镜手术则可能延长手术时间并提高手术难度,此时腹腔镜手术可以仅作为辅助明确诊断的检查方式,确定腹腔情况后转为确定性的开腹手术。

3. 救治热点

(1)一般治疗:对于创伤引起的结肠损伤患者,首要的是评估其生命体征,评估是否存在其他危及生命的损伤,优先处理,必要时给予充足的液体复苏,维持患者的血流动力学稳定。结肠损伤常伴腹腔感染,早期应用广谱抗生素可有效控制腹腔感染。

(2)一期手术修补:对于结肠非毁损伤(即损伤<50%肠管周径),前瞻性及回顾性研究均有表明,一期手术修补较近端造瘘相比能使患者更好地获益。与近端造瘘相比,一期手术修复不仅术后并发症发生更少,而且在腹腔内脓毒症和患者的病死率方面也表现更好。

(3)一期切除吻合:对于结肠毁损伤(损伤≥50%肠管周径),如果患者术中血流动力学稳定,相关损伤较少,无严重腹腔污染,既往无基础性疾病,亦可行结肠切除后端端吻合,不需近端造口。近十年的报道中,结肠损伤患者行结肠切除吻合术后,吻合口瘘发生率为2%~25%,其中,吻合口越靠近远端,发生瘘的概率越高(右半结肠17%,横结肠25%,降结肠50%)。与发生吻合口瘘相关的因素有以下几种:①吻合距初次损伤时间超过48h;②延迟关腹超过5d;③二次开腹探查时行肠吻合术。此外,既往有基础性疾病如糖尿病、肝硬化,24h内输注红细胞超过6U,严重粪便

污染等,都可能使发生吻合口瘘的风险大大升高。

(4)肠造口术:若结肠毁损伤患者存在发生吻合口瘘的高风险因素,例如腹膜腔污染程度严重、血流动力学不稳定、存在严重基础性疾病等,则应考虑行肠造口术。其他脏器损伤的存在和程度、输血量大小、复苏欠佳、再灌注相关的肠壁水肿、损伤控制性手术等都是决定采取吻合还是造口的相关因素。钝性伤常导致肠系膜血管断流引起的继发肠管损伤或肠壁挫伤后继发穿孔,发生延误诊治的概率较穿透伤大,并且钝性伤常伴多脏器损伤,一些研究报道钝性伤所致的结肠损伤中只有39%的病例可以进行一期手术修补,因此,对于钝性伤所致的结肠损伤,选择近端肠造口者更多见。

(5)损伤结肠外置术:将损伤的肠段外置于腹壁外,1~2周后手术还纳于腹腔。此法简单快速,对修补和吻合存在疑虑,又没有足够的手术时间完成肠造口术时可考虑,例如进行损伤控制性手术时。外置的肠段即便不能愈合,也不会在腹腔内坏死、穿孔,由此减少了腹腔污染。但开展这种手术需要肠段有一定的游离度。

(二)直肠肛门损伤

1. 临床表现 腹膜内段直肠损伤的临床表现与结肠损伤相似,腹膜外段直肠位于盆腔内,有骨盆保护,损伤多发生于高能量的盆腔创伤或异物插入时,因骨盆骨折而发生损伤时还容易合并有盆腔内其他脏器的损伤。对于腹膜外段直肠损伤而言,由于损伤位于腹膜外,故早期腹痛不明显,主要表现为血便,合并泌尿系损伤时可出现血尿。直肠内细菌较多,直肠肛门周围组织间隙疏松,损伤后易导致严重感染,并且感染易扩散。

2. 诊断热点

(1)直肠指诊:直肠指诊在用于诊断直肠损伤时的灵敏度为33%~52%,直肠指诊中发现直肠壁缺损、指套带血、肛门括约肌断裂、扪及碎骨片等,均考虑为直肠损伤。直肠指诊中触及直肠前壁膨出、有触痛或波动感时,应考虑存在腹盆腔内其他脏器、血管损伤。

(2)CT 检查:腹膜内段直肠损伤的 CT 表现与结肠损伤相似,肠壁部分或全层缺损、直肠壁水肿增厚、肠壁内血肿、肠腔造影剂外渗、腹腔内游离气体或液体等。腹膜外段直肠损伤时,可在

CT 上观察到直肠周围间隙渗出模糊、直肠周围不对称气体，存在骨盆骨折时可观察到骨盆骨质不连续、盆腔内碎骨片等。

（3）直肠镜检查：通过直肠镜检查诊断直肠损伤的灵敏度可达到 71%，检查腹膜外段直肠损伤的灵敏度更高，可达 88%，但是检查过程中需避免过度充气，否则可能加重直肠损伤。缺乏肠道准备或肠腔内有大量积血时可能影响观察，导致遗漏诊断。

3. 救治热点 一般处理措施及针对腹膜内段直肠损伤的救治措施与治疗结肠损伤时相同。腹膜外段直肠损伤的处理方法包括：一期手术修补、转流性肠造口术、骶前引流、直肠远端灌洗。根据 Gonzales 等学者提出的腹膜外段直肠损伤判断标准，如果损伤≥直肠周长的 25%（毁损伤），则建议行结肠造瘘，如果损伤＜直肠周长的 25%（非毁损伤），则可以考虑一期手术修补，一期手术修补可采取经肛门微创手术进行修补，也可经腹入路进行。对于伴有肛门括约肌损伤的应同时行修复肛门括约肌，避免造成伤后肛门失禁。对于毁损伤患者或损伤部分周围污染严重者，应行肠造口术以转流粪便，具体手术方式可根据情况选择襻式造口、远端肠管关闭襻式造口、双腔造口、Hartmann 术等。直肠周围组织污染严重，甚至形成脓肿时，可加做骶前引流。在直肠毁损伤患者骶前区严重污染的情况下，直肠远端灌洗是有效的处理方法，也有研究表明直肠远端灌洗没有增加患者受益，其实际应用仍存在争议。

二、结肠直肠肛门损伤诊疗的难点问题

（一）结肠损伤手术是否分期

结肠损伤一期手术指一期修补或切除吻合，分期手术指一期行肠造口术、损伤肠段外置术后，二期再行造口还纳或确定性手术。在第一次世界大战期间，结直肠损伤患者的病死率居高不下，直到第二次世界大战期间，近端肠造口成为了结直肠损伤的标准治疗方案以后，结直肠损伤患者的病死率才大大降低。

1979 年，Stone 和 Fabian 等学者进行了一项 RCT 项究，纳入了 139 例低风险的结肠损伤患者，得出的结论是一期修补与肠造口同样安全，这里给出的低风险患者标准为：结肠损伤不论是否是毁损性，输血＜6U 红细胞，无延迟手术，无休克或严重污染的迹象。随后又有学者表明，行一期修补或切除吻合的患者与行肠造口术的患者相比，脓毒症及感染相关并发症的发生率是相似的。1995 年，Sasaki 等学者发表的前瞻性 RCT 研究甚至得出结论，相较于一期修补或切除吻合，感染行肠造口术相关并发症的发生率更高。于是，在美国东部创伤外科协会于 2018 年发布的荟萃分析及实践指南中给出了高证据等级的推荐：对于没有休克、大出血、严重腹腔污染或延迟手术的穿透性结肠损伤患者，建议行一期修补或肠切除吻合。

手术距离受伤＞12h、休克、合并其他损伤、输血＞6U、腹腔污染严重及左半结肠损伤均是高危因素。美国东部创伤外科协会在 2001 年发布的多中心前瞻性研究中显示，结肠损伤的手术方式与腹部并发症的发生无关，因此得出结论：对于所有行肠切除的结肠损伤患者，均应行肠吻合术，不论患者存在什么样的危险因素。Torba 等发表的前瞻性观察研究中得出了相反的结论，在结肠毁损伤患者当中，输血和肠造口术是发生腹部并发症的独立危险因素。此后有相当一部分研究给出的结论都指出肠造口与脓毒症、腹腔感染存在相关性，但由于存在高危因素的患者混杂因素更多，缺少前瞻性研究，对于此类结肠损伤患者是否行一期修补或切除吻合尚无高质量的证据，需要手术医师根据临床实际情况进行判断。

（二）损伤控制性手术情况下结肠损伤的处理方式

损伤控制性手术的策略，是在严重创伤患者处于生理极限时采用早期简化手术、复苏，待患者全身状况改善后再行确定性手术的救治策略。最早在 2001 年，Johnson 等报道了肠切除吻合术可被用于结肠损伤患者的损伤控制性手术当中，之后，在损伤控制性手术当中，对于结肠损伤的处理方式开始由肠造口术向一期修补或切除吻合转变。美国东部创伤外科协会的一项多中心研究显示，如果在第一次开剖腹手术后 5d 或 5d 以后再进行肠吻合术，那么吻合口瘘的发生率会升高 4 倍；并且在第一次损伤控制性手术中进行的肠吻合，术后右半结肠吻合口瘘的发生率为 3%，横结肠吻合口瘘的发生率为 20%，左半结肠吻合

口瘘的发生率为45%。腹部筋膜层不能关闭超过5d与吻合口瘘的发生也有绝对的相关性。关于这一问题的讨论始终缺乏前瞻性的研究，即便肠切除吻合在损伤控制性手术中安全可行，也尚且没有高质量推荐。美国东部创伤外科协会推荐当患者存在以下情况时，行肠造瘘术：持续休克或酸中毒、伴随胰腺或泌尿生殖系统损伤、慢性疾病、免疫抑制、在第二次开腹手术时无法关闭筋膜层。

（三）结肠损伤吻合方式的选择

临床经验表明，接受急诊手术的患者通常伴有肠壁水肿，而这会导致邻近肠襻不匹配、肠壁组织易碎等特点，使得手术医师容易选择手工吻合，而不是选择使用成钉高度固定的吻合器。2001年，Brundage等学者发表的研究表明，急诊手术中，使用吻合器吻合相较于手工吻合而言，吻合口瘘及腹腔脓肿的发生率更高。而Catena等学者于2004年发表的研究中得出的结论却是吻合器吻合与手工吻合在吻合口瘘发生率及患者病死率方面的差异没有统计学意义，并且手工吻合还会延长手术时间。2016年的一项前瞻性多中心研究得出的结论是急诊手术中吻合器吻合与手工吻合在失败率方面的差异没有统计学意义，但同时作者也表明该研究存在局限性，手术医师在对于合并有基础性疾病且较为严重的结肠损伤患者的吻合方式选择上，更多地倾向于手工吻合，手工吻合组的患者常有更高的体重指数（BMI）、更低的血红蛋白水平、更高的国际标准化比值（INR）、高乳酸血症、低白蛋白血症和肾功能障碍。影响吻合口瘘的因素较多，甚至过度的晶体溶液液体复苏导致肠壁水肿、肠系膜水肿、腹压过高等均会增加吻合口瘘的发生风险，因此，对于手术中吻合方式的选择亦无高证据级别的推荐，应当根据临床实际情况选择。

（四）腹膜外段直肠损伤术式选择

对于腹膜外段直肠损伤的术式选择，以往的推荐是：对于非毁损伤（损伤<25%肠管周径），如损伤位置便于暴露，可以考虑一期修补。近年来也有前瞻性研究表示，腹膜外段直肠损伤不进行近端造口的患者发生感染性并发症的概率较近端造口患者高1倍，因此推荐对于所有腹膜外段直肠损伤均应行近端造口以降低感染性并发症的发生率，但由于该研究的入组病例数不多，故其证据质量并不高。

关于是否行骶前引流，部分指南推荐，如果腹膜外段直肠损伤患者粪便污染严重，形成骶前脓肿的风险较高，建议行骶前引流。Gonzalez等学者在早期发表的研究表示是否行骶前引流对预后无影响，但研究方法受到了质疑。2016年，Schellenberg等学者的研究也表示不行骶前引流并不影响腹膜外段直肠损伤的愈合，但在这一研究中，入组的患者大部分做了近端造口。

关于远端直肠灌洗术的文献报道并不多。一些观点认为远端灌洗可能使灌洗液倒流，提升损伤部位感染发生率。美国东部创伤外科协会综合分析了13项研究结果后得出的结论是：直肠灌洗组患者与不灌洗组患者感染性并发症的发生率并没有差异，因此，对于远端直肠灌洗术不作常规推荐。

（戴 勇）

参考文献

[1] 刘玉村，朱正纲. 外科学：普通外科分册 [M]. 北京：人民卫生出版社，2015: 95-101.

[2] 张连阳. 结直肠损伤救治的进展与陷阱 [J]. 世界华人消化杂志，2018, 26 (18): 1083-1088.

[3] 张连阳. 结直肠损伤 [J]. 创伤外科杂志，2012, 14 (3): 287-289.

[4] ADESANYA AA, EKANEM EE. A ten-year study of penetrating injuries of the colon[J]. Dis Colon Rectum, 2004, 47 (12): 2169-2177.

[5] ORDOÑEZ CA, PARRA MW, CAICEDO Y, et al. Damage control surgical management of combined small and large bowel injuries in penetrating trauma: Are ostomies still pertinent?[J]. Colomb Med (Cali), 2021, 52 (2): e4114425.

[6] CRISTAUDO AT, JENNINGS SB, HITOS K, et al. Treatments and other prognostic factors in the management of the open abdomen: a systematic review[J]. J Trauma Acute Care Surg, 2017, 82 (2): 407-418.

[7] SMYTH L, BENDINELLI C, LEE N, et al. WSES guidelines on blunt and penetrating bowel injury: diagnosis, investigations, and treatment[J]. World J Emerg Surg, 2022, 17 (1): 13.

[8] GONZALEZ RP, FALIMIRSKI ME, HOLEVAR MR.

Further evaluation of colostomy in penetrating colon injury[J]. Am Surg, 2000, 66（4）: 342-346.

[9] BIFFL WL, MOORE EE, FELICIANO DV, et al. Management of colorectal injuries: A Western Trauma Association critical decisions algorithm[J]. J Trauma Acute Care Surg, 2018, 85（5）: 1016-1020.

[10] CHEONG JY, KESHAVA A. Management of colorectal trauma: a review[J]. ANZ J Surg, 2017, 87（7-8）: 547-553.

[11] BRUNS BR, MORRIS DS, ZIELINSKI M, et al. Stapled versus hand-sewn: a prospective emergency surgery study. An American Association for the Surgery of Trauma multi-institutional study[J]. J Trauma Acute Care Surg, 2017, 82（3）: 435-443.

[12] CULLINANE DC, JAWA RS, COMO JJ, et al. Management of penetrating intraperitoneal colon injuries: a meta-analysis and practice management guideline from the Eastern Association for the Surgery of Trauma[J]. J Trauma Acute Care Surg, 2019, 86（3）: 505-515.

[13] SALDARRIAGA LG, PALACIOS-RODRÍGUEZ HE, PINO LF, et al. Rectal damage control: when to do and not to do[J]. Colomb Med（Cali）, 2021, 52（2）: e4124776.

[14] BOSARGE PL, COMO JJ, FOX N, et al. Management of penetrating extraperitoneal rectal injuries: An Eastern Association for the Surgery of Trauma practice management guideline[J]. J Trauma Acute Care Surg, 2016, 80（3）: 546-551.

第六节 结直肠肛门损伤手术方式的选择与疗效评价

结直肠损伤并不少见,在腹部损伤中占 10%～22%,发生率仅次于肝、脾及小肠损伤,其中又以结肠损伤多见,直肠损伤少见。刀刺伤、枪弹伤、交通事故伤及高坠伤是常见的致伤原因。此外,医源性损伤也是结直肠损伤的另一大原因,尤其值得注意。国内缺乏关于医源性损伤的大样本量报道,然而在临床上却经常见到这类患者。根据国外的研究,结肠镜造成的肠穿孔发生率为 0.07%～0.3%,治疗性结肠镜比诊断性结肠镜更易导致肠穿孔。进行腹腔镜下妇科和泌尿外科手术时,医源性肠管损伤也时有发生,其中

结肠损伤约占所有肠损伤的 50%。其余少见的医源性损伤包括肠梗阻及痔手术所致肠损伤、放射治疗后肠炎等。结肠内容物细菌含量多且种类复杂,因此,结肠出现损伤后尽管不像肝、脾破裂那样即刻危及生命,但也须尽快处理,否则极易导致严重的感染,影响预后。

一、临床表现及诊断

结直肠损伤的临床表现取决于损伤的部位、严重程度及合并伤情况,主要的病理生理改变为感染和休克。多数结直肠损伤患者存在腹痛、腹胀、恶心等症状,腹膜后结肠损伤患者可出现腰背部疼痛。内脏疼痛存在定位不准确的问题,患者有时无法准确描述疼痛部位,需借助体格检查帮助确认,一般情况下体征较明显处即为损伤所在。当细菌大量入血、感染扩散后,患者会出现全身症状,如发热、心率加快、呼吸困难及意识改变等,严重时表现为感染性休克,当合并有实质脏器损伤或大血管损伤时,患者会很快出现循环不稳定。

典型的结直肠损伤患者,其体格检查表现为压痛、反跳痛及肌紧张,即腹膜刺激征。需要注意的是,结肠内容物液体少、细菌多,损伤之后不如小肠液那样四处播散,故腹膜炎出现较晚但较严重。腹膜后结肠损伤及腹膜反折以下的直肠损伤,由于腹膜的覆盖,腹膜炎表现并不明显,患者受伤后容易漏诊,常导致难治性感染。直肠损伤后,患者常有肛门坠胀、便血、里急后重等表现,直肠指诊表现为直肠内触痛和指套血染,有时可直接触及破口。怀疑结直肠损伤时需详细了解患者的受伤过程并进行体格检查,如患者有穿透伤时,刀刺伤的位置、肛门内异物插入等都可以帮助判断是否存在肠损伤及损伤位置,而闭合性损伤患者则多需要详细的体格检查及辅助检查,方能协助诊断。有时病情紧急,患者就诊时就呈现为休克状态,需要在积极进行治疗的同时评估病情。

诊断性腹腔穿刺或者灌洗对诊断肠损伤有一定的作用,但其为间接手段,不能准确判断病变位置。当穿刺出粪汁样液体或穿刺液伴有粪臭味时,需考虑存在结肠损伤的可能,必要时可测量穿刺液中的淀粉酶水平。胰腺及小肠发生损伤时

淀粉酶水平高，而结肠损伤时淀粉酶水平升高不明显甚至不升高。结肠内容物液体成分少，小的破口不会出现明显的肠液外溢，诊断性腹腔穿刺或者灌洗可呈现阴性表现。另外，诊断性腹腔穿刺有误入肠腔的可能，存在假阳性，故不能单纯地将诊断性腹腔穿刺或灌洗的结果作为是否存在结肠损伤的判断依据。

实验室检查主要包括感染指标，如血液中白细胞及降钙素原的水平，其中降钙素原可反映全身感染的严重程度，当降钙素原水平高于 0.5ng/ml 时，提示全身感染的存在，当高于 10ng/ml 时则几乎均为严重的细菌性脓毒症。腹部彩超可用于了解是否存在腹腔积血、积液，对实质性脏器损伤的诊断具有良好的灵敏度，具有排除实质性脏器损伤存在的作用。X 线片上检测到腹腔游离气体是空腔脏器穿孔的确切依据，但其不能准确定位。对于空腔脏器损伤，腹部 CT 是首选的影像学检查，灵敏度能够达到 90%，表现为腹腔游离气体、腹水、损伤处肠壁增厚及周围炎症改变，另外，CT 对腹腔其余脏器的损伤也有排除作用。对于小的、靠近肛门的损伤，必要时可行结肠镜检查，发现明显出血时，还可以在结肠镜下进行处理。对于损伤时间久，已经形成慢性窦管者，可行消化道造影了解窦管情况。术中根据肠管的破损情况，可对损伤的严重程度及腹腔污染程度进行评分（表 7-1、表 7-2）。

表 7-1 美国东部创伤外科协会脏器损伤分级（OIS）标准

损伤情况	损伤分级
挫伤或血肿，无血运障碍；肠壁部分撕裂，而无穿孔	I
穿孔范围＜50% 周径	II
穿孔范围≥50% 周径，但未横断	III
肠管横断	IV
肠管横断伴有组织缺损；血运障碍	V

多处伤分级增加一级。

表 7-2 腹腔污染分度

污染情况	分度
粪便仅污染局部	轻度
较多粪便，但污染局限于腹部一个象限	中度
大量粪便，污染超过一个象限	重度

需要注意的是，非医源性因素所致的结直肠损伤常为全身多发伤的一部分，外科医师需对患者进行全身多脏器的伤情评估，学术界较为推崇"CRASH PLAN"检诊程序，即依次评估心脏循环系统、呼吸系统、腹部、脊柱、头部、骨盆、四肢、动脉及神经等脏器组织损伤情况，优先处理危及呼吸和循环的器官功能障碍，在解除了上述危险后，立即处理腹部损伤。

二、处理

结直肠内病原微生物多而复杂，肠管损伤之后，污染较重，6～8h 后细菌即呈指数性增长，需尽早外科干预。研究显示结直肠损伤后，手术每延迟 4h，病死率增加 15%。因结肠镜操作时发生的损伤，肠道清洁度高，腹膜炎体征局限，全身感染轻者可谨慎选择保守治疗。结直肠肠管血供差、细菌多，除少数病损小、污染轻的患者可以考虑一期修补或吻合外，大部分需要分期手术即一期修补或切除吻合和近端造口，待损伤愈合后二期关闭造口，手术应在抗感染和抗休克的同时进行。腹腔镜具有微创和视野充分的特点，在诊断不明确的情况，腹腔镜探查可能是合理的选择，术中可以明确病损所在，对于小穿孔还可以直接在腹腔镜下进行修补。损伤时间长、梗阻不明显、形成脓肿者可先行穿刺引流，待腹腔水肿消退后再行确定性手术。

（一）结肠及腹膜内直肠损伤

1. 损伤修补术 传统观念中认为结直肠损伤后造口是常规选择，但随着循证医学证据的逐渐增多，这种观念已经开始改变。大量证据支持，在没有腹膜炎及血运障碍的情况下对受累＜50% 肠管周径的非毁损伤行一期修补是安全的。大量的研究结果显示，在无休克表现、明显出血、污染严重、延迟手术且合并伤少的低危患者中，与结肠造口相比，接受一期修补或者切除吻合者的病死率及肠瘘、腹腔脓肿、肺炎等并发症的发生率相当甚至更低，这表明一期修补是安全的。故推荐在低危人群中行一期修补或切除吻合。

损伤肠管＜50% 肠管周径且无血运障碍的患者可以选择修补术。修补前应修剪破口，去除活性存疑的组织。修补时，如有条件应使用可吸收缝线，其中又以单股可吸收缝线而非编织线为更好，一方面是可吸收缝线有抗菌效果，另一方面是应用可吸收缝线时，其被吸收后可能会减少术后粘连。对于小的损伤可以仅行单纯间断缝合，然后行浆肌层加强。当破损较大时，可以选择内翻式连续缝合或者间断缝合，缝合方向应该与肠管纵轴垂直，若张力太大或者创口不规则，也可斜向缝合，须尽量避免纵向缝合，减少发生狭窄的可能，然后行浆肌层加强。如果条件允许，也可以用切割缝合器横向闭合裂口，再行浆肌层缝合加强。修补后可以将大网膜覆盖在修补处，或将附近的侧腹膜游离，将修补后的肠管置于腹膜外，这样可以避免术后发生肠瘘，造成严重的感染。

2. 肠段切除术 对于毁损伤（即损伤肠管 >50% 肠管周径）或非毁损伤但存在血运障碍的患者应该选择行切除吻合，视情况决定是否行近端肠管的保护性造口。对于究竟选择器械吻合还是手工吻合目前并无共识，可遵照术者熟练程度自行选择。手术方式包括直肠前切除术、结肠肠段切除术、左半结肠切除术、右半结肠切除术、横结肠切除术等，对于具体手术方式应根据损伤的位置和范围来定。若非肿瘤所致的结肠穿孔，则在行切除吻合时不需要从血管根部离断。对于拟保留的肠管既要保证血供不受影响，也要保证吻合口无张力。在患者不合并休克、明显出血、中重度感染、严重合并伤和延迟手术等高危因素的情况下可以行一期吻合，不做造口。

在有高危因素的患者中，关于修补术（或切除吻合）与肠造口术结局的比较，尚缺乏高质量的随机对照试验，有研究显示接受两种手术的患者的并发症发生率和病死率并无明显差异，但主流的观念依然认为对于存在高危因素者须行肠造口术。造口时可以行吻合后近端肠管保护性造口或者直接切除后由近端肠管单腔造口。当切除肠段过多、吻合张力过大的时候，为了尽快结束手术，一般不勉强吻合，切除后可行远端关闭、近端造口。考虑到二次手术的便捷性和安全性，若条件允许，更推荐行吻合后近端肠管保护性造口，将两端肠管拖出行标准双腔造口，或者行近端肠管单腔造口同时将远端肠管固定于造口处腹壁，术中应用灭菌水大量冲洗腹腔，术后应常规放置引流管。

3. 肠造口术 结肠损伤之后发生吻合口瘘或者修补瘘是一个无法回避的问题。从报道的数据来看，瘘的发生率为 2%～25%。吻合口越靠近肛门，瘘的发生率越高。与之对应的是，创伤患者发生吻合口瘘与病死率急剧上升密切相关，无吻合口瘘者的病死率为 1%，而发生吻合口瘘的患者的病死率为 46%。因此，尽管结肠损伤常规造口的观念已经被摒弃，但肠造口术仍然适用于合并症多、毁损严重、伤情复杂或者需要采取损伤控制外科治疗的患者，仍是结直肠损伤患者常用的手术方式。造口肠管需根据术中具体情况而定，在满足手术要求的情况下需考虑功能的保护。一般情况下，直肠损伤者可考虑行乙状结肠造口，左半结肠损伤者可考虑横结肠造口，右半结肠损伤者则考虑行末端回肠造口，升结肠及降结肠为腹膜间位器官，肠管较短且固定，不宜用于造口，但具体选择哪段肠管造口须综合判断。因回肠造口和还纳手术简单，故应在患者病情严重的时候多考虑行回肠造口。当造口可能为永久性时，应尽可能选择结肠造口。关于腹壁定位，多数情况下选择就近的位置经腹直肌造口，进行腹腔镜手术时，对于有转化为永久性造口风险的结肠造口可考虑经腹膜外造口。患者腹腔粘连重，肠管无法拖出时也可选择直接经手术切口造口。常见的造口方式有三种：襻式造口、标准双腔造口、近端肠管单腔造口。

（1）襻式造口：适用于肠管修补或者切除吻合之后近端保护性造口。术中将拟造口的肠襻拖出，拖出至超出皮肤 3cm 为宜，分别将近、远端肠管或系膜缝合于腹膜、腹直肌鞘前壁上，然后将肠管切开但不离断，再切开肠壁，将黏膜外翻并缝合于皮肤上。国内也有报道使用一针法回肠造口术，自切口一侧以丝线自外侧进针，穿过回肠系膜。然后在对侧皮肤出针，再将缝线经回肠系膜穿回原侧，收紧缝线并打结。此法可以明显缩短手术时间，但远期效果仍需大样本量研究验证。当远端肠管损伤严重，修补或吻合后需要达到完全转流时，可以选择将远端造口利用丝线暂时关闭。对于部分襻式造口，在肠管拖出困难或有张力造口时，可在肠系膜无血管区放置支撑棒以免其回缩，待肠管与腹膜及腹直肌鞘前壁形成致密粘连后拔除支撑棒。襻式造口的操作和还纳都较容易，应是保护性造口的第一选择（图 7-1，彩图见文末彩插）。

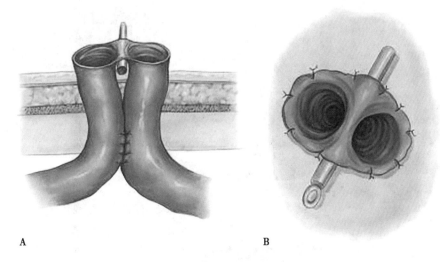

图 7-1 典型的襻式造口示意图
A. 造口肠管分层缝合；B. 皮肤观。

（2）标准的双腔造口：肠管切除范围广，发生吻合口瘘的风险高时，除了选择行近端保护性造口外，还可将离断后的近、远端肠管同时拖出腹壁，分别将其缝合在腹膜、腹直肌鞘前壁及皮肤上。两段肠管之间的间隙需要缝合关闭以避免发生造口脱垂和造口疝。标准的双腔造口中，远端肠管一般不封闭，利于远端内容物的引流。若远端不需要引流，则可以行近端肠管单腔造口并将远端肠管关闭，缝合于造口肠管的下方，利于二期还纳（图 7-2，彩图见文末彩插）。

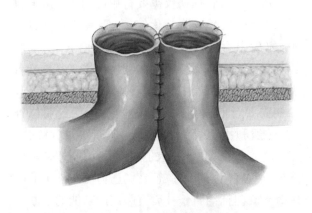

图 7-2 标准的双腔造口示意图

（3）远端关闭近端肠管单腔造口：此类造口方式多用于直肠损伤、损伤面积较大、切除之后吻合困难的患者，也适用于其他肠管损伤需要切除一段肠管，但发生吻合口瘘的风险高的患者。术中切除损伤肠管之后，将远端肠管封闭，近端肠管拖出腹壁进行造口。若造口为临时性造口，则尽量将远端肠管缝合于造口肠管附近或者临近的腹壁上，便于二次手术时寻找残端。若为永久性造口，则无此必要。由于远端关闭、近端造口术还纳难度较高，患者腹腔粘连严重时寻找远端肠管困难，故如果仅行修补术或已经完成吻合，则一般行近端保护性襻式造口，不选择该造口方式（图 7-3，彩图见文末彩插）。

4. 损伤肠管外置术 当肠管损伤修补或切除吻合后发生瘘的风险较高时，为了减少瘘的发生或者无法准确判断损伤肠管活性时，可以将损伤肠管或者吻合处肠管外置观察，待损伤处愈合，再将肠管还纳腹腔。肠管外置术操作相对简单，只需将相应肠管固定于腹膜和腹直肌鞘前壁上即可。但由于肠管爬坡，术后发生肠梗阻的概率较大，影响恢复，且还纳后尚存在一些并发症，故此术式现在已经被造口术代替，临床上已较少使用。

（二）腹膜外段直肠损伤

对于腹膜内段直肠的损伤，处理方式同结肠损伤。腹膜外段直肠的损伤，除了表浅的肛管损伤和直肠黏膜撕裂外，均应手术治疗。由于腹膜外段直肠位于盆腔深部，周围有组织包裹，损伤修补难度较大，故手术的目的主要是避免或者控制感染、等待其自行愈合，不在于切除肠管或修补损伤。

1. 肠造口术 远端直肠损伤后修补困难，此

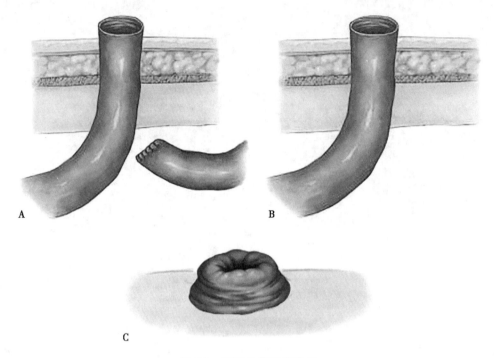

图 7-3　远端关闭近端造口

A. 近端肠管造口，远端肠管封闭后置入近端肠管附近，方便二期回纳；B. 近端肠管造口，远端肠管封闭后置入腹腔；C. 单腔造口皮肤观。

时，行近端肠管造口减少粪便的污染是预防和治疗骨盆周围组织感染的重要办法。当损伤较轻时，单纯性近端肠管造口能为损伤的愈合创造条件，再辅以有效的抗生素，多数损伤能自愈。因考虑到多数造口均有还纳的可能，故一般选择乙状结肠双腔造口。造口后可于患者肛门放置粗管减压，于造口远端冲洗，减少细菌数量，加快愈合。

当损伤范围广，累及直肠纵轴较长时，一般需要切除部分肠管，行肠管切除 + 近端单腔造口（Hartmann 术）。当出现会阴部坏死性损伤时，必须切除腹膜外的坏死肠管，此时须行腹会阴联合切除术（Miles 术），会阴创面敞开引流，不做创口一期缝合。当患者生命体征平稳、合并症少时，也可以考虑在腹腔操作的协助下行肛门内外括约肌间肠管切除及近端肠管造口，术后充分引流，为保留肛门括约肌创造机会。

2. 清创引流术　直肠肛门周围间隙血供丰富、组织疏松，此部位发生的感染既可以通过直接蔓延到达腹腔引起继发性腹膜炎，也可以通过血流途径引起全身中毒症状，远期还可能继发直肠瘘或肛瘘。因此，当怀疑患者有直肠周围间隙感染时，在有效抗生素治疗的前提下，需根据情况及时切开或者穿刺置管引流。应注意的是，在没有形成脓肿前预防性切开意义不大，当形成脓肿后才需行相应部位引流。若为肛周脓肿或坐骨直肠间隙脓肿，则一般直接切开引流；若为骨盆直肠窝脓肿，则需要行经彩超引导会阴部引流、经直肠引流或经腹腔引流。

（三）肛管损伤

浅表的肛管损伤仅需要行单纯的清创缝合就行，缝合后表面可涂氧化锌、红霉素等软膏以保护，术后患者进食流质，以减少大便污染。当肛管损伤较深，累及肛门括约肌的时候，多数患者需要先行近端肠管造口以转流粪便，一期清创，二期需要行肛门括约肌修补。肛门括约肌修补时，一般利用丝线将肛门括约肌断端重叠缝合，需要注意使肛门括约肌的松紧度适中，过紧则可能会导致肛门狭窄。肛管直肠压力测定技术的应用对于肛门括约肌修补后直肠肛门功能的判断有一定意义。

三、手术疗效评价

结直肠损伤的诊断一旦成立，绝大多数患者需要手术治疗，延误手术只会提升病死率。然而，手术仅仅是结直肠损伤治疗的第一步，后期的针对性抗感染治疗同样关键。多数结直肠损伤患者就诊时都合并有脓毒血症，全身状态欠佳，特别是老年患者更是如此，故手术一般选择从简，遵循创伤控制性手术原则，能够达到转流和控制感染的目的即可，等待二期再行确定性手术。

美国东部创伤外科协会（the Eastern Association for the Surgery of Trauma，EAST）分别于1998年和2018年发布了两版穿透性腹腔内结肠损伤管理指南。世界急诊外科学会（World Society of Emergency Surgery，WSES）于2022年发布了钝性和穿透性肠损伤的诊断、检查和治疗指南（表7-3），总结如下，供大家参考。

表7-3　钝性和穿透性肠损伤的诊断、检查和治疗指南

伤情	高危因素	手术选择
非穿透伤	不论	单纯修补
<50%的穿透伤，无血运障碍	无	单纯修补
<50%的穿透伤，无血运障碍	有	单纯修补+造口
≥50%或<50%但有血运障碍的穿透伤	无	切除吻合
≥50%或<50%但有血运障碍的穿透伤	有	切除吻合+造口

高危因素包括休克或者24h内须输血超过4U，手术延迟6～8h，重度腹腔污染，穿透性腹部创伤指数（Penetrating Abdominal Trauma Index，PATI）评分>25分。

（一）手术的并发症

1. 造口的并发症　常见肠造口并发症包括造口旁疝、造口脱垂、造口狭窄、造口坏死、造口回缩、造口感染等，以前两者较为常见。造口旁疝和造口脱垂多为造口缝合不当所致，一般来说，单腔造口选择圆切口，切口直径约为2.5cm即可（约为一枚一元硬币直径），而双腔造口的大小则为拖出肠管后间隙能容纳一个手指进出为宜，腹膜层和腹直肌鞘前壁是缝合的关键，缝合之后不能留缝隙。乙状结肠造口时，为了降低造口旁疝和造口脱垂的发生率，可以行腹膜外造口。随着时间的推移，造口旁疝发生率越来越高，其中症状明显的需要手术治疗，手术方式多选择造口旁疝补片加强或者造口移位（图7-4，彩图见文末彩插）。

造口坏死是由肠管的血供不足引起的，由于双腔造口时不离断系膜，故一般不会出现造口缺

血。而单腔造口时，由于肠管游离不充分、系膜游离过多、边缘血管弓受损等原因偶尔会出现坏死。坏死范围小、仅表现为黏膜坏死的情况下，可以给予活血化瘀的药物，如罂粟碱、前列地尔等，密切观察，在黏膜坏死脱落后可以由近端的黏膜增生、爬行覆盖。坏死范围广、累及范围超过肠管纵轴2cm者多需要手术治疗，切除坏死肠管，重新造口。需要注意的是，对肠管缺血进行保守治疗后，早期应定时扩张造口，但部分患者还是会发生造口狭窄，影响生活质量。

2. 吻合口或修补处瘘　吻合口瘘是肠管手术常见而又严重的并发症，如何预防吻合口瘘是行结直肠手术时需要重点考虑的问题。一般情况下，对于小于肠管周径50%的损伤，可以行损伤处修补，当损伤范围超过肠管周径50%时，则考虑行肠切除、肠吻合。吻合口或修补处瘘发生的原因既有局部因素也有全身因素。局部因素包括：肠管血供不足、肠管水肿、张力过高、腹腔感染严重。全身因素包括：低蛋白血症、贫血、糖尿病、休克等。合理选择手术方式是预防肠瘘发生的重要手段，当遇到肠管损伤大、血供可疑的情况，应该果断切除损伤肠管。而有腹腔感染重、全身情况差等因素的患者需行近端肠管预防性造口或者远端切除近端造口。造口可能不会减少肠瘘的发生，但可以避免因肠瘘而导致的严重感染且可以让患者早期恢复肠内营养，改善其全身情况。

手术之后出现腹腔感染加重时，须警惕肠瘘的发生，引流管引流出肠液则可确诊，当吻合口在切口下方时肠液可从切口下方流出。当诊断存疑时可以通过检测引流液中的淀粉酶、口服亚甲蓝等手段辅助诊断。对于发生A级和B级瘘的患者可以尝试使用肠外营养支持、引流、抗生素、生长抑素等综合手段进行保守治疗。若患者出现高流量瘘、感染无法控制等情况，则须行手术治疗。因腹腔感染和粘连，多数情况下无法分离瘘口所在肠管，强行分离会造成更严重的肠管损伤，故一般选择近端肠管造口，待二期还纳时视情况决定是否切除吻合口或缝合处肠管。由于腹腔炎症、水肿，短期内行二次手术时操作非常困难，特别是第一次手术本身就是感染性手术的时候，二次手术就更难以操作，有时寻找造口肠管都非常困难。目前还没有关于前后两次手术最

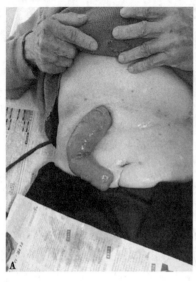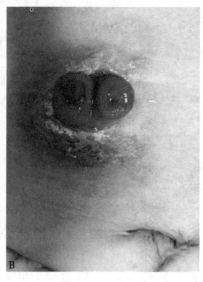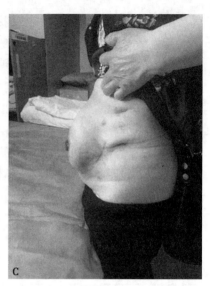

图 7-4　造口并发症
A. 造口脱垂；B. 造口周围炎；C. 造口旁疝。

佳间隔时间的研究，根据相关研究的经验，如果迫于无奈要进行第二次手术，在患者条件允许的情况下，一般选择在第一次手术 2 个月之后进行，实在不行，也最好能在第一次手术 1 个月后进行。

3. 腹腔感染　较小的肠管损伤可被周围组织粘连封闭，不至于引起严重的腹膜炎。肠管发生较大损伤之后肠液溢出，细菌进入腹腔，短时间即可出现严重腹膜炎表现并出现全身性感染症状。肠系膜侧穿孔可能会导致腹膜后感染而无典型的腹膜炎表现。只要存在肠黏膜的暴露，感染即不可避免。手术中须加强切口保护，腹腔脓液送细菌培养及药敏试验，并用大量温水冲洗，常规放置多处引流。术后患者尽可能取半卧位，进行体位引流。结肠损伤中较常见的细菌为大肠杆菌科、肠球菌和厌氧菌等，在经验性用药时需要常规覆盖上述细菌，等待药敏结果回示后再针对性用药。术后若形成腹腔脓肿，可以在超声引导下进行穿刺引流，必要时可手术引流。治疗腹膜后感染时，抗生素使用周期长，需警惕二重感染的发生。

4. 肠梗阻　术后肠梗阻分为两种，即术后早期炎性肠梗阻及粘连性肠梗阻。炎性肠梗阻的概念最开始由黎介寿院士提出，术后细菌感染、理化刺激等均可造成肠管浆膜和腹膜的炎性渗出从而形成纤维粘连，这类粘连多为炎性粘连，再加上肠管水肿、动力障碍，最终导致炎性肠梗阻的发生。炎性肠梗阻的典型表现为患者的肠功能一度恢复，然后出现以腹胀、肛门停止排气排便为主要表现的梗阻症状，腹痛反而较轻。炎症被控制后，梗阻症状随之解除，对于这种并发症，以保守治疗为主，切忌盲目手术。保守治疗一般包括：禁食、禁水、胃肠减压；使用生长抑素抑制肠液分泌；进行肠外营养支持，维持血清蛋白水平；必要时使用激素减轻水肿。

若长时间保守治疗后症状不缓解，则需考虑粘连性肠梗阻的可能，对于粘连性肠梗阻的治疗，同吻合口瘘一样，因为腹腔的粘连水肿，合理选择二次手术时机很重要。

其他常见的并发症包括肺部感染、下肢静脉血栓、腹腔间室综合征、术后谵妄等。

（二）重症支持

结直肠损伤的患者多合并严重的全身性感染，而感染又会导致全身炎症反应综合征，甚至出现感染性休克、多器官功能障碍。当术后患者出现低氧血症、心力衰竭、肝肾功能损伤及脓毒症的表现时，处理患者需要有全局观念。随着重症监测技术和治疗手段的进步，加上重症医学科集结多学科的资源也较容易，全身感染导致患者死亡的比例大大降低。常用的重症支持手段包括呼吸循环支持、血液滤过、透析、人工肝等。

结直肠损伤是普通外科中的危急重症，手术治疗是基本原则。常见的手术方式为局部修补或者肠管切除 + 近端肠管保护性造口，这些手术方式不仅修补创面为愈合创造条件，也能在术后减少瘘造成的严重后果，还能起到使患者早期恢复肠内营养的作用。文献报道的结直肠损伤的手术方式较多，包括局部修补、局部切除、损伤肠管旷置等都是可以借鉴的办法，年轻医师在成长过程中需要总结临床经验并结合患者的病情选择一个合适的治疗方案。同时，年轻医师在成长过程中也应该谨记，急症手术的第一要义是保住患者的生命，其次是保住其器官功能，最后才是其生活质量。这样说的目的并不是提倡所有结直肠损伤的患者都应该造口，而是应该适可而止，有时解决问题的办法是曲折的，但最终结果却是好的。

（魏正强　彭旭东）

参考文献

[1] 张连阳. 结直肠损伤 [J]. 创伤外科杂志，2012，14（3）：287-289.

[2] LLARENA NC, SHAH AB, MILAD MP. Bowel injury in gynecologic laparoscopy: a systematic review[J]. Obstet Gynecol, 2015, 125（6）: 1407-1417.

[3] 孙晓霞，郭强强，兰国宾，等. 64 层螺旋 CT 在消化道穿孔的诊断价值 [J]. 中外医学研究，2015，13（20）：67-68.

[4] MOORE EE, COGBILL TH, MALANGONI MA, et al. Organ injury scaling, Ⅱ: pancreas, duodenum, small bowel, colon, and rectum[J]. J Trauma, 1990, 30（11）: 1427-1429.

[5] SASAKI LS, ALLABEN RD, GOLWALA R, et al. Primary repair of colon injuries: a prospective randomized study[J]. J Trauma, 1995, 39（5）: 895-901.

[6] KAMWENDO NY, MODIBA MC, MATLALA NS, et al. Randomized clinical trial to determine if delay from time of penetrating colonic injury precludes primary repair[J]. Br J Surg, 2002, 89（8）: 993-998.

[7] DEMETRIADES D, MURRAY JA, CHAN L, et al. Penetrating colon injuries requiring resection: diversion or primary anastomosis? An AAST prospective multi-center study[J]. J Trauma, 2001, 50（5）: 765-775.

[8] DURHAM RM, PRUITT C, MORAN J, et al. Civilian colon trauma: factors that predict success by primary repair[J]. Dis Colon Rectum, 1997, 40（6）: 685-692.

[9] 赵玉洲，韩广森，马鹏飞，等. 一针法预防性回肠造口在直肠癌低位前切除手术中的应用 [J]. 中华结直肠疾病电子杂志，2020，9（2）：157-161.

[10] CULLINANE DC, JAWA RS, COMO JJ, et al. Management of penetrating intraperitoneal colon injuries: a meta-analysis and practice management guideline from the Eastern Association for the Surgery of Trauma[J]. J Trauma Acute Care Surg, 2019, 86（3）: 505-515.

[11] 李春雨. 肛肠外科学 [M]. 2 版. 北京：科学出版社，2022：247-248.

[12] SMYTH L, BENDINELLI C, LEE N, et al. WSES guidelines on blunt and penetrating bowel injury: diagnosis, investigations, and treatment[J]. World J Emerg Surg, 2022, 17（1）: 13.

[13] 黎介寿. 认识术后早期炎症性肠梗阻的特性 [J]. 中国实用外科杂志，1998，18（7）：387-388.

第八章　临床科学研究方法

第一节　医学文献检索路径与技巧

一、医学文献检索定义

医学文献是指记录医学知识的一切物质载体，是科技文献中的一个重要组成部分，是人类与疾病作斗争的经验总结，是人类社会宝贵的精神财富。医学文献由三要素构成：①医学内容相关的知识或信息；②揭示和表达知识、信息的标识符号；③记录信息符号的物质载体。医学文献检索是指根据用户对于医学信息的需求，利用检索工具或检索系统从文献集合中找出用户所需医学文献的过程。

随着人类社会的发展和现代医学科技水平的提升，医学文献检索是人们有效利用医学文献信息资源，提高个人知识技能水平、科研能力和个人信息素养的重要方式，尤其在网络化、信息化时代，能否充分利用各种文献检索技术收集、筛选和利用现有医学文献信息资源，是衡量个体未来发展能力、新知识吸收能力以及个体整体素质的重要指标之一，因此，掌握医学文献检索与利用的基本技能、具备良好的信息素养已经成为现代科技工作者甚至是各行业人员应该具备的基本素质。目前，医学文献检索正向着智能化、可视化、个性化方向发展。

医学文献检索主要有三个方面的作用：①控制医学信息的手段，可避免不必要的重复。文献检索的一个基本目的就是避免重复劳动，避免重复做别人已经解决的问题，避免重犯别人已经犯过的错误，少走弯路，提高研究效率。②扩大视野，获取知识的门径、学习的助手。充分检索文献可以开阔研究者的思路，深化其对问题的认识，启发其深层次的思考。经常查阅文献的研究

者可站在研究领域的前沿，可跟踪了解国内外最新的研究成果和方法并从中得到启发，寻找解决问题的可能答案，使所研究的课题站在更高的起点上。③从事科研工作的工具和指南，可提供选题的依据。在确定课题过程中，对已有研究及相关的学术前沿必须充分了解。在没有检索文献的基础上进行研究是不可想象的。

医学文献按照不同的划分方法可分为不同的类型，其各有特点。医学文献资源按载体类型分为书写型、印刷型、缩微型、视听型和电子型文献。电子型文献按发布形式可划分为参考数据库、全文数据库（电子图书、电子期刊、电子报纸）、事实数据库搜索引擎/分类指南、网络学术资源学科导航、FTP（意为文件传送协议）资源等。医学文献资源按出版类型分为图书、期刊、会议文献、科技报告、政府出版物、专利文献、技术标准、产品资料、学位论文和技术档案等；医学文献资源按文献内容的加工深度和内容性质分为一次文献、二次文献、三次文献和零次文献。一次文献（primary literature）即原始文献，是以作者本人的工作经验、观察或实际科研成果为依据而创作的具有一定创新性或一些新见解的文献；一次文献一般包括期刊论文、专著科技报告、专利说明书、会议论文、学位论文技术标准等。二次文献（secondary literature）是对一定范围、时间或类型的大量一次文献按其特征收集整理、浓缩、加工，并按一定顺序组织编排，用于检索、查找、利用这些文献而编制的文献；如书目、索引、文摘、题录等，其主要功能是检索、通报一次文献，将大量分散无序的文献通过收集、整理、排序形成有序的文献集合，帮助读者在较少的时间内获得较多的文献信息。三次文献（tertiary literature）是在充分利用二次文献的基础上，对一次文献做出系统整理和概括的论述并加以分析综合编写而成的概括性文献。零

次文献（zeroth literature）也称灰色文献，指未经正式发表或未进入社会交流的最原始的文献；如私人笔记、设计草图、实验记录、文章草稿、发言稿、会议记录、书信以及各种内部档案等。

二、医学文献检索语言及检索方法

根据文献检索手段的不同，文献检索可分为手工检索、光盘检索、联机检索和网络检索。根据检索对象形式的不同，广义的文献检索又可分为文献检索、数据检索、事实检索、文本检索和多媒体资料检索。

（一）常用的医学文献检索语言

检索语言是一种人工语言，用于文献检索工具的编制和使用并为检索系统提供一种统一的、作为基准的、用于信息交流的符号化或词语化的专用语言。检索语言按原理分为分类语言、主题语言和代码语言。场合不同，检索内容的名称不同。在存储文献的过程中用来标引文献的，叫标引语言；用来索引文献的，叫索引语言；在检索文献过程中的，则为检索语言。文献检索有多种检索路径，较常用的是主题检索语言，它是用于表达文献主题内容的词语标识系统。

1. 医学主题词表 医学主题词表（MeSH）是美国国立医学图书馆编制的世界医学领域很权威、很常用的一部规范化程度很高的叙词表。它是在医学文献领域使用较多的一种主题检索语言，可被用于标引、揭示每一篇文献的中心主题内容，这对于提高检索的准确率及增强其快捷性有十分重要的意义。MeSH 每年都会更新，用户可在网上免费使用其浏览器。MeSH 的作用有两个方面：①准确性，即准确揭示文献内容的主题；②专指性标引，即对文献进行主题分析，将其从自然语言转换成规范化检索语言（MeSH 词表）。此外，MeSH 尚有以下的特性：①选词单一性，MeSH 有着严格的单一性，规定词表中概念与主题词只能单一对应，一个概念只能用一个主题词表达；②选词动态性，MeSH 具有动态性，词表随着新概念的出现会新旧交替，不断完善与更新。

（1）MeSH 主要词汇

1）叙词：通常又叫作主题词，是用来描述图书资料的主题内容、专为文献标引和检索而从能表达其主题概念的自然语言中挑选出来并加以规范化处理的标准词汇，即叙词表中能用于表征该文献主题内容的词语。主题词主要表达确切的概念。

2）副主题词：副主题词则用于限定主题词的概念，两者不能独立检索。

3）款目词（entry term）：又称入口词，是 MeSH 中收录的主题词的同义词或近义词，作用在于指引用户找到主题词。最新版 MeSH 中有款目词 199 000 个，款目词的大幅增加为用户查得主题词提供了便利。如结肠癌（colorectal cancer）为款目词，系统会自动将其对应的主题词结直肠肿瘤（colorectal neoplasms）提供给用户。

（2）MeSH 选词原则：首选专指词；次选组配词；选择上位词或近义词。

1）首选专指词：即首先选用与文献主题概念完全对应的专指主题词。这些词往往是由两个或以上专指的复合主题词，这些词优先被使用。例如，vitamin C（维生素 C）的主题词为 ascorbic acid（抗坏血酸），两者属同义词，完全对应。词表会通过款目词参见主题词的形式引导用户选择专指词。检索词专指性是指检索词典（主题词表）的适用性及揭示文献主题的深度，为影响检索效率的主要因素。如选用专指性弱的检索词，则检索出的文献中必然会包含不需要的文献，因而查准率低；但其优点是可检索出范围较广的文献，查全率较高。如选用专指性较强的检索词标引，则检索时只能查出范围很窄的文献，查准率较高，但缺点是会漏掉相关的文献，查全率低。例如专指性弱的检索词"结直肠肿瘤（colorectal neoplasms）"不仅包括结直肠癌，也包括良性的结直肠腺瘤性息肉、结直肠脂肪瘤等；而专指性较强的检索词"结直肠癌（colorectal cancer）"仅指发生于结直肠黏膜的恶性肿瘤。

2）次选组配词：当某一复合概念无对应的主题词时，则选用主题词与副主题词组配或主题词与主题词组配的方式。例如，对于"肾畸形"应使用"肾＋畸形"，对于"胆囊管疾病"应使用"胆囊疾病＋胆囊管"的组配。用户应注意查看词表中各词汇的注释及树状结构以便选择更为接近欲表达概念的组配形式。

3）选择上位词或近义词：当没有专指词且不能采用组配时，可选用与欲表达概念较接近的上位词或者近义词。如胆囊管疾病，选择了"胆管疾病"这一主题词，即为其上位词，然后组配以表达具体解剖部位的主题词"胆囊管"以提高标引的准确性。

2. 关键词（keyword） 关键词（keyword）是指从文献题目、摘要和正文中抽取出来的具有实质意义，未经或略经规范化处理的能代表文献主题内容的词汇。关键词可作为在检索入口处使用的自然语言。主题词与关键词的主要区别就是主题词经过了规范化处理。叙词和关键词都是主题描述语言，但两者无等同关系，也无隶属关系，是各自独立的自成系统的情报检索语言。关键词属于自然语言的范畴，未经规范化处理，也不受主题词表的控制。如：对于"白细胞介素-2"这一概念可有"白介素-2""白细胞介素-2""IL2""IL-2"等不同形式来表达。因此，为了达到较高的查准率和查全率，如果检索工具提供了主题词这一检索途径那就应该选择主题词来进行检索，而不应该选择关键词。

例如：利用 MEDLINE 光盘数据库检索有关"结直肠肿瘤"的文献。MEDLINE 光盘数据库既提供了主题词途径，也提供了自由词（关键词）途径。如果选择关键词途径来进行检索，若欲达到较高的查准率和查全率，就得查找"colorectal cancer""colorectal carcinoma""colorectal neoplasm""colorectal tumor""colorectal gastrointestinal stromal tumor""colorectal lipomyoma"等词，另外还得考虑"cancer""carcinoma""neoplasm""tumor"等词以及复数形式；而如果选择主题词途径进行检索就只需查找"colorectal neoplasms"一词就行了，这一词就包括了以上所提及的不同的表达形式。由此可见，选用主题词途径检索，既能获得较高的查准率、查全率，又能提高检索速度。

3. 国际疾病分类（ICD） 国际疾病分类（ICD）是由世界卫生组织主持编写、发布并要求各成员国在卫生统计中共同采用的对疾病、损伤和中毒进行编码的一种国际权威的分类方法，是 WHO 国际分类家族中相当核心的知识库。我国于 1981 年在北京协和医院成立 WHO 疾病分类合作中心，编译完成并出版 ICD 中文本。全书包括三卷，分别包含了 ICD 的编码类目表、指导手册、字母顺序索引等；三卷书联合使用，互相补充，缺一不可。

（二）医学文献检索方法

查找文献、获取信息的基本方法可分为四种：检索工具法、浏览法、引文追踪法和综合法。

1. 检索工具法 检索工具法就是利用各种工具书、数据库、搜索引擎等检索工具查找所需信息的方法，是系统、全面获取文献信息的有效方法，也是进行科研决策的重要手段。能够有效运用检索工具法的前提是检索者需要具备一定的检索知识和技能，在运用此方法的过程中需要注意检索工具的选择、检索策略的制订与检索策略的调整等相关问题。

检索工具法又分为手工检索工具法和计算机检索工具法。在使用传统的手工检索工具的时期，人们从所检索文献发表时间的选取角度将检索工具法分为顺查法、倒查法、抽查法等，以满足不同的检索需求，例如，欲了解某课题的历史发展脉络，就需要用顺查法沿着时间从远到近的顺序检索相关文献、阅读、梳理其发展规律；欲了解某课题的最新发展现状，则需要用倒查法沿着时间从近到远的顺序检索相关文献把握研究动态。当今，计算机检索系统的检索功能大大增强，不断推出适合用户检索需要的检索方法，例如，用户可以通过选择检索结果的时间顺序来实现顺查或倒查；通过选择检索某一时间段的文献来实现抽查；通过选择检索字段来实现主题词途径、分类途径、著者途径等检索途径的检索，以及通过限定语种、文献类型、学科范围等不同条件实现对检索结果的筛查。

2. 浏览法 浏览法是通过定期或不定期浏览近期出版的期刊、专著等文献来了解最新研究动态的方法。由于不同文献中所蕴含知识的特点不同，故浏览不同种类文献的获益也不尽相同。例如，浏览现刊可及时掌握较新的科研动态，从中获得启示与灵感；浏览专著，可以系统、全面、深入地了解某一专题的知识。可见，浏览法一般没有明确的检索目的，具有一定的偶然性。

3. 引文追踪法 引文追踪法就是以现有文献后所附的参考文献为线索，去追踪、查找相关文献的方法。与现刊浏览法相比，通过此法获取的信息从时间上来说是越查越旧的；与检索工具法相比，通过此法获取的信息受论文作者的影响，具有一定的主观性，不够系统全面；但其优势在于通过对某些问题的追根溯源,能够了解经典文献,追踪科研发展轨迹。

4. 综合法 综合法又叫循环法,是将前述方法根据需要联合运用以获取文献信息的方法。在学习和科研活动中,用户需要根据实际需求灵活选择适当的检索方法,才能获得满意的结果。

三、医学文献检索途径及其技巧

由于编制方法不同,各种检索系统的检索方法和检索途径也不一样。但无论何种检索系统,均是主要根据信息的各项特征来编排、形成特定的检索语言并描述不同的检索途径的。检索途径是检索系统提供的检索入口,在数据库中通常表现为对字段的检索。常用的检索途径有主题词途径、关键词途径、分类途径、题名途径及著者途径等,这些检索途径往往对应数据库的各个字段或检索功能界面。

(一)医学文献检索途径

1. 主题词检索途径 主题词检索途径就是通过对主题词字段进行检索来查找文献的途径,其检索标识是主题词。由于主题词是一种规范化的检索语言,因此其能够在一定程度上提高文献的检索效率,是检索医学文献的首选途径。常用的支持主题词检索途径的医学检索系统有中国生物医学文献数据库(CBM)和PubMed。

2. 关键词检索途径 关键词检索途径是指选取关键词字段作为检索文献的入口的途径,其检索标识是关键词。若文献无主题词则可用关键词检索。主题词是文章标题的简略,以及文章的主旨,文中不一定出现,可能是作者对文章大意的概括和总结性语言;而关键词是文章中关键的词语,文章中一般都会出现。

3. 分类检索途径 分类检索途径是指将课题内容的学科属性在分类体系中的位置(分类号或类名)作为检索文献的入口的途径,便于族性检索。其检索标识是分类号或类名。这种检索途径可满足用户从学科或专业角度检索文献的需求。如CBM系统提供了分类检索途径,可将《中国图书馆分类法》中的分类号作为检索入口来查找文献。

4. 题名检索途径 题名检索途径是指利用文献题名(篇名、书名、专利名等)作为检索文献

的入口的途径,其检索标识是题名。文献题名往往反映了文献的主要内容,利用题名中的名词、术语可以较为准确地查找所需的文献。与关键词检索途径一样,题名检索途径同属于自由词检索的范围,通过这类途径进行检索时,需要注意概念的不同表达形式,以提高检索效率。

5. 著者检索途径 著者检索途径是指利用文献上署名的作者、编者或机构名作为检索入口查找文献的途径,其检索标识是著者。通过著者检索途径可以查找到同一著者的多篇文献,此途径适用于全面了解某一著者或团体机构的学术观点、研究成果、科研动态等。

由于世界各国风俗各异,对姓名的写法也不一样,因此,在使用著者检索途径查找文献时应注意著者姓名的写法。如欧美国家作者的姓名书写习惯为名在前,姓在后。《汉语拼音正词法基本规则》(2012年实施)中要求,中国著者姓名汉语拼音应遵循姓在前,名在后,复姓的姓氏要连写,首字母大写的规则。

6. 引文途径 附有参考文献或引用文献,是文献的外表特征之一。利用这种引文而编制的索引系统,被称为引文索引系统,它提供的从被引论文去检索引用论文的一种途径,称为引文途径。

另外,还有刊名途径、著者地址途径、序号途径、专利途径等。在检索中,应根据课题的需要和所使用检索系统的特点,灵活地应用各种检索途径,将各途径配合使用,以便达到较好的检索效果。

(二)获取原始文献的途径

1. 馆藏检索途径 馆藏检索途径就是通过图书馆所藏图书等资料查找所需文献的全文检索系统,这是较快捷、经济的方式;也可以通过"馆藏目录"了解图书馆是否收藏了所需的文献。

2. 通过搜索引擎、期刊主页、开放的期刊网站等方式获取免费的全文。

3. 通过馆际互借或文献传递方式获取原文。

4. 直接向著者索取原文 许多论文都著有作者的单位地址、邮政编码、电子邮箱等通信信息,方便检索者与作者联系并获取原文等信息。

(三)医学文献检索技术与技巧

过去常用的手工检索文献,如今已经被计算机检索取代。计算机检索过程是通过计算机对一

个或多个检索词进行运算而查得所需文献的检索过程。那些能够表达信息需求的一系列可为人机所"共识"的技术方法,即为计算机检索技术。因此,为了实现有效的计算机检索,掌握与利用计算机检索技术显得尤为重要。需要注意的是,各检索系统支持的检索技术并不相同,即使是同一检索技术,在不同检索系统中的检索运算符号也有差异,因此,需要在理解检索技术原理的基础上,再结合具体检索系统的"使用帮助"正确使用检索技术。

1. 布尔逻辑检索(Boolean logical searching) 布尔逻辑检索是计算机检索中较基本、较重要的运算方式,是利用布尔逻辑运算符对若干个检索词进行组合,以表达检索要求的方法。主要有三种布尔逻辑运算符,即逻辑与(AND)、逻辑或(OR)和逻辑非(NOT)。

(1)逻辑与:符号为"AND"或"*",表示概念之间的交叉或限定关系。表达式为"A AND B"或者"A*B"。运用此表达式时,只有同时包含检索词 A 和检索词 B 的文献记录才是命中文献。该运算符的作用是可以缩小检索范围,提高查准率。

(2)逻辑或:符号为"OR"或"+",表示概念之间的并列关系。表达式为"A OR B"或者"A+B"。运用此表达式时,数据库中凡含有检索词 A、含有检索词 B 或同时含有检索词 A 和 B 的文献记录均为命中文献。该运算符的作用是可以扩大检索范围,提高查全率。

(3)逻辑非:符号为"NOT"或"-",表示概念之间的不包含关系或排斥关系。表达式为"A NOT B"或者"A-B"。运用此表达式时,数据库中含有检索词 A,但不包含检索词 B 的文献记录才算命中文献。该运算符的作用是通过从某一检索范围(含 A 词的记录)中去除某一部分文献(含 B 词的记录)的方式缩小检索范围,提高查准率。

上述三种布尔逻辑运算符可以单独使用也可组合使用,计算机在处理检索提问时一般会按NOT、AND、OR 的次序进行运算,可用括号改变运算次序。也有些检索系统不同于此,在其检索界面中若同时选择了多种逻辑,那就可能会按照运算符的先后顺序进行运算,如 CNKI 的高级检索界面。

2. 截词检索(truncation search) 或称通配符扩展检索,是利用检索词的词干或不完整的词形进行的检索,是预防漏检、提高查全率的一种常用检索技术,大多数检索系统都提供截词检索的功能。截词检索就是用截断的词的一个局部进行的检索,并认为凡含有这个词局部中的所有字符(串)的文献,都为命中的文献。按截断的位置来分,截词可有后截断、前截断、中截断三种类型。截词也可分为有限截词(即一个截词符只代表一个字符)和无限截词(一个截词符可代表多个字符)。截词符即用某个符号来代替英文单词的一部分,通常用于相同词干或部分拼写相同的词,常用的截词符有"*""?"等。不同的检索系统所用的截词符也不同,常用的有"?""$""*"等。"?"常代表一个字符或空字符,可连续多次使用;"*"常代表一串字符。

3. 限定检索(limit search) 限定检索是指限定检索词在数据库记录中的一个或几个字段范围内查找的一种检索方法。在检索系统中,数据库设置的可供检索的字段通常有两种:表达文献主题内容特征的基本字段和表达文献外部特征的辅助字段。

4. 词组检索 词组检索是将一个词组[通常用双引号("")括起]当作一个独立运算单元,进行严格匹配,以提高检索的精度和准确度的检索方法,它也是一般数据库检索中常用的方法。词组检索实际上体现了临近位置运算(NEAR 运算)的功能,即它不仅规定了检索式中各个具体的检索词及其相互间的逻辑关系,而且规定了检索词之间的临近位置关系。几乎所有的搜索引擎都支持词组检索,并且都采用双引号来代表词组,如"信息教育"。但在 Infoseek 中,除了用双引号("")外,还使用了短横线"-"来代表词组,如digital-library-definition,区别在于以"-"表示的词组不区分大小写。

5. 扩展检索 扩展检索是检索系统向运行的检索式中自动加入与检索词词义相关的词的检索方法,如同义词、下位词等。扩展检索的作用是扩大检索范围,提高查全率。通过把对于下位词的主题检索作为补充,可以补检可能漏掉了款目词而没有涉及的文献。如输入检索词"息肉",具有扩展检索功能的系统可同时检索含有肠息肉、胃息肉、炎性息肉、肿瘤性息肉等的文献。

6. 位置检索(position search)　位置检索又称邻近检索(proximity search),是对检索词在文献中相对位置关系所进行的限定性检索。位置检索大致包括四个层次的限制,即:①记录级,限定检索词出现在数据库的同一个记录中;②字段级,限定检索词出现在同一个字段中;③子字段或自然句级,限定检索词出现在同一个字段或同一自然句中;④词组的词位限定,限定检索词组(短语)的单个词之间的位置关系。使用位置检索可以增强选词的灵活性,还可弥补布尔逻辑检索、截词检索的一些不足,从而提高文献检索的质量。

四、医学文献检索步骤

因检索需求、检索系统、检索人员等方面的不同,导致每个课题的检索步骤也不尽相同,但对于初学者,可以先遵循以下步骤,再结合实际情况进行检索。

(一)分析检索课题,明确检索要求

分析检索课题的目的是明确课题的检索需求,如所需信息的内容、性质、要求等,此步骤是确定检索策略的根本出发点,也是关系到信息检索效率和成败的关键。分析检索需求时需注意分析以下几个问题。

1. 明确所需信息的学科范围,以便选择合适的数据库　一方面,需要分析明确所检索课题的学科领域;另一方面,需要了解该领域现有数据库的基本情况,从而根据需要进行选择。一般优先选择该课题所属学科领域的高质量的专业数据库,其次是综合学科的数据库。

2. 明确对查全、查准、查新的目标要求　因检索需求不同,检索目标也不相同。常见的检索目标包括查全、查准、查新等。检索目标不同,制订的检索策略自然也就不同。因此,明确检索目标很重要。如要了解科技的新动态、学科的进展,则强调"新";如要解决研究中的具体问题,则要强调"准";如要进行课题论证、了解课题的发展过程、撰写综述、申报成果等,就要回溯大量相关文献,这就要求检索目标应全面、系统,此时则要强调"全"。

3. 明确所需文献的年代范围、文献类型、语种等　应该根据检索需要,适当地调整限定条件,

这样有利于对检索结果范围的调整。

4. 分析课题的主题内容,明确主题概念及其逻辑关系,为制订检索策略式作准备。

(二)选择检索工具,确定检索方法

检索工具的选择是否恰当直接影响检索的效果。检索者应基本了解各相关检索工具(常用文献检索系统)的学科收录范围、文献类型、时间跨度、检索途径、使用方法及标引情况等方面的信息,再结合所检索课题的要求来选择合适的检索工具。然后,再选择适当的检索方法。

(三)选定检索途径、检索词,制订检索策略式

在按前文所述进行课题分析以及把握所选的检索工具/系统的检索功能的基础上,确定适合的检索途径。然后确定检索词,即基于特定检索系统的功能将课题分析的检索项转化为可被系统识别的检索标识,如作者姓名、主题词、关键词、分类号、化学物质代码等文字与符号。最后将选定的检索标识根据相应的逻辑关系,用各种检索算符(如布尔算符、位置算符等)加以有机组合,形成检索策略式。

(四)评价检索结果,优化检索策略

使用初步拟定的检索策略式进行试查后,应根据检索目标对检索结果进行评价,判断其是否能够满足检索需求。通常情况下,需要多次修改检索策略式,直至对其检索结果相对满意为止。在实际检索中,当放大检索范围以提高查全率时,往往会降低查准率;反之,当缩小检索范围以提高查准率时,往往会降低查全率。因此,要正确分析误检、漏检原因,适当调整检索策略式。此步骤在检索过程中非常重要,也是检索者检索能力和思维能力的体现。

(五)文献筛选,获取原始文献

通过经反复调整的检索策略式所获得的检索结果也并非完全满足检索需求,因此,还需要对检索结果进行人工评价和筛选,再根据选中的文献线索或链接获取所需全文或部分信息。

五、常见的医学文献检索工具或网络资源

在明确了检索课题和检索需求之后,接下来应选择合适的数据库。除众所周知的搜索引擎外,还有医学专业的中、英文检索网络资源。

（一）医学文献检索工具

1. 中文版医学文献检索工具

（1）常用索引型中文医学检索工具

1)《中文科技资料目录》(医药卫生)：是当前查找国内医学文献的主要检索工具，具有一定的权威性。

2)《国外科技资料目录》(医药卫生)：是我国用中文出版的查找外文文献的大型专业性检索刊物，是一个利用中文索引查阅国外期刊、论文等资料的检索工具。

3)《中文科技资料目录》(中草药)：全年收载国内医药期刊、汇编等 400 多种，报道有关中草药学文献题录 6 400 余条。

（2）常用文摘型中文医学检索工具

1) 中国生物医学文摘数据库：主要报道我国生物科学领域的研究成果与进展。内容包括普通生物学、细胞学、遗传学等与生物学有关的交叉学科和相关科学技术领域。

2)《中国医学文摘》：是用于检索国内医学文献的系列刊物。根据医学分类，以分册的形式出版，收录文献采自国内公开发行的医药卫生领域期刊及学报。随着社会进步、网络的发展、各种数据库的广泛应用等，该系列刊物的发展受到了很大的冲击，大部分刊物已经转变为现刊，如《中国医学文摘：内科学》更名为《内科》，《中国医学文摘：外科学》更名为《中国肿瘤外科杂志》等，作为文摘型中文医学检索工具的功能已经弱化或丧失。

3)《中国药学文摘》：是国内药学文献的检索性刊物。内容包括国内发行的 430 多种有关期刊中的中、西药学文献，以文摘、提要、简介的形式报道。现更改为《中国药物评价》，检索功能已经弱化或丧失，而是依据国际最先进的药品监管科学理论与应用进展，聚焦监管机构、企业、临床一线医药专业人员开展的不同药物评价研究和实践成果，为药品监管决策、药品企业开展药品上市后评价、一致性评价、再评价等工作，以及为临床一线医药专业人员的用药决策提供参考。

4)《国外医学》：是我国出版的介绍国外医学情报的系列检索性刊物，学科内容丰富，共分 47 个分册，收录文献的形式大致分为综述、译文文摘。随着社会进步、网络的发展、各种数据库的广泛应用等，该系列刊物的发展也受到了很大的冲击，大部分刊物已经转变为现刊，如《国外医学·外科学分册》现在更名为《国际外科学杂志》等。

2. 英文版医学文献检索工具

（1）美国《医学索引》(简称 *IM*)：是当今世界上较常用的一种题录型生物医学文献检索性刊物，1879 年创刊，现由美国国立医学图书馆(NLM)编辑出版。

（2）荷兰《医学文摘》(简称 *EM*)：创刊于 1947 年，是当前世界上唯一用英文出版的大型医学文摘类刊物。《医学文摘》已进入计算机检索交流系统，如 Dialog，称 EM BASE(*EM* 的数据库)，可通过国际联机终端检索。

（3）美国《生物学文摘》(简称 *BA*)：创刊于 1926 年，是目前世界上报道有关生物学的文献的大型文摘刊物之一，主要报道有关生物学、医学、农学等方面的文献。

（4）美国《化学文摘》(简称 *CA*)：创刊于 1907 年，由美国化学学会化学文摘社(CAS)编辑出版，是一种世界著名的化学文献检索工具。

（二）常用的中、英文医学检索网络资源

1. 由美国国立医学图书馆生物技术中心开发的 PubMed，其网址为 https://pubmed.ncbi.nlm.nih.gov/，具有内容丰富、更新快、检索功能完善等优点，是用户检索英文医学文献的首选。

2. 由中国医学科学院医学信息研究所开发的中国生物医学文献数据库(CBM)，其网址为 http://www.sinomed.ac.cn/，是目前国内文献收录量较大、涵盖学科门类较全、功能较完善的医学文献数据库之一，也是我们向读者推荐使用的检索中文文献的首选数据库。此外，国内尚有万方数据知识服务平台(https://www.wanfangdata.com.cn/)、中国知网(https://www.cnki.net/)、维普网(https://www.cqvip.com/)等数据库网站。

用户通过检索 PubMed、CBM 等能很方便地获得所需文献的篇名、作者、文献出处(期刊来源)、卷、期、页等相关信息，这是进一步获取原文的关键。

3. 若需要全文则应该检索国外的全文期刊数据库，这些数据库品种很多，例如，Ovid 平台上的全文期刊数据库，MD consult、ProQuest、Karger 等医学全文电子期刊数据库。还有很多免费数

据库，例如规模较大的网上免费全文学术数据库 Highwire 等。正确选择数据库，需要基于对数据库品种的了解，必要时可以求助于图书馆馆员。

（陈创奇）

参考文献

[1] 郭继军. 医学文献检索与论文写作 [M]. 北京：人民卫生出版社，2018.

[2] 赵玉虹. 医学文献检索 [M]. 2 版. 北京：人民卫生出版社，2013.

[3] 黄晓鹏. 医学信息检索与利用 [M]. 2 版. 北京：人民卫生出版社，2016.

[4] 代涛. 医学信息搜集与利用 [M]. 2 版. 北京：人民卫生出版社，2014.

[5] 罗爱静，于双成. 医学文献信息检索 [M]. 3 版. 北京：人民卫生出版社，2015.

[6] 程艾军.《医学主题词表》(MeSH) 及其在医学文献检索中的应用 [J]. 首都医科大学学报（社会科学版），2008（1）：73-75.

第二节 科研选题与科研设计的构思要点

一、科研选题概述

科学研究是一个不断提出新问题并解决新问题的过程。阿尔伯特·爱因斯坦曾说"提出一个问题往往比解决一个问题更重要"。解决问题也许仅仅需要繁重的工作或巧妙的实验设计去验证结论，而提出新问题需要的是带有创新型思维的对"为什么？""怎么办？"等一系列现状的深入思考，而且提出问题往往更标志着科学的真正进步。科研选题是指选择科学领域中某一尚未被认识或尚未被解决的科学问题以备研究的过程。科研选题是科学研究的第一步，是带有方向性的关键决策，选题不但直接关系到科学研究的质量，还在很大程度上决定了科学研究的成败，因此，须谨慎、认真地对待科研选题。

（一）选题的来源

临床科学研究的宗旨是来源于临床并最终服务于临床。因此，选题要密切结合临床实践，选题方向应紧紧围绕结直肠肛门外科临床常见病、多发病及严重损害身心健康的疾病的诊断、治疗等方面，如恶性肿瘤的治疗、手术方式选择及某些术后的严重并发症等。从我国科研课题设置方面来看，科研课题的来源主要包括指令性课题、指导性课题、委托课题和自选课题，前三者一般主要由大型医疗中心或相关机构负责，在基层单位中以自选课题居多。

（二）选题的原则

1. 目的性原则 临床科研选题的根本目的是满足临床需要，首要考虑的问题应当是要解决什么问题，因此，目的性是选题工作的首要原则。当前，在精准医疗的大背景下，我国医疗科研课题也正向着更广、更深的方向推进，需要解决的问题也越来越多、越新、越困难及越精细化。有目的地去解决任何一个或一方面临床上需要解决或未来需要解决的问题，就是有价值的。除此之外，临床科研一定要满足临床需要，才会有真正的前途。因此，遵循目的性原则的同时要结合价值性及需要性。在科研选题贯彻目的性原则的过程中，还应考虑到以下几个方面：①一般选择实用性较强的课题；②要考虑课题纵深，既要注重当下又要着眼未来，对于课题，要将其现实需要与长远的潜力相结合；③临床研究更注重应用，但也不能脱离理论基础；④考虑实际现状，充分发挥自身条件的同时也可考虑外来有利资源；⑤可考虑协作课题，诸如多中心合作或多学科交叉等；⑥需考虑经济性，尽量避免长周期、耗资多的课题。

2. 创新性原则 创新性无疑是科研活动中较为关键的指标之一，创新也是评价科研成果质量的重要指标。因此，对于科研选题，从一开始就应当充分考虑到选题的创新性。尤其是近几年在国家自然科学基金委员会的引领下，学术界对创新更是提出了更高的要求。该如何理解创新性？评价创新性的指标又是什么？总体来说，创新是指解决那些尚未被解决或尚未被完全解决的问题，具体的范畴可包括：在科学研究中提出新概念、新方法、新技术、新理论、对某种客观存在的现象新机制的发现等。科学研究的创新性亦有高低之分，其是原创性的工作还是在既有研究报道基础上的创新亦是衡量科学研究水平的重要因素。在科研选题中要提出具有创新性的问题，大致可从以下几点入手：①新事实与旧理论之间的矛盾；②新理论与旧理论之间的矛盾；③不同学科理论之间的矛盾或空白地带。当然,创新性的课题在具有新颖性、探索性与先进性的同时也往往面临着更高的风险,因此,具体的科研选题要根据实施者的具体情况而定,要遵循求实性的原则,不能脱离实际。

3. 可行性原则 可行性是选题能否顺利完成的关键条件。一项具体的科研课题的完成是需要多种条件的,包括:一个破土而出的科学假说,巧妙且合乎逻辑的实验设计,正确的分析方法,严谨的结论、总结。因此,对于可行性,需要考虑到以上各个方面。具体到现实实施过程中又应当充分考虑到多种因素,例如,对于破土而出的科学假说是否有坚实的研究基础,对于巧妙且合乎逻辑的实验设计是否有相应的充足的知识储备、人力、设备及科研经费保障;对于正确的分析方法是否有扎实的科学技能;对于严谨的结论、总结是否有广泛且前沿的文献基础。而在实际操作中,情况往往要更为复杂,实施者遇到的问题也会更多。总之,对于选题要从严要求,充分考虑到选题及实施过程中的各项潜在困难并制订相应的解决方案,也要做好解决未预估到的困难的准备。

4. 优势性原则 优势性是指在选题时充分发挥自身优势,从自身及团队的长处出发,扬长避短。优势性主要包括两个方面:宏观优势性主要包括研究者及其团队所处的自身机构优势、环境优势、资源优势等;微观优势性主要是研究者及其团队所拥有的既往研究基础、成果、技术、经费优势等。对于如何充分贯彻优势性原则,一般可以从以下几个方面去掌握:①研究者团队的研究基础是否具有优势;②既往研究成果是否具有系列性;③研究人员配备是否合理;④研究的课题是否具有进一步拓展/深入研究的潜力等。

5. 经济性原则 经济性原则是指对科研课题的投入和产出进行经济分析,以期以相对低的成本获得较高的获益。对于投入方面主要考虑的是在保障课题顺利实施时需投入多少人力、物力、时间成本等,获益则主要是指课题预期目标的科研价值、带来的经济效益或在经济转化方面的价值。

二、临床科研设计

科研设计是指在科研选题确定以后制订课题研究技术方案和实施方案的过程,这是实现预期研究效果的工作蓝图,在很大程度上决定了课题成败。科研设计的主要目的一般是要保证课题的结果具有四个性质:可行性、独创性、可重复性和经济性。对于临床科学研究的提出和实施要考虑到循证医学的 PICOS 原则,即,P:待研究的人群(population/participant);I:干预因素或暴露因素(intervention);C:与对照或另一种/多种干预用于比较的干预措施(comparison);O:观察结局(outcome);S:研究设计(study design)。

对于具体的科研设计,要依据研究类型而定,医学科研研究的类型根据有无主动性干预被分为两大类:①观察性研究,指在自然条件下对研究对象进行特征的观察、记录、分析并对结果进行描述或对比分析等,其主要特点为无主动性干预的实施。观察性研究根据有无对照又可被分为分析性研究(病例对照研究、队列研究)和描述性研究(现况调查、病例报告)。②干预性研究,即试验型研究,研究特点为对研究对象进行随机分组,分组可以为两个或多个,观察不同的处理措施对观察指标的影响,受试对象的干预措施是由随机化方法产生的,干预性研究类型中较常见的为随机对照试验。

(一)研究类型

1. 病例对照研究 是指以患有某种研究者感兴趣的疾病或发生某种结局的人群为病例组,以同期不患有该疾病或未发生该结局的患者为对照组,通过比较两组患者对可疑危险因素的暴露史来推论危险因素与疾病或结局之间的关系的研究。因此,病例对照研究具有以下特点:本质是回顾性研究、类别属于观察性研究、设立对照、是由果到因的研究、只能说明相关关系、不能确定因果关系。例如,为了研究结直肠息肉患者一级亲属罹患结直肠的风险,Song 等研究了 68 060 例结直肠癌患者和 333 753 名匹配的对照组患者的一级亲属中具有结直肠息肉的人数,发现结直肠息肉患者的一级亲属罹患结直肠癌的风险较高。病例对照研究的用途主要有两方面:一方面是探索不明原因疾病的可能危险因素,另一方面是验证病因假说,尤其是对于罕见病的研究。病例对照研究的优势很明显,如省时省力的同时对研究对象无损害。但是其缺点也很明显,如信息真实性难以保证、循证医学证据级别低。

病例对照研究的研究设计流程为：确认研究目的、提出研究假设、病例的选择与排除、对照的选择与排除、样本量计算、结果的测量、结果分析、得出结论。具体的每项要求可参考观察性研究报告指南 [*The Strengthening the Reporting of Observational Studies in Epidemiology (STROBE) statement: guidelines for reporting observational studies*，STROBE 指南]。

2. 队列研究 又称为前瞻性研究或纵向研究，将人群按照是否暴露于某种因素或其暴露程度分为不同的组或亚组以观察各自的结局，比较不同组或亚组之间观察结局出现的频率差异，从而判定暴露因素与结局之间的关联。因此，队列研究的特点为：具有前瞻性（暴露相对于结局的前瞻性）、属于观察性研究、设立对照、由因及果、能确定因果关系。例如，为了研究行术前放化疗后完全反应的直肠癌患者接受观察等待疗法与手术切除的效果比较，Renehan 等比较了观察等待组患者和行手术切除组患者之间的无瘤生存期和总生存期，发现两组患者在生存期方面未达到预期的统计学差异，因此得出结论：观察等待疗法可能不会降低肿瘤学疗效。队列研究具有的优势为：资料可靠、可计算风险比等反映危险强度的指标、可证实因果关系、可同时分析多种因素；其缺点为：不适合低发病率的疾病、容易产生失访偏倚、研究费时费力、后续观察过程中可能出现较多的不可估计的因素影响。按照暴露时间与研究起始的时间关系，队列研究可被分为：前瞻性队列研究、历史性队列研究、双向性队列研究。需注意的一点是：队列研究的前瞻性非绝对意义上的数据的前瞻性，而是指结局相对于暴露因素的前瞻性，例如，历史性队列研究是指对过去的数据根据暴露情况分组，把观察的起点放到暴露之后。

队列研究的设计流程为：研究目的的确定、研究假设的提出、暴露人群的选择、对照人群的选择、样本量计算、暴露的测量、随访、结果分析、得出结论。具体的每项要求可参考 STROBE 指南。

3. 现况调查 又称为现况研究，是指在某一特定的时间内在特定的人群中调查某种疾病的患病情况，以及患病与某些因素之间的相关性的研究。从时间上来说，一般要求在某一时间点或短时间内进行，所以其又被称为横断面研究。现况调查的主要目的是为疾病与暴露之间的相关性提供线索和病因学假设。现况调查的特点为：无对照、时间集中于某一时间点或较短的时间段、仅能提供病因学线索、不能提供因果关系、更适用于针对某些不受疾病影响的因素或短期内无变化因素的研究，如性别、血型和疾病分布的特点等。不同现况调查的优缺点因抽样方式的不同可截然相反，如普查虽费时费力，但其更全面，而抽样调查虽然省时省力，但其可能存在数据遗失、数据重复等不足。

现况调查的研究设计：确定研究目的、选择研究类型（普查、抽样调查等）、确定研究对象、确定样本量、若为抽样调查选择具体抽样方法（单纯随机抽样、系统抽样、分层抽样等）、资料收集、数据分析、得出研究结论。由于现况调查的性质也属于观察性研究，故其研究设计也可参考 STROBE 指南。

4. 病例报告 是针对临床工作中遇到的罕见病、特殊病例、已知疾病的特殊表现或转归进行的书面报告。病例报告的主要特点体现在"罕见"上，如紫色尿袋综合征的发现。以下几个方面可作为病例报告的来源：①罕见或独特的临床疾病或综合征；②有着不同于疾病常规模式的、新发现并具有临床重要性的变化的病例；③既往未曾认识到的、有效的治疗方法；④可提供某种重大疾病发病机制线索的病例；⑤具有某种特殊表现或假象造成误诊或漏诊等失败教训的病例。规范的病例报告一般要包括：对病因的评价、对诊断的评价及对临床疗效或转归的变化的评价，因此，病例报告一般必须要有足够的、关于患者各个方面的资料。

5. 随机对照试验 实验性研究的一种，其基本原理为将患者进行随机分组，给予试验组患者待研究的干预措施，同时设置对照组，通过随访试验组与对照组患者的结局来研究干预措施对结局的影响。随机对照试验多被用于药物、器械或治疗方案的临床大规模应用前的研究中，如化疗药物、靶向药物、放化疗方案等。随机对照试验具有明显的优缺点。优点：随机化减少了选择偏倚、可比性较好、统计方案简单、循证医学证据级别高;缺点:适用面较窄、存在伦理问题、样本量大导致研究周期长、研究成本较高、严格的纳入与排除标准导致代表性较差。随机对照试验相较于其他类型的研究往往有着更为严谨的试验设计及更高级别的循证医学证据,对于其研究设计的要求也更为严格,一般情况下,其研究设计要具备三要素并遵循三原则。三要素:研究对象、处理因素及实验效应。三原则:对照原则、随机化原则及重复原则。

(1)三要素

1)研究对象:即受试对象,临床研究中一般为患者,研究对象的选择具有严谨的纳入与排除标准;要尽量选择对研究的干预措施更为敏感的人群;选择依从性较好的患者;注意医学伦理问题。

2)处理因素:研究过程中干预措施的实施要具体、细致且要始终保持干预措施的一致性。除此之外,研究者要充分考虑到非处理因素并加以控制,进而凸显处理因素的作用。

3)实验效应:是干预措施对研究对象产生的效应,用于测量实验效应的衡量指标是影响研究成败的影响因素,因此,如何选择观察指标是非常重要的。观察指标的选择原则一般包括:尽量选择灵敏度和特异性高的指标、尽量选择客观指标而非主观指标、尽量选择容易测量的指标即重复率高的指标。

(2)三原则

1)对照原则:随机对照试验中一定是有对照的,但具体的对照形式要根据研究内容而定。具体的对照类型可包括空白对照、安慰剂对照、标准对照、自身对照、历史对照等。

2)随机化原则:随机化是随机对照试验中相当严格的,是随机对照试验设计中研究者较为关注的一点,同时也是分析研究结果时使用统计学方法的基础。需特别注意的是,随机是有严格的随机化原则的,随机不等于随意,也不是简单的单双号或根据入组日期特点的简单划分等。一般情况下,随机是通过随机数产生的,较常用的为随机数表法,其可通过 Excel 表格或统计学软件(如 SPSS)生成。需声明的一点为,随机数表虽是随机的,但其是具有重现性的,根据随机种子数、分组个数和研究所需总例数,随机数表能得以完

全重现,故在制作随机数表时要牢记随机种子数。

3)重复原则:指在相同的实验条件下进行重复多次观察,临床研究中的重复原则一般体现在样本量上,样本量由严格的计算得出而不是主观臆定的。

(3)样本量计算:为了保证研究结论的可靠性,对于随机对照试验,一般在研究设计时就需估算所需的样本量。样本量太小时不足以得出具有显著性的结果,样本量太大又会耗费人力、物力,增加研究困难。目前,一般的计算机软件均可实现对于随机对照试验样本量的计算(如 R、PASS等)。样本量的大小主要取决于四个方面的因素:①假设检验中第一类错误概率 α 的大小,α 越小,所需样本量越大;②假设检验中第二类错误 β 的大小,β 越小,所需样本量越大;③总体间差值 δ(即两组间总体平均数差异)的大小,δ 越大,所需样本量越小;④总体标准差 σ(即观察结果的变异性),σ 越大,所需样本量越大。以上参数可通过既往研究基础、预实验或文献报道来得到。

(4)结果分析:随机对照试验的结果分析一般相对简单,此处不作详细介绍。

(5)随机对照试验的设计流程:确定研究目的、提出研究假设(具体的研究假说)、病例组的选择、对照组的选择、样本量计算、随机化分组、盲法、结局测量、分析结果、得出结论。随机对照试验的具体设计细则可参考临床试验报告的统一标准(Consolidated Standards of Reporting Trials,CONSORT)指南。

(二)研究类型选择

开展临床研究时,应根据研究目的来选择合适的研究方法,进而根据研究方法设计相应的研究类型(表 8-1)。需说明的一点是,一项具体的临床研究中所涉及的研究类型可能不止一种,因此研究者要充分了解各类研究的研究特点与研究方法,而后制订整体的研究方案。

表 8-1　根据不同研究目的可供选择的研究方法

研究目的	研究方法	证据强度	可行性
病因学或危险因素研究	随机对照试验	++++	+
	队列研究	+++	+++
	病例对照研究	+	+++
	现况调查	+	++++

续表

研究目的	研究方法	证据强度	可行性
疾病防治研究	随机对照试验	++++	++
	病例对照研究	+	+++
	现况调查	+	++++
预后研究	队列研究	+++	++
	病例对照研究	+	+++
	现况调查	+	+++

（覃吉超）

参考文献

[1] 张伟刚. 科研方法导论 [M]. 北京：科学出版社，2009.

[2] 陈世耀，刘晓清. 医学科研方法 [M]. 北京：人民卫生出版社，2015.

[3] 刘民，胡志斌. 医学科研方法学 [M]. 北京：人民卫生出版社，2020.

[4] 李康，贺佳. 医学统计学 [M]. 北京：人民卫生出版社，2013.

[5] SONG M, EMILSSON L, ROELSTRAETE B, et al. Risk of colorectal cancer in first degree relatives of patients with colorectal polyps: nationwide case-control study in Sweden[J]. BMJ, 2021, 373: n877.

[6] RENEHAN AG, MALCOMSON L, EMSLEY R, et al. Watch-and-wait approach versus surgical resection after chemoradiotherapy for patients with rectal cancer (the OnCoRe project): a propensity-score matched cohort analysis[J]. Lancet Oncol, 2016, 17 (2): 174-183.

[7] VON ELM E, ALTMAN DG, EGGER M, et al. The strengthening the reporting of observational studies in epidemiology (STROBE) statement: guidelines for reporting observational studies[J]. Lancet, 2007, 370 (9596): 1453-1457.

[8] MOHER D, HOPEWELL S, SCHULZ KF, et al. CONSORT 2010 explanation and elaboration: updated guidelines for reporting parallel group randomised trials[J]. BMJ, 2010, 340: c869.

[9] DE MENEZES NEVES PDM, COELHO FERREIRA BM, MOHRBACHER S, et al. Purple urine bag syndrome: a colourful complication of urinary tract infection[J]. Lancet Infect Dis, 2020, 20 (10): 1215.

第三节　医学科研论文撰写与发表的探索

医学科研论文是医学科研工作者（包括基础、临床科研工作者），在工作过程中对科学领域中的某个学术问题进行研究并记录研究过程、方法及结果，用于进行学术交流、讨论、出版发表的文章。科研论文具有储存科研信息、传播科研结果相关信息、交流实践经验等作用，具有科学性、创新性、实用性，它主要包括论著（article）、综述（review）、病例报告（case report）、简报（concise report）等，下面以论著为例介绍。

一、论著

论著是医学科研论文的常见类型之一，是对科研工作成果的归纳总结，是科研工作成果较常见的文字载体，它具有原创性。我国根据国际标准化组织（ISO）以及国际医学期刊编辑委员会（ICMJE）依照"温哥华格式"发布的 ISO8 标准不断进行更新，现使用于 2009 年发布的 GB/T3179—2009《期刊编排格式》作为标准。论著的结构分为：题目、作者署名和单位、摘要、关键词、论著主体、致谢和声明以及参考文献。论著主体是文章的主要部分，包括引言（introduction）、材料与方法（methods）、结果（results）和讨论（discussion）。

（一）题目

题目是读者优先浏览的内容，也是检索系统优先收录的信息。一个好的题目能确切、简明地展现论文的研究领域及深度。对于中文论著题目，一般要求在 20 个字以内（最多不超过 26 字）。内容上，要求其简明、准确地反映文章的主题，尽量包含论文的研究领域，避免使用过于宽泛的题目以及不常见的缩略词、字符等。此外，题目转行时应保持词语的完整性，其中，虚词（比如"的"）尽可能保留在行末，而连接词（比如"和""与""及其"等）不宜留在行末。

英文题目要求题目简洁准确，题目单词最好不要超过 15 个单词或 85 个英文的字符（含空格和标点），尽可能用一行文字表达。禁用缩略语，同时应表明受试对象（动物或人）。

中、英文题目分别示例如下。

机器人全腔镜 - 单吻合治疗直肠癌的临床疗效。

Human gastric microbiota transplantation recapitulates premalignant lesions in germ-free mice.

（二）作者署名和单位

在生物医学期刊中，作者署名多采用温哥华格式，包括第一作者、通信作者以及共同作者。第一作者是指研究核心方案的提出者、主要实验的操作者以及论文的执笔者，一般位于作者排名第一位，是研究中贡献最大的研究人员，对论文的科学性、完整性和真实性承担主要责任。通信作者负责课题的设计、参与对于整个研究过程和论文撰写的指导和监管、负责投稿后与编辑沟通、文章的修改等，对文章的科学性、完整性和真实性负责，一般位于作者排序末尾，具体根据期刊要求而定。共同作者是主要的合作人，承担一份研究工作，对论文的撰写有重大贡献，共同对论文承担责任。

作者的署名根据其对论文贡献大小来排序，贡献越大排序越靠前，大多数期刊要求作者署名一般在 6 人以内，如有特殊情况、研究难度大、合作人数较多，则需向期刊编辑部说明情况，出具作者贡献程度相关证明后，待期刊编辑部同意后方可增加作者。署名时需要列出作者的工作单位地址、邮政编码、电子邮箱等信息。

（三）摘要

摘要是论著的简短总结，是论著全部内容的简短陈述，是对全文的高度概括和凝练，是被阅读频率较高的部分，是读者筛选阅读的重要参考。对于摘要，大多期刊要求简短、精炼，如中华医学会系列期刊要求摘要字数控制在 400 字左右。大多数期刊要求作者使用符合 IMRaD 格式要求的结构式摘要，包括目的（objective）、方法（method）、结果（result）和结论（conclusion）四部分。摘要要求用词规范，首次出现的缩略词、代号等应给出全称。

（四）关键词

关键词是从论文中提取出来的、用以表示全文主题内容信息的单词或术语，能反映论著的研究方向、研究领域和研究对象。一般论文以 3～8 个关键词为宜。

（五）论著主体

1. 引言　无论是中文论文还是英文的 SCI 论文，其引言在形式、内容上均相差无几。引言旨在说明研究背景、目的、必要性及重要性。语言上要求言简意赅，不同期刊对引言的字数要求不一，可在拟投期刊官网查看稿约要求。内容上以研究现状、研究问题和研究假设为主。关于研究现状，常用 2～3 句话作简短的总结、系统的回顾，提出研究领域目前所处的水平并提出目前尚未解决的问题，为进一步开展该研究做好铺垫。研究目的就是提出课题开展的目的、拟解决的问题。

2. 材料与方法　主要介绍研究对象、实（试）验设计方案、处理和操作、设备、统计学方法等。内容上要求实事求是，以研究对象、研究方法和统计分析为主，应尽可能提供细节，以便其他科研人员重复该实验。对于临床研究须提供患者的知情同意书和伦理委员会的意见，对于基础研究须提供伦理审批同意书通过批号。对于临床研究，须说明患者来源、病例数量、性别、中位年龄、职业、病程等。须准确说明病例的纳入与排除标准，对标准的制订应符合临床工作规范。对于研究对象的分组须要进行描述，如是否为随机分配、采用何种随机分配方法（简写随机化、区组随机化或者分层随机化），并详细说明分组标准、分组名称、入组方法。如涉及药物，则须具体描述药物成分、来源、纯度、剂型、批号、给药方法等。如涉及创新手术，则须详细描述手术步骤，对于学术界比较熟悉的手术方法可以略写或者交代参考文献。如涉及预后标准，则须采用国际认可的判断标准，如神经外科常采用的格拉斯哥预后评分（GOS）或 Karnofsky 预后评分。撰写时可利用图表形象表述研究方法，便于理解。如 Per Pfeiffer 团队于 2020 年发表在 *Lancet Oncol* 期刊的文章即通过一个流程图清晰展示了试验过程、研究对象分组、各组病例数、终点存活案例数等。

对于基础实验，须要描述动物品种、品系、体重、性别、体重和周龄、饲养环境（湿度、温度、饲养类型）等。对于细胞，须交代细胞系的品系、干预方法等。对于研究试剂，须交代试剂的来源、规格。模型的建立和实验方法最好有参考文献支持，如方法上有更改，则须要详细列出更改后的方法。

不管是临床研究还是基础研究，均须要给出统计学方法，如 t 检验、方差分析、χ^2 检验、非参数检验、相关性检验和回归分析等并交代统计软件、作图软件。还须描述数据的表示方式，如：符合正态分布的数据采用均数 ± 标准差表示，不符合正态分布的数据采用中位数和四分位数表示。注明统计结果 P 值的标准，如 $P < 0.05$ 表示差异有统计学意义。

3. 结果　是论著的核心部分，是研究中经过统计分析得到的结果，它既是对引言中研究目的的直接回答，也是得出结论的依据。对于结果须要综合使用文字描述、表格、统计图和图片等加以说明。在内容上，通过 2～3 级标题对结果进行分门别类地描述，每一标题应有对应主题，结果应围绕主题展开。结果中常用的图有示意图、原始数据图以及统计图。表格普遍采用三线表，"三线"即顶线、底线和栏目线，可根据分层数加 1～2 条划分线。

4. 讨论　在完成了引言、材料与方法、结果部分的撰写之后，讨论中需要重点回答研究意义的相关问题。此时需要充分考虑以下几个问题：结果是否与预期相符、文章的创新性和局限性有哪些、研究意义是否有理论依据。基于此，我们一般可以从以下几个方面展开讨论部分的书写：①点明观点、明确主题，直接阐明研究结果，但避免重复结果部分，以简洁的语言总结研究结果，紧扣中心。②与其他研究进行比较，是否有相同研究结果报道、是否与其他研究结果有差别，秉持实事求是的态度，客观实际地分析原因。对于临床研究，可通过引用其他研究，分析出现该现象的可能机制、原因等。③进一步分析本研究的意义，如对临床实际的指导意义、基础研究的转化意义等。④实事求是总结本研究结果并为今后的进一步研究埋下伏笔。⑤再次总结研究结果和意义，要做到言简意赅、结论严谨，不作无根据的推测，可适当指出今后的研究方向。具体可借鉴张兵团队于 2021 年发表在 *GUT* 期刊的文章。

（六）致谢

致谢是论文的一部分，是对研究工作中给予了支持但不符合作者定义的人员和单位机构表示感谢。致谢常被放在文末，其中不使用感情色彩强烈的语气和语句。应避免将知名专家列入致谢名单中以图扩大文章的影响、增加发表机会的行为。

（七）声明

声明主要通告研究项目是否存在利益冲突。凡属于基金支持文章的，对于大多数中文论著，须在文末右上角标识 * 号，在题名页页脚处注明基金项目名称、立项编号，并根据期刊要求附寄其审批书复印件或扫描文件。英文的 SCI 论文在投稿时，一般投稿系统有要求选择是否有基金支持并要求提供基金编号。一些常用的中国资助机构英文名称如下：①National Natural Science Foundation of China（国家自然科学基金）；②National Natural Science Foundation for Youth of China（国家青年科学基金）；③Major Program of National Science Foundation of China（国家自然科学基金重大项目）；④National Science Found for Distinguished Young Scholars of China（国家杰出青年科学基金）；⑤National Science and Technology Major Project of China（国家科技重大专项）。SCI 论文中一般有单独段落申明基金支持，示例如下。

This work was supported by the National Natural Science Foundation for Youth of China（No. ****），and the National Natural Science Foundation of China（No. ****）.

（八）参考文献

对于中文文章参考文献多根据 2015 年 12 月 1 日实施的 GB/T7714-2015《信息与文献　参考文献著录规则》而要求格式，对于英文文章多采用温哥华格式（Vancouver style）。一般情况下，根据参考文献出现在文中的位置对其连续编号，编号为方括号加阿拉伯数字的形式，如 [1]。在参考文献列表中，参考文献同样根据其出现的顺序，以括号加阿拉伯数字形式排列，如 [1]。当然也有部分 SCI 期刊采用哈佛格式（Harvard style），在投稿时须在期刊官网仔细阅读投稿须知，根据期刊要求选择正确的参考文献格式。参考文献中需要列出文献类型标识，J 代表期刊文章，M 代表专著，P 代表专利，D 代表学位论文。常用的文献管理软件有 EndNote 和 Reference Manager 软件。常用的文献引用格式如下。

格式:[编号]文献主要责任者. 文献题名[文献类型标识]. 期刊题名,年,卷(期):页码. 带有数字的标识符。

大多数中文期刊要求列出参考文献的三个文献责任者,其后加"等",英文后加"et al"。示例如下。

[1] 马欣俐,亦璜,顾佳毅,等. 腹腔镜全胃切除术中食管 - 空肠手工吻合与 Roux-en-Y 吻合的倾向评分匹配近期疗效分析 [J]. 中华消化外科杂志,2022,21(5):628-634. DOI:10.3760/cma.j.cn115610-20220407-00189.

[2] MENG X, LIU X, GUO X, et al. FBXO38 mediates PD-1 ubiquitination and regulates anti-tumour immunity of T cells[J]. Nature, 2018, 564: 130-135. DOI: 10.1038/s41586-018-0756-0.

二、医学科研论文的发表探索

(一)期刊的选择

论文发表是科研成果共享的主要形式之一,选择合适的期刊发表论文不仅可以提高论文发表率,还可以扩大论文的影响力。如选择不合适的期刊将导致被拒稿,延误发表时机,影响论文创新性。因此,选择合适的期刊至关重要,对此,研究者常常需要从以下几个方面考量。

1. 期刊的收录范围 可以从期刊的刊名判断拟投期刊的收录范围。例如,《中华外科杂志》是涵盖外科学领域各专科的学术期刊,《中华胃肠外科杂志》则是专注于胃肠外科疾病的学术期刊。英文期刊中,如 *Annals of Surgery* 及 *JAMA Surgery* 等是收录范围比较宽泛的期刊,而 *Gut* 及 *Gastroenterology* 则是局限于胃肠道疾病领域的期刊。投稿前须确保自己的文章符合拟投稿期刊收录范围。投稿前须仔细阅读期刊网站主页的 Introduction to Author 或 Aim 来了解期刊的收录范围及投稿要求等。

2. 期刊的分区 目前国内主流的 SCI 分区依据有中国科学院期刊引证报告(journal citation reports,JCR)分区表以及科睿唯安 JCR 的 Journal Ranking 分区两种,中国科学院 JCR 分区表在国内比较常用,被更多的机构所采纳,它分为 13 个大类学科,包括医学、生物、农林科学、物理、数学、化学等。中国科学院 JCR 分区表中,根据每种期刊 3 年来的平均影响因子(IF),将分属于 13 个大类学科的期刊分别划分为 1 区(Q1,最高区)、2 区(Q2)、3 区(Q3)和 4 区(Q4)四个等级。一般而言,Q1 和 Q2 分区期刊的影响因子也相对较高,发表在 1 区和 2 区的论文通常被认为是该学科领域比较重要的成果。

3. 期刊发文量 期刊在一定时间内发表论文的数量,是选择投稿期刊的重要考量。期刊分月刊、双月刊、季刊等,一般而言,其出版周期越短,期刊发文量越大。多数情况下,发文量较大的期刊容易受到研究者青睐,但也要考虑到发文量较大的期刊的影响因子可能出现下滑。

4. 期刊影响力 期刊影响力是选择期刊的重要参考因素,对于 SCI 期刊而言,影响因子(IF)是公认的期刊影响力评价指标。期刊的 IF 是动态变化的,建议根据期刊近 3～5 年的 IF 变化趋势来选择期刊。在期刊官网上可以查询到 IF 近几年的影响因子变化。

对于中文期刊,有多个引文数据库可以在一定程度上反映其影响力。目前国内比较受认可的引文数据库有:中国科学院文献情报中心的"中国科学引文数据库(CSCD)"、南京大学的"中文社会科学引文索引(CSSCI)"、中国科学技术信息研究所的"中国科技论文统计源期刊"(简称中国科技核心期刊)。这些数据库的入选期刊每 3 年重新评审一次。一般中文期刊官网上会标注期刊数据库收录来源。

5. 期刊发表版面费 在期刊官网上可查询到论文发表所需的版面费。投稿前须考虑到拟投期刊版面费与其综合影响力是否匹配。必要时可补充更多实验,选择更为合适的期刊。

(二)投稿信的撰写

大多数 SCI 期刊都要求作者在稿件中附上一封投稿信(cover letter),国内多数期刊一般只要求提供单位出具的介绍信。一般以论文通信作者的名义将投稿信给期刊编辑或主编,投稿信的内容主要包括:①论文介绍;②投稿理由和论文涉及的道德规范。

1. 论文介绍 介绍论文的主要研究者、题目及论文类型等基本信息;此外,需要描述论文的主要内容、创新性、对现有知识的补充等,尽量避免使用非必要的专业用语。

2. 投稿理由和论文涉及的道德规范 投稿理由应说明研究与期刊的宗旨、收录范围的相符性。如研究涉及临床试验则需提供伦理批件、注册信息及知情同意等。此外，需要说明是否一稿多投，作出利益冲突声明。部分期刊要求注明每位作者的研究贡献。不同期刊对投稿信的要求略有不同，投稿前需仔细阅读拟投期刊的稿约要求，按照要求撰写投稿信。如下示例为 SCI 期刊要求的模板：

COVER LETTER

主编姓名，MD,

Editor-in-Chief,

期刊名,

年 月 日

Dear Editor,

We would like to submit our manuscript,"论文题目"by"论文作者", for consideration for publication in "期刊名称". In this report, we firstly studied 论文主要内容，结果，意义及创新性说明. We believe that this manuscript is appropriate for publication in 期刊名称, for 稿件符合目标读者兴趣及期刊宗旨.

Informed content was obtained from all patients. 研究涉及的动物/人体试验所需的伦理审核说明，临床试验注册说明. This paper has not been published elsewhere in whole or in part（说明是否一稿多投）. All authors have read and approved the content，and agree to submit it for consideration for publication in your journal（作者认可说明）. There are no ethical/legal conflicts involved in the article（利益冲突）.

Your consideration for this manuscript is highly appreciated.

We look forward to hearing from you soon.

Yours sincerely,

Dear 通信作者姓名

通信作者邮箱

国内大多数中文期刊会要求作者提供单位出具的介绍信，内容包括无一稿多投、不涉及保密、署名无争议、无利益冲突等。各单位科研处一般有制作好的中文期刊投稿介绍信模板，作者在投稿前目前并不是如此，中华医学会系列杂志是统一模板，作者签字，单位盖章。

须如实填写并加盖单位公章。

（三）投稿步骤

作者在投稿前须认真阅读拟投期刊官网上的投稿说明和指南，根据投稿指南校订论文格式并提前准备好投稿所需的全部材料。目前，大多数学术期刊选择采用线上投稿系统，少部分期刊采用邮件投稿方式。在线投稿步骤：①建立账户，在投稿期刊官网的投稿系统页面建立账户，提供通信作者包括邮箱、单位信息和专业领域在内的相关信息并设置登录账号和密码；②输入论文信息，选择拟投论文类别，比如论著（article）、综述（review）和个案报道（case report），然后提交论文题目、摘要、关键词；③输入作者信息，输入全部作者的姓名、职称、单位、专业、邮箱等；④回答问题，回答是否一稿多投、有无利益冲突、是否有基金支持等问题；⑤上传文件，按照系统提示上传文件，需上传的文件一般包括投稿信、正文、图表、利益冲突声明、补充材料等；⑥生成 PDF 文件，上传文件后，系统会自动生成一个 PDF 文件并将其提供给作者校对；⑦确认投稿，通信作者仔细核对论文 PDF 文件后即可在投稿系统中点击确认投稿。总之，论文投稿是一个涉及期刊选择、投稿信撰写、材料准备和复杂投稿过程的系统工程，作者须要认真做好每一个步骤。

（四）医学科研论文的修稿

目前国内外期刊大多选择同行评议（peer review）的评价方式，由相关领域的多位专家就稿件创新性、科学性、可靠性、可读性等多方面进行客观评估和建议，最后由期刊主编作最终决定。审稿专家一般从以下几个方面进行审稿：①论文的原创性及创新性；②实（试）验方法的准确性；③统计方法的合理性；④实（试）验数据的科学性及可信性；⑤文章撰写条理的逻辑性。

通过同行评议后，期刊编辑整理并参考专家审稿意见之后作出如下决定：接受（accept）、小修（minor revision）、大修（major revision）、拒稿（reject）。在投稿后，大多数文章都会经历修稿，修稿前一定要对审稿人的每一条意见反复阅读，反复揣摩，弄清编辑和审稿专家的意图，有的放矢地补充实（试）验，整理结果，修改文稿。修改完毕后，需要给编辑附上一封修回信，对每一处修改进行解释说明。一般来说,需要注意以下几个要点。

(1)逐条、全面地回答审稿专家及编辑的问题意见:撰写修回信时一定要针对每个专家的问题进行逐一回复,不得遗漏,不能简单搪塞或者故意省略,回复时应做到逻辑缜密、条理清晰。对于补充和修改的部分一定要在文稿中标注清楚,以便审稿人快速、准确查看。

(2)谦逊、礼貌地回答问题:即便对审稿专家的意见不赞同,回答问题时也一定要保持谦逊和礼貌的态度。争取做到既准确回答审稿专家的问题,又不失礼貌地提出自己看法,并且不冒犯对方,应避免使用强硬或傲慢无礼的语句。

(3)表达观点时一定要提供充足的证据:对于一般的评论性意见,回复审稿专家意见时,需要提供参考文献作为支持。比如当审稿专家问,你的动物模型参数选择依据是什么?你为什么选择这种周龄的 SD 大鼠?回答这类问题时,作者需要提供参考文献依据,对于参考文献建议选择年限较近、IF 较高的文献。

尽量在期刊编辑要求的截止时间前提交修改稿和回复信,如在规定时间内无法完成,须及时向期刊编辑申请延迟提交时间,并说明原因。一般在修改稿被提交后,期刊编辑会在短时间内对论文作出决定,部分期刊会再次邀请审稿专家进行评审,最后综合审稿人意见作出决定。当论文最终被期刊编辑正式接受后,接下来就是向期刊交版面费(部分期刊不需要版面费)、文字校对等后续内容。校稿时需注意是否有拼写错误、排版错误、标题层次错误、段落衔接不当、标注符号错误等。校对完毕后,须在规定时间内提交校对稿。

总之,从选定课题开始、经过辛苦实(试)验、数据整理分析、论文撰写、润色、投稿、修稿到接受,这是一个漫长、辛酸的过程,有些文章甚至会经历多次拒稿。在整个过程中,作者一定要做到学术诚信,拒绝伪造数据、剽窃他人实验、一稿多投、伪造审稿专家意见、公司代投论文等,将科研的真实性、科学性、客观性贯穿研究始终。

(魏正强　杜东霖)

参考文献

[1] 陈诚,张旋,魏正强. 机器人全腔镜 - 单吻合治疗直肠癌的临床疗效 [J]. 中华普通外科杂志,2017,26(4):425-431.

[2] KUO WT, ZUO L, ODENWALD MA, et al. The tight junction protein ZO-1 is dispensable for barrier function but critical for effective mucosal repair[J]. Gastroenterology, 2021, 161(6): 1924-1939.

[3] YI Y, SHEN L, SHI W, et al. Gut microbiome components predict response to neoadjuvant chemoradiotherapy in patients with locally advanced rectal cancer: a prospective, longitudinal study[J]. Clin Cancer Res, 2021, 27(5): 1329-1340.

[4] PFEIFFER P, YILMAZ M, MÖLLER S, et al. TAS-102 with or without bevacizumab in patients with chemorefractory metastatic colorectal cancer: an investigator-initiated, open-label, randomised, phase 2 trial[J]. Lancet Oncol, 2020, 21(3): 412-420.

[5] ZHANG B, WANG, HE, BAI YM, et al. Inflammatory bowel disease is associated with higher dementia risk: a nationwide longitudinal study[J]. Gut, 2021, 70(1): 85-91.

第四节　结直肠肛门外科研究相关期刊与网站

在临床科学研究中,科技期刊是必不可少的工具之一。临床科学研究的目的是将研究结果公之于众,这就需要研究者将研究结果投稿、发表于相关的科技期刊上。优秀的期刊同样也决定了研究成果的最终面世。综合而言,科技期刊具有以下几个关键作用:①引导研究方向,寻找真正优秀的科学论文,以文章发表的导向作用来引导研究者的研究方向,同时也引导资助机构的资助方向。②规范研究流程,科技期刊可以通过一系列规范的开放政策,通过科研流程透明化来提高研究成果的可重复性。在开放科学的潮流下,众多期刊开始要求或鼓励研究者在发表文章的同时,公开其实验材料来源、原始数据、详细实验方法等各种细节。这可以督促研究者在研究中关注实验的可靠性和可重复性,也为后续研究者在已发表文章的基础上开展进一步研究提供便利。

③保证研究质量，同行评议是保障研究论文质量的基础。通过严格的同行评议，科技期刊可以督促研究者以更专业的态度进行研究，产出质量更高的研究成果。④服务社会需求，科技期刊的使命不仅在于反映研究的学术价值以及学术影响力，更在于服务社会、满足当代社会的某些需求，只有在社会需求的支撑下，科学产出才能得以产生、存在和发展。因此，选择合适的期刊进行投稿，也是临床科学研究中的重要步骤之一。

此外，现在有形形色色的工具网站助力临床研究。所谓工具网站，顾名思义就是构筑在互联网上的工具，是指为帮助人们完成某一特定领域的目标需求而提供的、具有一定操作流程、以完成该目标任务为主要目的、基于网络应用的工具手段。它的主要特征包括：以完成一项或多项任务为目的；注重操作流程引导；强调快速完成任务；非完成目标的唯一手段，只是协助用户更高效完成该目标。

在本节的内容中，主要介绍国内外结直肠肛门外科研究领域中主要的期刊及相关的网站，以便广大读者更好地开展临床科学研究并进行选刊投稿。

一、研究期刊

（一）《中华胃肠外科杂志》

《中华胃肠外科杂志》创刊于1998年，是由中国科学技术协会主管，中华医学会、中山大学共同主办的学术期刊，属于北京大学《中文核心期刊要目总览》来源期刊。主要刊登胃肠外科（包括结直肠、肛门外科）及相关学科的主要研究成果和进展方面的文章。投稿文件应具有科学性和实用性，论点明确、资料可靠、数据准确、文字精炼、重点突出。

（二）《中国实用外科杂志》

《中国实用外科杂志》创刊于1981年，由中国医师协会、中国医科大学主办，被北京大学《中文核心期刊要目总览》收录。其办刊宗旨为：面向临床，突出实用，注重理论联系实际，为提高广大临床外科医师诊治水平服务。内容以普通外科相关研究为主。

（三）《中华消化外科杂志》

《中华消化外科杂志》是由中国科学技术协会主管、中华医学会主办的消化外科领域专业期刊，同样也是北京大学《中文核心期刊要目总览》来源期刊。《中华消化外科杂志》涵盖消化外科各领域的基础与临床研究，包括食管、胃、肠、肝、胆、胰、脾、疝与腹壁外科及其相关的血管、内镜、介入治疗、外科营养支持、代谢外科等研究，同样也收录结直肠肛门疾病相关的研究。

（四）《中华结直肠疾病电子杂志》

《中华结直肠疾病电子杂志》创刊于2012年，是由中华人民共和国国家卫生健康委员会主管，中华医学会主办，中国国家癌症中心/中国医学科学院肿瘤医院承办的学术期刊。该期刊的报道内容涵盖结直肠的肿瘤、炎症性疾病、痔、便秘、肠内外营养等相关领域的基础与临床、诊断与治疗方面内容，重点刊登结直肠疾病领域及相关学科的主要研究成果和新进展方面的文章。

（五）《结直肠肛门外科》

《结直肠肛门外科》属于中国科技核心期刊，创刊于1995年，是由广西壮族自治区卫生健康委员会主管、广西医科大学主办、广西医科大学第一附属医院承办的专业性学术刊物。主要刊登关于结直肠疾病、肛门疾病、会阴疾病、盆底疾病及与损伤外科治疗有关的医学专业论文。该期刊报道结直肠肛门外科领域前沿科学，基础研究与临床实践中所涌现的新观点、新技术、新方法、取得的新成果，以及与临床密切结合的基础理论研究。所投稿件应具有先进性、科学性、逻辑性，论点明确。

（六）*Diseases of the Colon & Rectum*

Diseases of the Colon & Rectum（《结直肠疾病》）是美国结直肠外科医师协会（ASCRS）的官方期刊。该期刊是较受认可的结肠、直肠和肛门疾病研究领域的权威期刊，出版原创研究论著、综述、简短通讯等类型的文章。该刊发文范围涵盖胃肠肝病学等领域，旨在及时、准确、全面地报道国内外胃肠肝病学工作者在该领域的科学研究等工作中的经验、科研成果、技术革新、学术动态等，其2021年的影响因子为4.41。该杂志审稿周期约为1个月，但投稿难度较大，所发文章作者中国人占比仅为0.62%。

此外，ASCRS每年会举办美国结直肠外科医师协会年会，该会议向全球范围内征集摘要。如果相关的研究结果率先被 ASCRS 接受或在大会上进行汇报,则会提升向该期刊投稿的成功率。

(七) Colorectal Disease

Colorectal Disease 创刊于 1999 年,是大不列颠和爱尔兰肛肠协会的会刊。该杂志收录与结直肠相关的任何学科的原创研究。其审稿周期平均为 1.4 个月,2021 年的影响因子为 3.92,作者中国人占比为 3.3%。

(八) International Journal of Colorectal Disease

International Journal of Colorectal Disease 旨在发表新的和较先进的涉及结直肠疾病的研究。除了发表原创性的研究文章,该期刊还关注来自结直肠外科快速发展的领域的争议性问题。此外,该期刊为读者提供了一个跨学科的论坛,用于与结直肠疾病相关的临床科学和分子生物学研究。其审稿周期平均为 2.44 个月,2021 年的影响因子为 2.80,作者中国人占比为 7.3%。

(九) Techniques in Coloproctology

Techniques in Coloproctology 致力于发展结肠直肠疾病的诊断和手术过程的管理。其所关注的领域涵盖结直肠疾病相关的影像学、临床生理学、腹腔镜及开放腹部结直肠手术。其收录的文章包括综述、原创性论文、技术说明和简短通信等。其审稿周期平均为 2 个月,2021 年的影响因子为 3.70,作者中国人占比为 2.54%。

二、工具网站

(一) PubMed

PubMed 是一个免费的 MEDLINE 数据库,提供生物医学和健康科学领域的文献搜索服务。MEDLINE 是当今世界上较权威的文摘类医学文献数据库之一,1996 年起向公众开放。而 PubMed 是互联网上使用较广泛的免费 MEDLINE 检索工具,是美国国立医学图书馆(NLM)所属的美国国家生物技术信息中心(NCBI)于 2000 年 4 月开发的一个基于 WEB 的生物医学信息检索系统,也是 NCBI Entrez 数据库查询系统中的一个。

PubMed 数据库包含超过 3 200 万篇生物医学文献和摘要,但它的资讯并不包括期刊论文的全文,其只会提供指向全文(付费或免费)的链接。PubMed 系统的特征工具栏提供辅助检索功能、侧栏提供其他检索功能如期刊数据库检索、主题词数据库检索和特征文献检索。该数据库提供原文获取服务并免费提供题录和文摘,可与提供原文的网址链接,提供检索词自动转换匹配,操作简便、快捷。

(二) Web of Science

Web of Science 是大型综合性、多学科、核心期刊引文索引数据库,包括三大引文数据库[科学引文索引(Science Citation Index,简称 SCI)、社会科学引文索引(Social Sciences Citation Index,简称 SSC)和艺术与人文科学引文索引(Arts & Humanities Citation Index,简称 A&HCI)]和两个化学信息事实型数据库(Current Chemical Reactions,简称 CCR;Index Chemicus,简称 IC)。Web of Science 还包含科学引文检索扩展版(Science Citation Index Expanded,SCIE)、科技会议文献引文索引(Conference Proceedings Citation Index-Science,CPCI-S)和社会科学以及人文科学会议文献引文索引(Conference Proceedings Citation Index-Social Science & Humanalities,CPCI-SSH)三个引文数据库,以 ISI Web of Knowledge 作为检索平台。

其强大的分析功能能够在快速锁定高影响力论文、发现国内外同行权威所关注的研究方向、揭示课题的发展趋势、选择合适的期刊进行投稿等方面帮助研究人员更好地把握相关课题,寻求研究的突破与创新。Web of Science 为科研人员建立了"检索—分析—管理—写作"的创新型研究平台。

其主要的功能分为以下几点。

1. 论文检索 支持针对关键词、作者、标题、DOI 等进行的多种方式的检索,集成了年份、数据库、作者名字、地址、文献类型、研究领域、出版物名称、研究方向等细分方式;可以检索引用了个人著作的参考文献;与文献管理软件 EndNote 无缝对接,可以创建自己的私人文献库,方便对论文进行管理。

2. 领域发展趋势与科研动态追踪 通过对检索结果进行分析,利用引文报告功能可以查看每年该领域发文数目等信息,可由此判断领域的发展趋势,同时也可以很方便地知道该领域较具影响力的论文(包括领域中的高被引论文以及热点论文等)、主要研究机构、领域内的知名研究人员等。

通过创建检索历史跟踪服务可以很方便地知道所检索内容的新进展；也可以追踪某一期刊的新论文等。

3. 收录与引用查询 可以很方便地知道论文是否被 SCI 收录，论文自引、他引次数等信息。论文的收录、引用情况在申请基金、申报职称时都必不可少。

4. 期刊学术水平的影响因子评价（Impact Factor） Clarivate Analytics 每年都会推出 *Journal of Citation Reports*，发布各期刊新一年的影响因子。

（三）中国知网

中国知网（CNKI）是以实现全社会知识资源传播共享与增值利用为目标的信息化建设项目。中国知网是中国规模较大的学术论文数据库和学术电子资源集成商，收录了 95% 以上正式出版的中文学术资源。

中国知网汇聚了数量庞大的学术期刊、专利、优秀博 / 硕士学位论文等资源，是目前中国文献数据较全面的网上数字资源库，拥有超过 2 亿篇的文献总量，对任何论文写作者来说，都是无法回避的信息检索和查重工具，被称为"中国知识基础设施工程"。收录内容覆盖自然科学、工程技术、农业、哲学、医学、人文社会科学等各个领域，囊括了基础研究、工程技术、行业指导、党政工作、文化生活、科学普及等各种类型、层次的期刊。所收录期刊大部分可回溯至创刊，较早的回溯到了 1915 年。中国知网主要的服务内容包括：①中国知识资源总库；②数字出版平台；③文献数据评价；④知识检索和知网毕业论文查重。

（四）万方数据知识服务平台

万方数据知识服务平台是由北京万方数据股份有限公司开发的，收录内容涵盖期刊、会议纪要、论文、学术成果、学术会议论文的大型网络数据库；也是和中国知网齐名的中国专业的学术数据库。其开发公司——北京万方数据股份有限公司是国内较早以信息服务为核心的股份制高新技术企业，是在互联网领域，集信息资源产品、信息增值服务和信息处理方案为一体的综合信息服务商。万方数据知识服务平台收纳了理、工、农、医、人文五大类 70 多个类目共约 7 600 种科技类期刊的全文。其中，万方会议论文库（即《中国学术会议文献数据库》），是国内少有的学术会议文献全文数据库，主要收录 1998 年以来国家级学会、协会、研究会组织召开的全国性学术会议论文，数据范围覆盖自然科学、工程技术、农林、医学等领域，是了解国内学术动态必不可少的帮手。

（五）维普网

维普网是重庆维普资讯有限公司所建立的网站，该公司是中文期刊数据库建设事业的奠基者之一。从 1989 年开始，该公司一直致力于对海量的报刊数据进行科学严谨的研究、分析、采集、加工等深层次开发和推广应用。其数据库涵盖了中国学术期刊网络出版总库、中国博士学位论文全文数据库、中国优秀硕士学位论文全文数据库、中国重要会议论文数据库、中国重要报纸全文数据库、中国专利全文数据库、互联网资源（包含各种论坛资源）、英文数据库（涵盖期刊、博 / 硕士学位论文、会议的英文数据）、德国 Springer 数据库、英国 Taylor&Francis 期刊数据库、港澳台学术文献库、优先出版文献库等，是中国规模较大的综合性文献服务网站。

（张 卫）

参考文献

[1] 赵玉虹. 医学文献检索 [M]. 2 版. 北京：人民卫生出版社，2013.

[2] 李春雨. 肛肠外科学 [M]. 2 版. 北京：科学出版社，2022.

[3] 郭继军. 医学文献检索与论文写作 [M]. 5 版. 北京：人民卫生出版社，2018.

[4] 刘民，胡志斌. 医学科研方法学 [M]. 3 版. 北京：人民卫生出版社，2020.

[5] 李康，贺佳. 医学统计学 [M]. 7 版. 北京：人民卫生出版社，2018.

第五节 结直肠肛门疾病的伦理学原则与治疗困惑

医学伦理学历史悠久、内涵丰富，从古代朴素的"医德学"发展为近现代的医学伦理学。目前，《赫尔辛基宣言》与《纽伦堡法典》同为医学伦理学的两大国际性指南。自主、无害、善行、公正是医学伦理学的核心精神。外科技术在进步、手术器械设备在更新、医患环境在变迁，但医学伦理学一直都是外科手术和临床研究的根本，是每一位外科医师坚守的初心。重视医学伦理学，秉持临床科研伦理为先，以人为本，合作实践的原则，始终以患者的利益为主要的衡量标准，是当前外科创新中必须遵循的准则。

一、结直肠肛门疾病的伦理学原则

（一）结直肠肛门疾病相关临床工作中的伦理学原则

医学伦理学发展至今，其基本准则与希波克拉底时代无明显区别，但是表述更清晰，更符合现代临床实践的需要。现代医学伦理学有 4 项基本原则：第一，尊重患者的自主权，即尊重人的自觉权和决策权。在临床实践中，医师想为患者治病和患者自己想治病，其伦理学意义完全不同，如果患者不想治病，或者不愿意接受医师的治疗方案，而医师凭着自己的意愿去做，则违背了患者的自主权。第二，无伤害，即在临床实践中医师应尽量避免对患者造成不必要的伤害，在众多可能等效的治疗方案中，应选择伤害较轻微的治疗方案执行。外科医师不能唯手术论，在手术与非手术之间，治疗与观察之间，临床医师须要遵循伦理学原则并依据循证医学证据很好地进行权衡。第三，善行，即在平衡各类潜在的风险和危害之后，以有利于患者的方式行事。第四，公正，即通过公平地权衡治疗风险和成本，以相似的治疗方式来治疗状况相同的患者，患者的社会、经济地位以及与医师关系的亲疏均不能影响医师对治疗方案的决定。

1. 对外科创新的监管 既往国内在对外科创新的监管方面缺乏具体的实践经验和理论指导，发达国家中很多医院和大学已经开始设立创新委员会，监督临床新术式、新治疗方法的应用。对于外科创新，是需要随时报备还是等发展到一定阶段再报备，在医学伦理学方面存在争议，过严和烦琐的监管有可能会扼杀创新，过于宽松的监管则又可能疏于对患者的保护，并最终导致患者利益的受损。

2. 保证患者对新术式、治疗方式和外科临床研究的全面的知情同意 全面的知情同意是指患者必须了解整个临床研究的核心：手术的各个环节，包括手术或新治疗的特点；负责医师的学习曲线和既往的经验；新治疗方法或新术式的优点和可能的风险（含无法预计的情况）；备选治疗方案；远期的治疗效果。

3. 开展新术式和临床研究的过程中保护患者的利益 对于医师如何在的学习曲线过程中保护患者的利益，常见的方法是可以先通过动物实验或者尸体解剖来熟悉新术式；其次是到已经在开展类似手术或治疗方法的医院学习或者请有经验的专家指导，例如，在开展新术式的初期，就可能需要有经验的专家在现场进行指导。

4. 对相对弱势的患者加入临床研究的保护 所谓相对弱势的患者是指昏迷、儿童、急诊或者因病情反复而求医心切的患者，这些患者往往因为主观或客观的原因而无法全面地表达自己的意愿。对于这类患者，可以争取获得医院伦理委员会的豁免；或者是由亲属和监护人同意，在危及生命的情况之下，争取获得免知情同意并采取新技术进行治疗。

5. 利益冲突 利益冲突是指临床实践或研究中的主要利益（患者的获益或研究的有效性）不能受制于次要利益（经济利益、商业利益和权力等）。为了保持公众和专业人士对外科研究完整性的信心，重要的是尽可能确保利益冲突在研究过程中不起任何作用。为避免利益冲突所采取的措施中很重要的组成部分是要发表阴性的研究结果，尤其是药物研究的阴性结果。目前，医学类期刊在投稿时要求作者提供利益冲突的相关信息，大会报告时也需要报告者声明自己的利益冲突。

6. 选择安慰剂（假手术） 并不是在所有的研究中都需要或者说可以选择安慰剂（假手术），下列几种情况下可以考虑选择安慰剂：无标准治疗或者标准治疗的效果已经被证明不优于安慰剂；新的证据引起了研究者对标准治疗疗效的怀疑；由于成本和供应短缺，无法提供有效的治疗；标准治疗对所研究的患者群体无效；对某些不严重的疾病，例如感冒，患者签署知情同意拒绝标准方法的治疗。

（二）结直肠肛门疾病临床研究中的伦理学原则

外科的临床研究可被分为三类：①关于两种术式之间对比的研究，如腹腔镜全直肠系膜切除术对比开放直肠癌手术;②关于对比手术治疗与非手术治疗的研究,如手术治疗直肠癌对比放化疗;③手术治疗与观察之间的对比,例如对痔等良性疾病的治疗,研究是手术治疗还是观察对患者更加有利。

结直肠肛门疾病临床研究中,方案设计环节、招募受试者环节、知情同意环节是伦理学问题较为集中的环节。研究者深刻理解医学伦理学原则,严格遵从医学伦理学规范,是减少乃至杜绝临床研究伦理学问题的根本途径。伦理委员会严格履行职责,充分发挥审查监管作用,是一项重要措施。在全社会范围内,普及现代医学知识,使大众正确认识临床研究,则是一项关键措施。

外科领域的前瞻性临床研究也要严格遵循伦理高于研究的原则。对"有利原则"的遵循应贯穿于临床研究的各个阶段。而研究者在开展高水平的外科临床研究时常会遇到较为严重的伦理学问题的挑战。例如,药物试验的随机对照试验(randomized controlled trial,RCT)中常设置双盲,而外科RCT研究却很难做到双盲,若一味追求盲法,则可能会给受试者带来不良影响,这是不被允许的。

二、结直肠肛门疾病治疗中的困惑

(一)超低位直肠癌保肛手术与肛门功能的保护

长期以来,低位直肠癌的保肛问题一直是医患双方共同关注的焦点。随着经括约肌间切除术(ISR)的开展,对于超低位直肠癌保肛手术(SPR)成为可能,而近年来腹腔镜技术及手术器械的进步又使ISR手术得以普及,加之新辅助放化疗等治疗手段的应用,肿瘤浸润超过T_3期的低位直肠癌患者同样能够保肛,因而SPR的肿瘤学质量控制愈加精准,预后方面已不亚于传统的Miles术。而在患者肛门功能的质量控制方面,多数外科医师侧重于术中肛门括约肌及神经的保护,缺乏对术后排便功能的预测和评估。因此,超过80%的直肠癌患者在接受SPR后会出现不同程度的排便功能障碍,常见的症状包括排气排便失禁、排便频繁、排便急迫和排便聚集等,上述症状被统称为低位前切除综合征(low anterior resection syndrome,LARS)。LARS不仅发病率高、临床表现多样,而且持续时间长,在极大程度上影响了患者术后的生活质量。部分患者的LARS症状会持续几个月、数年至十余年,甚至终身,这对患者的生理、心理等方面均会产生较严重的影响。

2017年,Battersby团队发布POLARS评分系统,根据患者的性别、年龄、是否接受了全直肠系膜切除术、肿瘤与肛缘距离、是否行保护性造口、是否接受术前放疗等因素,将患者术后的排便功能预估性地分为无LARS、轻度LARS、重度LARS共3个组别,并建议POLARS评分>20分的患者术前接受专业宣教和指导。尽管POLARS评分的精确性存在争议,但是其倡导的"术前即进行排便功能预估"的理念值得推广。术前筛选出LARS高危人群并对其进行提早宣教,可以有效提高患者术后的生活质量。

但是多数外科医师在直肠癌诊治过程并不重视这一环节。放宽SPR的手术指征势必导致LARS发病率升高,使得各种排便功能问题给患者造成巨大的困扰。部分患者在SPR术后行二次手术、接受永久性造口的主要原因是严重的排便功能异常。这充分说明保留肛门并不意味着保留了排便功能,也并不一定能提高患者术后的生活质量。尽管腹腔镜、机器人手术甚至TaTME手术的应用越来越广泛,使得手术创伤更小,患者恢复更快,但研究表明采取不同手术方式的患者的LARS评分差异并无统计学意义。因此,外科医师更要严格地把握SPR的手术适应证。

外科医师对于患者排便功能的随访方式仍以门诊随访为主,电话随访并不普及,覆盖面不足。同时,多数医师对于排便功能相关量表的认识欠缺,仅少数的医师会使用量表进一步评估患者的LARS症状。LARS量表是快速筛选发生LARS者和评估LARS严重程度的较理想的量表,同时,其可以反映LARS症状对患者生活质量的影响。因此,有必要进一步制订LARS诊疗规范,加强对专科医师、护士的培训,以提高外科医师对LARS的诊疗水平和患者的生活质量。

(二)低位直肠癌保护性造口和留置肛管的应用

近年来,随着腹腔镜技术的普及和手术器械的改进,SPR越来越多,而SPR术后较严重的并发症是吻合口瘘,如何预防吻合口瘘的发生越来越引起外科医师的重视。

发生吻合口瘘的患者不仅平均住院时间延长而且局部复发的概率也会相应增大，进而导致其生存期相对缩短。国内外文献关于吻合口瘘发生率的报道存在差异，多数学者认为其发生率为10%左右。这种差异的存在，与地区差异、研究标准不统一以及吻合口瘘的诊断标准不尽相同有关。Rahbari等将直肠癌前切除术后所发生的吻合口瘘按是否需要外科手术干预分为A、B、C三级：A级为不需要特别干预的吻合口瘘；B级为需要特别干预但不需要手术的吻合口瘘；C级为需要手术处理的吻合口瘘。目前认为直肠癌前切除术后吻合口瘘的高危因素包括：男性、高龄、肥胖（BMI > 25kg/m^2）、糖尿病、长期营养不良、嗜烟、嗜酒、美国麻醉医师协会（ASA）评分≥3分、类固醇激素的长期应用、术前行新辅助治疗、腹部有手术史、术前肠道准备不充分、肿瘤分期偏晚、低位吻合、术中出血、手术时间相对较长、肠管有张力时是否游离结肠左曲、边缘血管弓有变异时肠系膜下动脉结扎水平过高、吻合口血供不良、张力过大以及吻合器等手术器械操作不当。同时，亦有文献指出：术者的手术经验也是影响吻合口瘘发生的相关因素之一。

目前，保护性造口是针对一些存在吻合口瘘高危因素的患者所使用的常规方式。主要是通过近端结肠或末端回肠造口，可达到转流效果，由于大部分肠内容物已经通过近端的造口排出体外，故即使存在有小的瘘口，也不会有大量肠液、粪便通过吻合口，从而达到降低吻合口瘘的危害性和预防吻合口瘘发生的目的。尽管如此，学术界对于预防性造口能否降低吻合口瘘的发生率仍存在广泛争议。

大多数学者认为保护性造口仅能减轻吻合口瘘发生后的症状，降低再次手术患者所占的比例，并不能降低吻合口瘘的发生率。目前，保护性造口仍然是认可度相对较高的针对吻合口瘘所采取的措施。

直肠癌术后患者发生吻合口瘘的危险因素很多，其中较常见的因素之一是肠腔内压力过高。留置经肛门导管主要通过有效地引出肠腔内容物及气体从而减少肠腔内压力，来预防吻合口瘘的发生。这种措施同时也减少了肠内容物对于吻合口的刺激。但这项措施对预防吻合口瘘的效果仍存在较大争议。目前对于留置经肛门导管对吻合口瘘的预防作用的研究仍存在一些不足。例如，有些研究将低位乙状结肠癌手术纳入统计标准，这类手术的吻合口位置相对较高，吻合口瘘的发生率较中低位直肠癌手术低，将两者放在一起研究，较为不妥。

尽管有研究提出当接受直肠癌前切除术的患者同时具备术前接受新辅助治疗、术中出血量 > 100ml以及吻合口张力过大时就应该行保护性造口。但考虑到手术的安全性，往往在出现上述中一种或两种情况时，术者较为主观地行保护性造口术，这是可以理解的。目前，保护性造口仍然是认可度相对较高的降低吻合口瘘危害性的措施。全面且客观地比较保护性造口和留置经肛门导管对于预防吻合口瘘的作用，仍是一个漫长的研究过程。

综上所述，留置经肛门导管较保护性造口而言，在临床工作中是更为简单易行的预防直肠癌术后吻合口瘘的措施。然而，相关的研究工作仍存在诸多不足，如各研究纳入患者的标准不统一，导致研究结果出现偏倚。因此，期待未来有研究者开展更多的前瞻性与回顾性试验来比较、研究留置经肛门导管与保护性造口对直肠癌特别是低位直肠癌前切除术后吻合口瘘的预防作用。

（闻 浩）

参考文献

[1] KEANE C, FEARNHEAD NS, BORDEIANOU LG, et al. International consensus definition of low anterior resection syndrome[J]. ANZ J Surg, 2020, 90(3): 300-307.

[2] PIENIOWSKI E, PALMER GJ, JUUL T, et al. Low anterior resection syndrome and quality of life after sphincter-sparing rectal cancer surgery: a long-term longitudinal follow-up[J]. Dis Colon Rectum, 2019, 62(1): 14-20.

[3] BATTERSBY NJ, BOULIOTIS G, EMMERTSEN KJ, et al. Development and external validation of a nomogram and online tool to predict bowel dysfunction following restorative rectal cancer resection: the POLARS score[J]. Gut, 2018, 67(4): 688-696.

[4] KLAIBER U, STEPHAN-PAULSEN LM, BRUCK-

NER T, et al. Impact of preoperative patient education on the prevention of postoperative complications after major visceral surgery: the cluster randomized controlled PEDUCAT trial[J]. Trials, 2018, 19(1): 288.

[5] BJOERN MX, NIELSEN S, PERDAWOOD SK. Quality of life after surgery for rectal cancer: a comparison of functional outcomes after transanal and laparoscopic approaches[J]. J Gastrointest Surg, 2019, 23(8): 1623-1630.

[6] LI J, AN Y, WU G, et a1. Incidence and risk factors for anastomotic leakage after anterior reseclion for rectal cancer[J]. Zhonghua Wei Chang Wai Ke Za Zhi, 2018, 21(4): 413-418.

中英文名词对照索引

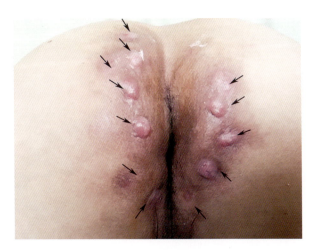

图 3-1　复杂性肛瘘

箭头示 12 个外口

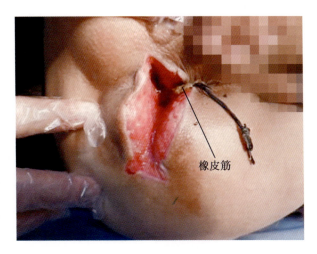

橡皮筋

图 3-2　肛瘘挂线术

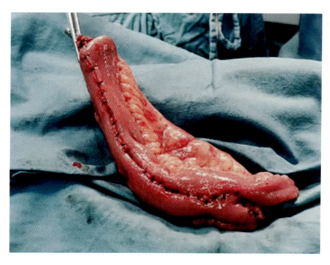

图 4-3   制备合理有效的储袋长度与容积

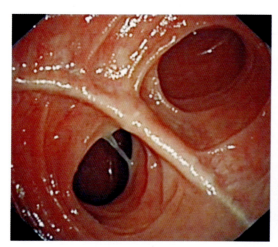 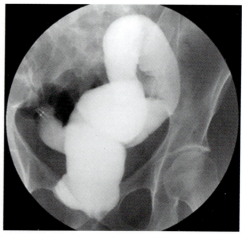

图 4-4   三期还纳造口前回肠储袋镜（左）和储袋造影（右）

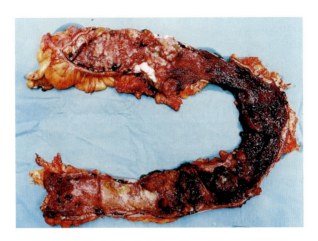

图 4-5　合并狭窄与癌变的 UC TPC-IPAA 手术标本

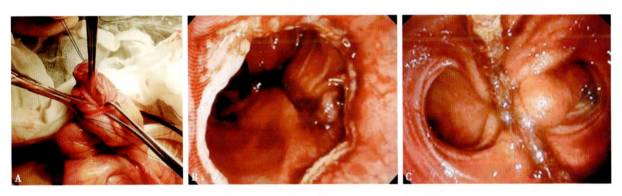

图 4-6　储袋制备术中储袋镜检查，出血点缝扎止血
A. 储袋制备过程中的黏膜外翻检查；B. 储袋肛管吻合口；C. 储袋体。

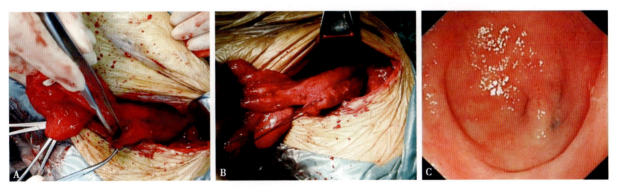

图 4-7　储袋残端瘘修补
A. 修补前探查瘘口；B. 修补瘘口；C. 修补后 1 个月。

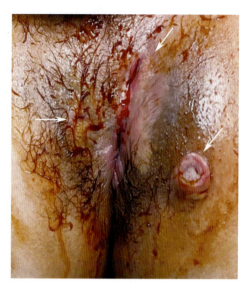

图 4-8　克罗恩病肛周外观
可见肛周皮肤多个外口,局部见脓性分泌物。
图中箭头所示为瘘管外口。

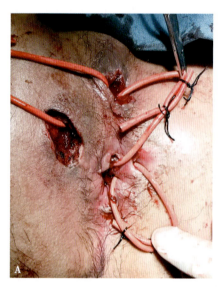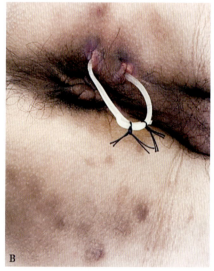

图 4-10　pfCD 复杂瘘管,手术采用细硅胶管多点引流挂线
A. 术后早期(患者 A);B. 术后 2 个月(患者 B)。

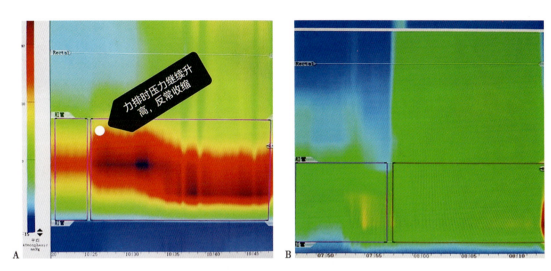

图 5-7　肛管直肠压力测定
A. 耻骨直肠肌痉挛；B. 正常对照。

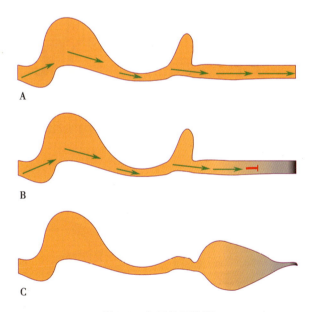

图 6-1　先天性巨结肠
A. 正常情况下，肠神经嵴源性细胞沿前肠、中肠到后肠方向（绿色箭头）迁移、定植；B. 肠神经嵴源性细胞迁移和定植受阻（红色标志），导致远端肠管缺乏神经节（灰色肠管）；C. 先天性巨结肠示意图，远端失神经节肠管持续收缩，导致肠内容物通过障碍，近端肠道明显膨胀扩张。

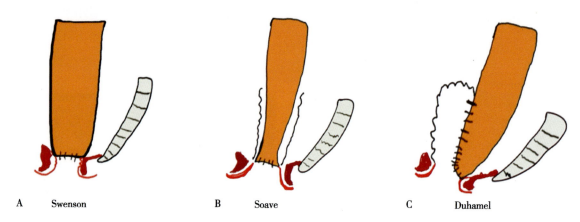

图6-2   先天性巨结肠常用的三种术式示意图

A. Swenson 手术；B. Soave 手术；C. Duhamel 手术。波浪线条显示失神经节的肠壁（肌层），实线条及橙色肠管显示有神经节肠管。

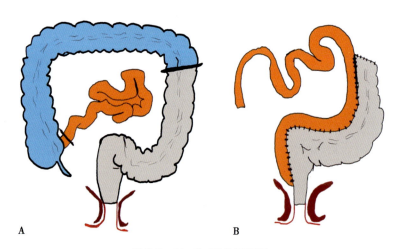

图6-3   Martin 手术示意图

A. 蓝色部分肠段为被切除部分；B. 将无神经节的直肠乙状结肠与有神经节的小肠侧侧吻合。

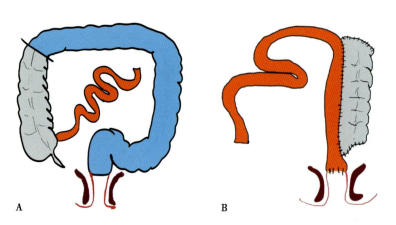

图6-4   Kimura 手术示意图

A. 切除失神经节的横结肠至直肠（蓝色）；B. 将失神经节的升结肠与有神经节的小肠侧侧吻合，将形成储袋后的小肠与肛管吻合。

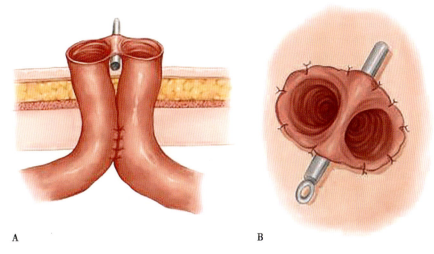

A

B

图 7-1　典型的襻式造口示意图
A. 造口肠管分层缝合；B. 皮肤观。

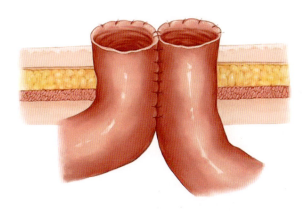

图 7-2　标准的双腔造口示意图

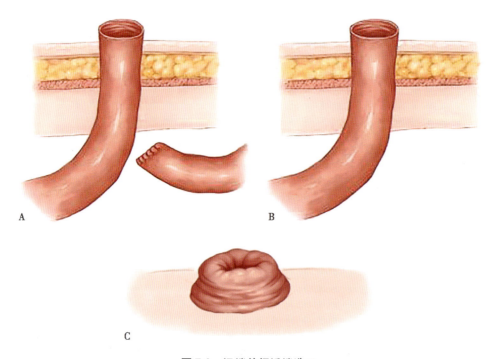

图 7-3 远端关闭近端造口

A. 近端肠管造口,远端肠管封闭后置入近端肠管附近,方便二期回纳;B. 近端肠管造口,远端肠管封闭后置入腹腔;C. 单腔造口皮肤观。

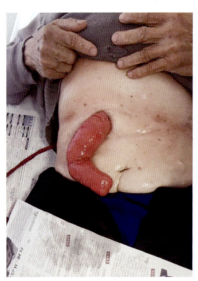 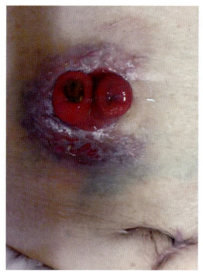 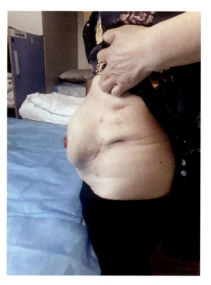

图 7-4 造口并发症
A. 造口脱垂;B. 造口周围炎;C. 造口旁疝。

40桂